周剑峰　华中科技大学同济医学院附属同济医院
周凌辉　浙江大学医学院附属第一医院
郑嘉宸　浙江大学医学院
孟宪会　浙江大学医学院
赵　恺　徐州医科大学附属医院
赵　葳　浙江大学医学院
赵厚力　浙江大学医学院附属第一医院
赵维莅　上海交通大学医学院附属瑞金医院
荆瑞瑞　浙江大学医学院
胡永仙　浙江大学医学院附属第一医院
洪睿敏　浙江大学医学院附属第一医院
钱文斌　浙江大学医学院附属第二医院
钱鹏旭　浙江大学医学院
倪　芳　浙江大学医学院附属第一医院
徐开林　徐州医科大学附属医院
徐惠君　浙江大学医学院附属第一医院
高杨滨　杭州启函生物科技有限公司
黄　河　浙江大学医学院附属第一医院
萧平难　浙江大学医学院附属第一医院
曹　江　徐州医科大学附属医院
葛文刚　南京北恒生物科技有限公司
韩　露　南京北恒生物科技有限公司
韩为东　中国人民解放军总医院
韩颖丽　浙江大学医学院
程　海　徐州医科大学附属医院
鲁林荣　浙江大学医学院
魏国庆　浙江大学医学院附属第一医院

学术秘书

胡永仙　浙江大学医学院附属第一医院
闫志凌　徐州医科大学附属医院

参与校对人员（以姓氏笔画为序）
王墨王　浙江大学
余沁汝　浙江大学
陈玮颢　浙江大学
胡珂嘉　浙江大学
黄　玥　浙江大学

参与画图人员
李　想　浙江大学
陈洁媚

CAR-T细胞免疫治疗学

主　编　黄　河　徐开林　周剑峰

副主编　钱文斌　赵维莅　邱录贵

人民卫生出版社
·北京·

图书在版编目（CIP）数据

CAR-T 细胞免疫治疗学/黄河，徐开林，周剑峰主编
. —北京：人民卫生出版社，2021. 11（2024.6重印）
ISBN 978-7-117-32361-1

Ⅰ. ①C… Ⅱ. ①黄…②徐…③周 Ⅲ. ①人体细
胞学-细胞免疫学-免疫疗法-研究 Ⅳ. ①R392. 12

中国版本图书馆 CIP 数据核字（2021）第 229429 号

| 人卫智网 | www.ipmph.com | 医学教育、学术、考试、健康，
购书智慧智能综合服务平台 |
| 人卫官网 | www.pmph.com | 人卫官方资讯发布平台 |

CAR-T 细胞免疫治疗学
CAR-T Xibao Mianyi Zhiliaoxue

主　　编：黄　河　徐开林　周剑峰
出版发行：人民卫生出版社（中继线 010-59780011）
地　　址：北京市朝阳区潘家园南里 19 号
邮　　编：100021
E - mail：pmph @ pmph.com
购书热线：010-59787592　010-59787584　010-65264830
印　　刷：北京虎彩文化传播有限公司
经　　销：新华书店
开　　本：787×1092　1/16　印张：26
字　　数：649 千字
版　　次：2021 年 11 月第 1 版
印　　次：2024 年 6 月第 4 次印刷
标准书号：ISBN 978-7-117-32361-1
定　　价：199. 00 元

打击盗版举报电话：010-59787491　E - mail：WQ @ pmph.com
质量问题联系电话：010-59787234　E - mail：zhiliang @ pmph.com

编　者（以姓氏笔画为序）

Elaine Tan Su Yin　浙江大学医学院附属第一医院
丁利娟　浙江大学医学院附属第一医院
王　莹　徐州医科大学附属医院
王　雪　徐州医科大学附属医院
王艺芸　浙江大学医学院附属第一医院
王林钦　浙江大学医学院附属第一医院
王修健　浙江大学医学院附属第一医院
王高翔　华中科技大学同济医学院附属同济医院
叶柏新　武汉大学人民医院
叶逸山　浙江大学医学院附属第一医院
田　琳　浙江大学医学院
付　珊　浙江大学医学院附属第一医院
包昌倩　浙江大学医学院附属第二医院
冯晶晶　浙江大学医学院附属第一医院
司晓慧　浙江大学医学院附属第一医院
邬佳燕　浙江大学医学院
刘　辉　浙江大学医学院附属第二医院
刘衍波　南京北恒生物科技有限公司
闫子勋　上海交通大学医学院附属瑞金医院
闫志凌　徐州医科大学附属医院
安　刚　中国医学科学院血液病医院
孙　洁　浙江大学医学院
孙　振　浙江大学医学院
孙　翔　浙江大学医学院
李护君　徐州医科大学附属医院
李秀菊　南京北恒生物科技有限公司
李振宇　徐州医科大学附属医院
杨露欣　浙江大学医学院附属第一医院
邱录贵　中国医学科学院血液病医院
张　进　浙江大学医学院
张召茹　浙江大学医学院
张明明　浙江大学医学院附属第一医院
张艳磊　上海雅科生物科技有限公司
张焕新　徐州医科大学附属医院
张鸿声　同济大学医学院，上海雅科生物科技有限公司
陈　伟　徐州医科大学附属医院
陈丽婷　华中科技大学同济医学院附属同济医院
邵　谧　浙江大学医学院附属第一医院
易树华　中国医学科学院血液病医院
周　静　华中科技大学同济医学院附属同济医院

主 编 简 介

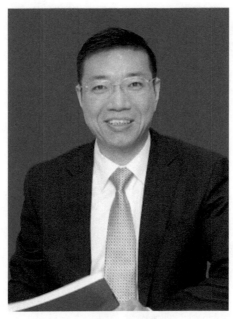

黄 河

浙江大学求是特聘教授、血液内科主任医师。浙江大学医学院附属第一医院院长、浙江大学血液学研究所所长。1993年毕业于浙江大学,获博士学位。德国基尔大学血液病理研究所高级访问学者。主要研究方向为血液造血干细胞移植临床和基础研究,免疫治疗临床基础及应用研究。

现任中华骨髓库专家委员会副主任委员,中华医学会血液学分会常务委员,亚太国际骨髓移植组织学术委员会常务委员,中国生理学会血液生理专业委员会副主任委员,中国抗癌协会血液肿瘤专业委员会副主任委员,中国细胞生物学会细胞治疗研究与应用分会副会长。*Immuno Medicine* 副主编,造血干细胞移植领域权威杂志 *Bone Marrow Transplantation*、*Biology of Blood and Marrow Transplantation*、*Journal of Hematology and Oncology* 编委。以第一获奖人于2003年、2015年荣获国家科技进步奖二等奖;教育部科学技术进步奖1项,浙江省科学技术奖一等奖4项。作为负责人承担国家973计划项目、国家863计划项目、国家自然科学基金重点项目、国家自然科学基金国际合作与交流项目等国家级项目11项、省部级项目14项;发表SCI论文215篇,其中通讯作者论文156篇,国内重要期刊论文172篇,授权发明专利17项。近5年在国际大型会议担任主席、特邀报告和口头报告95次。共同主编全国研究生教材《血液内科学》(人民卫生出版社)第一版、第二版、第三版,参编著作及教材8部。

主 编 简 介

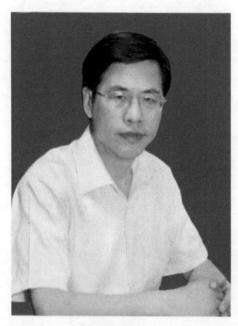

徐开林

主任医师,二级教授,博士生导师。1998 年中国协和医科大学博士研究生毕业,1999—2001 年美国北卡罗来纳大学留学。先后担任中华医学会血液学分会委员、中华医学会血液学分会实验诊断学组副组长、中国医师协会血液科医师分会常委、中华医学会江苏省血液学分会主任委员、江苏省医师协会血液科医师分会会长;原卫生部及江苏省有突出贡献的中青年专家、享受国务院政府特殊津贴专家、国家自然科学基金初审和终审专家;担任《中华血液学杂志》等多家杂志编委,*Lancet、Lancet Haematology、Br J Haematol、BMT、Blood Rev* 等多家杂志的审稿专家。主要研究方向为造血干细胞移植并发症(移植物抗宿主病,GVHD)和嵌合性抗原受体 T 细胞(CAR-T)治疗。开展 GVHD 基础与临床研究二十余年,初步阐明了 Th 细胞中不同亚群在 GVHD 和移植物抗白血病(GVL)效应分离中的作用,对不同亚群 T 细胞耗竭在 GVHD 和 GVL 分离中的潜在意义进行了深入的研究,建立了一整套移植免疫耐受的研究体系;近年注重于 CAR-T 细胞治疗的临床研究,在国内首先推出人源化抗 CD19 CAR-T 治疗复发难治性(R/R)急性淋巴细胞白血病取得了 90% 以上的完全缓解(CR)率,尤其是率先用抗 BCMA 联合抗 CD19 双靶点 CAR-T 细胞治疗 R/R 多发性骨髓瘤取得>90% ORR 和 57% 的 sCR/CR 率。作为课题负责人获得国家自然科学基金重点项目 1 项,面上项目 7 项。以第一作者或通讯作者在 *Lancet Haematology、Leukemia、Molecular Therapy、Haematologica* 等发表 SCI 论文 70 余篇。以第一获奖者获得教育部科技进步奖二等奖和江苏省科技进步奖二等奖 3 项。

主 编 简 介

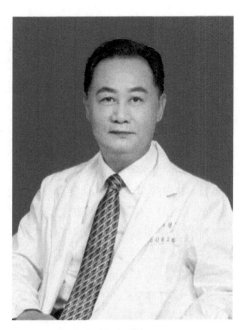

周剑峰

　　华中科技大学同济医学院附属同济医院血液科主任，内科学系副主任，湖北省血液免疫细胞治疗临床研究中心主任，华中科技大学同济医学院附属同济医院临床研究中心主任，教授、主任医师。华中学者领军人才特聘教授，国家杰出青年基金获得者，教育部新世纪人才，享受国务院政府特殊津贴。1997 年毕业于同济医科大学附属协和医院血液病研究所获医学博士学位。1997 年起在同济医科大学附属医院血液科工作，从事血液病临床工作。1998 年至 2001 年在美国 Illinois 大学芝加哥分校博士后训练。2004 年任华中科技大学同济医学院附属同济医院教授，主任医师，2008 年任三级教授，2011 年任二级教授。主要临床专业方向为白血病、淋巴瘤等血液肿瘤的临床治疗、分子诊治和细胞免疫治疗。

　　现任中华医学会血液学分会常委，中国抗癌协会血液肿瘤专业委员会候任主任委员，中国中西医结合学会血液专业委员会副主任委员，中国抗白血病联盟副主席；中华医学会肿瘤学分会转化医学学组副组长。任《中华血液学杂志》等学术杂志编委等。在国际期刊 *Nature Genetics*、*J Exp Med*、*Cell Research*、*Blood*、*JACI*、*JNCI*、*Leukemia* 等共发表专业论文 100 余篇。获得国家科技进步奖二等奖，湖北省自然科学奖一等奖等科技奖项多次。获得中国或国际专利多项。并主持国家自然科学基金重点项目、重大项目、国家 973 计划项目、国家 863 计划项目重点研发计划多项。团队多次在国际大会上发言交流。

副主编简介

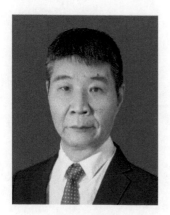

钱文斌

浙江大学医学院附属第二医院教授、主任医师、血液内科主任，浙江大学血液学研究所副所长、博士生导师。德国基尔大学访问学者。从 1992 年开始从事血液病临床和基础研究，在淋巴瘤、白血病等的发病机制、诊断及治疗等诸多方面有深入的研究。近五年来，聚焦 CAR-T、CAR-NK 细胞治疗和溶瘤病毒的基础和临床转化。

现任中国老年保健协会淋巴瘤专业委员会副主任委员、中国抗癌协会血液肿瘤专业委员会委员、淋巴瘤学组副组长，中华医学会血液学分会淋巴细胞疾病学组及感染学组委员、CSCO 中国抗淋巴瘤联盟专家委员会委员、中国研究型医院学会罕见病分会常务理事、浙江省医学会血液学分会候任主委、浙江省医师协会血液医师分会副会长等。参编教材 2 部，以第一/通讯作者在 *Clin Cancer Res*、*Leukemia*、*Mol Cancer Ther*、*J Hematol & Oncol*、*Br J Haematol* 和 *Signal Transduction and Target Therapy* 等国际刊物发表 SCI 论文 60 余篇，单篇最高引用 227 次。已完成新型 CAR-T 细胞临床试验 3 项，治疗淋巴瘤 200 多例。先后获得 5 项国家自然基金重点项目和面上项目、1 项国家血液系统疾病临床医学研究中心重点开放课题、2 项浙江省重大科技专项和浙江省自然科学基金杰出青年团队等多项资金资助。作为负责人或主要成员获得国家科技进步奖二等奖 2 项、浙江省科技进步奖一、二等奖等近 10 项。

副主编简介

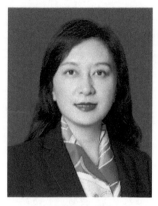

赵维莅

上海交通大学医学院附属瑞金医院副院长,上海血液学研究所常务副所长,上海交通大学医学院附属瑞金医院血液内科常务副主任。教授,主任医师,博士生导师,教育部长江学者特聘教授,国家杰出青年科学基金获得者,国家科技部领军人才,百千万人才工程国家级人选,国家有突出贡献中青年专家,享受国务院政府特殊津贴。1998年毕业于上海交通大学医学院临床医学专业,2001年经陈竺院士和陈赛娟院士推荐,赴法国巴黎圣路易斯医院及巴黎第七大学血液学研究所进修,毕业后回到瑞金医院血液科从事临床、教学和科研工作。致力于淋巴细胞恶性疾病的临床诊治和转化研究。

现任中华医学会血液学分会副主任委员,中国实验血液学会秘书长。中国临床肿瘤学会抗淋巴瘤联盟副主席、*Frontier in Oncology*、《中华血液学杂志》、《药学进展》副主编,*Biomarker Res*、*Pathobiology*、《临床血液学杂志》、《白血病淋巴瘤》编委。以通讯/第一作者在 *Cancer Cell*、*Nature Genetics*、*Blood*、*Molecular Cancer*、*Signal Transduct Target Ther*、*Hematol Oncol*、*Lancet Haematol*、*Clin Cancer Res* 等国际权威杂志发表文章80余篇,总影响因子超过500分。相关成果获国家科技进步奖二等奖,教育部自然科学奖一等奖、科技进步奖一等奖、华夏医学科技奖一等奖和上海市自然科学牡丹奖(第一完成人)。获国家发明专利6项,主持国家863计划重大项目、国家自然科学基金和省部级重点项目多项。先后荣获"全国卫生系统先进工作者"、"全国三八红旗手"、中国青年女科学家奖、中国女医师协会五洲女子科技奖、EBMT青年领袖奖等多项荣誉。

副主编简介

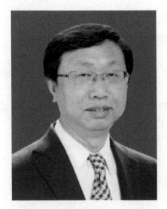

邱录贵

中国医学科学院/北京协和医学院二级主任医师/教授、博士生导师、博士后合作导师。中国医学科学院血液病医院淋巴肿瘤中心主任,兼天津市脐带血造血干细胞库医学主任。

现任中国抗癌协会血液肿瘤专业委员会主任委员,国际骨髓瘤学会(IMS)委员、国际骨髓瘤工作组(IMWG)专家、中国临床肿瘤学会抗淋巴瘤联盟副主席、中国医师协会整合医学分会血液学专业委员会副主任委员、中国医药教育协会血液学分会副主任委员、天津市血液肿瘤专业委员会主任委员以及中国生物医药技术协会精准医疗分会常委等。同时担任 *Blood Advances* 及《中华血液学杂志》等 8 种国际和国内核心期刊编委。第七届全国卫生计生系统突出贡献中青年专家,享受国务院政府特殊津贴。主要研究方向:淋巴肿瘤的分子发病机制与有效治疗策略,造血干细胞移植临床与相关基础研究。主持制定了《中国成人急性淋巴细胞白血病诊断与治疗指南》《中国慢性淋巴细胞白血病诊断与治疗指南》《中国多发性骨髓瘤骨病诊治指南》《中国 B 细胞慢性淋巴增殖性疾病诊断与鉴别诊断中国专家共识》《中国套细胞淋巴瘤诊断与治疗中国专家共识》《淋巴浆细胞淋巴瘤/华氏巨球蛋白血症诊断与治疗中国专家共识》《造血干细胞移植治疗淋巴瘤中国专家共识》等。

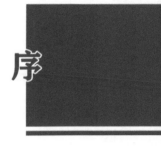

序

随着当代生物学的不断进展,目前血液学的发展已进入以精准医学为标志的新时代。Eshhar 教授于 1989 年设计的第一代 CAR-T 细胞虽然不能获得显著的体内抗肿瘤活性,但利用基因工程技术获得靶向肿瘤特异性抗原的人工免疫细胞的策略,不断激励研究者们研发出更有效的人工免疫细胞。自 2010 年,Rosenberg、June、Campana、Sadelain 等研究者率先设计出第二代 CAR-T 细胞,并成功应用于 B 细胞淋巴瘤、慢性 B 淋巴细胞白血病、急性 B 淋巴细胞白血病等 B 细胞恶性血液病,开启了细胞免疫治疗的新时代,目前国际上已有五款 CAR-T 细胞产品获批上市,并被 NCCN 指南推荐用于治疗复发难治急性 B 淋巴细胞白血病/B 细胞淋巴瘤。

在中国,CAR-T 细胞治疗的基础和临床研究发展已驶上快车道,国内血液界同行充分利用后发优势,抓住机遇,抢占该领域制高点。在靶向 CD19、CD22、BCMA CAR-T 细胞治疗难治/复发急性淋巴细胞白血病、淋巴瘤、多发性骨髓瘤中取得的疗效处于国际领先水平。在 2020 年美国血液学年会,中国学者有 34 项口头报告,其中 13 项与 CAR-T 细胞研究和治疗相关。中国学者在 CAR-T 细胞治疗领域取得了显著的成绩,为 CAR-T 细胞治疗的发展做出了重要贡献。

本书由黄河、徐开林、周剑峰主编,钱文斌、赵维莅、邱录贵副主编,他们有着丰富的 CAR-T 细胞研究基础和临床实践经验,能够代表国内 CAR-T 细胞治疗的专家群体,经过长达一年余的工作,为广大医务工作者和研究人员编写了《CAR-T 细胞免疫治疗学》。本书详细描述了以 CAR-T 细胞为代表的细胞免疫治疗从基础研究到临床应用,并展望了细胞免疫治疗的未来研究发展方向。

细胞免疫治疗领域技术不断更新迭代,本书囊括了目前细胞免疫治疗领域的新产品、新方案、新技术,具有很强的新颖性、完整性和实用性。对医务工作者和免疫细胞治疗相关的研究者有很好的指导作用,研究生也能通过本书对细胞免疫治疗进行系统性学习。相信本书的出版,将为中国临床医学转化研究的进步提供强有力的支持。随着生物新技术的发展,期待本书在未来也将不断更新再版,与读者分享更加前沿的细胞免疫治疗新理论、新技术与新的实践经验。

中国工程院院士

巴德年

2020 年 12 月

11

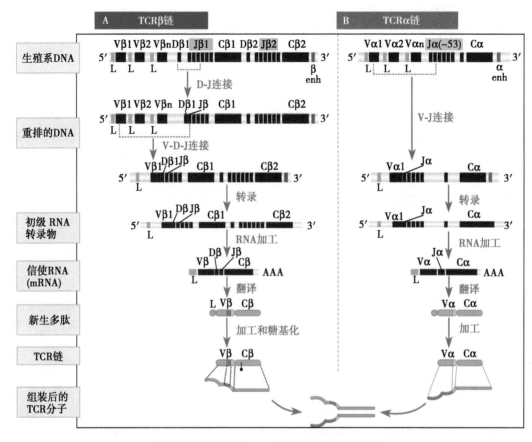

图 1-1-2-2　TCR α and β 链基因重排及表达

上图为 TCR β 链(A)和 TCR α 链(B)的重组和基因表达序列。在图 A 中,重新排列的 TCR β 链的可变(V)区域包括 Vβ1 和 Dβ1 基片段以及 Jβ1 簇中的第三 J 片段。在 TCR β 链位点,重排开始于 D-to-J 连接,然后是 V-DJ 连接。在人类中,已经鉴定出 14 个 Jβ 片段。在图 B 中,TCR α 链的 V 区包括 Vα1 基因和 Jα 簇中的第二 J 片段。(在人类中,这个簇至少由 61 个 Jα 片段组成。)

通过 pre-TCR 检查点后,CD4⁺CD8⁺双阳性细胞群中发生 TCR α 链基因的重排和表达,和 β 链一起形成完整的 αβ TCR 异二聚体受体的表达,并与 CD3 和 ζ 蛋白结合在细胞表面形成 TCR 复合物。CD3 和 ζ 蛋白的协同表达以及完整的 TCR 复合物的组装对于 αβ TCR 在细胞表面的表达是必需的。在此期间,Lck 则负责介导 CD3 和 ζ 蛋白胞质尾部的酪氨酸磷酸化。

第二波 *RAG* 基因的表达发生在前 T 期晚期,用于促进 TCR α 基因重组。*RAG* 基因的表达和 TCR 基因的重排在细胞成熟后随即停止。由于 TCR α 基因位点上没有 D 区段,重排只包括 V 区段和 J 区段的连接(图 1-1-2-2)。大量的 Jα 片段可在每条染色体上多次尝试进行 V-J 连接,从而增加产生功能性 αβ TCR 的概率。与 TCR β 链位点相反,pre-TCR 的形成抑制了 TCR β 链等位基因的重排,而 α 链位点几乎没有等位基因排斥,因此两条染色体上都可能发生 TCR α 重排。如果发生这种情况,T 细胞将表达两条 α 链。事实上,高达 30% 的外周血中成熟的 T 细胞确实都存在两种不同 TCR 的表达。在这些细胞中,每个细胞有两条不同的 α 链,但 β 链是相同的。虽然有两个不同的 TCR,但可能只有其中的一个能够参与自身 MHC 分子介导的阳性选择。而两条染色体上 TCR α 基因重排均不成功将导致阳性选择失败。α 链基因的转录调控与 β 链类似,每个 Vα 基因 5′端存在低活性启动子,当靠近位于 Cα

基因 3′端的 α 链增强子时,两者一起作用,介导高水平的 T 细胞特异性转录。αβ T 细胞系的胸腺细胞如果不能对 TCR α 链基因进行有效的重排,就会死于凋亡。TCR α 基因重排将导致 V 段(α 和 δ 位点共同)与 Jα 段之间的 TCR δ 位点缺失,因此,该 T 细胞不再能够成为γδ T 细胞,将完全致力于分化为 αβ T 细胞系。

成功表达 αβ TCR 的双阳性细胞将依次经历阳性选择和阴性选择,成功通过筛选过程的双阳性细胞继续发育成熟为 CD4⁺ 或 CD8⁺ 单阳性 T 细胞,称为单阳性胸腺细胞。因此,胸腺中 T 细胞成熟的阶段很容易通过 CD4 和 CD8 的表达来区分。CD4⁺ 和 CD8⁺ 单阳性 T 细胞在成熟过程中获得独特的功能特性:CD4⁺ T 细胞能够产生不同的细胞因子应答抗原刺激,并表达激活 B 淋巴细胞、树突状细胞和巨噬细胞的效应分子(如 CD40 配体);CD8⁺ T 细胞能够生产杀死其靶细胞的分子。单阳性胸腺细胞进入胸腺髓质,成熟后离开胸腺进入外周淋巴组织。

二、αβ T 细胞成熟的选择过程

完成了成熟 TCR 表达的胸腺 T 细胞将经历阳性和阴性选择,以确保功能性 T 细胞被保留,而无用和潜在有害的 T 细胞则被清除。这一选择取决于对胸腺中抗原(抗原肽-MHC 复合物)的识别。在选择的过程中,未成熟或未经选择的 T 淋巴细胞通过其表面 TCR 受体对MHC 分子提呈的抗原肽进行识别。理论上 TCR 受体可能不识别任何抗原肽-MHC 分子复合物,因此这一过程确保能识别自身 MHC 分子提呈多肽的 T 细胞能够最终发育成熟,由此实现了 TCR 识别抗原的 MHC 限制性。当双阳性胸腺细胞首次表达 αβ TCR 时,这些受体将遇到由胸腺皮质上皮细胞表达的自身 MHC 分子和它们提呈的自身肽。选择过程中识别的结果主要取决于 TCR 与自身抗原肽-MHC 复合物之间的结合强度或结合亲和力。

(一) 胸腺细胞的阳性选择

阳性选择主要在双阳性阶段发生,并且发生在胸腺皮质区域。双阳性胸腺细胞在没有抗原刺激的情况下产生,并表达 αβ TCR。在胸腺皮质中,皮质上皮细胞负责表达和提呈多种自身抗原肽的 MHC Ⅰ类和Ⅱ类分子。如果胸腺 T 细胞的 TCR 与皮质细胞表面的自身抗原肽-MHC 复合物能够结合,则该细胞能被这一结合作用激活、维持细胞存活并继续分化为CD4⁺ T 细胞或 CD8⁺ T 细胞。如果胸腺 T 细胞的受体不能识别并结合自身 MHC 分子,则将通过既定的凋亡途径死亡,这种细胞死亡现象被称为忽视死亡(death of neglect)。在上文已经提到过,从双阳性细胞向单阳性细胞转变的过程中,TCR 能识别自身 MHC Ⅰ类分子的双阳性胸腺 T 细胞分化为 CD8⁺CD4⁻单阳性 T 细胞,而 TCR 识别自身 MHC Ⅱ类分子的细胞分化为 CD4⁺CD8⁻单阳性 T 细胞。这些细胞将会分别归入 CD4 或 CD8 T 细胞系。

这一谱系分化也是共受体识别特定 MHC 分子的正确匹配的结果。有两种主流假说解释了这个过程。随机或概率假说表明,双阳性细胞分化为 CD4⁺ 或 CD8⁺ 单阳性 T 细胞的概率是随机的。在这个假说中,识别自身 MHC Ⅰ类分子的细胞可以随机分化为 CD8⁺ T 细胞(具有适当的共受体)并存活,或者分化为 CD4⁺ T 细胞(具有错误的共受体),后者可能无法接收存活信号,因此最终会死亡。在这个随机分化为单阳性细胞的过程中,共受体在大约一半的时间里无法与正确类别的 MHC 分子相匹配。而另一个被更为广泛接受的假说认为,DP 细胞分化为 CD4⁺ 或 CD8⁺ SP 细胞的谱系分化过程是由特定信号主动驱动的。根据这种驱动模式,MHC Ⅰ类和Ⅱ类分子限制性 TCR 传递了不同的信号,这些信号主动诱导并确定了正确的共受体表达方案,同时能阻断其他共受体的表达。双阳性细胞选择过程中会经历一个高表达 CD4 和低表达 CD8 的阶段。如果这种细胞上的 TCR 是 MHC Ⅰ 类分子限制性的,因为 CD8 受体的水平较低,而且 CD8 与酪氨酸激酶 Lck 的结合力低于 CD4(Lck 与 CD4 和 CD8 分子的胞质尾部非共价结合,发挥信号转导作用),当遇到合适的 MHC Ⅰ 类分子提呈的自身肽时,它将接收到一个相对微弱的信号。这些弱信号能激活特定的转录因子活化(如 Runx3),通过调节 *CD8* 基因的表达和 *CD4* 基因沉默来激活维持 CD8$^+$ T 细胞表型。与之相反,如果细胞上的 TCR 是 MHC Ⅱ 类分子限制性的,因为 CD4 分子表达水平较高,且 CD4 分子与 Lck 的结合力更高,这种与 MHC Ⅱ 类分子的结合将提供相对较强的信号。这些较强信号能激活转录因子 GATA-3,使细胞趋向分化为 CD4$^+$ T 细胞,并诱导转录因子 ThPoK 的表达,ThPoK 能阻止 CD8$^+$ T 细胞谱系相关基因的表达。

在细胞表面表达的 MHC 分子结合抗原肽,胸腺上皮细胞上与 MHC 分子结合的多肽在阳性选择中起重要作用。胸腺抗原提呈细胞上的 MHC 相关肽可能在阳性选择中发挥两个作用:一是促进 MHC 分子在细胞表面的稳定表达;二是影响所选择 T 细胞的特异性。研究表明,不同多肽在阳性选择功能和选择的 T 细胞库上存在差异。阳性选择过程中 TCR 不仅仅只是对 MHC 进行识别,特异性抗原的识别在阳性选择中也有重要作用。因此,自身抗原肽诱导阳性选择的另一个结果是使成熟的 T 细胞具有识别自身抗原肽的能力。因为在遇到外来抗原之前,初始 T 淋巴细胞在外周淋巴器官内的生存需要对自身抗原肽的弱识别所产生的生存信号,这对 T 细胞的稳态维持非常重要。因此,在胸腺中介导阳性选择的自身抗原肽也可能在外周器官中参与维持成熟 T 细胞的存活。那么,这些较弱的自身抗原识别驱动的阳性选择如何能产生特异性识别外源抗原的 T 细胞呢? 可能的答案是阳性选择使足够多不同的 T 细胞克隆存活下来形成一个足够大的 TCR 库,其中许多低亲和力识别自身肽的 T 细胞克隆在偶然识别具有足够高亲和力的外源肽时,能被激活并产生有效免疫反应。

(二) 胸腺细胞的阴性选择

阴性选择可以发生在 DP 阶段,但主要的发生阶段是 SP 阶段。胸腺髓质中存在众多广泛表达蛋白质抗原的抗原肽,也存在一些被认为仅限于特定组织表达的自身肽。未成熟 T 细胞的 TCR 如果以高亲和力识别这些抗原,将触发细胞凋亡,这一过程便是阴性选择。阴性选择清除了潜在有害的自身反应性 T 细胞,确保免疫系统对自身抗原不产生反应,是免疫系统建立自我耐受的主要机制之一。这一通过识别生殖(或中枢)淋巴器官中的自身抗原来诱导未成熟淋巴细胞所建立的耐受方式也称为中枢免疫耐受(central tolerance),与之相对应的是外周组织中自身抗原诱导成熟淋巴细胞的外周耐受(peripheral tolerance)。如上所述,未成熟自身反应性 T 细胞的清除既可以发生在皮质的双阳性阶段,但更多地发生在髓质中新产生的单阳性 T 细胞中。在双阳性期介导阴性选择的胸腺抗原提呈细胞是皮质中的胸腺皮质上皮细胞(同时该细胞也介导阳性选择)。单阳性胸腺细胞的阴性选择主要是由骨髓来源并在胸腺髓质中广泛分布的树突状细胞和巨噬细胞所介导,但也可以由髓质中的胸腺髓质上皮细胞来介导。参与阴性选择的自身抗原肽主要来源于胸腺髓质上皮细胞,这些髓质上皮细胞表达一个称为自身免疫调节因子(autoimmune regulator,AIRE)的转录因子,它能诱导通常只在特定外周器官表达的抗原(所谓的组织限制性抗原)的表达。AIRE 依赖的表达使得这些组织特异性抗原可被提呈给未成熟 T 细胞,从而促进能高亲和力识别这些自身抗原的 T 细胞发生凋亡(即阴性选择)。编码 AIRE 蛋白的基因突变会导致自身免疫内分泌多腺体综合征。因此,AIRE 在介导对组织特异性抗原的中枢耐受中的重要性可见一斑。

与发生在阳性选择阶段的忽略死亡现象不同,胸腺的阴性选择机制是诱导性细胞凋亡。

在阴性选择中,当未成熟胸腺细胞的 TCR 与抗原以较高亲和力结合时,会产生活跃的促死亡信号。TCR 信号能诱导促凋亡蛋白 Bim 的表达,这种蛋白在阴性选择时胸腺细胞凋亡中起重要作用。虽然未成熟 T 细胞与抗原高亲和力识别会触发凋亡,但成熟 T 淋巴细胞对自身抗原的识别,则会引发增殖性 T 细胞反应。然而,这种未成熟和成熟细胞反应巨大差异的生化基础尚不清楚。除了诱导细胞凋亡外,一些以较高亲和力识别自身抗原的未成熟胸腺 T 细胞能逃脱死亡的命运,发育成熟为 CD4$^+$调节性 T 细胞(regulatory T cell,Treg),其功能是在外周防止自身免疫反应。不过,决定高亲和力识别自身抗原的未成熟 T 细胞的两种命运(即走向死亡还是分化为调节性 T 细胞)的因素尚待探索。可能是弱信号诱导胸腺细胞阳性选择,强信号诱导阴性选择,中等强度信号诱导 Treg 分化;但是信号水平如何精确控制,以及如何影响 T 细胞发育,还有待进一步研究加以阐明。

三、γδ T 细胞的发育

表达 αβ TCR 和 γδ TCR 的胸腺细胞虽然是独立的分离谱系,但这两者具有共同前体细胞。发育中的 γδ 细胞同样需要经过类似于 β 选择检查点来验证 TCR 重排,但与 αβ T 细胞不同,不存在 pre-TCR γδ,检查点通过完整的 TCR γδ 复合物来评估信号。并且 γδ 细胞谱系分化不依赖于 Notch 信号。在胎儿胸腺中,第一个 TCR 基因重排涉及 γ 和 δ 位点。TCR γ 和 δ 基因座的重组方式与其他抗原受体基因重排类似。在双阴性 T 细胞中,TCRβ、γ 或 δ 位点都可能发生重排,但如果一个细胞在进行 TCR β 重排之前便成功地重排了 TCR γ 和 TCR δ 基因座,它就被选入 γδ T 细胞系,不再进行 β 重排。这种情况发生在大约 10% 的双阴性 T 细胞中。因此,首先进行 TCR β 重排的概率大约是 90%,在这种情况下细胞将分化为 αβ T 细胞谱系。因为 TCR δ 位于 TCR α 基因位点当中,所以 TCR α 基因重排会导致 TCR δ 位点被清除、T 细胞不可逆地分化为 αβ T 细胞谱系。

另外,由于 γδ TCR 基因 D 区段相邻区域存在七聚体-九聚物重组信号序列,能在基因重排时允许 D-to-D 连接,因此 γδ T 细胞的 TCR 多样性理论上甚至大于 αβ T 细胞。然而矛盾的是,实际表达的 γδ TCR 多样性却十分有限。事实上,由于未知的原因,在成熟 γδ T 细胞中只有少数的 V、D 和 J 片段被使用。这种有限的多样性符合 γδ T 细胞作为上皮屏障只对有限数量和种类的常见微生物进行早期防御的概念。

四、胸腺的结构和细胞组成

胸腺(thymus)是 T 细胞成熟的场所。尽管从古希腊时代起,胸腺就被确认为人体的一部分,但直到 20 世纪 60 年代,胸腺在免疫系统中的作用才更加明确。胸腺位于胸前上部,前上纵隔,胸骨之后,心脏之前。它是一个双叶器官,两个小叶在上中线相交,从颈部甲状腺的下方延伸到第四肋软骨的最低点。每个小叶被纤维间隔分成多个小叶,每个小叶由外层的皮质(cortex)和中央的髓质(medulla)组成,外表包有被膜(capsule)。

胸腺皮质主要由胸腺细胞和上皮细胞组成。胸腺细胞,即未成熟的 T 细胞充满了皮质,而上皮细胞则形成了一个细枝状的上皮细胞网络支撑,从胸腺皮质一直延续到胸腺髓质中。这个网络形成血管外膜,血管通过与髓质交界处附近的隔膜进入皮质。胸腺皮质上皮细胞能够产生 T 细胞发育早期所必需的 IL-7。在髓质中,上皮细胞的网络比皮质中更粗,淋巴细胞的数量则相对较少。髓质内还含有由髓质上皮细胞聚集而成的同心巢状体,称为胸腺小体(也称 Hassall 小体)。

胸腺中也存在其他细胞,包括巨噬细胞、树突状细胞和少量的 B 细胞、中性粒细胞和嗜酸性粒细胞。树突状细胞、巨噬细胞和前体淋巴细胞来自骨髓。胸腺的上皮成分来源于胚胎发育中颈部和胸部的外胚层内陷,形成称为鳃囊的结构。胸腺有丰富的血管供应,胸腺供血的动脉是胸内动脉和甲状腺下动脉的分支,有时也可见甲状腺上动脉的分支。这些分支到达胸腺,并随着包膜的间隔进入皮质和髓质之间的区域。胸腺中也含有丰富的输出淋巴管,这些淋巴管汇入纵隔淋巴结。

未成熟的前 T 淋巴细胞从骨髓经由血管进入胸腺的外皮质,此时的前 T 细胞均为双阴性 T 淋巴细胞。随后它们进入胸腺内皮质部分,在胸腺素和胸腺生成素的作用下成为双阳性 T 淋巴细胞。绝大部分双阳性 T 淋巴细胞在生成后不久便死亡,只有少数能进一步进入胸腺髓质继续发育。在髓质中,分化为单阳性的 T 淋巴细胞,因此髓质中主要含有成熟的 T 细胞。具有免疫能力的、成熟的初始 T 细胞能够从胸腺流出,进入血液和外周淋巴组织定居。

五、胸腺中各类细胞在 T 细胞发育过程中所起的作用

祖 T 细胞从骨髓迁来之后,首先出现在胸腺的包膜下窦和外皮质区。从这里开始,胸腺细胞迁移到皮质,接着进入髓质,并完成一系列的成熟事件。在胸腺皮质中,胸腺细胞首先表达 $\gamma\delta$ 或 $\alpha\beta$ TCR。$\alpha\beta$ T 细胞在离开皮质进入髓质时成熟为 MHC Ⅱ类分子限制性的 CD4$^+$单阳性或 MHC Ⅰ类分子限制性的 CD8$^+$ T 细胞。成熟的 CD4$^+$和 CD8$^+$单阳性胸腺细胞从髓质通过循环迁出胸腺。

胸腺环境提供胸腺细胞增殖和成熟所需的刺激,比如胸腺间质细胞(包括上皮细胞),能够表达 Notch 分子的配体及分泌 IL-7,它们均在胸腺细胞发育的早期指导发育和在维持细胞存活中起关键作用。在皮质内,胸腺皮质上皮细胞形成一个长的胞质突起的网状结构,胸腺细胞必须通过胞质突起才能到达髓质,这期间能充分接受配体和细胞因子的刺激信号。在髓质中,胸腺髓质上皮细胞在提呈自身抗原和阴性选择中发挥关键作用。这期间,微环境基质细胞的一个重要的任务是保障胸腺细胞的存活。在皮质中,胸腺细胞的细胞增殖和凋亡死亡率都极高。一个单一的前体细胞能够产生许多后代,但 95% 的胸腺细胞在到达髓质之前凋亡。细胞凋亡是多种因素共同作用的结果,包括未能有效完成 TCR β 链基因重排而无法通过前 TCR β 选择检查点,或是表达的 TCR 无法识别胸腺中的自身 MHC 分子,因而无法通过阳性选择,还可以由于自身抗原诱导的阴性选择而导致细胞死亡。

骨髓来源的树突状细胞存在于皮质髓质交界处和髓质内,巨噬细胞主要存在于髓质内。胸腺细胞在迁移过程中与这些细胞之间进行物理相互作用,这一过程对于 T 淋巴细胞的成熟和选择是必要的。胸腺上皮细胞和胸腺内的树突状细胞在 T 细胞发育过程中能够充当抗原提呈细胞,表达 MHC Ⅰ类和Ⅱ类分子。胸腺细胞与这些 MHC 分子的相互作用对于指导 T 细胞的选择至关重要。

细胞进入和穿过胸腺的运动是由趋化因子驱动的。胸腺细胞的祖细胞表达趋化因子受体 CCR9。前体细胞进入胸腺依赖于 CCR9 结合趋化因子配体 CCL25 的过程,后者在胸腺皮质产生。趋化因子配体 CCL21 和 CCL19 与胸腺细胞上的趋化因子受体 CCR7 结合,将引导发育中的 T 细胞从胸腺皮质向胸腺髓质迁移。最终,新形成的表达鞘氨醇-1-磷酸受体的成熟 T 淋巴细胞随着鞘氨醇-1-磷酸的梯度进入血流而离开胸腺髓质。

六、胸腺发育与退化

胸腺可分为两叶,这两叶的大小略有不同,左叶通常高于右叶。胸腺组织可能散布在腺体或腺体周围,偶尔在甲状腺内。儿童的胸腺能够可变地向上伸展,有时高达甲状腺。儿童的胸腺呈粉灰色,柔软,表面呈分叶状。

胸腺在出生后继续生长,到青春期相对最大。出生时胸腺长 4~6cm,宽 2.5~5cm,厚约 1cm。在青春期前,胸腺的大小可能会增加到 40~50g。胸腺在胎儿和新生儿中最活跃。

胸腺的上皮首先发育,表现为第三咽袋的两个向外突起的生长物,有时还涉及第四咽袋。它们向外和向后延伸到腹主动脉前方的周围中胚层和神经嵴衍生的间充质。胸腺细胞和上皮细胞在此与结缔组织相遇并结合。上皮形成细小叶,并发展成海绵状结构。在这个阶段,前体细胞迁移到胸腺中,正常发育依赖于上皮细胞和胸腺细胞之间的相互作用。另外,碘也是胸腺发育和活动所必需的。

出生第一年后,胸腺产生的 T 细胞数量开始下降,脂肪和结缔组织填充了胸腺体积的一部分。脂肪细胞在出生时就存在,但在青春期后期大小和数量明显增加,首先从小叶之间的壁面侵入腺体,然后进入皮质和髓质,这个过程一直持续到老年。因此胸腺会随着年龄的增长而逐渐退化,在青春期后的人体内几乎无法检测到,这也导致成熟 T 细胞的输出逐渐减少。尽管如此,一些 T 细胞的发育在成年后仍在继续,可能是退化后胸腺的残余部分足以使某些 T 细胞成熟。另外,因为记忆性 T 细胞有很长的寿命,人类的记忆性 T 细胞可能在人体中存活超过 20 年,并且其数量会随着年龄增长而不断积累,因此产生新的 T 细胞的需求会随着个体的年龄增长而逐渐减少。

性激素循环水平的增加会导致胸腺萎缩,而成年后经化学或物理去势能够导致胸腺体积增大和活动增加。将 FOXN1 基因表达敲低能够诱导老年小鼠中胸腺的再生并且可以增加胸腺的输出量。另外,严重疾病、经历严重的压抑之后或人类免疫缺陷病毒感染也可能导致胸腺退化萎缩。在退化过程中,胸腺开始变小,T 细胞的分化和输出也逐渐减少。

胸腺功能异常可导致 T 细胞数量减少和自身免疫性疾病的发生,如自身免疫性多内分泌腺综合征 I 型和重症肌无力,这些通常与胸腺组织的癌症有关,称为胸腺瘤。先天性的胸腺发育或胸腺细胞发育问题均会导致免疫缺陷。由于基因突变导致在幼年时期的胸腺功能丧失[如迪格奥尔格综合征(DiGeorge syndrome)、CHARGE 综合征或罕见的"裸"胸腺导致毛发和胸腺缺失]将引起严重的免疫缺陷,因此机体对病毒、原生动物和真菌的感染敏感度会大幅升高。其中,由于 FOXN1 突变而出现罕见的胸腺缺失的裸鼠是一种可以用于研究 T 细胞的小鼠模型。在这类小鼠中,几乎不存在具备免疫功能的成熟 T 淋巴细胞,也不存在由 T 细胞介导的细胞免疫。另外,当手术治疗新生儿期的先天性心脏病时(新生儿的胸腺可能会阻碍对心脏及其周围血管的手术),或者需要切除胸腺瘤和治疗重症肌无力时,可能会需要通过胸腺切除术对胸腺进行外科切除。但婴儿期切除胸腺通常会导致致命的免疫缺陷,因为功能性 T 细胞尚未发育完全。而在年龄较大的儿童和成人中,他们的淋巴系统功能正常,成熟的 T 细胞也位于其他次级淋巴器官中,因此切除胸腺的影响较小,但之后将无法对全新的抗原产生免疫反应。

第三节　T 细胞的功能

一、T 细胞介导的适应性免疫应答及特征

T 细胞在胸腺成熟后迁出到外周发挥功能,其主要功能是介导人体内的适应性免疫应答。成熟的 CD4$^+$ 和 CD8$^+$ T 淋巴细胞从胸腺迁出后,在血液、淋巴管系统及外周淋巴组织中循环。感染和炎症能增加 T 细胞在外周二级淋巴器官的驻留时间,使其有机会更充分地监视由树突状细胞提呈的外来抗原并做出必要的应答。适应性免疫应答由 T 细胞和 B 细胞所介导。这一过程中 T 细胞发挥着核心作用,其既负责介导细胞免疫反应(cell-mediated immune response),又在体液免疫反应(humoral immune response)过程中发挥了辅助 B 细胞产生抗体的作用。适应性免疫反应具有以下重要特征:①特异性与多样性,每个 T 淋巴细胞均通过受体基因的重排表达一个独特的 T 细胞受体,因此能识别不同的抗原,即具有抗原识别的特异性。TCR 和 BCR 通过基因重排产生的高度多样性,确保淋巴细胞能识别种类繁多的病原及其抗原。②在 T 细胞介导的免疫反应中,受体的特异性通过克隆选择性扩增来实现,也即在体内众多的 T 细胞克隆中,只有特异性识别并结合特定病原体抗原的 T 细胞克隆能选择性活化和扩增,这是适应性免疫不同于固有免疫的另一个显著特征。③记忆性,淋巴细胞对病原(抗原)的初次反应能产生免疫记忆,当再次遇到同一抗原的时候产生更快速、更强烈的反应,因而能更有效地实现对病原体的清除。这一过程由记忆性 T 和 B 细胞来实现。④自身免疫耐受,T 细胞介导的免疫反应能够实现对自身抗原的耐受,即体内 T 细胞对体内存在的自身抗原处于免疫耐受的状态,不会被自身抗原所激活,这对预防自身免疫性疾病至关重要。其实现的机制包括上文中所提到的胸腺 T 细胞阴性选择,也包括下文将要阐述的特化调节性 T 细胞的作用等。

二、TCR 信号传导及 T 细胞的活化

T 细胞通过其表面 T 细胞受体(T-cell receptor,TCR)识别抗原后活化。和 B 细胞表面 BCR 能直接识别抗原不同,TCR 只能识别 T 细胞表面 MHC 分子提呈的抗原肽(图 1-1-3-1)。

如上文所述,人体内的大部分 T 细胞是 αβ T 细胞。其表面表达的 TCR 是一个由 α 亚基和 β 亚基组成的二聚体。αβ 亚基的胞外区有两个 IgG-like 结构域,N 端是可以特异性识别抗原的可变区,其中高度可变的 CD 区是决定 MHC 限制性和抗原特异性的关键区域。两个受体亚基的 C 端为恒定区,包括一部分胞外序列、跨膜区和胞内区。αβ 两个亚基的胞内区都很短,不具有向胞内传递信号的功能,因此 TCR 需要和 CD3 分子形成 TCR 受体复合物才能实现信号激活和传导的功能。每个 TCR 复合物中除了 αβ 亚基之外,还包括三个由不同 CD3 亚基组成的二聚体,包括一个 γε 二聚体、一个 δε 二聚体和一个 ζζ 同源二聚体(图 1-1-3-2)。

CD3γ、δ、ε 亚基的胞内段长度分别是 44 到 81 个氨基酸不等,每个亚基上有一个免疫受体酪氨酸活化基序(immunological tyrosine activation motif,ITAM),ζ 亚基的胞内段长 113 个氨基酸,含有 3 个 ITAM。因此,每个 TCR 受体复合物含有多达 10 个 ITAM 位点。有证据表明,不同数量的 ITAM 磷酸化决定了 T 细胞的不同活化程度。根据所表达的辅助受体不同,αβ T 细胞可以分为 CD4$^+$ 和 CD8$^+$ T 细胞两类。这两类 T 细胞活化过程中,也分别需要两个

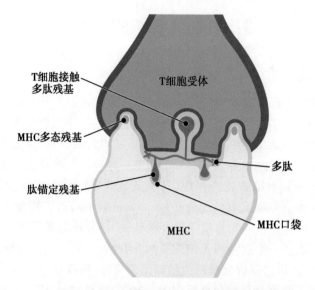

图 1-1-3-1　TCR 与 MHC 分子识别模型

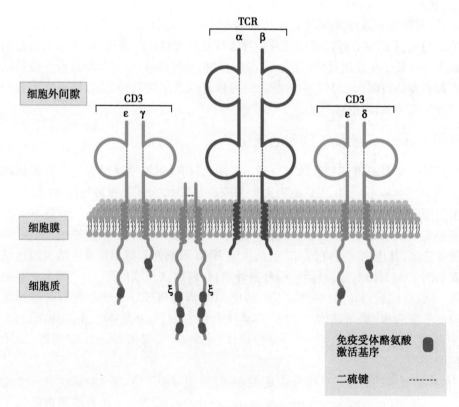

图 1-1-3-2　TCR 复合物的组成

MHC 限制性 T 细胞的 TCR 复合物由 αβ TCR 与 CD3 和 ζ 蛋白非共价连接而成。

辅助受体的帮助:CD4 和 CD8 分子能分别结合 MHC Ⅱ类和Ⅰ类分子,辅助抗原识别,并通过其胞内区结合的 Src 家族蛋白质酪氨酸激酶 Lck 催化 CD3 分子上 ITAM 位点的酪氨酸磷酸化,这是整个 T 细胞活化的起始事件。

　　TCR 抗原识别能诱导 TCR 受体复合物,以及辅助受体 CD4 或 CD8 分子的聚集。导致辅助受体上所携带 Lck 激酶活化,活化的 Lck 激酶紧接着磷酸化 CD3 分子上的 ITAM 位点。带有磷酸化酪氨酸位点结合 SH2 结构域的另一激酶 ZAP-70 随后能结合到 CD3 的磷酸化 ITAM 位点,并招募和磷酸化支架蛋白 LAT。磷酸化的 LAT 进一步招募其他信号分子,并形成一个信号传导复合物(signalosome),并在这一复合物中活化信号分子如 PLC-γ1 和 GEF 等。这其中,活化后的 PLC-γ1 能够分解细胞膜上的 PIP2[磷脂酰肌醇 4,5-双磷酸,phosphatidylinositol 4,5-bisphosphate or PtdIns(4,5)P2],产生第二信使 IP3(三磷酸肌醇,inositol triphosphate or inositol 1,4,5-triphosphate)和 DAG(甘油二酯,diacylglycerol)。IP3 结合 IP3 受体(inositol triphosphate receptor,IP3Rs)活化内质网钙离子通道,使内质网钙离子释放入胞内,内质网钙离子浓度的降低进一步促使胞膜上的钙离子通道开放,导致胞外钙离子内流(图 1-1-3-3)。胞内 Ca^{2+} 浓度的升高可活化钙调磷酸酶(calcineurin),催化转录因子 *NFAT*(nuclear factor of activated T cell)的去磷酸化和入核,介导下游如 IL-2 等基因的表达;DAG 可以通过活化蛋白激酶 C(protein kinase C,PKC),来活化转录因子 *NF-κB*(nuclear factor-κB),调控靶基因的表达。DAG 还可以和 GEF 一起激活 MAPK 信号通路,活化转录因子 *AP1*(activator protein 1)。这些信号通路及其诱导的转录因子活化,使得抗原特异性 T 细胞能充分增殖扩增,并分化成具有免疫效应功能的效应细胞。

　　在初始 T 细胞活化时,除了需要 TCR 受体复合物结合 MHC-抗原肽复合物之外,还需要共刺激受体的作用,即 T 细胞活化第二激活信号。共刺激受体是一类广泛存在于各类免疫细胞表面的膜受体,能与其他细胞表面的共刺激分子(与其对应的配体)结合,放大并促进 T 细胞活化信号的表达。在 T 细胞中,研究的最透彻的是与 B7 分子(包括 B7.1 和 B7.2,又被称为 CD80 和 CD86)结合的 CD28 家族受体。CD28 受体与 B7 分子结合后,能协助激活 T 细胞内的 PI-3K/Akt 信号通路,Akt 信号能诱导 Bcl-2 家族分子的表达,从而保障活化 T 细胞的

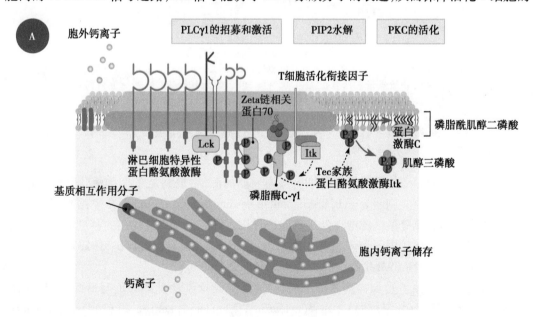

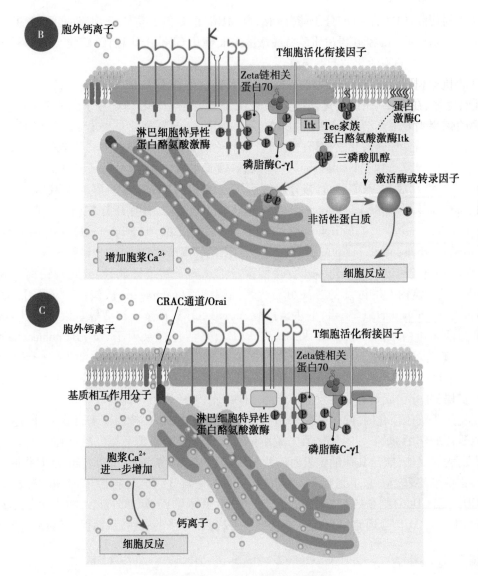

图 1-1-3-3　PLCγ1 下游信号通路

A. T 细胞活化时磷酸化的 LAT 衔接蛋白与细胞溶质酶 PLCγ1 结合,后者被 ZAP-70 和其他激酶(如 Itk)磷酸化并被激活。活性 PLCγ1 水解膜 PIP2 生成 IP3,IP3 刺激细胞内钙的增加,DAG 激活 PKC 酶。B. IP3 导致内质网钙的耗竭,这是由 STIM1 感测的。PKC 诱导多种细胞反应。C. STIM1 诱导 CRAC 通道的开放,促进细胞外钙进入胞质。Orai 是 CRAC 通道的一个组成部分。细胞内钙离子的增加与 PKC 共同激活多种转录因子,导致细胞反应。PIP2.磷脂酰肌醇二磷酸;PKC.蛋白激酶 C。

存活。这一信号通路还能同时促进 T 细胞代谢通路的激活,以满足 T 细胞活化后快速增长的代谢需求。另一个共刺激分子 ICOS(inducible costimulatory,CD278)则在 T 细胞依赖的抗体反应过程中起到充分激活滤泡辅助 T 细胞的作用。在 T 细胞中起作用的共刺激分子还包括几个隶属于肿瘤坏死因子受体家族的受体,包括 OX40(CD134)、4-1BB(CD137)和 CD27。共刺激作用的原理,在 CAR-T 细胞的设计中得到了充分的利用。

　　T 细胞的活化除了受到共刺激分子的促进,还受到抑制性受体的负反馈抑制调控(图 1-1-3-4)。同属于 CD28 家族的 CTLA-4(cytotoxic T lymphocyte antigen 4)和 PD-1(programed death 1)是最重要的两个抑制性受体,均在 T 细胞活化的时候被诱导表达,分别结合 B7 分子和配体 PD-L1,并通过胞内的 YVKM 或免疫抑制 ITIM(immunological tyrosine inhibitory motif)基序招募磷酸酶,催化信号分子去磷酸化,因而起到了限制 T 细胞过度活化的作用。最新研究表明,用抗体阻断 CTLA-4 和 PD-1 被广泛用于抗肿瘤免疫治疗,这种疗法被统称为"检查点阻断"疗法,在多种不同的肿瘤治疗中展现出良好的效果,和 CAR-T 细胞技术一起,促进了肿瘤免疫治疗的快速发展。

T细胞分子	功能	配体	
		名字	表达于
CD3	TCR复合物的信号转导	None	
ξ	TCR复合物的信号转导	None	
CD4	信号转导	MHC-Ⅱ类分子	抗原提呈细胞
CD8	信号转导	MHC-Ⅰ类分子	所有有核细胞
CD28	信号转导(共刺激)	B7-1/B7-2	抗原提呈细胞
CTLA-4	抑制	B7-1/B7-2	抗原提呈细胞
PD-1	抑制	PD-L1/PD-L2	抗原提呈细胞 组织细胞 肿瘤细胞
LFA-1	黏附	ICAM-1	抗原提呈细胞 内皮

图 1-1-3-4　T 细胞活化过程中所涉及的受体配体

上图所示为参与激活或抑制抗原反应的 T 细胞的重要分子(非抗原的受体)。CTLA-4. 细胞毒性 T 淋巴细胞抗原 4,ICAM-1. 细胞间黏附分子 1;LFA-1. 白细胞功能相关抗原 1;MHC. 主要组织相容性复合体;PD-1. 程序性死亡受体-1;PD-L1/PD-L2:程序性死亡配体-1 和-2;TCR. T 细胞受体。

抗原特异性 T 细胞经 TCR 刺激活化后,除了进行选择性增殖外,也表达一些与其效应功能密切相关的分子。包括细胞表面分子 CD69、CD25、CD40L,表面黏附分子和趋化因子受体等。CD69 能够结合并下调 T 细胞表面 S1PR1 分子,帮助活化的 T 细胞从二级淋巴器官迁出;CD25 是白细胞介素-2 的 α 亚基,能帮助效应 T 细胞通过白细胞介素-2 的自分泌作用维持存活和进一步增殖扩增;CD40L 是一个共刺激分子,能与巨噬细胞和 B 细胞表面的共刺激受体 CD40 相互作用,起到细胞活化的作用。在 T 细胞活化并逐渐成为效应细胞的过程中,CD4⁺ T 细胞开始表达大量各种不同的细胞因子,而 CD8⁺ T 细胞则上调细胞毒性相关分子的表达,这些分子是这两类细胞后续发挥效应功能的关键分子。在行使其效应功能之前,被抗原激活的效应 T 细胞首先要迁移到感染部位,这个过程主要通过调控其趋化因子受体和黏附分子的表达来实现:T细胞活化后,会逐渐减少CCR7的表达,并开始表达一些炎症相关趋化因子的受体;与此同时,活化的T细胞会停止表达L-selectin,转而表达E-selectin,这些变化都有利于效应T细胞从淋巴结迁出及向感染或炎症部位的定向迁移。

CD4⁺和CD8⁺T细胞是两类具有不同特征和效应功能的T细胞。CD4⁺T细胞的主要作用是通过分泌细胞因子激活吞噬细胞,增强吞噬细胞清除细胞内病原体的能力,CD8⁺T细胞则能够通过细胞毒效应直接杀伤肿瘤细胞或病毒感染的细胞。

三、CD4⁺T细胞的功能

抗原特异性CD4⁺T细胞在由抗原呈递细胞(antigen presenting cell,APC)活化后迁移到感染部位,但它们并不直接杀伤或清除病原,而是通过招募和激活其他白细胞来攻击病原(图1-1-3-5)。其中最主要的作用方式是增强吞噬细胞的病原清除能力,因此,CD4⁺T细胞

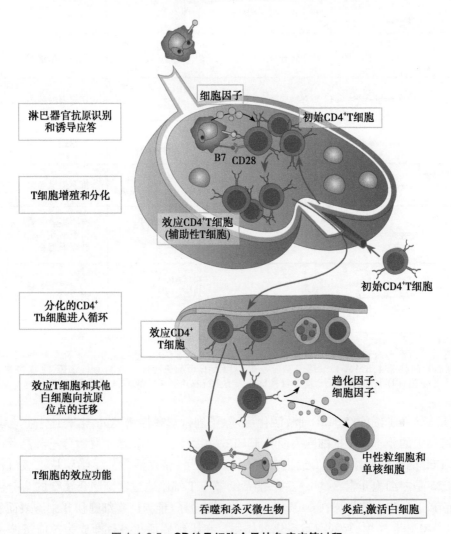

图 1-1-3-5 CD4⁺T细胞介导的免疫应答过程

CD4⁺T细胞识别由外周淋巴器官中树突状细胞提呈的抗原肽。T淋巴细胞被刺激增殖并分化为效应细胞(和记忆细胞),这些细胞进入循环并迁移到外周组织的感染部位。在组织中,效应T细胞识别抗原并通过分泌细胞因子来作出反应,这些细胞因子吸收更多的白细胞并激活吞噬细胞来消除感染。

疗法列入年度十大科学突破的首位。

2017 年可谓 CAR-T 细胞具有历史纪念意义的一年,FDA 先后批准 CD19 CAR-T 细胞 (Tisagenlecleucel)和 CD19 CAR-T 细胞(Axicabtagene ciloleucel)上市。至此,CAR-T 细胞在临床上的应用全面正式展开,对肿瘤患者的免疫细胞治疗进入 CAR-T 细胞治疗的飞速发展时代。2020 年 7 月 24 日由 FDA 批准的第三个 CAR-T 细胞(Tecartus)上市,用于治疗复发/难治性套细胞淋巴瘤(MCL)成人患者。总结 CAR-T 细胞的历史沿革与 CAR-T 细胞的关键事件纪实表(表 1-2-1-1)。

表 1-2-1-1 CAR-T 细胞的关键事件

时间	主要完成者	核心事件	参考文献
Aug. 1988	James S. Huston	scFv 构建成功	PNAS, 85:5879-5883.
Jul. 1989	Zelig Eshhar	首个由 TCR 恒定区和抗体可变区构成的嵌合 TCR 在 T 细胞上稳定表达,实现了 T 细胞以非 MHC 限制的方式识别抗原	PNAS, 86:10024-10028.
Jan. 1993	Zelig Eshhar	第一代 CAR-T 细胞诞生	PNAS, 90:720-724.
Jul. 1993	Patrick Hwu	识别蛋白抗原 scFv CAR-T 细胞构建	JEM, 178:361-366.
May. 1994	Bernd Groner	ERBB2 CAR-T 细胞首次体内实验	PNAS, 91:4318-4322.
Jun. 1998	Michael Jensen	第一代靶向 NHL 的 CD20 CAR-T 细胞构建成功	BBMT, 4:75-83.
Nov. 1999	Hinrich Abken	第一代靶向 NHL 的 CD30 CAR-T 细胞构建成功	J Immunother, 22(6):473-480.
Jan. 2002	Michel Sadelain	第二代 CAR-T 细胞诞生:PSMA-ζ-CD28 CAR-T 细胞	Nat Biotechnol, 2002 20(1):70-75.
Mar. 2003	Michel Sadelain	CD19-CD80 CAR-T 细胞靶向 CLL	Nat Med, 9(3):279-286.
Feb. 2004	Dario Campana	第二代 CAR-T 细胞诞生:CD19-BB-ζ CAR-T 细胞	Leukemia, 18:676-684.
Nov. 2006	Laurence J. N. Cooper	报道第二代 CD19 scFv-CD28-ζ CAR-T 细胞	Caner Res, 66(22):10995-11004.
Dec. 2006	Gianpietro Dotti	制备 anti-κ-CD28 CAR-T 细胞	Blood, 108:3890-3897.
Sep. 2008	Brian Till	第一代 CD20 CAR-T 细胞治疗惰性淋巴瘤与 MCL 临床结果公布	Blood, 112:2261-2271.
Mar. 2009	Carl H. June	包含 CD28 和 4-1BB 的第三代 CAR-T 细胞诞生	PNAS, 106(9):3360-3365.
Sep. 2010	Michael C. Jensen	第一代 CD19 CAR-T 细胞治疗 FL	BBMT, 16:1245-1256.
Nov. 2010	Steven A. Rosenberg	第二代 CD19 CAR-T 细胞治疗 FL	Blood. 116(20):4099-4102.
Aug. 2011	Carl H. June	第二代 CD19 CAR-T 细胞治疗 CLL	Sci Transl Med, 3(95):95ra73.
Apr. 2012	Carl H. June	世界首例儿童 ALL 治疗	Anchorage Daily News, 2017.

续表

时间	主要完成者	核心事件	参考文献
Mar. 2013	Michel Sadelain	第二代 CD19 CAR-T 细胞治疗 ALL	Sci Transl Med, 5（177）：177ra38.
Dec. 2013	Science	CAR-T 细胞及 PD-1 抗体、CTLA-4 抗体疗法被列为当年十大科学突破首位	Science, 342（6165）：1432-1433.
Dec. 2013	Hinrich Abken	第四代 CAR-T 细胞：TRUCKs	Immunological Reviews, 257：83-90.
Jul. 2016	James N. Kochenderfer	BCMA CAR-T 细胞首次应用于临床治疗 MM	Blood. 2016；128（13）：1688-1700.
Feb. 2017	Cellectis 公司	Universal CAR-T 细胞 123（UCART123）被 FDA 批准进入临床试验	
Mar. 2017	Cellectis 公司	UCART19 被 FDA 批准进入临床试验	
Aug. 2017	Novartis 公司	FDA 批准首个 CD19 CAR-T 细胞（Kymriah）上市治疗 ALL	
Oct. 2017	Kite Pharma 公司	FDA 批准 CD19 CAR-T 细胞（Yescarta）上市治疗 B-NHL	
Jun. 2018	Cellectis 公司	UCART22 被 FDA 批准进入临床试验	
Jul. 2020	Kite Pharma 公司	FDA 批准 CD19 CAR-T 细胞（Tecartus）上市治疗 MCL	

（赵恺　徐开林）

第二节　CAR-T 细胞的结构演变

为提高 CAR-T 细胞的杀伤效率和体内持久性、降低体内不良反应，研究者们不断改进和完善 CAR 的结构，并根据 CAR 的结构特点对其进行命名，从最初的第一代 CAR-T 细胞发展到目前第四代 CAR-T 细胞已经经历了近 30 年时间（图 1-2-2-1）。

一、CAR-T 细胞的雏形

1989 年，以色列免疫学家 Eshhar 团队将 2,4,6-三硝基苯（2,4,6-trinitrophenyl, TNP）抗体可变区片段拼接到 TCR 恒定区，构建了包含 Fv 序列的嵌合 TCR（cTCR），并将此 cTCR 经过脂质体转染到细胞毒性 T 细胞杂交瘤，此为现有 CAR-T 细胞的最早雏形。此嵌合受体 T 细胞（cTCR T cell）表达非 MHC 限制性识别 TNP 的 TCR 功能受体，且可特异性杀伤携带 TNP 抗原的靶细胞并释放 IL-2。这一良好开端开启了后续 CAR-T 细胞结构改进和功能完善等研究的篇章。

二、第一代 CAR-T 细胞诞生及结构

第一代 CAR-T 细胞指嵌合入经典的 scFv 片段并由铰链区串联 CD3ζ 胞内信号结构域的 T 细胞。在将 Fv 嵌合入 TCR 恒定区赋予 T 细胞类抗体识别特性后，Eshhar 团队致力于改良嵌合受体的组成和结构以提高 T 细胞的靶向杀伤能力。1993 年该团队报道，其设计了针对 TNP 抗体重链和轻链的 scFv，分别与 TCR-CD3 复合体中胞内 ζ 信号转导结构域和免疫球蛋

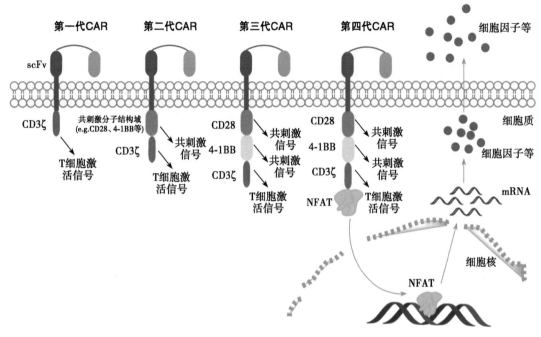

图 1-2-2-1　CAR-T 细胞结构演变

白 Fc 受体 γ 链（FcγRⅢA）结合，构建 scFvRζ 和 scFvRγ 后转染到 T 细胞内，使 T 细胞同时具备了抗体样直接识别和细胞免疫毒性的双重特征。随后 Hwu 等将 TNP 特异性 scFv-γ 通过逆转录病毒感染 CD8⁺ 肿瘤浸润淋巴细胞（tumor-infiltrating lymphocytes，TIL）取得良好的靶向杀伤效果，而且替换 TNP 的 scFv 为 Mov-18 特异性片段构建了嵌合 Mov-γ18 的 TIL（Mov-γ TIL），可有效杀伤人卵巢癌细胞，首次证实了嵌合 TCR 可特异性识别蛋白抗原。同年，Eshhar 团队也证实 Her2 特异性 scFv 构建的 scFvN29Rγ 对 Her2 阳性的腺癌细胞具有良好的杀伤活性。1994 年 Groner 等将识别 ERBB2 的抗体 scFv 与 CD8α 铰链区和 CD3ζ 串联后经逆转录病毒感染到细胞毒性 T 细胞（CTL），首次在体内证实了此基因修饰 CTL 在荷瘤裸鼠体内的肿瘤杀伤活性。至此，由 scFv-铰链区-CD3ζ 组成的 CAR-T 细胞基本结构被广泛研究应用，现在将包含此结构的 CAR-T 细胞公认为第一代 CAR-T 细胞。

第一代 CAR-T 细胞结构明确后，后续针对不同抗原的 CAR-T 细胞研究大量涌现，包括采用人源 CD20 抗体 scFv 制备的 CD20 CAR-T 细胞，被证实可以在体外特异性杀伤表达 CD20 的淋巴瘤细胞株。利用 CD20 抗体 scFv 制备的 CAR-T 对霍奇金淋巴瘤细胞具有杀伤作用。值得一提的是 2003 年 Cooper 团队构建的 CD19 特异性 CAR-T 细胞可以有效识别并杀伤 CD19⁺ B-ALL 和淋巴瘤细胞，CAR-T 细胞自我增殖并产生细胞因子，而且 CAR-T 细胞的高效杀伤功能并不因肿瘤细胞表面上黏附分子表达水平而呈现差异，揭开了研究 CD19 CAR-T 细胞杀伤血液肿瘤的新的一页。同年，Brentjens 等利用健康人和慢性淋巴细胞白血病（CLL）患者外周血 T 细胞制备的 CD19 CAR-T 细胞成功清除免疫缺陷小鼠体内的淋巴瘤及白血病细胞。更为重要的是该研究细致地探讨了 CAR-T 细胞在体内维持长期增殖状态的影响因素，发现 CD19 CAR-T 细胞在 CD80⁺ 抗原提呈细胞及外源性 IL-15 存在环境下，可呈现持续增殖的现象，随即提出在体内杀伤肿瘤细胞过程中共刺激分子对 CAR-T 细胞的充分活化、增殖、存活的必要性。

上述一系列研究不仅明确了包含 scFv-铰链区-CD3ζ 的第一代 CAR-T 细胞对肿瘤细胞杀伤的有效性,而且激发了研究者进一步通过提供 T 细胞共刺激分子信号,增强 CAR-T 细胞免疫活性的想法。

三、第二代 CAR-T 细胞结构及应用

T 细胞的完全激活一方面依赖于胞外 TCR 与抗原结合传导的第一信号,另一方面也需要共刺激分子受体与其配体结合所传递的第二信号。第一代 CAR-T 细胞在设计中并未包含共刺激分子片段,致使其无法完全激活,表现为在动物体内增殖、存活时间短,肿瘤杀伤效果不能维持,虽然应用第一代 CAR-T 细胞可延长荷瘤动物生存期,但最终实验动物仍因为肿瘤细胞的持续生长而死亡。

由此,第二代 CAR-T 细胞应运而生。第二代 CAR-T 细胞是指由 scFv、共刺激分子结构域和 CD3 信号传导结构域构成 ζ 的人工嵌合 T 细胞,其中最常用的共刺激分子结构域为 CD28 或 4-1BB。在 2002 年 Michel Sadelain 团队制备了识别前列腺特异性膜抗原(PSMA)的特异性 CD3ζ-CD28 CAR-T 细胞,自此包含共刺激分子的第二代 CAR-T 细胞诞生。2004 年 Dario Campana 报道包含 T 细胞共刺激分子 4-1BB 信号片段的 anti-CD19-BB-ζ 的 CAR-T 细胞对 ALL 细胞强有效的特异性杀伤,此串联共刺激分子片段的 CAR-T 细胞比第一代 CAR-T 细胞显示了更强大的优越性,开启了第二代 CAR-T 细胞研究和应用的大门。2006 年 Cooper 等人将 CD28 信号片段接入 CD19 CAR-T 细胞中,构建了 CD19 scFv-CD28-ζ 的 CAR-T 细胞,在体内外均呈现出持续清除 CD19+ 肿瘤细胞的作用。次年,Brentjens 也证实了由 CD19 scFv-CD28-ζ 构成的 CAR-T 细胞在体内的功能及长时程存活期方面均优于不含 CD28 片段的第一代 CAR-T 细胞。至此,包含特异性抗体 scFv、一个共刺激分子信号传导结构域及 TCR-CD3ζ 的第二代 CAR-T 细胞结构基本确定。

不少研究比较了携带 4-1BB 和 CD28 共刺激结构域的 CAR-T 细胞的差别。2009 年 Carl H. June 团队连发两篇文章探讨了携带共刺激分子 4-1BB 和 CD28 的 CAR-T 细胞的差异,其研究表明连接 4-1BB 的 CD19 CAR-T 细胞和连接 CD28 的 CD19 CAR-T 细胞在 CD19 scFv 的表达水平、细胞杀伤毒性上均无差别,但是前者要比后者在体内的增殖能力更强、存活期更长,杀死肿瘤细胞效果更好。2010 年,Tammana 等人利用 CD19-ζ、anti-CD19-BB-ζ、CD19-CD28-ζ 和 CD19-4-1BB-CD28-ζ 分别感染脐带血 T 细胞,制备 UCB-19ζ、UCB-19-BBζ、UCB-19-28ζ 和 UCB-19-28-BBζ 四种 CAR-T 细胞,体外杀伤效果比较发现 UCB-19-BBζ 和 UCB-19-28-BBζ 杀伤效果优于 UCB-19ζ 和 UCB-19-28ζ CAR-T 细胞,体内实验结果亦如此。不同的共刺激分子除了影响 CAR-T 细胞的活性和寿命外,其诱导的下游信号通路亦明显不同。CD28 共刺激分子通过活化 PI3K/Akt/mTOR 信号通路刺激糖酵解,主要增加葡萄糖摄入及 ATP 生成;而 4-1BB 具有增强线粒体呼吸链和分解代谢的能力,可以通过 Wnt/β-catenin 信号通路活化氧化磷酸化和脂肪酸氧化代谢途径。Wnt/β-catenin 信号通路被公认为是维持中央记忆型 T 细胞和长效 T 细胞的主要通路,而 PI3K/Akt 信号是诱导效应细胞即时应答的主要通路。2016 年 Carl H. June 团队详细阐述了 CD28 CAR-T 细胞和 4-1BB CAR-T 细胞因新陈代谢不同而导致的不同细胞命运,包含 CD28 的 CAR-T 细胞主导糖代谢途径经过反复刺激后可转化为 CD45RO+CCR7- 的效应记忆 T 细胞表型,而包含 4-1BB 的 CAR-T 细胞具备更强的线粒体生成代谢能力,主要呈现为 CD45RO+CCR7+ 的中央记忆 T 细胞表型并具有更长的生存期。上述分子机制的阐明很好地解释了 CD28 CAR-T 细胞和 4-1BB CAR-T 细胞在患

续表

靶抗原	CAR 的胞内信号传导结构域	靶向疾病名称
LMP1	CD3ζ,CD28 or 4-1BB CD3ζ,CD28 and 4-1BB	B lymphoma
MMG49	CD3ζ and CD28	MM
NKG2D	CD3ζ	MM,Lymphoma
ROR1	CD3ζ and 4-1BB	CLL,SLL

表 1-2-3-2　实体肿瘤 CAR-T 细胞靶点汇总

靶抗原	CAR 的胞内信号传导结构域	靶向疾病名称
PSMA	CD3ζ and CD28	Prostate cancer
Mesothelin	CD3ζ and 4-1BB	Malignant pleural mesothelioma, pancreatic cancer, metastatic pancreatic adenocarcinoma,epithelial ovarian cancer,malignant epithelial pleural mesothelioma
	CD3ζ and CD28	Mesothelioma and malignant pelural disease
	CD3ζ,CD28 and 4-1BB	Mesothelioma,pancreatic and ovarian cancer
FAP	CD3ζ and CD28	Mesothelioma
EGFRvⅢ	CD3ζ and 4-1BB CD3ζ,CD28 and 4-1BB	Glioma
CEA	CD3ζ and CD28	Liver metastases
	Unknown	Lung,colorectal,gastric,breast and pancreatic cancer
CD171	CD3ζ and 4-1BB or CD3ζ,CD28 and 4-1BB	Neuroblastoma
GD2	CD3ζ,OX40,CD28	Neuroblastoma,osteosarcoma melanoma and neuroblastoma
Glypican-3	CD3ζ,CD28 and 4-1BB	Advanced stage hepatocellular carcinoma
HER2	CD3ζ and CD28 virus specific	Sarcoma
	CD3ζ and CD28	Glioblastoma,glioblastoma multiforme
IL-13	RαCD3ζ and 4-1BB	Glioma
Claudin	CD3ζ,CD28 or 4-1BB	Gastric cancer,pancreatic cancer
FRα	CD3ζ and CD28 or CD3ζ,CD28 and 4-1BB	Ovarian cancer
L1-CAM	CD3ζ and CD28	Metastatic neuroblastoma,ovarian cancer
CAIX		Metastatic renal cell carcinoma,gliblastoma
B7-H3	CD3ζ,CD28 or 4-1BB	Ductal adenocarcinoma of the pancreas
CD56	CD3ζ and CD28	Neuroblastoma,glioma,Small cell lung cancer
CD70	CD3ζ and CD28	gliomas
NKG2D	CD3ζ	Ovarian cancer,melanoma

二、scFv 的种属来源

目前 scFv 片段的序列来源多为从鼠源性现有抗体信息中获得,虽然其可识别人源肿瘤细胞表面抗原,但其动物来源的属性使得其可诱导人体产生针对它的免疫反应。为避免受者机体产生抗 CAR-T 细胞免疫风险,保障 CAR-T 细胞在患者免疫系统内长期存活,构建人源性 CAR-T 细胞是更好的选择。徐开林团队于 2018 年报道应用人源 CD19 scFv 代替鼠源序列,连接 4-1BB-ζ 片段构建的 CAR-T 细胞在临床应用中显示了良好的疗效。14 例无 CAR-T 细胞治疗史的复发/难治 ALL 患者中 13 例在输注后 30 天内获得 CR,且在 3 例经过鼠源 CAR-T 细胞治疗无效后再次输注人源 CAR-T 细胞,1 例患者获得 CR。人源化 CD19 修饰的 CAR-T 细胞在临床应用中崭露头角。次年,该团队在 *Lancet hematology* 再次发布应用人源化 CD19 CAR-T 细胞联合 BCMA CAR-T 细胞治疗 21 例复发/难治型 MM 的研究,数据表明病例总体反应率达 95%,包括 9 例严格意义上完全应答的患者,3 例 CR 患者,5 例获得 VGPR,3 例达到 PR,再次证实了人源化 CAR-T 细胞在临床应用中的良好效果。

三、CAR-T 细胞活化/清除开关的应用

CAR-T 细胞输注体内是个不可逆的过程,这种“living drug”可在人体内长期存活,当有抗原暴露时其可经历几个轮回的扩增、衰竭过程。CAR-T 细胞应用后一个最常见的急性毒性反应就是细胞因子释放综合征(cytokine release syndrome,CRS)。为此,如何有效控制体内 CAR-T 细胞的活性及功能的问题值得深入探讨。早在 2010 年可诱导型 *caspase-9* 自杀基因(iC9)系统被导入 CD19 CAR-T 细胞,药物开启 iC9 自杀活性后,可有效将 CAR-T 细胞从体内清除。2019 年于 *Sci Transl Med* 发表的文章证实了在 CAR-T 细胞结构中嵌入淋巴细胞特异性酪氨酸激酶(lymphocyte-specific protein tyrosine kinase,LCK)片段,控制 CD3ζ 的磷酸化,可实现调控 CD28-ζ 或者 4-1BB-ζ 型 CAR-T 细胞的免疫活性。研究结果表明,应用酪氨酸激酶抑制剂达沙替尼可迅速关闭 CD8+ 和 CD4+ CAR-T 细胞的功能,此关闭状态可持续几天且并不影响 CAR-T 细胞的生存能力。通过控制酪氨酸激酶活性对 CAR-T 细胞的抑制程度可根据抑制剂的用量实现对 CAR-T 细胞功能的部分或全部关闭,更重要的是此抑制作用是迅速、可逆的。这种对 CAR-T 细胞实行的“function-on-off-on”调控模式,在动物体内已经能较好地控制致死性 CRS 的发生。此 CAR-T 细胞的结构模式能否安全、有效地应用到人体,获得类似的临床效果仍需大量试验去验证。

四、复合 CAR-T 细胞的构建

目前临床上常用的 CAR-T 细胞为识别单一靶抗原的 scFv 片段的 CAR-T 细胞,然而同一种类的肿瘤细胞表达特异性抗原的丰度和种类并不一致,因此有研究者提出设计复合 CAR-T 细胞(compound CAR-T cell,cCAR-T 细胞)把 2 个或以上 scFv 识别区的序列联合嵌入构建 CAR-T 细胞,以期 CAR-T 细胞能够对同一类型肿瘤中各亚型细胞的杀伤范围更广泛。早在 2016 年 Grill 团队提出 CD19 和 CD123 双靶点 CAR-T 细胞预防 CD19 单靶点 CAR-T 细胞治疗中肿瘤细胞 CD19 抗原丢失导致 CAR-T 细胞治疗失败的理论,并验证了 CD19-CD23 CAR-T 细胞在动物体内杀伤 B-ALL 细胞的优越性。2017 年 Eugenia 等报道了利用 CD19 和 CD20 双抗原特异性 CAR-T 细胞(optimization of bispecific CAR-T cell,OR-gate CAR-T 细胞)杀伤 B 细胞淋巴瘤的数据,表明此 OR-gate CAR-T 细胞可以杀伤自发性丢失 CD19 的 B 淋巴瘤细胞而优于单 CD19 CAR-T 细胞。此外,2018 年 Kevin 等人报道应用 BCMA 联

合 CS1 抗体片段制备的 BCMA-CS1 cCAR-T 细胞,在动物体内显示出良好的杀伤 MM 细胞效应。上述 cCAR-T 细胞理念的提出,弥补了单一 CAR-T 细胞靶向性的不足,前期动物实验的成功为临床应用奠定了基础,cCAR-T 细胞在临床实践中的安全性、有效性评价也有待更多的临床试验来验证。

五、转换型 CAR-T 细胞的构建

很多实体肿瘤都高表达抑制性配体,如 PD-L1 等。利用针对抑制性配体的受体序列构建的 CAR-T 细胞则有可能将此抑制性信号转换为 T 细胞活化的信号,从而介导肿瘤细胞的杀伤。由此,PD-1-CD28 转换型 CAR-T 细胞(switch CAR)应运而生,结果证实此 PD-1-CD28 CAR-T 细胞可实现良好的增殖和细胞因子释放等 T 细胞活化功能,在小鼠体内可有效清除肿瘤细胞并保留一定的记忆特性。此转换型 CAR-T 细胞可竞争性结合肿瘤细胞表面高表达的 PD-L1 配体,从而将原本 PD-L1/PD-1 传导的抑制性信号转换为 CD28 介导的 T 细胞活化信号,最终实现对肿瘤细胞的杀伤。此大胆创新的实践,不再苦于肿瘤异质性高而靶抗原特异性不强的局限,借助肿瘤发生后恶性细胞自身的特征为切入点设计 CAR-T 细胞。高表达在肿瘤细胞表面的其他类型的免疫抑制受体也将成为被尝试的对象。

六、通用型 CAR-T 细胞(UCART)的构建

目前大部分 CAR-T 细胞来源于患者自身 T 细胞,可能出现 T 细胞数目不足、扩增不良等状况,且这种个体化定制的 CAR-T 细胞制备成本昂贵,因此利用基因编辑技术构建出既能针对肿瘤抗原又不产生移植物抗宿主病(graft versus-host disease, GVHD)的同种异体 UCART 将是未来的努力方向。现有研究多使用 ZFNs、TALENs 及 CRISPR/Cas9 等基因编辑工具,敲除异体 T 细胞上的 *TCR*、*MHC* 及相关信号通路基因,从而防止异体型 CAR-T 细胞的排斥反应,达到制备现成 CAR-T 细胞的目的。2017 年 Qasim 等报道利用 TALENs 系统构建的 UCART19 治疗了 2 例 B-ALL 患者,28 天达到分子生物学缓解。另外,针对 CD123 靶点构建的 UCART123 治疗急性髓系白血病(acute myelogenous leukemia, AML)的 I 期临床试验(NCT02159495)也正在进行。除了上述 UCART 的基本结构构建之外,还可以敲除 *PD1*、*CTLA4* 等 T 细胞抑制信号分子基因,进一步增强 UCART 细胞的功能。这种带有抗原识别适配器的 UCART 细胞,通过基因手段改变了 CAR-T 细胞个体化制备的局面,使其成为一种 off-the-shelf 的即用型细胞疗法。但是,目前 UCART 细胞也面临一定的技术挑战,如微量 TCR 阳性的 CAR-T 细胞仍可引起 GVHD 反应、基因编辑过程的脱靶效应等,仍需要进一步探索。

七、其他

CAR-T 细胞治疗从最初的临床试验到如今初具规模不过短短 10 余年时间,随着 CAR-T 细胞结构的逐步改进和完善,众多患者已从中获益,除了前文介绍的 CAR-T 细胞结构上的改善外,面对 CAR-T 细胞治疗中遇到的问题,研究者一直在积极寻找解决的途径。为寻找 AML 的特异性靶抗原,Grill 团队于 2018 年在 *Cell* 上报道,利用基因编辑工具 CRISPR/Cas9 敲除健康造血干细胞的 *CD33* 基因,使 CD33 CAR-T 细胞特异性靶向 AML 肿瘤细胞,获得良好治疗效果,提示基因工程改造将使 CAR-T 细胞应用于更广阔的领域。2018 年 Carl H. June 团队在 *Cell* 上发表的论文表明,CAR 序列被无意插入到了 *TET2* 基因中,赋予了这个 CAR-T 细胞更强的增殖能力、抗癌能力和持久的寿命,也正因如此这名接受 CAR-T 细胞治疗的 CLL

患者的病情得到了长期的控制,论文发稿时为患者治疗后第 5 年。未来是否可在 CAR-T 细胞结构中加入细胞定向插入引导序列,从而调控 CAR-T 细胞的体内功能等研究也指日可待。另外,2019 年发表于 *Nature* 上的最新研究表明,重编程上调 CAR-T 细胞的 *c-Jun* 基因,使得 CAR-T 细胞在体内抵抗细胞衰竭,表现出更强的抗癌活性。在实体肿瘤的研究中,为增强 CAR-T 细胞杀伤肿瘤效果,给 CAR-T 细胞引入趋化因子受体基因如 *CXCR2*、*CCR4*、*CCL17* 和 *CCL2* 等,可使 T 细胞能定向迁移到肿瘤组织,增强 CAR-T 细胞对肿瘤组织的浸润。综上可见,CAR-T 细胞在基因结构层面具有良好的拓展潜力,未来在此方面的研究价值可观。

（赵恺　徐开林）

参考文献

1. ESHHAR Z,WAKS T,GROSS G,et al. Specific activation and targeting of cytotoxic lymphocytes through chimeric single chains consisting of antibody-binding domains and the γ or zeta subunits of the immunoglobulin and T-cell receptors[J]. Proc Natl Acad Sci U S A,1993,90(2):720-724.

2. HWU P,SHAFER GE,TREISMAN J,et al. Lysis of ovarian cancer cells by human lymphocytes redirected with a chimeric gene composed of an antibody variable region and the Fc receptor γ chain[J]. J Exp Med,1993,178(1):361-366.

3. MORITZ D,WELS W,MATTERN J,et al. Cytotoxic T lymphocytes with a grafted recognition specificity for ERBB2-expressing tumor cells[J]. Proc Natl Acad Sci U S A,1994,91(10):4318-4322.

4. MAHER J,BRENTJENS RJ,GUNSET G,et al. Human T-lymphocyte cytotoxicity and proliferation directed by a single chimeric TCRzeta/CD28 receptor[J]. Nat Biotechnol,2002,20(1):70-75.

5. IMAI C,MIHARA K,ANDREANSKY M,et al. Chimeric receptors with 4-1BB signaling capacity provoke potent cytotoxicity against acute lymphoblastic leukemia[J]. Leukemia,2004,18(4):676-684.

6. CARPENITO C,MILONE MC,HASSAN R,et al. Control of large,established tumor xenografts with genetically retargeted human T cells containing CD28 and CD137 domains[J]. Proc Natl Acad Sci U S A,2009,106(9):3360-3365.

7. CHMIELEWSKI M,HOMBACH AA,ABKEN H. Of CARs and TRUCKs:chimeric antigen receptor (CAR) T cells engineered with an inducible cytokine to modulate the tumor stroma[J]. Immunol Rev,2014,257(1):83-90.

8. STANCOVSKI I,SCHINDLER DG,WAKS T,et al. Targeting of T lymphocytes to Neu/HER2-expressing cells using chimeric single chain Fv receptors[J]. J Immunol,1993,151(11):6577-6582.

9. COOPER LJ,TOPP MS,SERRANO LM,et al. T-cell clones can be rendered specific for CD19:toward the selective augmentation of the graft-versus-B-lineage leukemia effect[J]. Blood,2003,101(4):1637-1644.

10. BRENTJENS RJ,LATOUCHE JB,SANTOS E,et al. Eradication of systemic B-cell tumors by genetically targeted human T lymphocytes co-stimulated by CD80 and interleukin-15[J]. Nat Med,2003,9(3):279-286.

11. KOWOLIK CM,TOPP MS,GONZALEZ S,et al. CD28 costimulation provided through a CD19-specific chimeric antigen receptor enhances in vivo persistence and antitumor efficacy of adoptively transferred T cells[J]. Cancer Res,2006,66(22):10995-11004.

12. MILONE MC,FISH JD,CARPENITO C,et al. Chimeric receptors containing CD137 signal transduction domains mediate enhanced survival of T cells and increased antileukemic efficacy in vivo[J]. Mol Ther,2009,17(8):1453-1464.

13. TAMMANA S,HUANG X,WONG M,et al. 4-1BB and CD28 signaling plays a synergistic role in redirecting umbilical cord blood T cells against B-cell malignancies[J]. Hum Gene Ther,2010,21(1):75-86.

14. KAWALEKAR OU,O'CONNOR RS,FRAIETTA JA,et al. Distinct Signaling of Coreceptors Regulates Specific

Metabolism Pathways and Impacts Memory Development in CAR-T Cells[J]. Immunity,2016,44(2):380-390.

15. PARK JR,DIGIUSTO DL,SLOVAK M,et al. Adoptive transfer of chimeric antigen receptor re-directed cytolytic T lymphocyte clones in patients with neuroblastoma[J]. Mol Ther,2007,15(4):825-833.

16. TILL BG,JENSEN MC,WANG J,et al. Adoptive immunotherapy for indolent non-Hodgkin lymphoma and mantle cell lymphoma using genetically modified autologous CD20-specific T cells[J]. Blood,2008,112(6):2261-2271.

17. JENSEN MC,POPPLEWELL L,COOPER LJ,et al. Antitransgene rejection responses contribute to attenuated persistence of adoptively transferred CD20/CD19-specific chimeric antigen receptor redirected T cells in humans[J]. Biol Blood Marrow Transplant,2010,16(9):1245-1256.

18. KOCHENDERFER JN,FELDMAN SA,ZHAO Y,et al. Construction and preclinical evaluation of an anti-CD19 chimeric antigen receptor[J]. J Immunother,2009,32(7):689-702.

19. KOCHENDERFER JN,WILSON WH,JANIK JE,et al. Eradication of B-lineage cells and regression of lymphoma in a patient treated with autologous T cells genetically engineered to recognize CD19[J]. Blood,2010,116(20):4099-4102.

20. KALOS M,LEVINE BL,PORTER DL,et al. T cells with chimeric antigen receptors have potent antitumor effects and can establish memory in patients with advanced leukemia[J]. Sci Transl Med,2011,3(95):95ra73.

21. PORTER DL,LEVINE BL,KALOS M,et al. Chimeric antigen receptor-modified T cells in chronic lymphoid leukemia[J]. N Engl J Med,2011,365(8):725-733.

22. KOCHENDERFER JN,DUDLEY ME,FELDMAN SA,et al. B-cell depletion and remissions of malignancy along with cytokine-associated toxicity in a clinical trial of anti-CD19 chimeric-antigen-receptor-transduced T cells[J]. Blood,2012,119(12):2709-2720.

23. BRENTJENS RJ,DAVILA ML,RIVIERE I,et al. CD19-targeted T cells rapidly induce molecular remissions in adults with chemotherapy-refractory acute lymphoblastic leukemia[J]. Sci Transl Med,2013,5(177):177ra138.

24. GARFALL AL,MAUS MV,HWANG WT,et al. Chimeric Antigen Receptor T Cells against CD19 for Multiple Myeloma[J]. N Engl J Med,2015,373(11):1040-1047.

25. CAO J,WANG G,CHENG H,et al. Potent anti-leukemia activities of humanized CD19-targeted Chimeric antigen receptor T(CAR-T)cells in patients with relapsed/refractory acute lymphoblastic leukemia. Am J Hematol,2018,93(7):851-858.

26. VERA J,SAVOLDO B,VIGOUROUX S,et al. T lymphocytes redirected against the kappa light chain of human immunoglobulin efficiently kill mature B lymphocyte-derived malignant cells[J]. Blood,2006,108(12):3890-3897.

27. GUEDAN S,POSEY AD,JR.,SHAW C,et al. Enhancing CAR-T cell persistence through ICOS and 4-1BB costimulation[J]. JCI Insight,2018,3(1):e96976.

28. ENBLAD G,KARLSSON H,GAMMELGARD G,et al. A phase Ⅰ/Ⅱa trial using CD19-targeted third-generation CAR-T cells for lymphoma and leukemia[J]. Clin Cancer Res,2018,24(24):6185-6194.

29. HOYOS V,SAVOLDO B,QUINTARELLI C,et al. Engineering CD19-specific T lymphocytes with interleukin-15 and a suicide gene to enhance their anti-lymphoma/leukemia effects and safety[J]. Leukemia,2010,24(6):1160-1170.

30. CHMIELEWSKI M,KOPECKY C,HOMBACH AA,et al. IL-12 release by engineered T cells expressing chimeric antigen receptors can effectively muster an antigen-independent macrophage response on tumor cells that have shut down tumor antigen expression[J]. Cancer Res,2011,71(17):5697-5706.

31. CHMIELEWSKI M,ABKEN H. CAR-T cells releasing IL-18 convert to T-Bet(high) FoxO1(low) effectors that

exhibit augmented activity against advanced solid tumors[J]. Cell Rep,2017,21(11):3205-3219.

32. CARPENTER RO,EVBUOMWAN MO,PITTALUGA S,et al. B-cell maturation antigen is a promising target for adoptive T-cell therapy of multiple myeloma[J]. Clin Cancer Res,2013,19(8):2048-2060.

33. ALI SA,SHI V,MARIC I,et al. T cells expressing an anti-B-cell maturation antigen chimeric antigen receptor cause remissions of multiple myeloma [J]. Blood,2016,128(13):1688-1700.

34. RAMOS CA,SAVOLDO B,TORRANO V,et al. Clinical responses with T lymphocytes targeting malignancy-associated kappa light chains[J]. J Clin Invest,2016,126(7):2588-2596.

35. RUELLA M,BARRETT DM,KENDERIAN SS,et al. Dual CD19 and CD123 targeting prevents antigen-loss relapses after CD19-directed immunotherapies[J]. J Clin Invest,2016,126(10):3814-3826.

36. QIN H,DONG Z,WANG X,et al. CAR-T cells targeting BAFF-R can overcome CD19 antigen loss in B cell malignancies[J]. Sci Transl Med,2019,11(511):eaaw9414.

37. YAN Z,CAO J,CHENG H,et al. A combination of humanised anti-CD19 and anti-BCMA CAR-T cells in patients with relapsed or refractory multiple myeloma:a single-arm,phase 2 trial[J]. Lancet Haematol,2019,6(10):e521-e529.

38. MESTERMANN K,GIAVRIDIS T,WEBER J,et al. The tyrosine kinase inhibitor dasatinib acts as a pharmacologic on/off switch for CAR-T cells[J]. Sci Transl Med,2019,11(499):eaau5907.

39. ZAH E,LIN MY,SILVA-BENEDICT A,et al. T cells expressing CD19/CD20 bispecific chimeric antigen receptors prevent antigen escape by malignant B cells[J]. Cancer Immunol Res,2017,4(6):498-508.

40. CHEN KH,WADA M,PINZ KG,et al. A compound chimeric antigen receptor strategy for targeting multiple myeloma[J]. Leukemia,2018,32(2):402-412.

41. KOBOLD S,GRASSMANN S,CHALOUPKA M,et al. Impact of a new fusion receptor on PD-1-mediated immunosuppression in adoptive T cell therapy[J]. J Natl Cancer Inst,2015,107(8):djv146.

42. KIM MY,YU KR,KENDERIAN SS,et al. Genetic inactivation of CD33 in hematopoietic stem cells to enable CAR-T cell immunotherapy for acute myeloid leukemia[J]. Cell,2018,173(6):1439-1453.

43. FRAIETTA JA,NOBLES CL,SAMMONS MA,et al. Disruption of TET2 promotes the therapeutic efficacy of CD19-targeted T cells[J]. Nature,2018,558(7709):307-312.

44. LYNN RC,WEBER EW,SOTILLO E,et al. c-Jun overexpression in CAR-T cells induces exhaustion resistance [J]. Nature,2019,576(7786):293-300.

45. ZHAO J,LIN Q,SONG Y,et al. Universal CARs,universal T cells,and universal CAR-T cells[J]. J Hematol Oncol,2018,11(1):132.

46. QASIM W,ZHAN H,SAMARASINGHE S,et al. Molecular remission of infant B-ALL after infusion of universal TALEN gene-edited CAR-T cells[J]. Sci Transl Med,2017,9(374):eaaj2013.

第四节 通用型 CAR-T 细胞的研究与应用

CAR-T 细胞或干细胞等细胞疗法已在多种疾病的治疗中展现出了巨大潜力。在理想情况下,如果能够解决组织不相容性,"现成的"同种异体细胞产品将会使更多患者受益。目前正在开发应用的针对患者的原代 T 细胞进行基因改造的方法,因为耗时且成本高昂,并不总是适用于所有患者。在本章节中,聚焦通过基因工程的方法获得通用细胞的最新研究。鉴于目前基因编辑、基因工程手段在干细胞领域应用的快速进展,以及干细胞分化为 T 细胞或 NK 细胞等免疫细胞技术的逐步成熟,以多能干细胞通过基因工程改造得到的通用细胞为例,展示通用型 CAR-T 细胞的研究热点与进展及其将在未来的基因和细胞疗法,以及再生医学中发挥巨大作用的机遇与挑战。

人类胚胎干细胞(human embryonic stem cell,hESC)或诱导性多能干细胞(human induced pluripotent stem cell,hiPSC)具有无限增殖和分化成各类组织和细胞的潜力。因此,它们是治疗某些恶性疾病(如神经元、心血管和肝脏疾病)的有效工具。目前,以治疗黄斑变性、脊髓损伤、1 型糖尿病、帕金森病和癌症等疾病为目的的 hESC 或 iPSC 来源细胞已进入临床试验阶段。CAR-T 细胞疗法在治疗 B-ALL、慢性淋巴细胞白血病(CLL)和非霍奇金淋巴瘤(NHL)等难治和复发恶性血液疾病方面取得了巨大成功。与此同时,由多能干细胞分化而来的 CAR-T 细胞和 NK 细胞在临床前研究中也显示出了巨大的潜力。尤其是由 iPSC 分化的 CAR-NK 细胞最近已进入恶性肿瘤治疗临床试验和安全性评估。

干细胞疗法临床应用的一个主要障碍是免疫不相容性。宿主的 CD8$^+$ 细胞毒性 T 细胞和 CD4$^+$ 辅助 T 细胞可以通过识别外源细胞膜上的 HLA Ⅰ 类和Ⅱ类分子来消除同种异体细胞。自体细胞的移植避免了免疫排斥的问题,但是个性化的细胞制备方式使其成为昂贵的治疗产品。因此,通用型多能干细胞疗法在广泛的临床转化方面将大有可为。同时,也正面临着巨大的挑战。

目前,HLA 匹配和免疫抑制药物已用于减少同种异体移植细胞的排斥。研究人员试图建立 HLA 匹配的 iPSC 文库,以覆盖大多数的人群。然而,这需要筛选大量样本才能获得足够的 HLA 纯合细胞系。以美国为例,尽管注册登记了 400 万骨髓志愿捐赠者,也只能匹配50% ~ 60% 美国人口的 HLA-A 和 HLA-B。据估计,为了覆盖 90% 的日本人口,需要 24 000 多名志愿捐赠者才能建立 50 个 HLA-A、-B 和-DR 纯合的 iPSC 品系。为了建立 20 种最常见 HLA 单倍型的 iPSC 品系的银行,以匹配 50% 的欧洲裔美国人及 22% 的非裔美国人,则分别需要筛选 26 000 名欧洲裔美国人及 11 000 名非裔美国人志愿捐赠者。因此,该方法耗时耗力,急需找到一种新的可行性方法。

一种替代策略是修饰编码移植细胞免疫原性元件的基因组,并使这些细胞成为低免疫原性,并适合大规模生产的"现货"产品。研究发现,胎盘的合胞体滋养层细胞是胎儿血液和同种异体母体血液之间的屏障,呈现 HLA Ⅰ 类和 HLA Ⅱ类抗原低表达,CD47 高表达的特性,并具有保护胎儿细胞免受母体免疫攻击的能力。这种生理现象及其潜在机制提示研究人员生产免疫耐受细胞将是进行同种异体细胞治疗的有效手段。基于此原理,最近的几项研究证明了对多能干细胞进行基因修饰以逃避适应性免疫系统和先天性免疫系统攻击的可行性(图 1-2-4-1)。

一、逃避适应性免疫

(一) 利用免疫抑制机制

细胞毒性 T 淋巴细胞抗原 4(CTLA4)和程序性死亡配体-1(PD-L1)可以通过抑制 T 细胞活性来维持外周耐受性。因此,在同种异体中过表达 CTLA4-免疫球蛋白融合蛋白(CTLA4-Ig)和 PD-L1 细胞已被用来逃避宿主免疫系统的清除。例如,Rong 等人将这两种基因敲入 hESC 的 *HPRT1* 基因座中,发现经过修饰的同种异体 hESC 及其分化子代细胞可以通过抑制 T 细胞活性,防止 T 细胞浸润,增加调节性 T 细胞(Treg)数量来有效地避免免疫监视。重要的是,只有当这两个分子都存在时,细胞才能获得免疫保护。此外,研究发现 PD-1 信号通路可以促进 CD4$^+$ FOXP3$^+$ Treg 的增殖。因此,可以通过上调免疫抑制分子的方法来保护 ESC 来源细胞免受同种异体宿主的攻击。然而,这种方法不涉及 HLA 分子的修饰,因此仍然会导致抗 HLA 抗体对移植细胞的超急性排斥。

(二) 编辑 HLA Ⅰ类基因

人类白细胞抗原(HLA)基因编码人类组织相容性复合体(MHC)膜结合糖蛋白。HLA

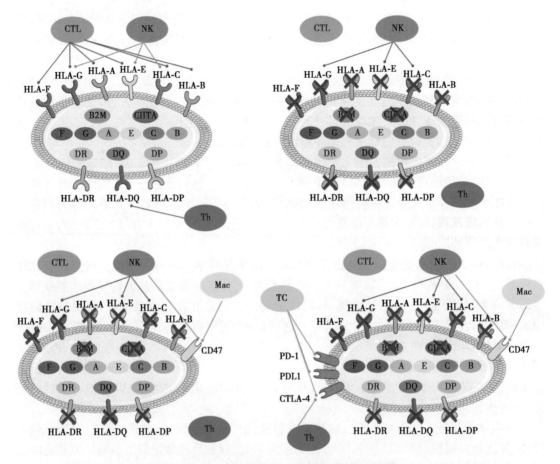

图 1-2-4-1　基因改造以产生低免疫原性的细胞

A. 野生型细胞通过 HLA-Ⅰ类和 HLA-Ⅱ类抗原激活 T 细胞；B. *HLA Ⅰ* 和 *HLA Ⅱ* 基因敲除细胞可逃避 T 细胞监视，但可触发激发自然杀伤（NK）细胞活性；C. 引入 CD47 以使躲避 NK 细胞和巨噬细胞的监视；D. 通过引入 PD-L1 或 CTLA-4 以进一步抑制 T 细胞活性。红线·激活；绿线·抑制。

复合物由许多基因编码，具有高度多态性，可以分为三类：Ⅰ类、Ⅱ类和Ⅲ类。HLA Ⅰ类基因几乎在所有有核细胞和血小板上表达，而 *HLA Ⅱ-DR*、*DQ* 和 *DP* 基因则在特定细胞类型（包括 B 细胞、T 细胞和单核/巨噬细胞）中表达。

细胞免疫过程中，Ⅰ类分子将胞内加工的多肽提呈给 CD8$^+$ 细胞毒性 T 细胞，从而达到杀伤表达抗原或病毒感染的细胞的目的。HLA Ⅰ类复合物由重链 α 和 β2 微球蛋白组成。重链 α 呈现高度多态性，而 β2 微球蛋白则通常由 *B2M* 基因编码。有证据表明，与抗原加工相关的转运蛋白 *TAP1* 或 *TAP2* 基因发生突变的人类个体相对健康。除了明显缺乏 CD4$^+$ 和 CD8$^+$ T 细胞外，*B2M* 基因敲除小鼠也相对健康。基于 HLA Ⅰ类基因缺陷个体更加健康的事实，研究人员在不影响 *B2M$^{-/-}$* hESC 的核型、自我更新能力以及多能性的前提下，尝试通过敲除 *B2M* 基因来降低 HLA Ⅰ介导的免疫原性。另一方面，Wang 等人则通过同源重组的方法替代了 *B2M* 基因的第二和第三外显子。实验证明，通过以上基因工程手段改造的细胞可以避免被 CD8$^+$ T 细胞杀伤，但在体外实验中仍无法逃脱 NK 细胞的攻击。体内研究还表明，由于受到 NK 细胞免疫活性的影响，*B2M$^{-/-}$* hESC 在 SCID 小鼠中产生的畸胎瘤比正常 hESC 在 SCID 小鼠中产生的畸胎瘤显著偏小。清除小鼠体内的 NK 细胞后，*B2M$^{-/-}$* hESC 可产生与正常 hESC 相同大小的畸胎瘤。以上结果表明，异种移植中 *B2M$^{-/-}$* hESC 的免疫原性相较野生型 hESC 显著降低,但仍然会受到 NK 细胞的攻击。

最近,研究人员正试图利用 CRISPR/Cas9 技术编辑敲除 *B2M* 基因。Deuse 等人将 *B2M* 基因敲除的小鼠 miPSC 移植到同种小鼠中,发现工程化改造的 miPSC 可以在 6/10 个同种异体个体中形成畸胎瘤;而野生型 miPSC 在任何同种异体个体中均不能形成畸胎瘤。Xu 等人选择性地剔除了人类 hiPSC 中的 *HLA-A* 和 *HLA-B* 基因,但保留了 *HLA-C* 基因,从而赋予了改造后的细胞对先天免疫细胞的抗性。结果显示,将由改造后的 hiPSC 分化而来的 CD34⁺ 造血干/祖细胞与异源 CD8⁺ T 细胞共培养时,所得的细胞死亡率与 *B2M* 敲除细胞相似。不同的是,*HLA-C* 基因保留的细胞可以逃避 NK 细胞的杀伤,而 *B2M* 敲除细胞则不能。

Han 等人的另一项研究中发现 CD8⁺ 细胞毒性 T 细胞与 *HLA-A*、*HLA-B* 和 *HLA-C* 三重敲除的多能干细胞分化而来的内皮细胞(EC)共同培养时,CD8⁺ 细胞毒性 T 细胞增殖能力明显降低。他们还发现,与野生型 EC 相比,三联敲除 EC 激活 CD69⁺ 和 CD154⁺ T 细胞的百分比显著降低。与此同时,新的研究发现 CD8⁺ T 细胞对三联敲除的多能干细胞分化成的血管平滑肌细胞(vascular smooth muscle cell,VSMC)的毒性(18.86%)显著低于对野生型 VSMC 的毒性(37.65%)。综上所述,HLA Ⅰ类基因敲除后的干细胞或其分化细胞可以较为有效的逃避 T 细胞杀伤。

此外,同种异体细胞上也存在次要组织相容性抗原,其中近 50% 的抗原存在于 Y 染色体上。所以,使用雌性(XX)iPSC 品系可以大大减少次要组织相容性抗原。因此,iPSC 同种异体衍生物的次要组织相容性抗原的免疫反应也是一种潜在的风险,至少可能需要轻微的免疫抑制剂来防止排斥。

（三）HLA Ⅱ基因改造

由 *HLA-DR*、*HLA-DP*、*HLA-DQ* 组成的 HLA Ⅱ是 CD4⁺ T 辅助细胞识别的重要靶点。Ⅱ类分子也由两条多肽链-α 链和 β 链组成。与Ⅰ类分子不同,两条链均由 HLA Ⅱ类基因编码,并且呈高度多态性。HLA Ⅱ缺乏的患者有 CD4⁺ T 淋巴细胞减少症,因为 T 细胞的 HLA Ⅱ依赖性胸腺成熟受到损害。

目前,HLA Ⅱ类分子缺陷可为四种类型,分别由 *RFXANK*、*RFX5*、*RFXAP* 和 *CIITA* 四种基因的缺陷造成。*RFXANK*、*RFX5* 和 *RFXAP* 编码的蛋白可与 HLA Ⅱ启动子结合并募集促进该基因激活的转录因子 *CIITA*。在最近的研究中,利用 CRISPR/Cas9 技术将 *CIITA* 敲除可以有效减少 HLA Ⅱ分子的表达。Xu 等人报道,在缺乏 HLA Ⅱ的情况下体外 CD4⁺辅助 T 细胞的激活受到明显抑制。Deuse 等人报道 HLA Ⅰ、HLA Ⅱ双敲除的 miPSC 与 HLA Ⅰ单敲除相比,更有效地逃避了免疫攻击,从而形成了更多的畸胎瘤。他们的研究还表明,在移植了双敲除细胞的同种异体小鼠的脾细胞中 IFN-γ 和 IL-4 表达水平较低,这表明 HLA Ⅱ的缺乏进一步赋予了移植细胞低免疫原性。

二、逃避先天免疫

（一）防止来自 NK 细胞的攻击

除了参与适应性免疫反应外,先天免疫系统还主要通过 NK 细胞和巨噬细胞(macro-phage)发挥重要作用。NK 细胞是一组细胞毒性先天性淋巴样细胞,在人类抵抗病原体侵袭和恶性细胞转化的第一个免疫防御系统中起着重要作用。此外,NK 细胞具有检测 HLA Ⅰ表达缺失细胞的能力。包括杀伤细胞免疫球蛋白样受体(KIR)和 NKG2A 受体在内的抑制性受体负责感应"缺失的自身",从而识别出表达较低 HLA Ⅰ分子的细胞。不同类型 NK 细胞具有不同的受体表达,并且对 HLA-A、-B、-C 和-E 的特异性不同。完全消除 HLA Ⅰ类分子的细胞将激活 NK 细胞,并使它们攻击 HLA Ⅰ 缺陷型细胞。

Gornalusse 等人将 *HLA-E* 引入 *B2M* 敲除 ESC 中,并将其分化为 CD45⁺ 造血细胞。与 NK 细胞在体外共培养时,*HLA-E* 过表达细胞的裂解百分比显著低于 HLA-E 阴性细胞。用抗体封闭 HLA-E 可使 NK 细胞裂解增加 2.5 倍。以上实验表明,HLA-E 可抑制 NK 细胞的细胞裂解功能。由于 HLA-E 是天然杀伤抑制性受体 CD94/NKG2A 的主要配体,其过表达可以抑制 NKG2A⁺ NK 细胞,但却不能抑制 KIR2D⁺ NK 细胞群。然而,KIR2D⁺ NK 细胞会受到 HLA-C 或 HLA-G 的抑制。因此,另一个团队试图通过选择性地敲除 *HLA-A/B/C* 并过表达 *HLA-G* 来逃避 NK 细胞的杀伤。他们将 NK 细胞分别与野生型、*B2M* 敲除、*B2M* 敲除且 *HLA-G* 过表达的 iPSC 来源的 VSMC 共培养,发现与 *HLA-G* 过表达 VSMC 共同培养的 CD107a⁺ NK 细胞的杀伤率(5.43%)显著低于 *B2M* 敲除 VSMC 共培养的 NK 细胞的杀伤率(13.51%)。与此同时,另一项实验中尝试通过选择性地敲除 *HLA-A*、*HLA-B* 并保留 *HLA-C* 的方法来降低免疫原性。分别将野生型、*B2M* 基因敲除,*HLA-A/HLA-B* 双基因敲除,但 *HLA-C* 保留的 iPSC 分化成相应的 CD34⁺ 造血干/祖细胞,并分别在体外与 NK 细胞共培养;发现 *B2M* 基因敲除细胞中的 NK 细胞激活标记 CD107a 高于其他细胞。有趣的是,在 *B2M* 基因敲除的遗传背景下,NK 细胞对 *HLA-C* 保留细胞的毒性比对 *HLA-C* 阴性细胞的毒性要小。他们还向免疫缺陷的 NRG 小鼠中注射了 *B2M* 敲除细胞及 *HLA-C* 保留的细胞,然后注入同种异体 NK 细胞,并证实保留了 *HLA-C* 的细胞比 *B2M* 敲除细胞在体内的存活时间更长。这些研究共同表明,*HLA-E*、*HLA-G* 和 *HLA-C* 在抑制 NK 细胞免疫活性中发挥着重要作用。

(二) CD47"不要吃我"信号

研究人员定义了"不要吃我"信号,即癌细胞可以借助 PD-L1、CD47、CD24,以及 β2 微球蛋白亚基来保护自己免受免疫杀伤。除了前文已经描述的 PD-L1 和 HLA Ⅰ 复合物外,一种在成熟粒细胞和 B 细胞上表达的一种唾液酸糖蛋白——CD24 在三阴性乳腺癌(triple negative breast cancer,TNBC)、卵巢癌和其他癌症中也过表达,并通过与 Siglec-G/10 的相互作用来保护它们肿瘤细胞免受肿瘤相关巨噬细胞(tumor-associated macrophage,TAM)的侵害。与 CD24 不同的是,另一种"不吃我"的信号蛋白——CD47 已应用在了通用 iPSC 的基因工程改造中。

CD47 作为一种免疫球蛋白样蛋白,在红细胞、合胞体滋养层细胞和所有人类实体肿瘤细胞的表面均有表达,并可与巨噬细胞上的 SIRPα 相互作用以减少其吞噬效果。Han 等人通过将由过表达了 CD47 的 hiPSC 分化而来的 VSMC 与巨噬细胞共培养,发现 CD47 的过表达可以在体外显著减少巨噬细胞的吞噬作用。

此外,有报道显示 CD47 可通过其配体——血小板反应蛋白 1 来抑制 NK 细胞的杀伤作用。Deuse 等人通过评估发现 CD47 可以在体外显著降低活化的 NK 细胞释放 IFN-γ 的能力。他们还发现,源自 $B2M^{-/-}CIITA^{-/-}$ miPSC 的 miEC 会被 NK 细胞迅速杀死,但表达 CD47 的 $B2M^{-/-}CIITA^{-/-}$ 的 miEC 可以逃避攻击。

(三) 评估基因工程多能干细胞的低免疫原性的方法

鉴于获得低免疫原性多能干细胞手段的多样性,目前已开发出一套评估修饰后多能干细胞的低免疫原性的体外和体内方法。

体外测定是评估免疫原性最简单但最不严格的方法。定量 PCR 或流式细胞术分析可用于检查 *HLA* 基因的成功敲除与否。T 细胞增殖、激活和杀伤试验可以检测体外 T 细胞的免疫反应。通过流式细胞术分析 CD107a 来表征 NK 细胞的活化程度,并使用 pH 敏感染料 pHrodo-Red 提示巨噬细胞溶酶体吞噬并裂解靶细胞的效果。

体内评估免疫原性则更为关键,基于修饰细胞物种来源的不同,已经开发了一系列动物模型(图1-2-4-2)。具有免疫能力的小鼠可用于测试修饰后的小鼠低免疫原性细胞。例如,Deuse 等人将改造后的 miPSC 和野生型 miPSC 注射到同种异体小鼠中,并测量畸胎瘤的大小;Wang 等人通过 anti-asialo GM1 去除正常小鼠体内的 NK 细胞,向其注射修饰 hiPSC 后测量畸胎瘤的大小。但是,由于人与小鼠之间存在差异,因此测试工程化小鼠细胞的低免疫原性以指导人体细胞的免疫原性并不完全有效。

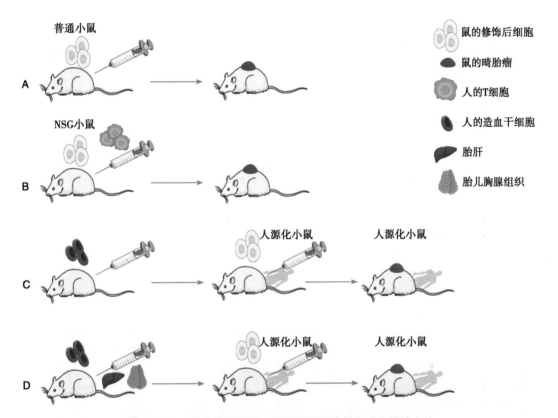

图 1-2-4-2 体内检测基因工程多能干细胞低免疫原性的方法

A. 向正常小鼠注射工程细胞;B. 向 NSG 小鼠注射工程细胞和 T 细胞;C. 将 NSG 小鼠移植人 HSC,然后注射工程细胞;D. 将人 HSC,胎儿肝和胎儿胸腺移植到 NSG 小鼠中,然后注射工程细胞。

另一个选择是使用缺少 T 细胞和 B 细胞但具有正常功能的 NK 细胞的 SCID 小鼠。anti-asialo GM1 可以完全消灭小鼠体内的 NK 细胞。而为了完全清除小鼠体内免疫细胞的影响,NSG 或 NRG 小鼠成为了较好的选择。Han 等人将活化的人 T 细胞和修饰后的人 iPSC 都注射到 NSG 小鼠中,并测量畸胎瘤的生长。

但是,消除小鼠免疫系统依然无法测试人类免疫微环境,因此研究人员已尝试使用人源化小鼠来模拟免疫缺陷小鼠中的人类免疫系统。Deuse 等人将改造后的低免疫原性细胞移植到具有人 CD34$^+$造血干细胞移植的 NSG-SGM3 小鼠中。另外,为了促进 T 细胞的重组,成熟和选择,有研究人员使用了 BLT 人源化小鼠——即植入人胎肝和胸腺组织,以及 CD34$^+$造血干细胞的 NSG 小鼠。可喜的是,有 4/5 的 *B2M*$^{-/-}$*CIITA*$^{-/-}$ CD47 iPSC 在该小鼠体内存活了下来。

（四）基因编辑通用多能干细胞的挑战和解决方案

尽管目前研究者在建立通用多能干细胞方面取得了巨大进展,但仍然存在许多挑战。

据报道,人类多能干细胞在编码肿瘤抑制物的 *TP53* 基因中突变,并且突变率随着传代数的增加而增加。此外,多轮遗传修饰会增加脱靶的风险。因此,必须仔细检查多能干细胞及其分化后代的基因组中的突变。另一个安全解决方案是将自杀基因纳入修饰的 iPSC 中。例如,在 *OCT4*(*POU5F1*) 启动子的下游,HSV-TK 可以被敲除,并且通过更昔洛韦处理后选择性消除未分化的 ES 细胞。另一种自杀系统是可诱导的 *caspase-9*。将 *caspase-9* 敲入 miR302/367 启动子的下游,以选择性消除未分化的 iPSC 细胞。

（五）基因工程低免疫原性多能干细胞的组合方法

研究人员已使用上述方法的不同组合形式对低免疫原性多能干细胞进行基因工程改造。Deuse 等人敲除了 *B2M* 和 *CIITA*,并表达了 CD47 分子。Xu 等人选择性地删除了 *HLA-A/-B* 基因和 *CIITA*,并保留了 *HLA-C*。Han 等人同时剔除 *HLA-A/-B/-C* 和 *CIITA* 分子,并表达了免疫调节因子 PD-L1、HLA-G 和 CD47。所有实验均显示 T 细胞和 NK 细胞的活化水平显著降低,表明工程化后的细胞具有低免疫原性。

综上,随着对宿主免疫监控系统和移植细胞免疫原性机制了解的不断深入,我们可以利用更多的基因工程方法来达到降低多能干细胞免疫原性的目的。这类低免疫原性干细胞在分化为 T 细胞后,将用于同种异体移植或制造免疫相容的通用 CAR-T 细胞产品。

（张进 赵葳）

参考文献

1. RAMI F, BENI S N, KAHNAMOOI M M, et al. Recent advances in therapeutic applications of induced pluripotent stem cells[J]. Cell Reprogram, 2017, 19(2):65-74.

2. LIU X, LI W, FU X, et al. The immunogenicity and immune tolerance of pluripotent stem cell derivatives[J]. Front Immunol, 2017, 8:645.

3. TROUNSON A, DEWITT N D. Pluripotent stem cells progressing to the clinic[J]. Nat Rev Mol Cell Biol, 2016, 17(3):194-200.

4. MCCREEDY B J, SENYUKOV V V, NGUYEN K T. Off the shelf T cell therapies for hematologic malignancies [J]. Best Pract Res Clin Haematol, 2018, 31(2):166-175.

5. HODGINS J J, KHAN S T, PARK M M, et al. Killers 2.0: NK cell therapies at the forefront of cancer control [J]. J Clin Invest, 2019, 129(9):3499-3510.

6. TAPIA N, SCHOLER H R. Molecular Obstacles to Clinical Translation of iPSCs[J]. Cell Stem Cell, 2016, 19 (3):298-309.

7. SOLOMON S, PITOSSI F, RAO M S. Banking on iPSC—is it doable and is it worthwhile[J]. Stem Cell Rev, 2015, 11(1):1-10.

8. TURNER M, LESLIE S, MARTIN N G, et al. Toward the development of a global induced pluripotent stem cell library[J]. Cell Stem Cell, 2013, 13(4):382-384.

9. RIOLOBOS L, HIRATA R K, TURTLE C J, et al. HLA engineering of human pluripotent stem cells[J]. Mol Ther, 2013, 21(6):1232-1241.

10. ILIC D, OGILVIE C. Concise review: Human embryonic stem cells-what have we done? What are we doing? Where are we going? [J]. Stem Cells, 2017, 35(1):17-25.

11. NAKATSUJI N, NAKAJIMA F, TOKUNAGA K. HLA-haplotype banking and iPS cells[J]. Nat Biotechnol, 2008, 26(7):739-740.

12. TAYLOR C J, PEACOCK S, CHAUDHRY A N, et al. Generating an iPSC bank for HLA-matched tissue transplantation based on known donor and recipient HLA types[J]. Cell Stem Cell, 2012, 11(2):147-152.

13. PAPPAS D J, GOURRAUD P A, LE GALL C, et al. Proceedings: human leukocyte antigen haplo-homozygous

induced pluripotent stem cell haplobank modeled after the california population: evaluating matching in a multi-ethnic and admixed population[J]. Stem Cells Transl Med,2015,4(5):413-418.

14. MAKRIGIANNAKIS A,KARAMOUTI M,DRAKAKIS P,et al. Fetomaternal immunotolerance[J]. Am J Reprod Immunol,2008,60(6):482-496.

15. DEUSE T,HU X,GRAVINA A,et al. Hypoimmunogenic derivatives of induced pluripotent stem cells evade immune rejection in fully immunocompetent allogeneic recipients[J]. Nat Biotechnol,2019,37(3):252-258.

16. XU H,WANG B,ONO M,et al. Targeted Disruption of HLA Genes via CRISPR-Cas9 Generates iPSCs with Enhanced Immune Compatibility[J]. Cell Stem Cell,2019,24(4):566-578.

17. TROUNSON A,BOYD N R,BOYD R L. Toward a universal solution: Editing compatibility into pluripotent stem cells[J]. Cell Stem Cell,2019,24(4):508-510.

18. HAN X,WANG M,DUAN S,et al. Generation of hypoimmunogenic human pluripotent stem cells[J]. Proc Natl Acad Sci U S A,2019,116(21):10441-10446.

19. LANZA R,RUSSELL D W,NAGY A. Engineering universal cells that evade immune detection[J]. Nat Rev Immunol,2019,19(12):723-733.

20. RONG Z,WANG M,HU Z,et al. An effective approach to prevent immune rejection of human ESC-derived allografts[J]. Cell Stem Cell,2014,14(1):121-130.

21. FIFE B T,BLUESTONE J A. Control of peripheral T-cell tolerance and autoimmunity via the CTLA-4 and PD-1 pathways[J]. Immunol Rev,2008,224:166-182.

22. LEUNG C S,YANG K Y,LI X,et al. Single-cell transcriptomics reveal that PD-1 mediates immune tolerance by regulating proliferation of regulatory T cells[J]. Genome Med,2018,10(1):71.

23. MASSON E,STERN M,CHABOD J,et al. Hyperacute rejection after lung transplantation caused by undetected low-titer anti-HLA antibodies[J]. J Heart Lung Transplant,2007,26(6):642-645.

24. ZIMMER J,ANDRES E,DONATO L,et al. Clinical and immunological aspects of HLA class I deficiency [J]. QJM,2005,98(10):719-727.

25. WANG D,QUAN Y,YAN Q,et al. Targeted Disruption of the beta2-Microglobulin Gene Minimizes the Immunogenicity of Human Embryonic Stem Cells[J]. Stem Cells Transl Med,2015,4(10):1234-1245.

26. MIKLOS D B,KIM H T,ZORN E,et al. Antibody response to DBY minor histocompatibility antigen is induced after allogeneic stem cell transplantation and in healthy female donors[J]. Blood,2004,103(1):353-359.

27. FALKENBURG J H,WILLEMZE R. Minor histocompatibility antigens as targets of cellular immunotherapy in leukaemia[J]. Best Pract Res Clin Haematol,2004,17(3):415-425.

28. SIMPSON E,ROOPENIAN D. Minor histocompatibility antigens[J]. Curr Opin Immunol,1997,9(5):655-661.

29. FARROKHI S,SHABANI M,ARYAN Z,et al. MHC class II deficiency:Report of a novel mutation and special review[J]. Allergol Immunopathol (Madr),2018,46(3):263-275.

30. ARNON T I,ACHDOUT H,LIEBERMAN N,et al. The mechanisms controlling the recognition of tumor-and virus-infected cells by NKp46[J]. Blood,2004,103:664-672.

31. CHAUSHU S,WILENSKY A,GUR C,et al. Direct recognition of Fusobacterium nucleatum by the NK cell natural cytotoxicity receptor NKp46 aggravates periodontal disease[J]. PLoS Pathog,2012,8(3):e1002601.

32. KRUSE V,HAMANN C,MONECKE S,et al. Human induced pluripotent stem cells are targets for allogeneic and autologous natural killer (NK) cells and killing is partly mediated by the activating NK receptor DNAM-1 [J]. PLoS One,2015,10(5):e0125544.

33. DRESSEL R,NOLTE J,ELSNER L,et al. Pluripotent stem cells are highly susceptible targets for syngeneic,allogeneic,and xenogeneic natural killer cells[J]. FASEB J,2010,24(7):2164-2177.

34. ICHISE H,NAGANO S,MAEDA T,et al. NK Cell Alloreactivity against KIR-Ligand-Mismatched HLA-Haploidentical Tissue Derived from HLA Haplotype-Homozygous iPSCs[J]. Stem Cell Reports,2017,9(3):853-

867.

35. TORIKAI H,MI T,GRAGERT L,et al. Genetic editing of HLA expression in hematopoietic stem cells to broaden their human application[J]. Sci Rep,2016,6:21757.

36. GORNALUSSE G G,HIRATA R K,FUNK S E,et al. HLA-E-expressing pluripotent stem cells escape allogeneic responses and lysis by NK cells[J]. Nat Biotechnol,2017,35(8):765-772.

37. LEE N,LLANO M,CARRETERO M,et al. HLA-E is a major ligand for the natural killer inhibitory receptor CD94/NKG2A[J]. Proc Natl Acad Sci U S A,1998,95(9):5199-5204.

38. ZHAO L,TEKLEMARIAM T,HANTASH B M. Heterologous expression of mutated HLA-G decreases immunogenicity of human embryonic stem cells and their epidermal derivatives[J]. Stem Cell Res,2014,13(2):342-354.

39. BRADLEY C A. CD24-a novel "don't eat me"signal[J]. Nat Rev Drug Discov,2019,18(10):747.

40. BRIGHTWELL R M,GRZANKOWSKI K S,LELE S,et al. The CD47 "don't eat me signal" is highly expressed in human ovarian cancer[J]. Gynecol Oncol,2016,143(2):393-397.

41. LI N L,FU L,UCHTENHAGEN H,et al. Cis association of leukocyte Ig-like receptor 1 with MHC class I modulates accessibility to antibodies and HCMV UL18[J]. Eur J Immunol,2013,43(4):1042-1052.

42. XU Y,WU Y,ZHANG S,et al. A Tumor-Specific Super-Enhancer Drives Immune Evasion by Guiding Synchronous Expression of PD-L1 and PD-L2[J]. Cell Rep,2019,29(11):3435-3447.

43. CHEN G Y,BROWN N K,ZHENG P,et al. Siglec-G/10 in self-nonself discrimination of innate and adaptive immunity[J]. Glycobiology,2014,24(9):800-806.

44. CHAN S H,TSAI K W,CHIU S Y,et al. Identification of the novel role of CD24 as an oncogenesis regulator and therapeutic target for triple-negative breast cancer[J]. Mol Cancer Ther,2019,18(1):147-161.

45. JAISWAL S,JAMIESON C H,PANG W W,et al. CD47 is upregulated on circulating hematopoietic stem cells and leukemia cells to avoid phagocytosis[J]. Cell,2009,138(2):271-285.

46. CHHABRA A,RING A M,WEISKOPF K,et al. Hematopoietic stem cell transplantation in immunocompetent hosts without radiation or chemotherapy[J]. Sci Transl Med,2016,8(351):351ra105.

47. WILLINGHAM S B,VOLKMER J P,GENTLES A J,et al. The CD47-signal regulatory protein alpha (SIRPa) interaction is a therapeutic target for human solid tumors[J]. Proc Natl Acad Sci U S A,2012,109(17):6662-6667.

48. NATH P R,PAL-NATH D,MANDAL A,et al. Natural Killer Cell Recruitment and Activation Are Regulated by CD47 Expression in the Tumor Microenvironment[J]. Cancer Immunol Res,2019,7(9):1547-1561.

49. MERKLE F T,GHOSH S,KAMITAKI N,et al. Human pluripotent stem cells recurrently acquire and expand dominant negative P53 mutations[J]. Nature,2017,545(7653):229-233.

50. AVIOR Y,EGGAN K,BENVENISTY N. Cancer-Related Mutations Identified in Primed and Naive Human Pluripotent Stem Cells[J]. Cell Stem Cell,2019,25(4):456-461.

51. TROUNSON A. Potential Pitfall of Pluripotent Stem Cells[J]. N Engl J Med,2017,377(5):490-491.

52. LI W,XIANG A P. Safeguarding clinical translation of pluripotent stem cells with suicide genes[J]. Organogenesis,2013,9(1):34-39.

53. HARA A,AOKI H,TAGUCHI A,et al. Neuron-like differentiation and selective ablation of undifferentiated embryonic stem cells containing suicide gene with Oct-4 promoter[J]. Stem Cells Dev,2008,17(4):619-627.

54. ANDO M,NISHIMURA T,YAMAZAKI S,et al. A safeguard system for induced pluripotent stem cell-derived rejuvenated T cell therapy[J]. Stem Cell Reports,2015,5(4):597-608.

55. VILLANUEVA J,NISHIMURA T,NAKAUCHI H. Using the inducible Caspase-9 suicide-safeguard system with iPSC and bioluminescent tracking[J]. Methods Mol Biol,2019,2048:259-264.

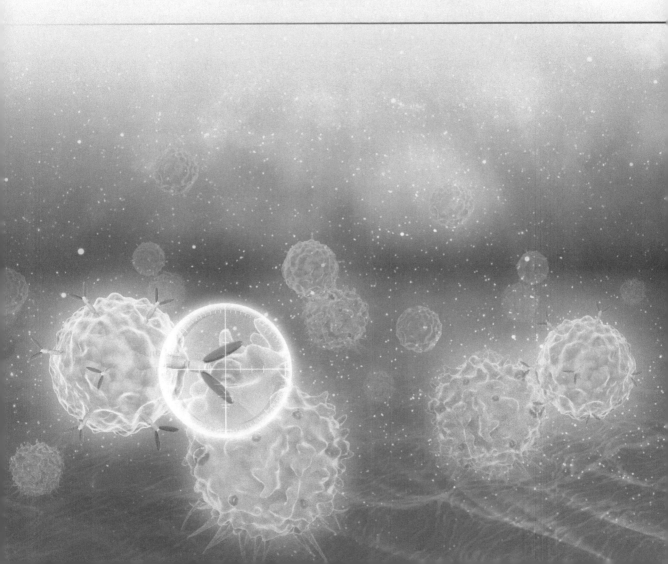

第二篇

CAR-T细胞治疗在恶性血液病中的临床应用

第一章

概　　述

一、恶性血液病的治疗现状

恶性血液病广义上可分为髓系和淋系肿瘤两大类。根据 WHO 分类,髓系肿瘤包括急性髓系白血病、骨髓增生异常综合征,以及骨髓增殖性肿瘤等。淋系肿瘤包括 ALL、淋巴母细胞性淋巴瘤、成熟 B 细胞肿瘤、成熟 T 和 NK 细胞肿瘤等。

恶性血液病是严重威胁人类健康的重大疾病。美国 2020 年肿瘤统计报告显示,恶性血液病的总发病率位居儿童和青少年(0~19 岁)恶性肿瘤首位,其死亡率在小于 39 岁男性的恶性肿瘤中位居第一。其中白血病、非霍奇金淋巴瘤的发病率和死亡率在所有恶性肿瘤中均排名前 10 位。中国 2015 年肿瘤统计报告显示白血病的年发病例数约 75 000 人,年死亡例数约 53 000 人;淋巴瘤的年发病例数约 88 000 人,年死亡例数约 52 000 人。

目前恶性血液病的治疗方案仍以化疗为主,结合靶向药物治疗、造血干细胞移植、放疗等。中高危急性白血病接受传统化疗的生存率仅 30% 左右。异基因造血干细胞移植是目前恶性血液病可能获得治愈的有效治疗手段,它将急性白血病的五年生存率提高至 50% ~ 60%。然而,部分患者化疗过程中存在原发耐药或疾病复发,失去了造血干细胞移植的时机。对于这部分复发/难治的恶性血液病患者,目前尚缺乏有效的治疗手段,预后极差,挽救性造血干细胞移植的五年生存率仅约 20%。

随着肿瘤免疫学理论和基因编辑技术的发展,靶向肿瘤特异性抗原的嵌合抗原受体 T(chimeric antigen receptor T,CAR-T)细胞的出现为这部分复发/难治恶性血液病患者带来了新的希望。CAR-T 细胞疗法在多种恶性血液病中取得显著疗效,是医学界的革命性进展。目前,越来越多的 CAR-T 细胞治疗恶性血液病的临床前和临床研究正在进行中。

二、CAR-T 细胞在 B 细胞恶性血液病中的临床应用

通过基因编辑手段改造而来的 CAR-T 细胞,能够精准识别、结合并清除带有特定靶点的肿瘤细胞。理想的靶点既要保证 CAR-T 细胞特异性杀伤肿瘤细胞,又不损伤或极少损伤正常细胞。从骨髓(或胎肝)的造血干细胞分化到能够分泌免疫球蛋白的浆细胞,B 细胞经历了复杂的分化过程,不同的分化阶段呈现出特征性的表面分子。而这些特征性的表面分子就是 CAR-T 细胞治疗 B 细胞恶性血液病的潜在靶点,包括 CD19、CD20、CD22、CD38、CD138、BCMA 等(图 2-1-1-1)。

CD19 的表达贯穿整个 B 细胞成熟期,直至分化为浆细胞时显著下调或消失。研究显示CD19 在大部分 B 细胞来源的恶性肿瘤细胞表面都有表达,是 B 细胞恶性血液病中应用最为广泛的靶点。2010 年,Steven Rosenberg 实验室报告了一例滤泡性淋巴瘤患者在接受 CD19

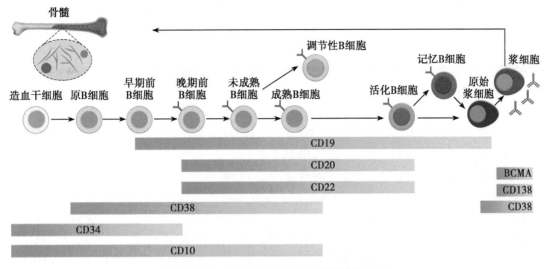

图 2-1-1-1　B 细胞不同分化阶段的表面分子

CAR-T 细胞治疗后病情明显好转,成为第一个公布 CD19 CAR-T 细胞临床试验结果的团队。2011 年,Carl H. June 团队报告了三例接受 CD19 CAR-T 细胞治疗的慢性淋巴细胞白血病患者,其中两位患者达到完全缓解。2013 年,Carl H. June 团队又报告了两例接受 CD19 CAR-T 细胞治疗的儿童复发/难治急性淋巴细胞白血病患者,患儿均获得完全缓解,其中一例(Emily Whitehead)维持缓解状态至今。早期的单中心临床试验结果表明 CD19 CAR-T 细胞治疗复发/难治 ALL 的总体反应率高达 83%~93%(成人)和 68%~90%(儿童),治疗复发/难治慢性淋巴细胞白血病的总体反应率为 57%~71%,治疗复发/难治弥漫大 B 细胞淋巴瘤患者的总体反应率为 64%~86%,大约 40%~50% 的患者获得长期缓解。2017 年 8 月 30 日,以 CD19 为靶点的 Kymriah(Tisagenlecleucel,CTL019)作为第一个 CAR-T 细胞治疗药物被美国 FDA 批准上市,用于治疗儿童和年轻成人 ALL,是 CAR-T 细胞疗法发展史上的里程碑。2017 年 10 月 18 日,同样靶向 CD19 的 Yescarta(Axicabtagene ciloleucel,KTE-C19)作为世界上第二个 CAR-T 细胞治疗药物被 FDA 批准上市,用于治疗成人弥漫大 B 细胞淋巴瘤。

　　在正常 B 细胞分化中,CD20 仅位于前 B 细胞和成熟 B 细胞。因此,CD20 是 CAR-T 细胞治疗 B 细胞恶性血液病的潜在靶点。Forman 团队在 2010 年的一项早期临床研究中报告了两例 DLBCL 患者在 auto-HSCT 之后接受了第一代 CD20 CAR-T 细胞治疗。韩为东团队在 2014 年报告了 CD20 CAR-T 细胞治疗 7 例弥漫大 B 细胞淋巴瘤患者的临床研究结果,其中 4 例获得 PR,1 例获得 CR 并持续 14 个月,该例 CR 患者在输注后 6 个月时仍可在血液中检测到 CAR-T 细胞。韩为东团队在 2016 年又报告了 CD20 CAR-T 细胞治疗 11 例弥漫大 B 细胞淋巴瘤或惰性非霍奇金淋巴瘤的临床研究,结果表明总体反应率为 82%,完全缓解率为 55%。徐开林团队报告了 CD19 CAR-T 细胞和 CD20 CAR-T 细胞联合输注治疗 21 例弥漫大 B 细胞淋巴瘤患者的 Ⅱ 期临床研究结果,总体反应率为 81.0%,完全缓解率为 52.4%。临床前研究表明 CD19/CD20 双特异性的 CAR-T 细胞能有效减少单靶点 CAR-T 细胞的抗原逃逸,但目前临床研究数据有限。2020 年,韩为东团队报告了 CD19/CD20 双特异性 CAR-T 细胞治疗 28 例非霍奇金淋巴瘤的临床研究结果,总体反应率为 79%,完全缓解率为 71%。

　　CD22 的表达与 CD19 相似,是 CAR-T 细胞治疗 B 细胞恶性血液病的另一重要靶点。2018 年,Fry 等报告了 CD22 CAR-T 细胞治疗 21 例儿童和成人复发/难治急性 B 淋巴细胞白血病的临床研究结果,其中包括 17 例 CD19 CAR-T 细胞治疗后失败或复发的患者。6 例接受最低细胞剂量($3×10^5$/kg)的患者中有 1 例达到了 CR,而 15 例接受较高细胞剂量($≥1×10^6$/kg)的患者中有 11 例获得 CR,CR 率达到 73%。2019 年,潘静等报告了在 CD19 CAR-T 细胞治疗失败的 34 例儿童和成人复发/难治 B 淋巴细胞白血病中应用 CD22 CAR-T 细胞治疗的临床研究结果,完全缓解率为 70.5%。这些结果表明 CD22 CAR-T 细胞在诱导复发/难治急性 B 淋巴细胞白血病缓解方面非常有效。临床前研究表明 CD19/CD22 双特异性的 CAR-T 细胞在小鼠模型中作用显著,Ⅰ期临床试验已证实其有效性和安全性。2020 年,韩为东团队报告了同时靶向 CD19 和 CD22 的双靶点 CAR-T 细胞治疗 6 例复发/难治急性 B 淋巴细胞白血病患者的临床研究结果,完全缓解率达到 100%。

B 细胞成熟抗原(BCMA)是肿瘤坏死因子受体超家族的成员,又名 B 细胞成熟抗原或 CD269,它在正常浆细胞和一部分成熟 B 细胞上表达,在造血干细胞或非血液细胞中不表达。在多发性骨髓瘤患者中,BCMA 在异常浆细胞上呈现高水平表达。因此,BCMA 是 CAR-T 细胞治疗多发性骨髓瘤的理想靶点。2016 年,Ali S A 等首次进行了 BCMA CAR-T 细胞治疗复发/难治多发性骨髓瘤的Ⅰ期临床研究,试验分为 $0.3×10^6$/kg、$1.0×10^6$/kg、$3.0×10^6$/kg、$9.0×10^6$/kg 四个剂量组,共入组 12 例患者。结果显示 3 例患者部分缓解,8 例病情稳定,1 例达到严格意义上的完全缓解。该研究在后期扩大病例数并进行长期随访研究,16 例复发/难治多发性骨髓瘤患者接受 $9.0×10^6$/kg BCMA CAR-T 细胞治疗,总体反应率达 81%,其中 11 例患者获得严格意义上的完全缓解。2018 年,Zhao W H 等报告了 LCAR-B38M(一种针对两个独立的 BCMA 表位的双重表位 CAR-T 细胞)在 57 例复发/难治多发性骨髓瘤患者中的临床研究,总体反应率为 88%,完全缓解率为 68%。2019 年,Jie Xu 等报告了 LCAR-B38M 在 17 例复发/难治多发性骨髓瘤患者中的临床研究,总体反应率为 88.2%,其中 76.5% 达到严格的完全缓解,11.8% 达到很好的部分缓解。徐开林团队在 21 例复发/难治多发性骨髓瘤患者中进行了人源化 CD19 CAR-T 细胞和鼠源 BCMA CAR-T 细胞的联合治疗,总体反应率为 95%,包括 43% 严格完全缓解、14% 完全缓解、24% 非常好的部分缓解,以及 14% 的部分缓解。目前正在进行的临床研究表明,BCMA CAR-T 细胞治疗复发/难治多发性骨髓瘤的总体反应率为 85%~100%,完全缓解率为 45%~63.6%,疗效的持久性仍需要更多的临床数据支持。

三、CAR-T 细胞在其他恶性血液病中的临床应用

针对 B 细胞来源以外的恶性血液病,如急性髓系白血病、T 淋巴细胞白血病、T 细胞淋巴瘤等,CAR-T 细胞也取得了显著进展,同时面临着更大的挑战。

(一)急性髓系白血病

目前 CAR-T 细胞治疗急性髓系白血病最大的挑战在于靶抗原的选择。白血病干细胞是急性髓系白血病治疗失败和复发的主要原因之一,因此表达于白血病干细胞的抗原是 CAR-T 细胞的潜在靶点。但这些抗原也表达于正常造血干细胞,靶向治疗可能引起严重的血液学毒性。目前为止,急性髓系白血病中尚未发现类似于 CD19 这样理想的靶点,临床前及临床研究主要的靶点包括 CD123、CD33、Lewis Y、NKG2D、CD44v6、FLT3、CD7、CD70、叶酸受体 B 等。CD123 CAR-T 细胞是近几年的研究热点之一,在临床前研究中能显著清除白血病细胞。然而,Gill 等在小鼠模型中观察到 CD123 CAR-T 细胞引起严重的血液学毒性,髓系细胞、血小板、B 淋巴细胞及 $CD34^+CD38^-$ 细胞数量明显减少。在临床研究方面,目前国内外

已开展了多个Ⅰ/Ⅱ期临床研究。2017年,Buddle L等在ASH会议上首次报告CD123 CAR-T细胞治疗6例复发/难治急性髓系白血病的Ⅰ期临床研究,该CD123 CAR-T细胞携带了自杀基因*EGFRt*作为安全开关,必要时可启动以控制严重毒副反应。研究结果显示总体反应率为50%,同时在6例患者中并未出现严重的血液学毒性。2018年,刘芳等在ASH会议上首次公布了CLL1/CD33 CAR-T细胞治疗复发/难治急性髓系白血病的临床研究数据。通过基因编辑手段改善CAR的结构,引入自杀基因,联合不同治疗靶点等方法可能是提高CAR-T细胞在复发/难治急性髓系白血病中安全性的有效策略。

(二)T细胞恶性肿瘤

靶向T细胞肿瘤的CAR-T细胞因其与正常T细胞、肿瘤T细胞之间的相似性而面临更大的挑战。由于缺乏特异性靶点或CAR-T细胞自杀伤等缺点,CAR-T细胞治疗T细胞肿瘤尚无最优化的解决方案。靶向特定亚群(如CD7、CD30、TRBC1等)的CAR-T细胞具有一定的应用前景,其中,张明智等在2020年第25届欧洲血液学协会年会(EHA)上首次报告了自体CD7 CAR-T细胞治疗复发/难治T淋巴母细胞白血病/淋巴瘤的临床试验结果,在3名患者中总体反应率为100%。此外,国际上有不少团队利用基因编辑手段敲除*CD7*和*TCR*基因,制备来自健康供体的通用型CD7 CAR-T细胞。由于敲除了*TCR*基因,通用型CD7 CAR-T细胞不具备诱发移植物抗宿主病的风险,可以作为一种活性药物大规模制备,临床前试验已证实通用型CD7 CAR-T细胞对T细胞肿瘤的杀伤能力。王欣欣等在2020年美国癌症协会年会(AACR)上公布了通用型CD7 CAR-T细胞(TruUCARTM GC027)的阶段性研究成果,5例复发/难治急性T淋巴细胞白血病患者都得到缓解,其中4例达到深度缓解。这是有关通用型CD7 CAR-T细胞的首次人体试验数据,疗效持久性尚未确定。

四、CAR-T细胞治疗恶性血液病的并发症

CAR-T细胞治疗复发/难治恶性血液病在取得显著效果的同时,也伴随着严重的并发症,如细胞因子释放综合征(cytokine release syndrome,CRS)、中枢神经系统毒性、脱靶效应、骨髓抑制现象及感染等。此外,CAR-T细胞治疗后复发也是亟待解决的问题。

(丁利娟 张明明 胡永仙 黄河)

参考文献

1. SIEGEL R L,MILLER K D,JEMAL A. Cancer statistics,2020[J]. CA:A Cancer Journal for Clinicians,2020,70:7-30.

2. CHEN W,ZHENG R,BAADE P D,et al. Cancer statistics in China,2015[J]. Ca Cancer J Clin,2016,66:115-132.

3. KOCHENDERFER JN,WILSON WH,JANIK JE,et al. Eradication of B-lineage cells and regression of lymphoma in a patient treated with autologous T cells genetically engineered to recognize CD19[J]. Blood,2010,116:4099-4102.

4. PORTER DL,LEVINE BL,KALOS M,et al. Chimeric antigen receptor-modified T cells in chronic lymphoid leukemia[J]. New England Journal of Medicine,2011,365(8):725-733.

5. MAUDE SL,FREY N,SHAW PA,et al. Chimeric antigen receptor T cells for sustained remissions in leukemia [J]. N Engl J Med,2014,371(16):1507-1517.

6. JUNE CH,SADELAIN M. Chimeric Antigen Receptor Therapy[J]. New England Journal of Medicine,2018,379 (1):64-73.

7. JENSEN M C,POPPLEWELL L,COOPER L J,et al. Antitransgene rejection responses contribute to attenuated persistence of adoptively transferred CD20/CD19-specific chimeric antigen receptor redirected T cells in humans [J]. Biol Blood Marrow Transplant,2010,16(9):1245-1256.

8. WANG Y,ZHANG W Y,HAN Q W,et al. Effective response and delayed toxicities of refractory advanced diffuse large B-cell lymphoma treated by CD20-directed chimeric antigen receptor-modified T cells[J]. Clin Immunol,2014,155(2):160-175.

9. ZHANG W,WANG Y,GUO Y,et al. Treatment of CD20-directed chimeric antigen receptor-modified T cells in patients with relapsed or refractory B-cell non-Hodgkin lymphoma:an early phase Ⅱa trial report[J]. Signal Transduct Target Ther,2016,1:16002.

10. SANG W,SHI M,YANG J,et al. Phase Ⅱ trial of co-administration of CD19-and CD20-targeted chimeric antigen receptor T cells for relapsed and refractory diffuse large B cell lymphoma[J]. Cancer Med,2020,9(16):5827-5838.

11. TONG C,ZHANG Y,LIU Y,et al. Optimized tandem CD19/CD20 CAR-engineered T cells in refractory/relapsed B cell lymphoma[J]. Blood,2020,136(14):1632-1644.

12. FRY T J,SHAH N N,ORENTAS R J,et al. CD22-targeted CAR-T cells induce remission in B-ALL that is naive or resistant to CD19-targeted CAR immunotherapy[J]. Nat Med,2018,24(1):20-28.

13. PAN J,NIU Q,DENG B,et al. CD22 CAR-T-cell therapy in refractory or relapsed B acute lymphoblastic leukemia[J]. Leukemia,2019,33(12):2854-2866.

14. DAI H,WU Z,JIA H,et al. Bispecific CAR-T cells targeting both CD19 and CD22 for therapy of adults with relapsed or refractory B cell acute lymphoblastic leukemia[J]. J Hematol Oncol,2020,13(1):30.

15. ALI SA,SHI V,MARIC I,et al. T Cells Expressing an anti-B-cell maturation antigen chimeric antigen receptor cause remissions of multiple myeloma[J]. Blood,2016,128(13):1688-1700.

16. BRUDNO JN,MARIC I,HARTMAN SD,et al. T cells genetically modified to express an anti-B-cell maturation antigen chimeric antigen receptor cause remissions of poor-prognosis relapsed multiple myeloma[J]. J Clin Oncol,2018,36(22):2267-2280.

17. ZHAO WH,LIU J,WANG BY,et al. A phase 1,open-label study of LCAR-B38M,a chimeric antigen receptor T cell therapy directed against B cell maturation antigen,in patients with relapsed or refractory multiple myeloma[J]. J Hematol Oncol,2018,11(1):141.

18. XU J,CHEN LJ,YANG SS,et al. Exploratory trial of a biepitopic CAR-T-targeting B cell maturation antigen in relapsed/refractory multiple myeloma[J]. Proc Natl Acad Sci U S A,2019,116(19):9543-9551.

19. YAN Z,CAO J,CHENG H,et al. A combination of humanised anti-CD19 and anti-BCMA CAR-T cells in patients with relapsed or refractory multiple myeloma:a single-arm,phase 2 trial[J]. Lancet Haematol,2019,6(10):e521-e529.

20. GILL S,TASIAN SK,RUELLA M,et al. Preclinical targeting of human acute myeloid leukemia and myeloablation using chimeric antigen receptor modified T cells[J]. Blood,2014,123(15):2343-2354.

21. BUDDE L. Remissions of acute myeloid leukemia and blastic plasmacytoid dendritic cell neoplasm following treatment with CD123-specific CAR-T cells:A first-in-human clinical trial[J]. Blood,2017,130:811.

22. YANG Y,JACOBY E,FRY TJ. Challenges and opportunities of allogeneic donor-derived CAR-T cells[J]. Curr Opin Hematol,2015,22(6):509-515.

第二章

CAR-T 细胞在急性淋巴细胞
白血病中的临床应用

第一节 急性淋巴细胞白血病的治疗现状

一、概述

ALL 是淋巴前体细胞的恶性克隆性疾病,发病时骨髓中异常的原始及幼稚淋巴细胞(白血病细胞)大量增殖并抑制正常造血,可广泛浸润肝、脾、淋巴结等各种脏器。我国 ALL 发病率为 1.3/10 万,与亚洲其他国家相近,低于欧美国家。据统计,美国的 ALL 年发病率约为 1.7/10 万,2018 年美国新增 ALL 患者 5 960 例,估计死亡人数 1 470 例。ALL 的年龄分布呈双峰,儿童时期和 60 岁左右发病率达到峰值。ALL 是儿童中最常见的肿瘤,通过目前国际标准的化疗方案,儿童 ALL 已成为一种可治愈的疾病,五年总体生存(overall survival,OS)率达 89%,青少年和年轻成人 ALL 五年 OS 率为 61%。相比之下,成人的长期 OS 率约为 20%~40%,大多数成年人最终因化疗耐药而导致疾病复发。复发/难治 ALL 的预后极差,五年 OS 率仅为 10%。

复发/难治 ALL 病例是 ALL 治疗中面临的最大挑战,异基因造血干细胞移植(allo-HSCT)是减少患者复发、延长长期生存的重要治疗手段。但目前面临两个主要问题:①复发/难治患者在移植前无法达到缓解状态,已有研究表明,未缓解状态下接受异基因造血干细胞移植后,五年无病生存率仅约 30%;②缓解后接受移植仍然存在复发风险,复发率高达 25%~30%。在这种情况下,患者通常对化疗药物耐受性差,只有 5%~10% 的患者可以桥接异基因造血干细胞移植。尽管在过去十年中已经有一些新型细胞毒性化疗药物被批准上市,例如氯法拉滨和长春新碱脂质体,但单药应答率较低(氯法拉滨单药应答率为 17%,长春新碱脂质体单药应答率为 20%)。因此,复发/难治 ALL 对新型治疗方案仍有迫切的需求。

近年来,细胞免疫治疗取得了显著进展。其中,许多治疗方法都针对 B 淋巴细胞上发现的细胞表面抗原,例如 CD19、CD20 和 CD22,开发出针对细胞表面抗原特异性的免疫治疗产品,主要有单克隆抗体(monoclonal antibodies,mAb)、抗体药物偶联物(antibody-drug conjugate)、双特异性抗体(bispecific T cell engager,BiTE)和嵌合抗原受体 T 细胞(chimeric antigen receptor T cell,CAR-T 细胞)(图 2-2-1-1)。单克隆抗体通过抗体依赖性途径,补体依赖性途径和直接诱导细胞凋亡等机制发挥细胞毒性作用。抗体药物偶联物则通过单克隆抗体与细胞表面抗原结合,并在内化时将细胞毒素内化进白血病细胞中,达到特异性杀伤作用。目前靶向 CD22 的单克隆抗体与细胞毒素奥佐米星组成的抗体药物偶联物奥英妥珠单抗已获得美国 FDA 批准上市,其Ⅲ期临床试验结果显示该药治疗复发/难治 ALL 的 CR 率达 36%,中位 OS 为 7.7 个月。贝林妥欧单抗(Blinatumomab)是一种可识别 CD19 阳性白血病细胞和 CD3 细胞毒性 T 细胞(cytotoxic T cell,CTL)的双特异性单链抗体,可通过特异性桥接 CTL 和白血病细胞发挥作用,其Ⅲ期临床试验结果显示该药在复发/难治 ALL 中 CR 率达 34%,中位 OS 为 6.9 个月。虽然上述两种新型免疫治疗均显示出优于传统化疗的疗效,但仍不令人满意,亟需开发下一代新型免疫治疗手段。

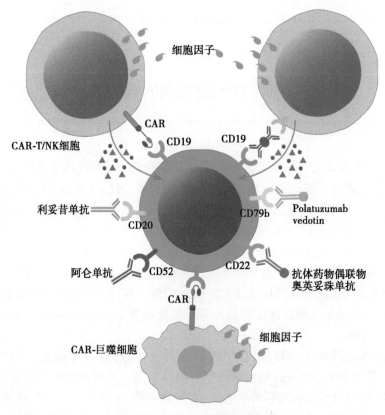

图 2-2-1-1　ALL 的新型免疫疗法

　　CAR-T 细胞通过基因工程技术,将识别肿瘤相关抗原的单链可变区段(scFv)和 T 细胞活化序列的融合蛋白表达于 T 细胞表面,从而特异性地识别和杀伤肿瘤细胞。CAR-T 细胞和 BiTE 均以类似于肿瘤特异性毒性 T 淋巴细胞的机制诱导白血病细胞杀伤,包括释放细胞毒性颗粒、激活死亡相关受体和释放细胞因子等。与 CAR-T 细胞相比,单克隆抗体、偶联单克隆抗体和 BiTE 更容易获得。但是,CAR-T 细胞作为"活体药物",其疗效更为持久且优越,通常不需要反复输注。目前仅有一项用于治疗复发/难治 ALL 的 CAR-T 细胞产品——Tisagenlecleucel,获美国 FDA 批准上市,其Ⅱ期临床试验结果显示 Tisagenlecleucel 治疗复发/难治 ALL 的 CR 率达 81%,中位 OS 为 19.1 个月,显著优于 BiTE 和抗体药物偶联物的疗效。

　　然而,CAR-T 细胞治疗和 BiTE 具有独特的潜在严重不良反应,例如细胞因子释放综合征(cytokine release syndrome,CRS)和免疫效应细胞相关神经毒性综合征(immune effector cell-associated neurotoxicity syndrome,ICANS)等,其病理生理机制有待于进一步研究,详见本书第四篇第二章、第三章。

二、CD19 CAR-T 细胞在复发/难治 ALL 中的应用

2011 年,Michel Sadelain 团队首次报告了 CD19 CAR-T 细胞治疗 ALL 的临床研究,1 例达到二次缓解的成人 ALL 患者经 CAR-T 细胞治疗后,在骨髓中观察到 CAR-T 细胞扩增,并且发生长达 8 周的 B 细胞缺乏症。2013 年,Carl H. June 团队报告应用 CD19 CAR-T 细胞治疗 2 例复发/难治儿童 ALL 患者,2 例均获得完全缓解;其中 1 例已无病生存 9 年,另 1 例在 CAR-T 细胞回输 2 个月后复发,其白血病细胞表面 CD19 表达转阴。2017 年,由 Novartis 公司研发的 CD19 CAR-T 细胞治疗复发/难治 ALL CAR-T 细胞产品(Tisagenlecleucel)获得美国食品药品监督管理局(FDA)批准上市。

国际各个中心陆续报道了 CD19 CAR-T 细胞治疗复发/难治 ALL 的完全缓解率高达 70%~90%。这些试验因设计、入排标准、给药方案、毒副反应分级、终点观察指标定义和统计分析方法不同而有所差异。总体而言,各方案中相似的缓解率保证了 CAR-T 细胞疗效的可信度。早期单中心临床试验为大型多中心临床试验奠定了基础,其中许多试验目前正在招募中。表 2-2-1-1 总结了迄今为止进行的一些大型 CAR-T 细胞临床试验结果。

2017 年 8 月,美国 FDA 批准突破性 CAR-T 细胞治疗产品 Tisagenlecleucel(Kymriah, CTL019)上市,定价 47.5 万美元/人次,用于治疗 25 岁以下复发/难治性 B 细胞 ALL 患者。这是全球首个上市的 CAR-T 细胞产品,该产品 I 期临床试验在费城儿童医院开展,纳入 25 例儿童和 5 例成人复发/难治 ALL 患者,27(90%)例患者达完全缓解,其中 25 例完全缓解患者中有 22 例微小残留病灶阴性,半年总体生存率和无事件生存率分别为 78%(图 2-2-1-2B)和 67%(图 2-2-1-2A)。该产品 II 期临床试验 ELIANA 在美国、加拿大、欧盟、澳大利亚和日本等 25 个医学中心开展,共 75 名儿童和年轻成人患者接受 Tisagenlecleucel 治疗,61(81%)例患者达完全缓解,且微小残留病灶均为阴性,一年持续缓解率、无事件生存率和总体生存率分别为 59%(图 2-2-1-2C)、50% 和 76%(图 2-2-1-2D),也观察了治疗相关的并发症,47%的患者出现 3 级或 4 级 CRS,25% 出现神经毒性及其他不良反应,包括脑病、躁动、卒中和精神错乱等,但未发生治疗相关死亡。

2017 年 10 月,CAR-T 细胞产品 Yescarta(Axicabtagene ciloleucel,KTE-C19)经美国 FDA 批准上市,用于治疗成人复发/难治弥漫大 B 细胞淋巴瘤。Yescarta 是全球第二款获批上市的 CAR-T 细胞产品,同时也是第一个用于治疗非霍奇金淋巴瘤的 CAR-T 细胞产品。自此,CAR-T 细胞的商业化进程不断推进,越来越多的 CAR-T 细胞产品进入免疫治疗的市场。表 2-2-1-2 列出了国内外主要的 CAR-T 细胞研发公司或研究中心的产品名称和研究进度,治疗范围包括复发/难治的 ALL、NHL、MM 和各类实体肿瘤。

以下为截至 2020 年 6 月已正式发表的国内 CAR-T 细胞治疗 ALL 临床研究报告(病例数≥5 例):

2013 年 4 月,韩为东团队注册了中国第一项 CD19 CAR-T 细胞治疗恶性血液病临床试验(NCT01864889),2015 年 5 月该团队报告 9 例复发/难治 ALL,经 CD19 CAR-T 细胞治疗后,3 例达完全缓解,18 周 OS 率达 56%。

2016 年 12 月,黄河团队报道 CD19 CAR-T 细胞治疗复发/难治 ALL 的临床研究结果,15 例患者接受 CAR-T 细胞治疗,其中 12 例获得完全缓解,完全缓解率达 80% 且微小残留病灶阴性,治疗过程中 10 例患者发生 CRS,3 例发生 1 级 CRS,1 例发生 2 级 CRS,6 例发生 3 级 CRS。

表 2-2-1-1 部分临床研究中心 CAR-T 细胞治疗 ALL 临床研究结果

研究机构	靶点	共刺激分子	研究例数/例	CR/例(%)	MRD⁻CR/例(%)	长期生存	CRS	神经毒性	注册号	参考文献
宾夕法尼亚大学(UPenn)	CD19	4-1BB	30	27(90)	22(73)	6个月 EFS 率67%, 6个月 OS 率78%	30 例 轻中度:22例 重度:8例	13 例	NCT01029366 NCT01626495	NEJM,371:1507-1517.
美国国家癌症研究所(NCI)	CD19	CD28	20	14(70)	12(60)	4.8个月 LFS 率79%, 9.7个月 OS 率52%(20例 ALL, 1例 DL-BCL)	15 例 1级:7例 2级:2例 3级:3例 4级:3例	6 例	NCT01593696	Lancet, 385:517-528.
中国人民解放军总医院	CD19	4-1BB	9	3(33)	3(33)	18周 OS 率56%	3级及以上:3例	1 例	NCT01864889	Oncoimmun ology,4(11):e1027469.
西雅图福瑞德·哈金森研究中心(Seat-tle/FH CRC)	CD19	4-1BB	30	29(97)	27(90)	FC 预处理组中持续 CR 的患者中位随访时间为300天	25 例 轻中度:18例 重度:7例 死亡1例	15 例 3级或以上:15例 死亡1例	NCT01865617	JCI,126(6):2123.
浙江大学医学院附属第一医院	CD19	4-1BB	15	12(80)	11(73)	150天 LFS 率38%, 150天 OS 率66%	10 例 1级:3例 2级:1例 3级:6例	5 例	ChiCTR-OCC-15007008	Clin Cancer Res, 23(13):3297-3306.
西雅图儿童医院	CD19	4-1BB	43	40(93)	40(93)	12个月 EFS 率51%, 12个月 OS 率70%	40 例 重度:10例	21 例 重度:9例	NCT02028455	Blood,129(25):3322-3331.
河北燕达陆道培医院	CD19	4-1BB	51	45(88)	43(84)	桥接 allo-HCT 后6个月 LFS 率81%	50 例	8 例发生癫痫	ChiCTR-IIh-16008711	Leukemia, 31(12):2587-2593.

续表

研究机构	靶点	共刺激分子	研究例数/例	CR/例(%)	MRD⁻CR/例(%)	长期生存	CRS	神经毒性	注册号	参考文献
纪念斯隆-凯特琳癌症中心(MSKCC)	CD19	CD28	53	44(83)	32(67)	中位 EFS 6 个月 中位 OS 13 个月	45例 3级以上:14例 死亡:1例	23例 2级:1例 3级:19例 4级:3例	NCT01044069	NEJM, 378(5):449-459.
全球多中心	CD19	4-1BB	75	61(81)	61(81)	12个月 EFS 率 50% 12个月 OS 率 76%	58例 3级:16例 4级:19例	30例 3级:10例 4级:0例	NCT02435849	NEJM, 378(5):439-448.
浙江大学医学院附属第一医院	CD19	4-1BB	23	20(87)	20(87)	1年 OS 率 61%	16例 3级及以上:9例	7例 3级及以上:2例	ChiCTR-ORN-16008948	Ann Hematol, 97(5):781-789.
徐州医科大学附属医院	人源化 CD19	4-1BB	18	14(78)	12(67)	180天 LFS 率 71% 180天 OS 率 66%	17例 1级:10例 2级:3例 3级:3例 5级:1例	1例	NCT02782351	Am J Hematol,93(7):851-858.
美国国家癌症研究所(NCI)	CD22	4-1BB	21	12(57)	9(43)	12例取得 CR 患者,3例患者分别在 CAR-T 细胞回输后 21,9 和 3 个月持续缓解;8例患者 CAR-T 细胞回输后 1.5~12 个月复发(中位时间 6个月);1例死于感染	16例 1级:9例 2级:7例	短暂幻视(2 例),轻度反应迟钝(1 例),轻度定向障碍(1 例),轻中度疼痛(2例)	NCT02315612	Nat Med,24(1):20-28.

续表

研究机构	靶点	共刺激分子	研究例数/例	CR/例(%)	MRD⁻CR/例(%)	长期生存	CRS	神经毒性	注册号	参考文献
西雅图福瑞德·哈金森研究中心(Seattle/FHCRC)	CD19	4-1BB	53	45(85)	45(85)	MRD⁻CR组:中位EFS 8个月,中位OS 20个月 NR组:中位EFS 1个月,中位OS 5个月	40例 3级及以上:10例	3级及以上:12例	NCT01865617	Blood,133(15):1652-1663.
陆军军医大学西南医院	人源化CD19	4-1BB	10	10(100)	10(100)	6个月LFS率90% 6个月OS率100%	10例 1~2级:6例 3~4级:4例	4例	NCT02349698	Clin Cancer Res,26(7):1606-1615.
北京博仁医院	CD22	4-1BB	34	24(71)	21(62)	1年LFS率58%	31例 1~2级:30例 5级:1例	6例 1级:5例 2级:1例	ChiCTR-OIC-17013523	Leukemia,33(12):2854-2266.
华中科技大学同济医学院附属同济医院	CD19 CD22	4-1BB 和CD28 双共刺激 序贯	51	48(96)	48(96)	1年PFS率53% 中位PFS 14个月 1年OS率63% 中位OS 31个月	0~2级:40例 3~5级:11例	7例	ChiCTR-OPN-16008526	Blood,135(1):17-27.
中国人民解放军总医院	CD19/CD22	4-1BB	6	6(100)	6(100)	3例患者分别在回输后3,5,10个月复发	6例 1级:4例 2级:2例	0	NCT03185494	J Hematol Oncol,13(1):30.

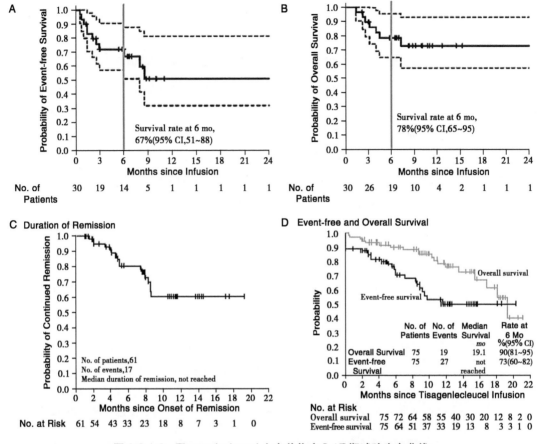

图 2-2-1-2　Tisagenlecleucel 上市前临床Ⅰ/Ⅱ期试验生存曲线

A. Tisagenlecleucel 临床Ⅰ期试验生存曲线；B. Tisagenlecleucel 临床Ⅰ期试验生存曲线；C. Tisagenlecleucel 临床Ⅱ期试验生存曲线；D. Tisagenlecleucel 临床Ⅱ期试验生存曲线。

表 2-2-1-2　国内外主要 CAR-T 细胞研发公司或研究中心的产品名称和研究进度

开发公司	产品名/标靶	疾病	进度
诺华制药	tisagenlecleucel（CD19）	复发难治滤泡性淋巴瘤	Phase Ⅲ
	tisagenlecleucel（CD19）	儿童或年轻成人初发高危急性淋巴细胞白血病	Phase Ⅲ
	MCM998（BCMA）	复发难治多发性骨健瘤	Phase Ⅰ
	LXF821（EGFR）	复发难治多形性胶质母细胞瘤	Phase Ⅰ
	YTB323（CD19）	复发难治 B 细胞肿瘤	Phase Ⅰ
	JEZ567（CD123）	复发难治急性髓系白血病	Phase Ⅰ
凯特制药	axicabtagene ciloleucel（CD19）	一线治疗后复发或难治弥漫大 B 细胞淋巴瘤	Phase Ⅲ
	axicabtagene ciloleucel（CD19）	初发高危弥漫大 B 细胞淋巴瘤	Phase Ⅰ/Ⅱ
	brexucabtagene Autoleucel（CD19）	成人复发难治急性淋巴细胞白血病	Phase Ⅰ/Ⅱ

续表

开发公司	产品名/标靶	疾病	进度
凯特制药	brexucabtagene Autoleucel（CD19）	儿童复发难治急性淋巴细胞白血病或 B 细胞非霍奇金淋巴瘤	Phase Ⅰ/Ⅱ
	KITE-718（MAGE-A3/A6）	复发难治实体肿瘤或骨髓瘤	Phase Ⅰ
	KITE-439（HPV16）	复发难治实体肿瘤	Phase Ⅰ
百时美施贵宝	idecabtagene vicleucel（BCMA）	一线治疗后复发或难治多发性骨髓瘤	Phase Ⅰ/Ⅱ
	idecabtagene vicleucel（BCMA）	初发高危多发性骨髓瘤	Phase Ⅰ
	bb21217（BCMA）	复发难治多发性骨髓瘤	Phase Ⅰ
	CC-98633（BCMA）	复发难治多发性骨髓瘤	Phase Ⅰ
	MCARH109（GPRC5D）	复发难治多发性骨髓瘤	Phase Ⅰ
	ROR1 CAR-T（ROR1）	复发难治 B 细胞肿瘤,非小细胞肺癌,三阴性乳腺癌	Phase Ⅰ
	lisocabtagene maraleucel（CD19）	一线治疗后不适合移植的复发或难治 B 细胞淋巴瘤	Phase Ⅱ
	lisocabtagene maraleucel（CD19）	一线治疗后适合移植的复发或难治 B 细胞淋巴瘤	Phase Ⅲ
	lisocabtagene maraleucel（CD19）	复发难治慢性淋巴细胞白血病、滤泡淋巴瘤、灰区淋巴瘤	Phase Ⅱ
	lisocabtagene maraleucel（CD19）	一线治疗后复发或难治儿童急性淋巴细胞白血病	Phase Ⅱ
	lisocabtagene maraleucel（CD19）	一线治疗后复发或难治原发性中枢神经系统淋巴瘤	Phase Ⅱ
	lisocabtagene maraleucel（CD19）	初发高级别 B 细胞淋巴瘤	Phase Ⅱ
	lisocabtagene maraleucel（CD19）	复发难治套细胞淋巴瘤	Phase Ⅰ
	CC-97540（CD19）	复发难治 B 细胞淋巴瘤	Phase Ⅰ
南京传奇	LCAR-B38M（BCMA）	复发难治多发性骨髓瘤	Phase Ⅲ
	LB1910（CD33/CLL1）	复发难治急性髓系白血病	Phase Ⅰ
	LB1901（CD4）	复发难治 T 细胞淋巴瘤	Phase Ⅰ
	LUCAR-20S（CD20）	复发难治 B 细胞淋巴瘤	Phase Ⅰ
	LCAR-BCX（BCMA）	复发难治多发性骨髓瘤	Phase Ⅰ
	LCAR-C18S（Claudin 18.2）	复发难治胃癌	Phase Ⅰ
	LCAR-M23（间皮素）	复发难治卵巢上皮癌	Phase Ⅰ

2017 年 5 月,童春容团队报道 20 例复发/难治 ALL 患者接受 $1×10^5$/kg 的低剂量 CD19 CAR-T 细胞,均达到完全缓解,大多数病例仅发生轻度至中度 CRS,表明低剂量 CAR-T 细胞对于治疗复发/难治 B-ALL 是安全有效的。

2017 年 10 月,黄晓军团队报道 6 例半相合造血干细胞移植后复发的 ALL 患者接受供者来源 CD19 CAR-T 细胞治疗的临床试验结果,5 例达 MRD 阴性 CR,发生 1~3 级 CRS,2 例患者发生 2 级 aGVHD,1 例患者发生 1 级 aGVHD,1 例患者因严重的血栓性微血管病而死亡。

2018 年 5 月,黄河团队报道复发/难治 ALL 应用化疗或 CD19 CAR-T 细胞治疗的病例对照研究结果,传统化疗 CR 率仅 37.9%,而 CD19 CAR-T 细胞治疗可达 90.9%,另外达 CR 的患者中,接受 CD19 CAR-T 细胞治疗的全部患者均达 MRD⁻ CR,接受传统化疗的患者仅 7.58% 达 MRD 阴性 CR,CAR-T 细胞治疗组的 1 年总体生存率也显著高于传统化疗组(60.9% vs 10.1%)。

2018 年 6 月,景红梅团队报道 6 例复发/难治 ALL 患者经 CD19 CAR-T 细胞治疗后 4 例获得完全缓解,3 例发生 1 级 CRS,2 例发生 2 级 CRS,1 例发生 4 级 CRS。

2018 年 7 月,徐开林团队报道人源化 CD19 CAR-T 细胞治疗复发/难治 ALL 临床试验结果,数据显示,共纳入 18 例患者,其中 14 例达 CR,12 例达 MRD⁻ CR,180 天无白血病生存(leukemia-free survival,LFS)率和 OS 率分别为 71.4% 和 65.8%。

2018 年 12 月,景红梅团队报告 10 例复发/难治 ALL 患者经 CD19 CAR-T 细胞治疗后 6 例获得完全缓解,第 90 天时有 3 例维持完全缓解。

2019 年 4 月,杨建民团队报道供者 CD19 CAR-T 细胞输注(CAR-DLI)和供者淋巴细胞输注(DLI)治疗异基因造血干细胞移植后复发 ALL 患者的对照研究结果,共纳入 32 例移植后复发患者,5 例接受 CAR-DLI 患者均获得 CR;27 例接受 DLI,62.9% 的患者获得 CR。CAR-DLI 组的中位 CR 持续时间、中位 OS 长于 DLI 组(9 个月 vs 3.2 个月、12 个月 vs 3.7 个月)。

2019 年 4 月,张乐萍团队报道新型靶向 CD19 CAR-T 细胞(anti-CD19 scFv/CD28/CD137/CD27/ζ-iCasp9)临床试验结果,纳入 48 例复发/难治儿童 ALL/B 淋巴母细胞性淋巴瘤,37 例达完全缓解,其中 35 例达 MRD⁻ CR,治疗有反应组与无反应组患儿的 2 年 OS 率分别为 45.6% 和 30.3%,差异有统计学意义($P=0.013$)。

2019 年 5 月,徐开林团队首次报道了 2 例初治 ALL 患者接受人源化 CD19 CAR-T 细胞治疗,在治疗后 30 天达完全缓解;至报道时间,2 例患者持续缓解时间分别为 27 个月及 17 个月。

2019 年 7 月,胡豫团队总结了 CAR-T 细胞治疗后发生凝血功能障碍的情况,纳入 53 例复发/难治 ALL 患者,47 例达 CR。其中 43 例 MRD⁻ CR,中位 OS 16.1 个月,1 年 OS 率 64%;53 例患者均发生 CRS,1 级 CRS 21 例、2 级 CRS 13 例、3 级 CRS 16 例、4 级 CRS 3 例,其中 30 例患者发生凝血功能障碍,具体表现为血小板减少、纤维蛋白降解产物增高、活化部分凝血活酶时间延长,且 19 例发生 3~4 级 CRS 患者均合并有凝血功能障碍。

2019 年 8 月,黄河团队报道自体 CAR-T 细胞和异基因 CD19 CAR-T 细胞对照研究结果,共纳入 31 例复发/难治 ALL 患者,其中 17 例接受自体 CD19 CAR-T 细胞,14 例接受异基因 CD19 CAR-T 细胞,88.2% 的患者接受自体 CAR-T 细胞治疗后达 CR,92.9% 的患者接受异基因 CAR-T 细胞达 CR,自体 CAR-T 细胞体内扩增显著性高于异基因 CAR-T 细胞,异基因 CAR-T 细胞组发生重度 CRS 的频率少于自体 CAR-T 细胞组。

2019 年 8 月,陈惠仁团队报道 7 例移植后复发 ALL 患者经靶向 CD19 CAR-T 细胞治疗临床试验结果,7 例患者均达 MRD⁻ CR,1 例发生 1 级 CRS,6 例发生 2 级 CRS,2 例发生轻度神经毒性,2 例发生 4 级 aGVHD。

2019 年 10 月,胡豫团队报道 CD19 CAR-T 细胞治疗复发/难治 ALL 桥接异基因造血干细胞移植的临床试验结果,纳入 58 例复发/难治 ALL 患者,51 例达 CR,47 例达 MRD⁻CR,1 年 OS 率 61.1%,中位 OS 16.1 个月,中位 EFS 7.3 个月。21 例达 MRD⁻CR 患者接受异基因造血干细胞移植,另 26 例未接受异基因造血干细胞移植,桥接移植能够显著提高 EFS 和 RFS,OS 则无显著差异。

2019 年 11 月,钱程团队报道人源化 CD19 CAR-T 细胞治疗复发/难治 ALL 临床试验结果,数据显示,共纳入 10 例患者,其中 10 例均达 MRD⁻CR,6 个月 LFS 率和 OS 率分别为 90% 和 100%,10 例均发生 CRS,6 例发生 1~2 级 CRS,4 例发生 3~4 级 CRS,4 例发生神经毒性。

2019 年 12 月,童春容报道靶向 CD22 CAR-T 细胞治疗临床试验结果,纳入 34 例复发/难治 ALL,24 例达 CR,其中 21 例达 MRD⁻CR,1 年 LFS 率为 58.1%。31 例患者发生 CRS,1 例发生 5 级 CRS 死于肝功能衰竭和 DIC,其余 30 例均发生 1~2 级 CRS,6 例患者发生神经系统毒性,1 级 5 例、2 级 1 例。

2019 年 12 月,马夫天团队报道含有 4-1BB、CD28 双共刺激域的 CD19 CAR-T 细胞治疗临床试验结果,纳入 10 例复发/难治儿童 ALL,8 例达 MRD⁻CR,CR 患者中位 OS、EFS 分别为 10.3 个月、10.4 个月。

2019 年 12 月,李玉华团队报道新型 CAR-T 细胞(anti-CD19 scFv/CD28/CD137/CD27/ζ-iCasp9)临床试验结果,并将 CAR-T 细胞制备时间缩短至 7 天,该试验纳入 25 例复发/难治 ALL,22 例达 CR,其中 20 例达 MRD⁻CR,中位 OS、DFS 分别为 267、257 天,180 天累积复发率 29.4%,12 例发生 CRS,10 例 1 级,2 例 2 级,无神经毒性副反应发生。

2020 年 1 月,周剑峰团队报道序贯输注 CD19 CAR-T 和 CD22 CAR-T 细胞治疗复发/难治 ALL 和 B 细胞淋巴瘤的临床试验结果,该试验应用的 CAR-T 细胞均包含 CD28 和 4-1BB 两种共刺激结构域,该试验纳入 51 例复发/难治 ALL,48 例患者达 MRD⁻CR,1 年无进展生存(progresion-free survival,PFS)率和 OS 率分别为 52.9% 和 62.8%,中位 PFS 和 OS 分别为 13.6 个月和 31.0 个月。

2020 年 1 月,童春容团队报道序贯输注 CD19 CAR-T 和 CD22 CAR-T 细胞治疗复发/难治 ALL 临床试验结果,共纳入 20 例儿童患者,20 例患者在输注 CD19 CAR-T 细胞后均达 MRD⁻CR,20 例患者在输注 CD22 CAR-T 细胞时均维持 CR,20 例患者均未接受造血干细胞移植,1 年 LFS 率和 OS 率分别达 79.5% 和 92.3%。

2020 年 2 月,吴德沛团队报道 Ph 阳性伴 T315I 突变的复发/难治 ALL 经鼠源靶向 CD19 CAR-T 细胞治疗的临床试验结果,纳入 7 例成人患者,6 例达 CR,其中 4 例 *BCR/ABL* 基因转阴,3 例发生 1 级 CRS,1 例因 5 级 CRS 死亡。

2020 年 2 月,童春容团队报道一线应用糖皮质激素控制 CRS 的临床试验结果,该试验共纳入 68 例复发/难治 ALL,其中 42 例应用糖皮质激素控制 CRS,余 26 例不应用糖皮质激素治疗。糖皮质激素组 40 例达 CR,32 例达 MRD⁻CR,非糖皮质激素治疗组 24 例达 CR,19 例达 MRD⁻CR,两组无统计学差异。

2020 年 3 月,赵明峰团队报道 8 例既往无移植经历的复发/难治 ALL 患者接受全相合或半相合供者 CAR-T 细胞治疗,接受全相合供者 CAR-T 细胞治疗的 4 例,其中 3 例达 CR,各有 2 例发生 2 级和 3 级 CRS 以及神经毒性;接受半相合供者 CAR-T 细胞治疗的 4 例,均未达 CR,1 例发生 1 级 CRS,3 例发生 2 级 CRS,无神经毒性发生。8 例患者均无确切 GVHD 发生证据。

2020 年 3 月,邓琦团队报道氟达拉滨和阿糖胞苷进行预处理化疗后回输人源化靶向

上述纳入、排除标准的制定是基于以下方面考虑：①对于外周血中肿瘤负荷高或外周血 T 淋巴细胞数量较少而无法采集足够淋巴细胞来制备 CAR-T 细胞的患者，可先应用中低强度诱导化疗方案，控制疾病进展，待血象恢复后再行淋巴细胞采集或考虑应用同种异体 T 淋巴细胞进行 CAR-T 细胞制备；②对于异基因造血干细胞移植后复发的患者，可考虑原供者、自体或第三方来源的 T 细胞进行 CAR-T 细胞制备；③白血病髓外浸润患者接受 CAR-T 细胞治疗后，可能发生肿瘤溶解，当肿瘤溶解发生在部分关键空腔脏器（如：大血管、心脏、气管、胃肠道）时，可能会发生出血、穿孔等并发症；此外，中枢神经系统白血病患者接受 CAR-T 细胞治疗后发生中枢神经系统毒性风险可能较高；④合并现症感染可能将加重 CRS，异基因 CAR-T 细胞输注可能会诱发或加重 GVHD，因此合并现症感染、Ⅱ～Ⅳ度急性 GVHD 或广泛型慢性 GVHD、供者淋巴细胞输注（donor lymphocyte infusion，DLI）和 CAR-T 细胞输注之间一般需间隔 6 周以上。为避免制备中的交叉感染，一般将合并 HIV 感染、活动性肝炎病毒或梅毒螺旋体感染的患者纳入 CAR-T 细胞治疗临床研究的排除标准。待肝炎病毒或梅毒螺旋体携带者经治疗不具有传染性后，可纳入 CAR-T 细胞治疗的临床研究。随着更多拓展的适应证临床研究开展，上述纳入、排除标准也将会有所调整。

（赵厚力　胡永仙　黄河）

第三节　CAR-T 细胞治疗复发/难治急性淋巴细胞白血病的临床研究方案

近年来，CAR-T 细胞注册的临床研究数量逐年递增。在血液系统恶性肿瘤中，大多数临床试验都是针对 B 细胞恶性肿瘤，且以 CD19 为研究靶点。但是以其他靶点为研究对象和多靶点联合应用的临床研究也在逐渐增加。目前，全球各中心临床研究采用的方案尚未统一，在预处理方案、回输剂量、疗效评估等方面均有差异。

CAR-T 细胞商业化产品 Tisagenlecleucel 制备后需先冻存，经过第三方质量控制检测合格后才能予以放行，从开始制备到产品放行需耗时 3~4 周，而复发/难治 ALL 进展迅速，在 CAR-T 细胞治疗预处理方案前往往需要桥接化疗以控制疾病进展，桥接化疗方案一般选择毒副反应小的减瘤方案。CAR-T 细胞治疗 ALL 的临床应用流程如图 2-2-3-1。

一、预处理方案

回输 CAR-T 细胞前，患者通常接受以环磷酰胺和氟达拉滨组成的预处理方案化疗。预处理化疗可通过多种机制提高 CAR-T 细胞的疗效。首先，能够清除患者淋巴细胞，避免自体淋巴细胞攻击外源性 CAR-T 细胞，使 CAR-T 细胞在体内能有效扩增；第二，预处理化疗清除表达 γ 链细胞因子（如：IL-2、IL-7、IL-15 等）受体的淋巴细胞，增加了 CAR-T 细胞对 γ 链细胞因子的利用率；第三，预处理化疗能清除免疫抑制细胞，如调节性 T 细胞和髓样来源的抑制细胞，从而增强 CAR-T 细胞的增殖和功能；最后，对于高肿瘤负荷或病情进展速度快的 ALL 患者，进行预处理方案化疗可以减轻肿瘤负荷，改善患者一般状况。

目前全球各治疗中心的预处理方案尚无统一标准，各个临床研究中选择的方案各有不

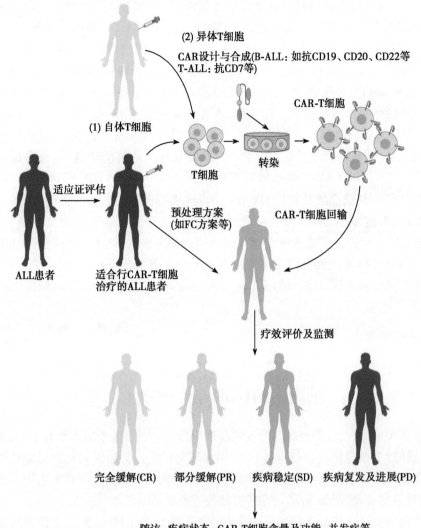

图 2-2-3-1 CAR-T 细胞治疗 ALL 临床应用流程

同(表 2-2-3-1)。CAR-T 细胞上市产品 Tisagenlecleucel 推荐的预处理化疗方案:氟达拉滨 ($30mg/m^2$, iv, d1~4) + 环磷酰胺 ($500mg/m^2$, iv, d1~2),一般在化疗结束后的第 2 天回输 CAR-T 细胞,如患者在接受预处理化疗后合并活动性感染、新发 GVHD 或预处理化疗相关的严重不良反应(如心肺功能不全、严重低血压等),需暂缓输注 CAR-T 细胞,待病情控制后再回输,CAR-T 细胞输注时间至多推迟至预处理化疗结束后 14 天。Turtle 等人最新研究表明,氟达拉滨是 CAR-T 细胞治疗预处理化疗的重要组成部分,单独接受环磷酰胺或环磷酰胺和依托泊苷预处理方案的 13 例患者中,10 例达 MRD⁻CR,接受环磷酰胺加氟达拉滨预处理方案的 17 例患者均达到 MRD⁻CR,其体内 CAR-T 细胞的扩增能力和持久能力更强。这可能是由于氟达拉滨具有更强的淋巴细胞清除功能,清除了负调 CAR-T 细胞增殖活化的免疫细胞和细胞因子。Hollie J. Pegram 等人发现环磷酰胺可消耗内源性调节性 T 细胞,同时诱导血清中促炎细胞因子 IL-12 和 IFNγ 显著增加。Yasuyuki Arai 等人在小鼠体内的研究表明,用环磷酰胺(125mg/kg)对受体小鼠进行预处理可以增强 CAR-T 细胞向骨髓的迁移和扩增。

表 2-2-3-1　各临床研究中心在 CAR-T 细胞治疗 ALL 中应用的预处理方案

研究机构	预处理方案	参考文献
美国国家癌症研究所（NCI）	氟达拉滨 25mg/m² 第 1~3 天，环磷酰胺 900mg/m² 第 3 天	Lee，Lancet，2015
西雅图福瑞德·哈金森研究中心（Seattle/FH CRC）	环磷酰胺 2~4g/m² 第 1 天； 环磷酰胺 2~3g/m² 第 1 天，依托泊苷 100mg/m² 第 1~3 天； 环磷酰胺 60mg/kg 第 1 天，氟达拉滨 25mg/m² 第 2~4 天或第 2~6 天	Turtle，JCI，2016
浙江大学医学院附属第一医院	氟达拉滨 30mg/m² 第 1~3 天，环磷酰胺 750mg/m² 第 3 天； 氟达拉滨 25mg/m² 第 1~5 天，环磷酰胺 750mg/m² 第 6~7 天； 氟达拉滨 30mg/m² 第 1~3 天，环磷酰胺 750mg/m² 第 4~5 天	Hu，Clin Cancer Res，2016
西雅图儿童医院	氟达拉滨 30mg/m² 第 1~4 天，环磷酰胺 500mg/m² 第 3~4 天	Gardner，Blood，2017
河北燕达陆道培医院	氟达拉滨 30mg/m² 第 1~3 天，环磷酰胺 250mg/m² 第 1~3 天	Pan，Leukemia，2017
徐州医科大学附属医院	氟达拉滨 30mg/m² 第 1~4 天，环磷酰胺 750mg/m² 第 1 天	Cao，Am J Hematol，2018
美国国家癌症研究所（NCI）	氟达拉滨 25mg/m² 第 1~3 天，环磷酰胺 900mg/m² 第 3 天	Fry，Nat Med，2018
西雅图福瑞德·哈金森研究中心（Seattle/FH CRC）	环磷酰胺 2g/m² 第 1 天，依托泊苷 100mg/m² 第 1~3 天； 环磷酰胺 4g/m² 第 1 天，依托泊苷 200mg/m² 第 2~4 天； 环磷酰胺 2g/m² 第 1 天； 环磷酰胺 3g/m² 第 1 天； 环磷酰胺 4g/m² 第 1 天； 环磷酰胺 30mg/kg 第 1 天，氟达拉滨 25mg/m² 第 2~4 天； 环磷酰胺 60mg/kg 第 1 天，氟达拉滨 25mg/m² 第 2~4 天； 环磷酰胺 60mg/kg 第 1 天，氟达拉滨 25mg/m² 第 2~6 天； 环磷酰胺 300mg/m² 第 1~3 天，氟达拉滨 30mg/m² 第 1~3 天	Hay，Blood，2019
北京博仁医院	氟达拉滨 30mg/m² 第 1~3 天，环磷酰胺 250mg/m² 第 1~3 天	Pan J，Leukemia，2019
华中科技大学同济医学院附属同济医院	氟达拉滨 25mg/m² 第 1~3 天，环磷酰胺 300mg/m² 第 1~3 天	Wang，Blood，2020
中国人民解放军总医院	氟达拉滨 30mg/m² 第 1~3 天，环磷酰胺 30mg/kg 第 3~4 天	Dai，JHO，2020

目前的基础研究和临床数据均提供证据表明,在输注 CAR-T 细胞之前进行预处理化疗,能够显著提高 CAR-T 细胞治疗疗效。

二、细胞回输

（一）细胞输注前评估

在 CAR-T 细胞输注前需对患者进行全面评估。若患者出现活动性感染、新发 GVHD 或预处理化疗相关的严重不良反应(如心肺功能不全、严重低血压等),应推迟 CAR-T 细胞输注,以避免重度细胞因子释放综合征(CRS)/免疫效应细胞相关神经毒性综合征(ICANS)发生。

患者在输注 CAR-T 细胞前应置入双腔或三腔中心静脉导管。为预防输注时与二甲基亚砜等低温保存剂有关的输注反应,患者回输低温保存的 CAR-T 细胞前 30~60 分钟需使用对乙酰氨基酚或苯海拉明等药物。

（二）输注剂量范围

CAR-T 细胞输注剂量大多在 $1\times10^6/kg$ 到 $1\times10^7/kg$ 之间。Turtle 团队开展的 1 期临床试验中两名接受高剂量 CAR-T 细胞($2\times10^7/kg$)输注的患者均发生严重治疗相关并发症,其中一例因此死亡。CAR-T 细胞剂量与 CAR-T 治疗相关并发症严重程度之间存在相关性,但是,是否需要更高剂量才能获得更好的疗效仍不确定。随着 CAR-T 细胞设计、制备工艺、应用方案等改良与优化,CAR-T 细胞输注剂量有进一步降低的趋势。

（三）细胞输注过程监测

输注 CAR-T 细胞时,应在患者床边准备吸氧、吸痰等设备和包括肾上腺素在内的紧急抢救药物。告知患者如有气急、皮疹、发冷、胸痛和背痛等任何不适时,需及时向医护人员报告。输注 CAR-T 细胞时不能应用过滤器。输液后应密切监测生命体征和出入量。

输注不良反应包括恶心、呕吐、腹痛、寒颤、发热,以及罕见的严重呼吸抑制、神经毒性和心律失常等。发生输注反应后处理原则包括减慢或暂停输注 CAR-T 细胞,再次核查细胞制剂信息。如患者输注反应症状不能缓解或持续加重,应立即停止输注,并对 CAR-T 细胞制剂和患者外周血进行病原微生物检测,同时检测患者 CRP、PCT、血常规、细胞因子等炎症指标。如考虑病原微生物污染相关的输注反应时,应使用广谱抗生素。如临床判断上述输注反应为过敏导致,应立即进行抗过敏治疗和抢救。

输注不良反应的分级与治疗见表 2-2-3-2。

表 2-2-3-2　输注不良反应的分级与治疗

CTCAE v5.0	1 级	2 级	3 级	4 级	5 级
定义	反应短暂且轻微,无需中断输液或干预治疗	需要中断输液,并迅速予以对症治疗; 需要予以不超过 24 小时的预防用药	症状持续(对症处理和/或短暂中断输液后); 症状初步缓解后再发; 出现需要住院治疗的临床后遗症	危及生命; 需要紧急干预治疗	死亡
治疗	继续原输液速度,对症处理	减慢输液速度 50%,对症处理	中断输液,对症处理,如有必要可考虑应用糖皮质激素。 以 50%输液速度再次尝试输液	终止输液,治疗输液反应,不再尝试输液	/

率或总生存率差异无统计学意义。在福瑞德·哈金森癌症研究中心（Fred Hutchinson Cancer Research Center）的成年 ALL 队列中，MRD 阴性缓解的 27 名患者中有 13 名进行了 HSCT，其中 8 名（62%）在数据发表时仍维持 CR，而未接受 HSCT 的 14 名患者中只有 5 名（36%）维持 CR。吴彤团队共纳入 52 例经 CAR-T 细胞治疗获得完全缓解的患者桥接 allo-HSCT，1 年 OS 率、LFS 率、累积复发率、治疗相关死亡率分别为 87.7%、73.0%、24.7% 和 2.2%。黄河团队联合国内 10 所医疗机构共同发布 CAR-T 细胞治疗复发/难治 ALL 临床研究报告，该研究纳入 122 例经 CAR-T 细胞治疗后达 MRD⁻CR 的复发/难治 ALL 患者，其中 55 例患者接受半相合造血干细胞移植（移植组），67 例患者随访观察（未移植组），相较于未移植组，移植组具有更高的 2 年 OS 率（77.0% *vs.* 36.4%）和 LFS 率（65.6% *vs.* 32.8%），对于接受半相合造血干细胞移植的患者来说，移植前 MRD 阳性是 OS、LFS、累积复发率的独立危险因素。陆佩华团队报道 110 例复发/难治 ALL 患者接受 CD19 CAR-T 细胞治疗临床研究结果，102 例达 CR 的患者中 75 例桥接 allo-HSCT，相较于未移植组，移植组具有更高的 1 年 OS 率（79.1% *vs.* 32.0%）和 LFS 率（76.9% *vs.* 11.6%），多因素分析发现 *TP53* 突变是影响 OS 和 LFS 的独立危险因素。CAR-T 细胞治疗后是否桥接 allo-HSCT 仍然需要在前瞻性、随机对照、多中心临床研究中进一步验证。

（三）联合其他药物

CD19 CAR-T 细胞还可联合免疫调节剂（IMiDs）和细胞因子等药物来提高疗效。研究发现免疫调节剂来那度胺在 CD19 CAR-T 细胞和 CD20 CAR-T 细胞治疗 NHL 中具有协同抗肿瘤作用。免疫检查点抑制剂联合 CAR-T 细胞治疗已取得很好的疗效，其中 PD-1、CTLA-4 抗体已被 FDA 批准用于临床治疗。

六、新型免疫治疗细胞

（一）CAR-NK

自然杀伤细胞（natural killer cell，NK cell）是重要的先天免疫细胞，其基本功能之一是清除主要组织相容性复合体Ⅰ类分子表达减弱或缺失的细胞。恶性转化的细胞失去 MHC Ⅰ类分子的表达，这些激活的 NK 细胞受体，如 NKG2D、NKp30、NKp46 和 NKp44，可以识别靶细胞上表达的应激诱导配体，从而发挥抗肿瘤作用。NK 细胞的抗肿瘤作用呈 MHC 非依赖性，通过释放穿孔素和颗粒酶使靶细胞凋亡。Enli Liu 等通过脐带血细胞来源 NK 细胞制备 CD19 CAR-NK 细胞，开展Ⅰ期临床试验，纳入 11 例复发/难治慢性淋巴细胞白血病或非霍奇金淋巴瘤患者，7 例患者获得完全缓解。CAR-NK 细胞治疗作为一种新型的免疫疗法具有较好的临床应用前景。

（二）CAR-iNKT

恒定自然杀伤 T 细胞（invariant natural killer T cell，iNKT cell）是一群细胞表面既有 T 细胞受体（TCR），又有 NK 细胞受体的特殊 T 细胞亚群。iNKT 细胞表达恒定 TCR，仅能识别 CD1d 提呈的糖脂类抗原，激活后迅速分泌大量细胞因子（如 IFN-γ、TNF、IL-4 和 IL-13），广泛的参与一系列免疫反应。Antonia Rotolo 等制备 CD19 CAR-iNKT 细胞，具有同时靶向 CD19 和 CD1d 的能力，在体内外试验中均取得优于 CD19 CAR-T 细胞的肿瘤杀伤能力。

（三）CAR-γδT

构成 T 细胞受体的肽链有 α、β、γ 和 δ 四种，γδT 细胞表面的 TCR 是由 γ 链和 δ 链组成的异二聚体（TCRγδ），γδT 细胞占成人外周血 T 细胞中 1%～5%，通过多种途径发挥细胞毒性杀伤肿瘤细胞,并分泌多种细胞因子和趋化因子参与免疫调节。Jonathan Fisher 等和 Meir Rozenbaum 等分别制备 CAR-γδT 细胞并在体内外实验中验证其肿瘤杀伤效应。

七、小结和展望

CD19 CAR-T 细胞治疗是迄今为止应用最广泛、最成熟的 CAR-T 细胞治疗技术,多中心Ⅰ期临床试验结果以其针对复发/难治 B-ALL 的良好反应性及耐受性而得到广泛认可。然而,仍有部分患者在达到缓解后,出现 6 个月以内的早期复发。这一情况往往与肿瘤细胞免疫逃逸有关。针对免疫逃逸目前没有明确的治疗手段,联合应用靶向多种抗原的 CAR-T 细胞治疗已在多个中心进行尝试,如 NCI 正在研发 CD22 CAR-T 细胞,用以治疗 CD19 阴性的复发的 ALL 患者。靶向其他抗原的 CAR-T 细胞尚需开展临床试验进一步加以验证。

细胞基因工程和合成生物学的结合技术为增强 T 细胞功能提供了广阔的空间,增强了 CAR-T 细胞治疗的长期有效性和安全性。例如,联合靶向或可逻辑调控 CAR-T 细胞治疗可以通过识别两个靶标之一或只有双靶标同时存在才能有效地杀伤肿瘤。CAR-T 细胞可以通过表达共刺激配体或分泌细胞因子进入肿瘤微环境,发挥协同抗肿瘤作用。T 细胞的安全性还可以通过引入自杀基因如诱导型半胱氨酸蛋白酶 9(i-caspase 9)得到增强。随着基因编辑技术的发展,特别是 CRISPR/Cas9 技术的出现,使 CAR 可以从 T 细胞受体位点上表达,并通过减少 T 细胞耗竭起到增强肿瘤杀伤作用。

（赵厚力　丁利娟　胡永仙　黄河）

参考文献

1. National Cancer Institute. SEER cancer stat facts: acute lymphocytic leukemia. [2020-10-14]. https://seer.cancer.gov/statfacts/html/alyl.html.

2. PUI C H, CAMPANA D, PEI D, et al. Treating childhood acute lymphoblastic leukemia without cranial irradiation[J]. N Engl J Med, 2009, 360(26): 2730-2741.

3. ROWE J M, BUCK G, BURNETT A K, et al. Induction therapy for adults with acute lymphoblastic leukemia: results of more than 1500 patients from the international ALL trial: MRC UKALL Ⅻ/ECOG E2993[J]. Blood, 2005, 106(12): 3760-3767.

4. KANTARJIAN H, THOMAS D, O'BRIEN S, et al. Long-term follow-up results of hyperfractionated cyclophosphamide, vincristine, doxorubicin, and dexamethasone (Hyper-CVAD), a dose-intensive regimen, in adult acute lymphocytic leukemia[J]. Cancer, 2004, 101(12): 2788-2801.

5. STOCK W, JOHNSON J L, STONE R M, et al. Dose intensification of daunorubicin and cytarabine during treatment of adult acute lymphoblastic leukemia[J]. Cancer, 2013, 119(1): 90-98.

6. JUN M A, DENG C. Chemoimmunotherapy with a modified hyper-CVAD and rituximab regimen improves outcome in de novo philadelphia chromosome-negative precursor B-lineage acute lymphoblastic leukemia[J]. 2011, 28(24): 3880-3889.

7. JABBOUR E, O'BRIEN S, RAVANDI F, et al. Monoclonal antibodies in acute lymphoblastic leukemia[J]. Blood, 2015, 125(26): 4010-4016.

8. O'BRIEN S, SCHILLER G, LISTER J, et al. High-dose vincristine sulfate liposome injection for advanced, relapsed, and refractory adult philadelphia chromosome-negative acute lymphoblastic leukemia[J]. Journal of Clinical Oncology, 2013, 31(6): 676-683.

9. KANTARJIAN, H, GANDHI V, CORTES J, et al. Phase 2 clinical and pharmacologic study of clofarabine in patients with refractory or relapsed acute leukemia[J]. Blood, 2003, 102(7): 2379-2386.

10. CARTER R H,WANG Y,BROOKS S. Role of CD19 signal transduction in B cell biology[J]. Immunol Res, 2002,26:45-54.

11. BRADBURY L E,GOLDMACHER V S,TEDDER T F. The CD19 signal transduction complex of B lymphocytes. Deletion of the CD19 cytoplasmic domain alters signal transduction but not complex formation with TAPA-1 and Leu 13[J]. J Immunol,1993,151(6):2915-2927.

12. MATSUMOTO A K,MARTIN D R,CARTER R H,et al. Functional dissection of the CD21/CD19/TAPA-1/Leu-13 complex of B lymphocytes[J]. J Exp Med,1993,178(4):1407-1417.

13. CARTER R H,FEARON D T. CD19:Lowering the threshold for antigen receptor stimulation of B lymphocytes [J]. Science,1992,256:105-107.

14. BUHL A M,PLEIMAN C M,RICKERT R C,et al. Qualitative regulation of B cell antigen receptor signaling by CD19:selective requirement for PI3-kinase activation,inositol-1,4,5-trisphosphate production and Ca^{2+} mobilization[J]. J Exp Med,1997,186:1897-1910.

15. DAVIS R E,NGO V N,LENZ G,et al. Chronic active B-cell-receptor signalling in diffuse large B-cell lymphoma[J]. Nature,2010,463:88-92.

16. DÜHREN-VON MINDEN M,ÜBELHART R,SCHNEIDER D,et al. Chronic lymphocytic leukaemia is driven by antigen-independent cell-autonomous signalling[J]. Nature,2012,489:309-312.

17. POE J C,MINARD-COLIN V,KOUNTIKOV E I,et al. A c-Myc and surface CD19 signaling amplification loop promotes B cell lymphoma development and progression in mice[J]. J Immunol,2012,189:2318-2325.

18. LEE D W,KOCHENDERFER J N,STETLER-STEVENSON M,et al. T cells expressing CD19 chimeric antigen receptors for acute lymphoblastic leukaemia in children and young adults:A phase 1 dose-escalation trial[J]. Lancet,2015,385:517-528.

19. DAVILA M L,RIVIERE I,WANG X,et al. Efficacy and toxicity management of 19-28z CAR-T cell therapy in B cell acute lymphoblastic leukemia[J]. Sci Transl Med,2014,6(224):224ra25.

20. MAUDE S L,FREY N,SHAW P A,et al. Chimeric antigen receptor T cells for sustained remissions in leukemia[J]. N Engl J Med,2014,371:1507-1517.

21. PARK J H,GEYER M B,BRENTJENS R J. CD19-targeted CAR-T-cell therapeutics for hematologic malignancies:interpreting clinical outcomes to date[J]. Blood,2016,127:3312-3320.

22. TEACHEY D T,LACEY S F,SHAW P A,et al. Identification of predictive biomarkers for cytokine release syndrome after chimeric antigen receptor T-cell therapy for acute lymphoblastic leukemia[J]. Cancer discovery, 2016,6(6):664-679.

23. BRENTJENS R,YEH R,BERNAL Y,et al. Treatment of chronic lymphocytic leukemia with genetically targeted autologous T cells:case report of an unforeseen adverse event in a phase I clinical trial[J]. Mol Ther,2010,18 (4):666-668.

24. TURTLE C J,HANAFI L A,BERGER C,et al. CD19 CAR-T cells of defined CD4:CD8 composition in adult B cell ALL patients[J]. J Clin Invest,2016,126(6):2123-2138.

25. SHAH B D,STOCK W,WIERDA W G,et al. Phase 1 results of ZUMA-3:KTE-C19,an anti-CD19 chimeric antigen receptor (CAR) T cell therapy,in adult patients with relapsed/refractory acute lymphoblastic leukemia (R/R ALL) [J]. Blood,2017,130:888.

26. LEE D W,STETLER-STEVENSON M,YUAN C M,et al. Long-term outcomes following CD19 CAR-T cell therapy for B-ALL are superior in patients receiving a fludarabine/cyclophosphamide preparative regimen and post-CAR hematopoietic stem cell transplantation[J]. Blood,2016,128 (22):218.

27. MAUDE S L,TEACHEY D T,RHEINGOLD S R,et al. Sustained remissions with CD19-specific chimeric antigen receptor (CAR)-modified T cells in children with relapsed/refractory ALL[J]. J Clin Oncol, 2016, 34:3011.

28. GRUPP S A,MAUDE S L,SHAW P A,et al. Durable remissions in children with relapsed/refractory ALL trea-ted with T cells engineered with a CD19-targeted chimeric antigen receptor (CTL019)[J]. Blood,2015,31(9):806-814.

29. GARDNER R A,FINNEY O,ANNESLEY C,et al. Intent to treat leukemia remission by CD19 CAR-T cells of defined formulation and dose in children and young adults[J]. Blood,2017,129(25):3322-3331.

30. MAUDE S L,BARRETT D M,AMBROSE D E,et al. Efficacy and safety of humanized chimeric antigen recep-tor (CAR)-modified T cells targeting CD19 in children with relapsed/refractory ALL[J]. Blood,2015,126(23):683-683.

31. MAUDE S L,BARRETT D M,RHEINGOLD S R,et al. Efficacy of humanized CD19-targeted chimeric antigen receptor (CAR)-modified T cells in children and young adults with relapsed/refractory acute lymphoblastic leukemia[J]. Blood,2016,128(22):217.

32. MAUDE S L,PULSIPHER M A,BOYER M W,et al. Efficacy and safety of CTL019 in the first US phase Ⅱ multicenter trial in pediatric relapsed/refractory acute lymphoblastic leukemia:results of an interim analysis [J]. Blood,2016,128(22):2801.

33. MAUDE S L,LAETSCH T W,BUECHNER J,et al. Tisagenlecleucel in children and young adults with B-cell lymphoblastic leukemia[J]. N Engl J Med,2018,378(5):439-448.

34. FRY T J,SHAH N N,ORENTAS R J,et al. CD22-targeted CAR-T cells induce remission in B-ALL that is na-ive or resistant to CD19-targeted CAR immunotherapy[J]. Nat Med,2018,24(1):20-28.

35. OTÁHAL P,PRŮKOVÁ D,KRÁL V,et al. Lenalidomide enhances antitumor functions of chimeric antigen re-ceptor modified T cells[J]. Oncoimmunology,2015,5:e1115940.

36. 蒲业迪,王嘉,邓琦,等. CD19 CAR-T 细胞培养过程中 PD-1 蛋白、mRNA 水平及细胞杀伤活性变化[J]. 中华血液学杂志,2019,40:759-763.

37. AMANDA M L,GEORGE E H,AMANDA M D,et al. Checkpoint inhibitors augment cd19-directed chimeric antigen receptor (CAR) T cell therapy in relapsed b-cell acute lymphoblastic leukemia[J]. Blood,2018,132:556.

第三章

CAR-T 细胞在淋巴瘤中的临床应用

第一节　B 细胞淋巴瘤的治疗现状

非霍奇金淋巴瘤（non-Hodgkin's lymphomas，NHL）已经成为一种常见的肿瘤。最新修订的 WHO 分类标准将 NHL 分为 70 多种亚型，不同的亚型在生物学行为、细胞遗传学和分子生物学方面具有显著的异质性。弥漫大 B 细胞淋巴瘤（diffuse large B-cell lymphoma，DLBCL）是 NHL 最常见的亚型，约占新发病例的 32.5%；其次是慢性淋巴细胞白血病/小 B 细胞淋巴瘤（chronic lymphocytic leukemia/small lymphocytic lymphoma，CLL/SLL），占 18.6%；滤泡淋巴瘤（follicular lymphoma，FL）和套细胞淋巴瘤（mantle cell lymphoma，MCL）分别占 17.1% 和 3%~5%。

以 CD20 单抗（利妥昔单抗）为基础的免疫化疗使 DLBCL 患者的完全缓解（complete response，CR）率和生存期均有了大幅度提高，但仍有 30%~40% 的患者疾病进展或短暂缓解后复发。大剂量化疗联合自体造血干细胞移植（autologous stem cell transplantation，ASCT）是治疗复发/难治 DLBCL 的主要手段，但有 40%~50% 患者因为化疗耐药无法接受 ASCT；此外，ASCT 后仍有近 50% 的患者再次复发。最近，一项国际多中心研究（SCHOLAR-1）对来源于 2 个Ⅲ期临床试验和 2 个观察性队列共计 861 例患者的预后进行回顾性分析；有 636 例患者为难治性 DLBCL，其对后续治疗的反应率仅为 26%，而 CR 率只有 7%，中位生存时间为 6.3 个月。

FL 是惰性淋巴瘤中最常见的一种类型，利妥昔单抗为基础的联合化疗是其一线治疗选择。但有 20% 患者在首次治疗后两年内出现疾病进展，即所谓的 POD24，其 5 年 OS 率仅为 50%。多线化疗方案治疗失败的复发/难治患者可考虑进行自体或异基因造血干细胞移植（allogeneic stem cell transplantation，allo-HSCT），3 年的 OS 率可达 80% 左右。但仍有很多患者因疾病进展或相关并发症无法接受 allo-HSCT。

MCL 是以高度侵袭性及预后不良为特征的一种 NHL。大剂量化疗联合 ASCT 被认为是年轻和部分体能状况好的老年 MCL 患者的一线方案，但部分患者仍会出现复发或疾病进展。伊布替尼治疗复发/难治 MCL 的总反应率很高，但无法治愈，最终出现疾病进展。所以复发/难治 MCL 亟需探索更有效的治疗方案。

（刘辉　钱文斌）

第二节　淋巴瘤 CAR-T 细胞治疗的指征

一、商业化 CAR-T 细胞产品适应证

2017 年，FDA 批准了 Novartis 和 Kite Pharma 公司 2 个 CD19 CAR-T 细胞产品上市，开创了 CAR-T 细胞疗法新纪元。Kite Pharma 的 CAR-T 细胞产品 Axicabtagene Ciloleucel（axi-cel，Yescarta）经美国 FDA 批准上市，用于治疗成人复发/难治大 B 细胞淋巴瘤，包括 DLBCL、原发纵隔大 B 细胞淋巴瘤（primary mediastinal B-cell lymphoma，PMBCL）、高级别 B 细胞淋巴瘤，以及转化型滤泡性淋巴瘤（transformed follicular lymphoma，tFL）。2018 年 5 月，Novartis 的 CAR-T 细胞产品 Tisagenlecleucel（Kymriah）在继 ALL 之后获批第二个适应证，即用于治疗复发/难治 DLBCL 成人患者（先前接受过二线以上治疗）。

二、CAR-T 细胞临床试验入组及排除标准

2020 年 6 月查阅 Clinical Trials 网站，国际已有 CAR-T 细胞治疗淋巴瘤临床试验 200 余项，其中我国有 130 项。临床试验的入组标准和研究目的相关，这里以 ZUMA-1 临床试验为例结合工作经验，阐述 CD19 CAR-T 细胞治疗复发/难治 B 细胞淋巴瘤的入组标准及排除标准。

（一）入选标准

1. 组织学确诊 B 细胞 NHL，包括按 2008 年 WHO 标准诊断的 DLBCL 非特指型、原发纵隔大 B 细胞淋巴瘤和 tFL。

2. 难治性淋巴瘤化疗后疾病进展、最佳疗效疾病稳定（stable disease，SD），但持续时间小于 6 个月，或 ASCT 后疾病进展或 12 个月内复发。

3. 先前的治疗必须包含利妥昔单抗和蒽环类。

4. 根据国际工作组（IWG）标准至少有一个可测量病灶。

5. MRI 检查无淋巴瘤中枢累及。

6. 白细胞分离的时间点离前次放疗和系统性抗淋巴瘤治疗间隔≥2 周。

7. 年龄≥18 岁，ECOG 评分 0~1。

8. 外周血中性粒细胞绝对值≥1 000/μl、血小板≥50 000/μl。

9. 患者心功能和肝肾功能良好：肌酐<1.5mg/dl；GPT（谷丙转氨酶）/GOT（谷草转氨酶）正常上限的 2.5 倍以下；总胆红素<1.5mg/dl；心脏射血分数（EF）≥50%，无心包积液证据（也有临床试验的标准是 EF≥45%）。

10. 有足够的理解能力和自愿签署知情同意书。

11. 有生育能力者必须愿意使用避孕方法。

12. 经研究者判断，预计生存期至少超过 4 个月。

13. 愿意遵守访视时间安排、给药计划、实验室检查，以及其他试验步骤。

（二）排除标准

1. 有其他肿瘤病史。

2. 6 周内进行过自体造血干细胞移植。

3. 先前进行过 CD19 为靶点的治疗。

4. 曾行任何靶点 CAR-T 细胞治疗。

5. 活动性自身免疫性疾病。

6. 不能控制的活动性细菌、真菌感染。

7. HIV 感染、梅毒感染、活动性乙型肝炎或丙型肝炎：乙肝，HBV-DNA ≥ 1 000IU/ml；丙型肝炎，HCV RNA 阳性且肝功能异常。

（刘辉　钱文斌）

第三节　CAR-T 细胞治疗 B 细胞淋巴瘤的临床研究方案

一、预处理方案

CAR-T 细胞治疗的预处理方案借鉴造血干细胞移植，又称为淋巴细胞清除化疗，其目的主要是增加 CAR-T 细胞的植入和活性，能减少肿瘤负荷；此外，预处理方案能清除抑制性免疫细胞如髓样抑制细胞和调节 T 细胞，能促使肿瘤抗原释放和促进 T 细胞向肿瘤的迁移。值得注意的是预处理与桥接治疗是有差别的。目前，CD19 CAR-T 细胞治疗淋巴瘤的预处理方案主要采用氟达拉滨和环磷酰胺联合，但也有一些研究者应用苯达莫司汀等。商业化 CD19 CAR-T 细胞疗法和国际上一些重要研究组的预处理方案见表 2-3-3-1。

表 2-3-3-1　重要 CAR-T 细胞治疗淋巴瘤临床试验的预处理方案

研究	疾病	淋巴清除预处理方案
Axicabtagene Ciloleucel，多中心	NHL	氟达拉滨（Flu）30mg/（m² · d）×3d+环磷酰胺（Cy）500mg/（m² · d）×3d
Tisagenlecleucel，多中心	NHL	氟达拉滨 25mg/（m² · d）×3d+环磷酰胺 250mg/（m² · d）×3d；或苯达莫司汀 90mg/（m² · d）×2d
UPenn	NHL	环磷酰胺 1.8 mg/m²； 或 EPOCH 方案； 或环磷酰胺 1mg/m²； 或苯达莫司汀 90mg/（m² · d）×2d； 或放疗 4 000（cGy）+环磷酰胺 750mg/m²； 或依托泊苷 50mg/（m² · d）×4d+环磷酰胺 750mg/m²
Lisocabtagene maraleucel，多中心	NHL	氟达拉滨 30mg/（m² · d）×3d+环磷酰胺 300mg/（m² · d）×3d
FHCRC	NHL	环磷酰胺 2~4g/（m² · d）×1d+依托泊苷 100~200mg/（m² · d）×3d； 或环磷酰胺 60mg/kg（1d）±氟达拉滨 25mg/（m² · d）（2~4d 或 2~6d）

二、细胞输注

（一）治疗剂量

多数临床试验采用的 CD19 CAR-T 细胞治疗剂量是（1~5）×10⁶/kg。宾夕法尼亚大学的 Tisagenlecleucel 研究中应用 CAR-T 细胞治疗成人 NHL 采用的总剂量范围是$(1 \sim 6) \times 10^8$，平均为 3×10^8。Yescarta 治疗 B 细胞淋巴瘤国际多中心临床试验的剂量采用$(2 \sim 5) \times 10^6/\mathrm{kg}$。

（二）细胞输注其他事项

CAR-T 细胞输注前评估、细胞输注时和输注后的监测等注意事项参考本书第二篇第二章第三节。

三、疗效及不良反应评定标准

（一）疗效评估

正电子发射断层/计算机断层成像（positron emission tomography/computed tomography，PET-CT）将 PET 技术和 CT 技术两种影像诊断技术有机整合在一起，形成一种功能显像技术，精确地提供全身各器官在解剖和功能方面的双重信息。放射元素 $^{18}\mathrm{F}$ 标记的 2-氟化脱氧葡萄糖（fluorodeoxyglucose，FDG）能准确反映肿瘤的异常灌注和糖代谢水平，因此在侵袭性淋巴瘤的诊断、分期和疗效评估中扮演了重要的作用。

PET-CT 在 CAR-T 细胞治疗淋巴瘤的疗效评估中也具有重要作用。另外，有研究表明 PET-CT 的定量评估手段，如代谢肿瘤体积（metabolic tumor volume，MTV）和总病灶糖酵解（total lesion glycolysis，TLG）能在一定程度上预测 CAR-T 细胞治疗后的远期预后。

以 Yescarta 治疗淋巴瘤临床试验（ZUMA-1）为例，PET-CT 评估时间点分别为患者入组前、CAR-T 细胞回输 4 周后。之后在细胞回输后 3 个月及随后的每 3 个月复查 PET-CT，直到 CAR-T 细胞回输后 2 年。2 年以后 PET-CT 复查则根据临床指征和/或机构诊疗的标准进行。

Shah 等的前瞻性单臂临床试验入组 7 例患者，在 CD19 CAR-T 细胞治疗 1 个月行 PET-CT 疗效评估，3 例治疗后无 MTV 患者均获得超过 2 年的持续缓解；经 PET-CT 评估未能达到 CR 的患者最终均出现复发，初步显示了 1 个月 PET-CT 在预测 CAR-T 细胞远期疗效的价值。多数研究结果显示，CAR-T 细胞治疗后评估 CR 的合适时间是细胞回输后 3 个月，因为多数 CR 是发生在 3 个月。但 Neelapu 等的研究结果显示，Kymriah 治疗大 B 细胞淋巴瘤 1 个月时评估为部分缓解（partial response，PR）（11/35 例）和 SD（12/25 例）患者在 CAR-T 细胞回输后 15 个月内未经任何其他治疗获得 CR。考虑到我国国情和患者实际情况，我们推荐 3 个月时进行 PET-CT 评估，其他时间点的评估可以用 B 超、CT、MRI 或 PET-CT。

PET-CT 评估获得 CR 则基于 Deauville 5 分法（5PS，详见表 2-3-3-2）的 1 分、2 分或 3 分。对于治疗前有骨髓受累、外周血计数或外周血涂片出现新的异常提示有淋巴瘤累及骨髓的可能性，则需要通过骨髓穿刺或活检来证实患者是否获得 CR。

ZUMA-1 临床试验对完全代谢缓解（complete metabolic response，CMR）定义如下：①靶病灶 5 分法的 1 分、2 分或 3 分，有或没有残留病灶；非靶病灶 5 分法的 1 分、2 分或 3 分；②没有观察到新发病灶。

韦氏环或其他有可能存在生理性高摄取的部位或肝脾，其摄取可允许高于正常纵隔和/

或肝脏;在这种情形下,如果最初受累部位的摄取量不大于周围正常组织,即使组织有很高的生理性摄取量,仍被定义为 CMR。

表 2-3-3-2　Deauville 5 分法分值及说明

分数	说明
1	无摄取
2	摄取值<纵隔
3	纵隔<摄取值<肝
4	摄取值比肝脏略高
5	摄取值明显高于肝脏/出现新发病灶
X	可能与淋巴瘤无关的新发高代谢部位

ZUMA-1 临床试验的疗效评估是按照修订的 IWG 标准,详细标准如下:

1. CR

(1) 所有与淋巴瘤相关临床症状和体征消失。

(2) 具有典型 FDG 代谢改变的淋巴瘤(如大 B 细胞淋巴瘤、MCL 和 FL),如果受试者在治疗前 PET-CT 扫描阳性或未接受 PET-CT 扫描,治疗后无论病灶多大,如果 PET-CT 未见 FDG 代谢则认为达到 CR。

(3) FDG 代谢多变的淋巴瘤或 FDG 代谢不典型的淋巴瘤,如果受试者治疗前未经 PET-CT 扫描,或治疗前 PET-CT 扫描为阴性,则所有肿大的淋巴结或淋巴组织都必须恢复正常大小(如治疗前最大直径>1.5cm 的病灶治疗后必须≤1.5cm),治疗前受累病灶长径在 1.1 到 1.5cm 且短径>1cm 的,则治疗后短径必须≤1cm。

对于脾脏和/或肝脏,治疗后 CT 扫描必须正常大小,且体格检查时不能触及,有淋巴瘤受累的结节病灶则该结节病灶必须消失。

对于治疗前有骨髓受累、外周血计数或外周血涂片出现新的异常提示有淋巴瘤累及骨髓的可能性,则需要通过骨髓穿刺或活检来证实患者是否获得 CR,如形态学无法确定,需通过免疫组化确定阴性,注意骨髓活检组织必须长 20mm 以上。

2. PR

(1) 最多 6 个主要的、最大的淋巴结或病灶于肿瘤径线之乘积(SPD,定义为病灶的最长径与其最大垂直径的乘积)缩小≥50%,选择的淋巴结或病灶 2 个垂直径必须能准确测量,尽可能在身体不同部位;若纵隔或后腹膜受累,应包含这些病灶。

(2) 其他未入选的淋巴结或病灶,没有增大,肝脾未见增大,没有其他新发病灶。

(3) 如有多发肝脾结节,其 SPD 缩小必须≥50%,单个结节病灶 SPD 缩小必须>50%。

(4) 骨髓活检结果与 PR 的定义无关,但患者有持续骨髓受累的证据,而其他标准达到 CR 则被视为 PR。

(5) 具有典型 FDG 代谢改变的淋巴瘤,如受试者没有接受治疗前 PET-CT 评估或治疗前 PET-CT 阳性,则治疗后 PET-CT 至少仍有一处受累病灶依然阳性。值得注意的是,FL 或

MCL 患者,PET-CT 应用于一个或最多两个残留病灶经 CT 扫描证实缩小 50% 以上的受试者。

3. SD 未能达到 PR 或疾病进展(progressive disease,PD)的标准。需要注意的是,对于具有典型 FDG 代谢改变的淋巴瘤,PET-CT 应仍为阳性。

4. PD 需至少符合以下一点。

(1)最少 2 个淋巴结 SPD 较最小的时候增大 ≥50%,或一个受累病灶直径增大最少 50%。

(2)即使所有病灶缩小,但有一个新发病灶在任何直径上大于 1.5cm。

(3)肝脾受累结节 ≥50% 的增大。

(4)任何一个短径大于 1cm 的评估前病灶,在最大长径上增长大于等于 50%。

(5)在具有典型 PET-CT 改变的淋巴瘤,病灶必须 PET-CT 阳性除非太小检测不到(CT 上长径小于 1.5cm)。

MCL 及其他累及骨髓的淋巴瘤患者接受 CAR-T 细胞治疗,需应用骨髓细胞学检查、流式细胞术、荧光原位杂交技术(fluorescence in situ hybridization,FISH)等技术。微小残留病变(minimal residual disease,MRD)的检测对缓解深度及预后有重要价值。

(二)中枢神经细胞淋巴瘤的疗效评估

目前已经有个别中心针对中枢受累的复发/难治 B 细胞淋巴瘤开展 CAR-T 细胞治疗,国际原发中枢神经系统淋巴瘤协作组(International PCNSL Collaborative Group,IPCG)的疗效标准 2005 年修订版见表 2-3-3-3。

表 2-3-3-3 国际原发中枢神经系统淋巴瘤协作组(IPCG)的疗效标准

疗效	脑 MRI 增强	激素用量	眼睛检查	脑脊液细胞学检查
CR	无增强病灶	无	正常	阴性
CRu	无增强病灶	任何	正常	阴性
	微小异常	任何	微小视网膜上皮细胞异常	阴性
PR	增强病灶缩小大于 50%	不适用	正常或微小视网膜上皮细胞异常	阴性
	无增强病灶	不适用	正常玻璃体细胞或视网膜浸润减少	持续或可疑异常
PD	增强病灶增大大于 25%	不适用	复发或新发病灶	复发或进展
	新发病灶			
SD	不符合上述任何情况			

(三)不良反应评定标准

CAR-T 细胞治疗淋巴瘤最常见的不良反应是细胞因子释放综合征(cytokine release syndrome,CRS),其表现为发热、心动过速、低血压、低氧血症、心脏和其他器官功能异常等;另一个常见的不良反应是神经毒性。总体上,淋巴瘤患者 CAR-T 细胞治疗后严重的毒副作用发生率低于 ALL 患者。例如,国际上三大临床试验中 ≥3 级 CRS 发生率为 1% 到 23%,而神经毒性发生率为 12%~32%(表 2-3-3-4)。不良反应评定标准见本书第四篇第二章。

表 2-3-3-4　CD19 CAR-T 细胞治疗淋巴瘤主要多中心临床试验结果比较

	ZUMA-1 (n=108)	JULIET (n=93)	TRANSCEND-NHL-001 (CORE, n=73)
疾病类型	DLBCL, t-FL, PMBCL	DLBCL, t-FL	DLBCL, t-FL
产品	Axicabtagene ciloleucel	Tisagenlecleucel	Lisocabtagene maraleucel
共刺激域	CD28	4-1BB	4-1BB
CD4 : CD8	/	/	1 : 1
预处理方案	Flu-Cy	Flu-Cy 或 Bendamustine	Flu-Cy
输注剂量	2×10^6/kg	3×10^8	DL1: 5×10^7; DL2: 1×10^8
中位年龄/岁	58(31~69)	56(22~76)	59(37~79)
桥接治疗	不允许	92%	未报道
ORR(Best)/%	82	53	80
ORR(6 个月)/%	41	37	47
CR(Best)	58	40	59
CR 率(6 个月)/%	36	30	41
OS 率(12 个月)/%	59	49	63
≥3 级 CRS/%	11	23	1
≥3 级神经毒性/%	32	12	12
FDA 批准	2017(Yescarta)	2018(Kymriah)	/

（四）CD19 CAR-T 细胞治疗 NHL 不良反应的研究进展

新近,国内多家 CAR-T 细胞研究中心通过多年临床观察和临床研究,发现 CAR-T 细胞治疗淋巴瘤的毒副反应特别是 CRS 与 B-ALL 患者有所不同。韩为东、梁爱斌和钱文斌等团队总结经验,首先在国际上提出了"局部细胞因子释放综合征"(local CRS, L-CRS)和"系统性细胞因子释放综合征"(system CRS, S-CRS)的概念,将 CAR-T 细胞治疗 NHL 发生的 CRS 进行了四个阶段的分期:①CAR-T 细胞局部扩增期;②CAR-T 细胞溢出期;③CAR-T 细胞再分布期;④恢复期。L-CRS 发生的原因:与 B-ALL 的病理生理学特性不同,淋巴瘤的瘤细胞呈灶性分布,往往具有肿块,甚至大肿块。淋巴瘤能取得持续性的疗效过程中肿瘤病灶周边和内部必然募集了相当数量的 CAR-T 细胞并进行免疫攻击,导致局部可能产生相应的炎症反应(如图 2-3-3-1)。临床实践中也确实发现 CAR-T 细胞回输后,病灶部位出现红肿热痛的现象,严重病例炎症反应甚至损伤病灶周边正常组织,导致肿块暂时明显增大随后又收缩的临床现象。因此,临床医生在 CAR-T 细胞治疗淋巴瘤时,应尽可能对 CRS 的各阶段进行区分并采取相应的临床管理措施。

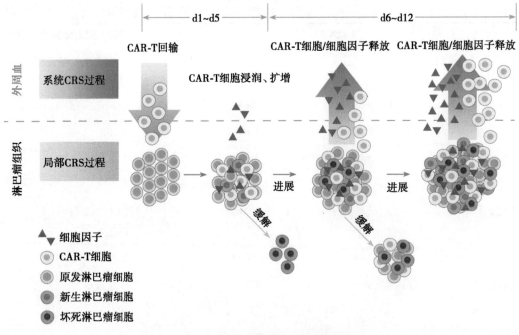

图 2-3-3-1 L-CRS 和 S-CRS 的病理生理特征

（刘辉 钱文斌）

第四节 CAR-T 细胞治疗复发/难治淋巴瘤的进展和展望

一、CD19 CAR-T 细胞治疗 B 细胞淋巴瘤的现状

CAR-T 细胞疗法革新了难治复发血液肿瘤的治疗。国际上三种主要 CD19 CAR-T 细胞产品的结构见图 2-3-4-1，其共刺激分子的差异和治疗淋巴瘤主要临床试验的预处理方案、输

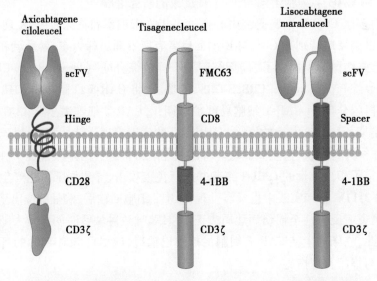

图 2-3-4-1 三种主要 CD 19 CAR-T 细胞产品 CAR 的结构示意图

注剂量和临床疗效也有不同。目前,针对淋巴瘤的 CAR-T 细胞种类很多,主要靶标包括 CD19、CD20、CD22、CD30、CD23、CD123 和 Kappa 轻链等,其中 CD19、CD20、CD22 和 CD30 为靶点的 CAR-T 细胞疗法最受关注。CD19 是一种跨膜蛋白,通过抗原-受体依赖性方式调节 B 细胞的活化。CD19 在骨髓 B 祖细胞即开始表达,持续整个 B 细胞成熟期,直至分化为浆细胞时才消失。95% 以上的 B 细胞肿瘤表达 CD19,包括 DLBCL、FL 和 MCL 等。尽管正常 B 细胞也表达 CD19,淋巴瘤患者在接受免疫治疗后往往会出现正常 B 细胞的缺乏或免疫球蛋白的严重降低,但未出现致命性的并发症。这些特点使得 CD19 成为 CAR-T 细胞治疗非常有吸引力的靶标。

2010 年,Jensen 等首次报道第一代 CD19 CAR-T 细胞治疗 2 例 FL 患者。输注前应用氟达拉滨清除淋巴细胞,主要目的是减少对输注细胞的排异和提供 CAR-T 细胞体内增殖的空间;输注后予白细胞介素-2(IL-2)辅助治疗。该研究证明了 CAR-T 细胞疗法的可行性和安全性,但因第一代 CAR 缺乏共刺激信号,T 细胞在患者体内持续时间短,仅为 1~7 天,未能显示出有效的抗肿瘤效应。二代 CD19 CAR 是在一代 CAR 基础上增加了 CD28 或 4-1BB 共刺激结构域,可明显延长 CAR-T 细胞在体内的存活,可达到 6 周以上。2010 年,美国国家癌症研究所报道一例复发/难治 FL 患者接受自体二代 CD19 CAR-T 细胞治疗,输注前给予 Flu 联合 Cy 预处理,在 0 天和 1 天分别回输 1×10^8 和 3×10^8 的 CAR-T 细胞,输注后予大剂量 IL-2 治疗。随访 27 周时,外周血仍可检测到 CAR-T 细胞,患者的淋巴结明显缩小。同时,患者有长时间的 B 细胞缺乏和免疫球蛋白减少,提示 CAR-T 细胞清除了 B 细胞。该团队后续又纳入 8 例惰性淋巴瘤,包括 3 例 FL、1 例边缘区淋巴瘤(marginal zone lymphoma,MZL),预处理后输注 $(0.3\sim3.3)\times10^7/kg$ 的 CAR-T 细胞。1 例患者获得 CR,且随访 15 个月时仍处于 CR 状态;5 例获得 PR,1 例 SD。输注后第 8 天,患者外周血中 CAR-T 细胞数达到高峰;所有患者均出现明显的治疗相关性毒性,如发热、低血压等,其严重程度与血清中细胞因子水平相关。

ZUMA-1 是全球第一个 CD19 CAR-T 细胞(Yescarta)多中心临床试验,Yescarta 是二代 CD19 CAR-T 细胞,共刺激域为 CD28。ZUMA-1 的 I/II 期临床入组了 111 例复发/难治侵袭性 B 细胞淋巴瘤,包括 81 例 DLBCL,30 例原发性纵隔大 B 细胞淋巴瘤和 tFL。入组患者中位年龄 56 岁,均接受过二线以上的治疗,有 21% 患者在接受 ASCT 后 1 年内复发。有 108 例患者成功制备 CD19 CAR-T 细胞,中位制备时间为 17 天;从淋巴细胞采集后,不能接受任何桥接治疗。CAR-T 细胞剂量为一次输注 $2.0\times10^6/kg$。中位起效时间为 1 个月,总反应率(overall response rate,ORR)为 83%,CR 率为 58%。33 例双表达或高级别 B 细胞淋巴瘤患者的 ORR 和 CR 率分别是 91% 和 70%。中位随访时间 27.1 个月,中位无疾病进展时间为 5.9 个月;对于 CAR-T 细胞治疗 3 个月时评估达到 CR、RP 和 SD 的患者,分别有 72%、75% 和 22.2% 仍处于无疾病进展状态。所有患者的持续反应中位时间为 11.1 个月,其中 CR 患者的持续反应中位时间未达到,37 例患者仍处于持续 CR 状态。总的生存时间未达到。ZUMA-1 研究中,98% 的患者出现 3 级以上的毒副作用,最常见的 3~4 级不良反应包括中性粒细胞减少、白细胞减少、中性粒细胞缺乏伴发热及治疗相关性脑病等。11% 的患者发现 3 级以上 CRS,32% 的患者出现 3 级以上神经毒性。所有这些毒副作用都是可控及可逆的。17% 的患者出现严重的迟发性(超过 3 个月)血细胞减少,包括 11% 中性粒细胞减少,7% 血小板减少和 3% 贫血。体内 CAR-T 细胞动态监测显示,持续反应的患者 3 个月时,有 95% 可检测到 CAR-T 细胞,24 个月时降至 66%。

临床试验有严格的入组标准,不能完全反映临床实际。2020 年 3 月,Nastoupil 等发表了 Yescarta 治疗淋巴瘤真实世界的研究结果。17 个医学中心的 295 位患者,其中有 49% 的患者不符合 ZUMA-1 临床试验入组标准。92.8%(274/295)患者接受了淋巴细胞清除预处理和 Yescarta 的回输。患者中位年龄 65 岁,75% 患者接受了三线及以上的治疗方案,35% 是难治性的,33% 为 ASCT 后复发。有 55% 的患者接受了桥接治疗。从采集细胞到预处理的中位时间为 21.5 天。中位随访 3.9 个月,结果显示:3 个月时,总反应率(overall response rate, ORR)81%,57% 获得 CR,与 ZUMA-1 临床试验结果相似。研究还发现 CAR-T 细胞疗效与是否使用托珠单抗或激素无关,但与性别(女>男)、体能评分(ECOG 0~1>2 以上)、疾病状态(复发>难治)、肿瘤负荷(非大肿块>大肿块 10cm 以上),以及是否符合 ZUMA-1 入组条件(是>否)密切相关。在毒副作用方面,92% 患者出现不同程度 CRS,其中 3 级以上为 7%,中位发生时间为 3 天。69% 有神经毒性,其中 33% 为 3 级以上,中位发生时间为 6 天。32% 的患者需进入 ICU 治疗,中位住院时间为 14 天。分别有 63% 和 55% 的患者给予托珠单抗和激素治疗。只有两例患者出现治疗相关性死亡。

对高级别 B 细胞淋巴瘤而言,Jacobson 等报道 76 例患者中 21% 为双打击或三打击淋巴瘤。Yescarta 治疗后中位随访时间为 4 个月,ORR 和 CR 分别为 64% 和 41%。表明 CD19-CAR-T 细胞对高危包括双打击或三打击淋巴瘤也有非常好的疗效。该研究结果显示,17% 的患者出现 3 级及以上的 CRS,38% 出现 3 级及以上神经毒性。严重 CRS 的发生可能与铁蛋白、C 反应蛋白(C-reactive protein,CRP)、淋巴细胞数,以及前期 ASCT 有关。

Kymriah 是另外一款 CD19 CAR-T 细胞,CAR 的共刺激域为 4-1BB(CD137),被批准用于治疗已接受两线及以上化疗方案的难治复发大 B 细胞淋巴瘤包括 DLBCL、高级别 B 细胞淋巴瘤和 tFL。JULIET 研究是本产品的 II 期单臂开放多中心临床试验,治疗成人难治复发 DLBCL。165 例入组患者中的 111 例接受了一次 CAR-T 细胞回输,中性粒细胞数为 3.0×10^8。预处理方案为 3 天 Cy 250mg/(m²·d) 和 Flu 25mg/(m²·d) 或 2 天苯达莫司汀(90mg/m²)。有 92% 的患者接受了桥接治疗,包括利妥昔单抗(54%)、吉西他滨(40%)、依托泊苷(26%)、地塞米松(25%)、顺铂(19%)和阿糖胞苷(19%);也有接受了靶向药的桥接,包括伊布替尼(9%)和来那度胺(7%)等。从入组至细胞输注的中位时间为 54 天。中位随访时间为 14 个月,最终达到 3 个月评估的患者共计 93 人。ORR 为 52%,CR 率 40%,PR 率 12%。使用 2 种不同预处理的患者,ORR 没有明显差异。获得 CR 的 38 例患者中,有 16 例在输注 1 个月时疗效仅为 SD(4 例)或 PR(12 例),在随后 1~17 个月中(中位时间 2 个月)进一步转为 CR;54%(13/24)的 PR 患者最终转变为 CR。35 例在 3 个月时达到 CR 的患者,在随访 12 个月时,仍有 81% 维持缓解状态。获得疗效的患者均未进行干细胞移植,随访 12 个月时,仍有 65% 患者处于无疾病复发状态。

毒副作用方面,58% 患者发生 CRS,发生的中位时间为输注后 3 天,其中 23% 出现严重 CRS。21% 出现神经毒性,其中 12% 为重度。15% 和 11% 的患者接受了托珠单抗和激素的治疗。最常见的不良反应为血细胞减少。部分患者出现 B 细胞缺失和低丙球蛋白血症,约 30% 患者接受了静注人免疫球蛋白支持治疗。

上述临床试验和真实世界研究中,输注的 CAR-T 细胞中 CD4⁺ 和 CD8⁺ CAR-T 细胞的比例是随机的,也就意味着每个患者回输的 CAR-T 细胞存在很大的异质性,其可能会导致不同人群、不同临床试验 CAR-T 细胞疗法的有效性、并发症存在很大的差异。Sommermeyer 等发现不同 T 细胞亚群(CD4⁺/CD8⁺、naïve、中央记忆或效应 T 细胞)制备的 CAR-T 细胞在体内外扩增和抗肿瘤效应上存在明显差异。应用固定比例的 CD4$^+$ 和 CD8$^+$ 的 CD19 CAR-T 细胞,两种 CAR-T 细胞具有协同抗肿瘤效应。Maloney 等开展了固定比例 CD4$^+$ 和 CD8$^+$ 的 CD19 CAR-T 细胞(1∶1)治疗 NHL 的临床试验,入组 32 例难治复发 B 细胞 NHL,预处理方案为 Cy 和 Flu 或单用 Cy。Cy-Flu 预处理组 ORR 为 72%,CR 率 50%,其中高剂量组(2× 10^6/kg)CR 率高达 64%;Cy 单药处理组的 ORR 为 50%,明显低于 Cy-Flu 预处理组。可能的原因是 Cy-Flu 方案能将针对 CAR 中鼠源性单链可变区片段(single-chain variable fragment,scFv)的免疫反应降至最低,而这种免疫反应会限制 CAR-T 细胞的扩增进而影响抗肿瘤疗效。固定比例 CAR-T 细胞疗法严重 CRS 发生率为 13%,3 级以上神经毒性为 28%。Lisocabtagene maraleucel(liso-cel,JCAR017)也是一款固定比例(1∶1)CD4$^+$ 和 CD8$^+$ 的 CD19 CAR-T 细胞,共刺激结构域为 4-1BB。Ⅰ期多中心临床研究中,共入组 140 例难治复发 DL-BCL、tFL 和高级别 B 细胞淋巴瘤,其中 2 例 CAR-T 细胞制备失败,108 例患者接受了 JCAR017 的治疗,最终 91 例可评估。该临床试验分为两个剂量组,单次或双次输注 5×10^7 个细胞(DL1)和单次输注 1×10^8 个细胞(DL2)。难治复发 DLBCL 和 tFL 核心分析亚组(CORE)共入组 73 例患者,2/3 为难治,部分患者接受过干细胞移植。接受 DL2 剂量治疗的患者 ORR 为 81%,63% 获得 CR;接受 DL1 剂量治疗的患者 ORR 为 76%,47% 获得 CR。中位持续缓解时间为 9.2 个月,CR 的患者尚未达到。6 个月的 OS 率为 86%,在 CR 患者中提高至 94%。该临床试验中,91 例可评估患者中仅 1 例发生严重 CRS,任何级别 CRS 的发生率为 35%。19% 出现神经毒性,其中 12% 为 3/4 级。出现 CRS 的中位时间为 5 天,神经毒性为 10 天。生物标记物研究显示:入组时基线乳酸脱氢酶水平>500U/L 和肿瘤负荷高与 CRS 和神经毒性的发生率密切相关。基于该 CAR-T 细胞产品的安全性良好,研究者正尝试门诊 CAR-T 细胞疗法。

(一) CD19 CAR-T 细胞治疗套细胞淋巴瘤、滤泡淋巴瘤和边缘区淋巴瘤

MCL 仍然是不能治愈的疾病。虽然 BTK 抑制剂治疗难治复发 MCL 的总有效率接近 80%,但仍有患者无效或复发。新近,美国德州大学 MD 安德森癌症中心应用 Kite Pharma 的一款 CD19 CAR-T 细胞产品(KTE-X19)治疗难治复发 MCL 的多中心Ⅱ期临床试验。KTE-X19 使用了包含 T 细胞筛选和淋巴细胞富集的制造工艺。对有循环淋巴母细胞迹象可能性较大的 MCL 来说,淋巴细胞富集是 CAR-T 细胞疗法制造的必要步骤。共有 74 例 MCL 患者入组 KTE-X19 治疗,其中 71 例制备了 CAR-T 细胞,68 例输注了细胞。ORR 为 93%,CR 率为 67%;中位随访时间 12.3 个月,疗效评估的 60 例中 59% 仍处于缓解。12 个月时无进展生存率和总生存率分别为 61% 和 83%。主要不良反应:93% 患者有≥3 级血细胞减少,32% 感染,≥3 级 CRS 和神经毒性分别为 15% 和 31%;2 例发生 5 级感染不良事件。

除高侵袭性淋巴瘤外,CAR-T 细胞疗法也应用于 FL 的治疗。Schuster 等治疗 14 例复发/难治 FL,10 例 CR,1 例 PR;中位随访时间 28.6 个月,仍有 89% 的患者在没有任何治疗的情况下维持疗效。Hirayama 等使用固定比例(1∶1)CD4$^+$ 和 CD8$^+$ CD19 CAR-T 细胞,21 名患者入组并接受治疗,其中 8 例为 FL,13 例为 tFL。Cy-Flu 预处理后予输注 2×10^6/kg 的 CAR-T 细胞。FL 患者的 CR 率为 88%,达 CR 的中位时间为 29 天;tFL 患者的 CR 率为 46%。中位随访时间 38 个月,tFL 患者的中位缓解持续时间为 10.2 个月,获得 CR 的 tFL 患者的中位 PFS 为 11.2 个月。获得 CR 的所有 FL 患者在输注后 3 年仍保持缓解状态。所有患者未观察到严重的 CRS 和神经毒性。新近,Jacobson 等报告了 ZUMA-5 的中期结果,CD19 CAR-T 细胞(axi-cel)治疗 80 例 FL 和 16 例边缘区淋巴瘤(MZL),CR 率分别为 81% 和

75%,OR 率分别为 95% 和 81%。中位随访 15.3 个月,所有患者的中位 PFS 为 23.5 个月,中位 OS 未达到。毒副反应方面,3 级以上的 CRS 发生率仅为 8%,3 级以上的神经毒性为 17%。

(二) CD19 CAR-T 细胞联合免疫检查点抑制剂治疗 B 细胞淋巴瘤

PD-L1 高表达是导致 T 细胞耗竭的重要原因。Siddiqi 等报道 liso-cel 联合 PD-L1 单抗 Durvalumab 治疗高侵袭性 B 细胞淋巴瘤,14 例患者中 11 例获得 CR,2 例 PR,ORR 达到 92.9%。Jacobson 等报道了 ZUMA-6 的临床研究,axi-cel 联合 PD-L1 单抗 Atezolizumab 治疗难治复发 DLBCL 患者,其中 89% 患者肿瘤组织 PD-L1 高表达。联合治疗的 CR 率达到 46%,PR 率 29%。患者发生 3 级以上 CRS 和神经毒性分别为 4% 和 29%,表明联合治疗的安全性良好。

(三) 携带 PD-1/CD28 转换受体的 CD19 CAR-T 细胞治疗 PD-L1 阳性大 B 细胞淋巴瘤

国际上少数研究提示 PD-L1 阳性的 DLBCL 对第二代 CD19 CAR-T 细胞耐药。新近,钱文斌团队的研究证明携带 PD-1/CD28 转换受体的 CD19 CAR-T 细胞在体外和动物实验中的抗 PD-L1 阳性 B 细胞肿瘤作用显著优于 CD19 CAR-T 细胞。Ⅰb 期临床研究中,17 例患者中 88.2% 患者的淋巴瘤细胞 PD-L1 阳性。CAR-T 细胞治疗后 3 个月时用 PET-CT 评估,CR 率 41.2%,ORR 为 58.8%。中位随访 15 个月,中位 OS 未达到。没有发生 3 级以上的 CRS 和神经毒性。提示靶向 PD-1/PD-L1 的策略可能是克服 CAR-T 细胞耐药的有效策略。

二、CD19 CAR-T 细胞治疗 B 细胞淋巴瘤面临的挑战

(一) CD19 CAR-T 细胞治疗复发/难治性 B 细胞中枢神经系统淋巴瘤

CAR-T 细胞疗法出现的神经毒性提示其可能具有治疗中枢神经系统(central nervous system,CNS)淋巴瘤的作用。2014 年,Kochenderfer 等在 2 例出现神经毒性的淋巴瘤患者脑脊液中检测到 1.9%~32.9% 的 CAR-T 细胞,证实 CAR-T 细胞可通过血脑屏障。2017 年,Abramson 等首先报道了一例复发/难治 DLBCL 同时存在右侧额叶侵犯,入组了 JCAR017 临床试验,但未出现 CRS 和神经毒性,治疗后 1 个月 PET-CT 提示 CR。2 个月后出现右侧耳后皮下肿块,活检证实疾病复发,未予特殊处理,密切随访 1 个月后再次达 CR,且一直维持 CR 状态至该研究发表。进一步证实了 CD19 CAR-T 细胞可穿透血脑屏障且可能安全用于 CNS 淋巴瘤的治疗。

随后,JCAR017 多中心临床试验也纳入了 9 例继发性 CNS 淋巴瘤,有 7 例(6 例 DLBCL,1 例 MCL)为初次接受 liso-cel 治疗,2 例 DLBCL 是再次接受 liso-cel 治疗。中位年龄为 60 岁(47~73 岁),此前接受的中位治疗线数为 3,CAR-T 细胞扩增高峰的中位时间为 12.5 天。仅 1 例出现了 2 级 CRS,1 例患者出现神经毒性。在治疗过程中,有 5 例患者接受了左乙拉西坦治疗以预防癫痫发作,1 例患者接受了皮质类固醇及托珠单抗治疗。主要 3 级以上不良反应为血细胞减少,没有与治疗相关的死亡。4 例首次输注的患者获得 CR(67%),其中 2 例缓解持续时间分别超过 8 个月和 17 个月。再次输注患者对 CAR-T 细胞无应答。2019 年,Tisagenlecleucel 被用于治疗 8 例继发性 B 细胞 CNS 淋巴瘤,中位年龄为 50 岁,中位治疗线数为 5,其中 1 例既往接受过 allo-HSCT,2 例患者除中枢侵犯外还存在全身多处病灶,所有患者均接受了抗癫痫药物预防。2 例患者因疾病进展死亡,未出现需要托珠单抗或激素治疗的严重 CRS 和神经毒性。1 例患者在输注后 28 天达到 PR,于 180 天达到 CR;另一例患

者在输注后 30 天达 CR。这两例 CR 患者均为单纯的中枢病灶,说明输注的 CAR-T 细胞可直接通过血脑屏障有效到达中枢,并不需要外周病灶刺激 CAR-T 细胞的增殖。既往多项临床研究中出现 5 级脑水肿毒副作用的 CAR-T 细胞均为 CD28 共刺激结合域 CAR-T 细胞,而 Tisagenlecleucel 和 JCAR017 的共刺激结合域均为 4-1BB,相关 CRS 和神经毒性均较轻,小样本临床结果提示可安全用于 CNS 淋巴瘤的治疗,但需进一步扩大受试者人群。

（二）CD19 CAR-T 细胞治疗 allo-HSCT 后复发的患者

淋巴瘤经 allo-HSCT 治疗后出现复发者往往疾病进展迅速。ZUMA-1 和 JULIET 临床试验均将既往进行过 allo-HSCT 的患者排除。但仍有一些研究结果提示,这类患者 CAR-T 细胞疗法具有安全性及可行性。Kochenderfer 等采用供者 T 细胞来源的二代 CD19 CAR-T 细胞治疗 10 例 allo-HSCT 后未缓解的 NHL 患者。结果显示,2 例患者疾病进展,1 例获得 CR,1 例获得 PR,6 例 SD。10 例患者均未出现移植物抗宿主病（graft-versus-host disease, GVHD）,这表明供者 T 细胞制备的 CAR-T 细胞具有安全性和有效性,为治疗 allo-HSCT 后疾病进展患者提供了新的治疗方法。近期,有报道应用 CD19 CAR-T 细胞治疗 4 例 allo-HSCT 后疾病进展的 DLBCL。2 例获得 CR,1 例 PR,1 例出现疾病进展死亡。所有患者均未出现严重的急性或慢性 GVHD。总之,CD19 CAR-T 细胞治疗 allo-HSCT 无效患者的安全性和有效性尚需要多中心大样本临床研究证实。

（三）影响 CD19 CAR-T 细胞疗效的相关因素及应对策略

与 CAR-T 细胞疗法相关的生物标记物尚不十分清楚。已有的临床研究表明,肿瘤负荷和患者一些临床生物学特征可能与 CAR-T 细胞疗效有关。

CD19 抗原丢失是 ALL 细胞治疗时免疫逃逸的主要原因之一,而 DLBCL 的 CAR-T 细胞疗法中 CD19 阴性复发仅占到 10%～30%。抗原丢失的原因有很多,包括 *CD19* 基因突变导致截断蛋白缺乏膜锚定,CD19 剪接变体优势表达或 CD19 蛋白的膜运输受到干扰。罕见情况下,CAR 基因插入白血病细胞,CD19 scFv 与白血病细胞上 CD19 结合,阻碍了 CD19 CAR-T 细胞识别白血病细胞。联合靶向可能是克服 CAR-T 细胞治疗后单个抗原丢失致阴性复发的有效办法。周剑峰团队应用序贯输注 CD19 和 CD22 CAR-T 细胞的"鸡尾酒"疗法治疗 NHL 和 ALL,其中,NHL 患者的 CR 率 50%,PR 率为 22.2%。此外,在单个 CAR-T 细胞上共表达两种 CAR 分子,或者表达串联的两个 CAR 分子的临床试验正在开展。

DLBCL 患者耐药和复发可能的原因是 CAR-T 细胞体内持久存活能力差,T 细胞亚群和功能、T 细胞耗竭和免疫逃逸也是患者对细胞治疗耐药的重要原因。与治疗无反应的患者相比,CR 患者体内 CAR-T 细胞增殖明显,持续存在 6 个月或以上。研究表明,具有记忆 T 细胞表型和 STAT3/interleukin-6 信号通路高度活化的 CAR-T 细胞往往与预后良好有关。但是,axi-cel 治疗患者中 $CD8^+$ T 细胞表型、CAR-T 细胞的增殖与 2 级以上 CRS 密切相关,但与疗效无关。

肿瘤微环境和血清细胞因子水平也会影响 CAR-T 细胞的活性和持续存活。临床前研究显示 IL-18 或 4-1BBL 可以通过抑制肿瘤微环境来提高 CAR-T 细胞的疗效。淋巴组织中的网状成纤维细胞可以分泌免疫调节细胞因子 IL-7 及 CCR19,其中 CCR19 可以募集外周 T 细胞及树突状细胞进入淋巴组织,而 IL-7 在促进 T 细胞增殖同时可以维持 T 细胞稳定。Tamada 等在二代 CAR-T 细胞基础上,使其表达 IL-7 和 CCR19,即所谓的第四代 CAR-T 细胞。这种携带细胞因子的 CAR-T 细胞增殖能力是二代 CAR-T 细胞的 4 倍,能有效浸润到肿瘤组织,同时可招募树突状细胞和自身 T 细胞进入肿瘤组织,并能形成记忆性 CAR-T 细胞,延长 CAR-T 细胞的存活。更重要的是,它能诱导高效肿瘤特异性抗原记忆形成及抗原表位扩增,从而可以克服二代 CAR-T 细胞的部分耐药机制。

肿瘤细胞 PD-L1 的高表达、T 细胞 PD-1 的上调、T 细胞免疫球蛋白和黏蛋白结合域-3 等也会导致肿瘤浸润性 CAR-T 细胞耗竭,PD1/PD-L1 信号通路阻断剂能提高 CAR-T 细胞的疗效。ZUMA-6 试验评估了联合 axi-cel 和 PD-L1 抑制剂 Atezolizumab 治疗复发/难治 DLBCL 的安全性和有效性,结果显示联合治疗使 CAR-T 细胞增殖能力和持久性增强,总 ORR 高达 92%。另外一种靶向 PD-1/PD-L1 的方法是改造 CAR,使得其携带 PD-1 阻断抗体的 scFv。这种分泌 PD-1 scFv 的 CAR-T 细胞以旁分泌和自分泌方式起作用,改善 CAR-T 细胞和肿瘤特异性 T 细胞抗肿瘤活性。这种方法的安全性更佳,原因是 CAR-T 细胞分泌的 PD-1 scFv 与肿瘤细胞 PD-L1 结合,在肿瘤微环境中增强 CAR-T 细胞杀伤作用和体内肿瘤特异性旁观者 T 细胞的功能,能有效杀伤 PD-L1+ 的肿瘤细胞。

免疫排斥是影响 CAR-T 细胞疗效的另一个可能因素。目前临床上使用的大多数 CAR 包含鼠源的 scFv,这些多肽序列具有潜在的免疫原性。不同 CAR 结构域之间的连接部分一般是人造氨基酸序列,也具有免疫原性。由于免疫记忆可能在首次输注 CAR-T 细胞后产生,并显著降低后续输注的抗肿瘤效应。因此,若输注的 CAR-T 细胞总量较大,降低 CAR 的免疫原性非常重要。目前已有多项研究着眼于全人源性 CAR-T 细胞的研发。浙江大学医学院附属第一医院、华中科技大学同济医学院附属同济医院和费城儿童医院等已开展人源性 CD19 CAR-T 细胞治疗复发/难治 B 细胞淋巴瘤的临床试验。最近,赵维莅团队报道人源性 CD19 CAR-T 细胞(JWCAR029)治疗复发/难治 B-NHL 的 I 期临床试验结果,共入组 10 例患者,分为三个剂量组,2.5×10^7(3 例)、5×10^7(4 例)和 1×10^8(3 例)。ORR 高达 100%,66.7% 的患者获得 CR。常见的 3 级以上不良反应为中性粒细胞减少,贫血、血小板减少和低纤维蛋白原血症。所有患者均出现 1 级 CRS,仅 1 例患者出现 3 级神经毒性。提示人源性 CAR-T 细胞具有更优越的抗肿瘤作用及较低的毒副作用。

免疫调节剂来那度胺促进转录因子 Aiolos 和 Ikaros 降解,发挥其抗淋巴瘤和调节 T 细胞和 NK 细胞功能的作用。动物实验研究显示来那度胺可通过增加 CAR-T 细胞和靶细胞之间的免疫突触形成来增强 CAR-T 细胞的杀伤作用,提示免疫调节剂联合 CAR-T 细胞可能是进一步提高细胞疗法的重要策略。

CAR-T 细胞输注前放疗桥接治疗可能是目前增强 CAR-T 细胞疗法最值得期待的方法。放疗本身具有直接杀伤淋巴瘤和间接免疫调节作用。临床前研究显示低剂量放疗通过诱导死亡受体增强 CAR-T 细胞的作用。ZUMA-1 临床试验中一部分放疗桥接的患者目前仍长期生存,也证实了 CAR-T 细胞输注前放疗桥接治疗是安全且可行的。但需前瞻性临床研究证实。

综上所述,CD19 CAR-T 细胞使部分复发/难治 B 细胞淋巴瘤患者获得了持久的疾病缓解。但 CD19 CAR-T 细胞耐药的原因很多,需要进一步研究,双靶点 CAR-T 细胞和靶向药物如来那度胺等联合可能是提高疗效的重要策略。新型 CARs 可能发挥更强大和持续的抗肿瘤作用。

(四) 淋巴瘤合并乙型肝炎病毒感染患者的 CAR-T 细胞治疗策略

临床实际工作中,淋巴瘤合并慢性乙型肝炎病毒(hepatitis B virus,HBV)感染者常见。由于正常 B 细胞的清除可能导致 HBV 再激活,乙型肝炎病毒感染合并淋巴瘤患者进行 CAR-T 细胞治疗的安全性尚不清楚。2019 年美国德州大学 MD 安德森癌症中心和周剑峰团队分别报道 1 例 CAR-T 细胞治疗后 HBV 再激活。钱文斌团队报道了 15 例难治复发 DLBCL 合并慢性 HBV 感染患者 CD19 CAR-T 细胞治疗后有 3 例患者 HBV 激活,其中 1 例自行停用抗病毒治疗,可能与 HBV 再激活有关。3 例患者经过抗病毒治疗后病情缓解。患者的 CR 率与国际上报道乙肝肝炎表面抗原(hepatitis B surface antigen,HBsAg)阴性患者相似,表明慢性 HBV 感染的淋巴瘤患者应用 CD19 CAR-T 细胞疗法是安全有效的,但要进行乙肝抗病毒治疗,并密切监测病毒复制情况。徐开林团队报道了 9 例合并慢性 HBV 感染的复发/难治 B 细胞淋巴瘤患者接受 CAR-T 细胞治疗后,2 例出现 HBV 再激活;其中 1 例患者自行停用恩替卡韦后出现 HBV 再激活,再次予以抗病毒治疗后好转。12 例合并既往 HBV 感染的 B 细胞淋巴瘤患者均未出现 HBV 再激活。研究表明合并慢性 HBV 感染的患者 CAR-T 细胞治疗前开始预防性抗病毒治疗是非常必要的;伴有 HBV 感染不是 CAR-T 细胞治疗的禁忌,但在治疗过程中需要密切监测 HBV-DNA 及肝酶指标等。

三、其他类型 CAR-T 细胞在 B 细胞淋巴瘤中的应用

B 淋巴细胞的发育经历骨髓、淋巴组织和外周血等多个阶段。B 淋巴细胞的免疫表型在这个过程中也发生了一个动态演进的过程,如 CD19、CD20 的表达,在这个过程中都经历了表达与否和表达强度的变化。其他 B 细胞分化的重要标记还包括 TdT、IgH 和 CD22 等。这些抗原的动态变化,不仅有助于不同类型 B 淋巴细胞肿瘤的诊断和鉴别,也提供了免疫治疗的潜在靶点(图 2-3-4-2)。而这些靶点也在 CAR-T 细胞治疗中扮演了重要的角色。

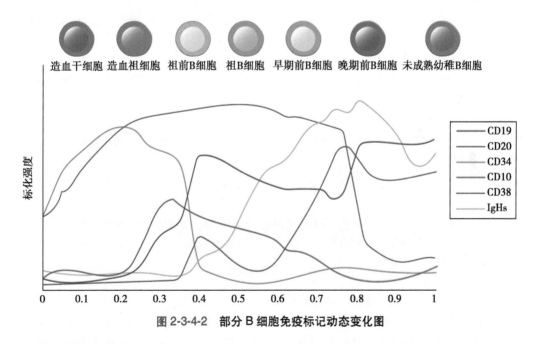

图 2-3-4-2　部分 B 细胞免疫标记动态变化图

尽管 CD19 CAR-T 细胞治疗在复发/难治 B 细胞淋巴瘤的治疗中获得重大成功,但仍有约 50% 患者不能获得 CR,约 1/3 获得缓解的患者最终复发。CD19 CAR-T 细胞治疗失败的一个重要原因是肿瘤细胞表面 CD19 抗原表达减弱或丢失。另一方面,其他类型淋巴瘤如霍奇金淋巴瘤,T 细胞淋巴瘤并不表达 CD19。因此开发其他靶点的 CAR-T 细胞在淋巴瘤 CAR-T 细胞治疗中显得尤为重要。

（一）CD22 CAR-T 细胞

CD22 是 B 细胞分化发育过程中的一个重要的表面抗原,已经在淋巴瘤免疫治疗中发挥了重要的作用。美国国家癌症研究所(NIH)报道 CD22 CAR-T 细胞治疗 B-ALL 的 I 期临床试验,21 例儿童和成人患者入组,其中 17 例先前用过 CD19 为靶点的免疫治疗。剂量≥1×10^6/kg 的患者有 73%(11/15)获得 CR,其中 5 例 $CD19^{dim}$ 和 $CD19^-$ 患者均获得 CR,提示 CD22 CAR-T 细胞能克服 $CD19^-$ 耐药。NIH 最近报道 $CD4^+$ 和 $CD8^+$ CAR-T 细胞治疗 B 细胞肿瘤,87.9%(51/58)先前进行过 CD19 为靶点的免疫治疗,56.9% 呈 $CD19^{dim}$ 和 $CD19^-$,CR 率达 70%,中位无复发生存时间为 6 个月,86.2% 发生了 CRS,1～2 级占 90%。但是,噬血细胞综合征发生率达到 32.8%。周剑峰团队应用 CD19 CAR-T 细胞和 CD22 CAR-T 细胞联合治疗 38 例 NHL,CR 率 50%。与 CD19 CAR-T 细胞治疗淋巴瘤的临床结果比较,联合治疗并没有显著提高 CR 率。因此,能否克服淋巴瘤 CD19 阴性耐药有待下列临床试验的结果(表 2-3-4-1)和进一步的研究。

表 2-3-4-1　目前正在招募中的以 CD22 为靶点 CAR-T 细胞的临床试验

NCT 编号	临床试验描述	靶标	患者	单位
02721407	CD22 CAR-T 细胞治疗 CD19 CAR-T 细胞复发或难治的淋巴瘤(Mend-CART)	CD22	CD19 和 CD22 阳性 B 细胞淋巴瘤	陆军军医大学第二附属医院(新桥医院)
ChiCTR 1800017402	CD22 CAR-T 细胞治疗 CD22 阳性急性淋巴细胞白血病和淋巴瘤	CD22	CD22 阳性急性白血病和淋巴瘤	浙江大学医学院附属第一医院
02315612	CD22 CAR-T 细胞治疗儿童或年轻复发、难治 CD22 阳性 B 细胞肿瘤	CD22	CD22 阳性 B 细胞淋巴瘤	美国国家癌症研究所
02794961	CD22 CAR-T 细胞治疗 B 细胞肿瘤	CD22	复发、难治 B 细胞淋巴瘤	徐州医科大学
02935153	CD22 CAR-T 细胞治疗 B 细胞肿瘤	CD22	CD22 阳性 B 细胞淋巴瘤	陆军军医大学西南医院
02903810	CD19 4-1BB CAR-T 细胞联合 CD22 4-1BB CAR-T 细胞治疗 B 细胞肿瘤	CD19,CD22	CD19 和 CD22 双阳性 B 细胞淋巴瘤	徐州医科大学

（二）CD19 和 CD20 双靶点 CAR-T 细胞

由于利妥昔单抗在 B 细胞淋巴瘤的广泛应用,使得研究者对 CD20 CAR-T 细胞有所顾虑。王建祥团队构建了一种新型 CD20 CAR-T 细胞,并通过组蛋白去乙酰化酶抑制剂增强 B 细胞淋巴瘤细胞株 CD20 表达水平,在体外增敏 CD20 CAR-T 细胞的疗效。临床研究方面,目前中国医学科学院肿瘤医院正在开展编号为 NCT02965157 的临床试验,招募 CD20 阳性的 B 细胞淋巴瘤患者。最近,韩为东团队研发了 CD19 和 CD20 双靶点 CAR-T 细胞,证明其能靶向 CD19 和 CD20,并能形成稳定和优异的免疫突触。入组 33 例 NHL,28 例接受了细胞治疗,ORR 为 79%,CR 率为 71%。12 个月无进展生存率为 64%。无≥3 级的神经毒性。

显示出 CD19/CD20 双靶点是治疗 NHL 非常有前景的 CAR-T 细胞疗法。徐开林团队研究了抗 CD19 和抗 CD20 CAR-T 细胞联合输注治疗复发/难治性 DLBCL 的疗效及安全性。入组 21 例患者,ORR 为 81%,其中包括 4 例大包块(4/5)和 1 例睾丸受累的患者;CR 率为 52.4%。中位总生存期(OS)和无进展生存期(PFS)分别为 8.1 个月和 5.0 个月。3~4 级细胞因子释放综合征(CRS)和神经系统事件分别为 28.5% 和 9.5%。研究表明联合应用抗 CD19 和 CD20 CAR-T 细胞治疗 DLBCL 是可行的,且不良反应可控。

（三）CD19 和 CD22 双靶点 CAR-T 细胞

新近,Ramakrishnan 等报道一种新型 CD19 和 CD22 双靶点 CAR-T 细胞联合 PD-1 单抗治疗难治复发 DLBCL。CAR 结构的特点是分别应用 4-1BB 和 OX40 为共刺激分子(图 2-3-4-3)。所有剂量组 ORR 和 CR 率分别为 65% 和 48%,在高剂量组 ORR 和 CR 率分别为 75% 和 63%。患者发生 3 级以上 CRS 和神经毒性的概率分别为 0 和 4.3%。

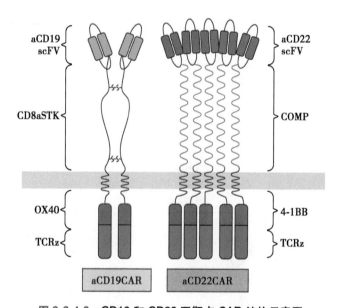

图 2-3-4-3　CD19 和 CD22 双靶点 CAR 结构示意图

（四）CD79b CAR-T 细胞

CD79b 抗原在成熟 B 细胞肿瘤如 MCL、DLBCL 等高表达,可以作为细胞免疫治疗的重要靶标。Maria 等人构建靶向 CD79b 的 CAR-T 细胞,在细胞株和 PDX 模型中证实能有效杀伤淋巴瘤,且不受 CD19 表达水平的影响。目前,CD79b CAR-T 细胞的临床研究尚在进行中。

（五）κ 轻链 CAR-T 细胞

κ 轻链抗原仅仅表达于 κ 轻链限制性表达的 B 细胞淋巴瘤,并非在所有非肿瘤性 B 细胞。因此,基于 κ 轻链为靶点的 CAR-T 细胞治疗能避免发生正常 B 细胞耗竭。在一项 I 期临床试验中,7 例 B-NHL 患者接受 2 次输注 κ 轻链 CAR-T 细胞,客观缓解率为 43%(3/7),其中 2 例患者获得 CR。

（六）CD30 CAR-T 细胞

CD30 是肿瘤坏死因子受体超家族成员之一,在霍奇金淋巴瘤的 RS 细胞上高表达,通过靶向 CD30 治疗霍奇金淋巴瘤或外周 T 细胞淋巴瘤已经在 CD30 抗体偶联药物 Brentuximab

Vedotin 的临床研究中获得证实。

韩为东团队的一项 I 期临床试验中,应用 CD137 为共刺激分子的 CD30 CAR-T 细胞治疗 17 例霍奇金淋巴瘤和 1 例皮肤间变大细胞淋巴瘤患者,其中 28% 患者既往接受过 Brentuximab Vedotin 治疗后进展。输注 CAR-T 细胞剂量平均为 1.56×10^7。7 例患者获得 PR,中位 PFS 为 6 个月。进一步评价有待更多的临床研究结果公布(表 2-3-4-2)。

表 2-3-4-2　目前以 CD30 为靶点的 CAR-T 细胞的临床试验

NCT 编号	临床试验描述	病种	单位
02259556	CD30 CAR-T 细胞治疗复发、难治 CD30 阳性淋巴瘤	CD30 阳性霍奇金淋巴瘤和 NHL	中国人民解放军总医院
03049449	全人源化 CD30 CAR-T 细胞治疗 CD30 阳性淋巴瘤	CD30 阳性霍奇金淋巴瘤和 NHL	美国国家癌症研究所
02274584	CD30 CAR-T 细胞治疗 CD30 阳性淋巴瘤	CD30 阳性淋巴瘤	佛罗里达大学及北京大学肿瘤医院
02690545	CD30 CAR-T 细胞治疗复发、难治 CD30 阳性霍奇金淋巴瘤或非霍奇金淋巴瘤	CD30 阳性霍奇金淋巴瘤和 NHL	北卡罗来纳大学
02958410	CD30 CAR-T 细胞治疗淋巴系统肿瘤	CD30 阳性淋巴肿瘤	陆军军医大学西南医院
02663297	CAR-T 细胞预防淋巴瘤复发	霍奇金淋巴瘤、CD30 阳性的 NHL,CD30 阳性的淋巴细胞增殖性疾病	北卡罗来纳大学

综上所述,进一步探索淋巴瘤治疗新靶点,并构建靶点特异性的 CAR-T 细胞是复发/难治淋巴瘤患者细胞治疗研究的未来方向。

（刘辉　钱文斌）

参考文献

1. AL-HAMADANI M, HABERMANN TM, CERHAN JR, et al. Non-Hodgkin lymphoma subtype distribution, geo-demographic patterns, and survival in the US: a longitudinal analysis of the National Cancer Data Base from 1998 to 2011[J]. Am J Hematol, 2015, 90(9): 790-795.

2. GISSELBRECHT C, GLASS B, MOUNIER N, et al. Salvage regimens with autologous transplantation for relapsed large B-cell lymphoma in the rituximab era[J]. J Clin Oncol, 2010, 28(27): 4184-4190.

3. HAMADANI M, HARI P N, ZHANG Y, et al. Early failure of frontline rituximab-containing chemoimmunotherapy in diffuse large B cell lymphoma does not predict futility of autologous hematopoietic cell transplantation[J]. Biol Blood Marrow Transplant, 2014, 20(11): 1729-1736.

4. CRUMP M, NEELAPU S S, FAROOQ U, et al. Outcomes in refractory diffuse large B-cell lymphoma: results from the international SCHOLAR-1 study[J]. Blood, 2017, 16(16): 1800-1808.

5. RUMMEL MJ, NIEDERLE N, MASCHMEYER G, et al. Bendamustine plus rituximab versus CHOP plus rituximab as first-line treatment for patients with indolent and mantle-cell lymphomas: an open-label, multicentre, randomised, phase 3 non-inferiority trial[J]. Lancet, 2013, 381(9873): 1203-1210.

6. CASULO C, BYRTEK M, DAWSON KL, et al. Early relapse of follicular lymphoma after rituximab plus cyclo-

phosphamide,doxorubicin,vincristine,and prednisone defines patients at high risk for death:an analysis from the National LymphoCare study[J]. J Clin Oncol,2015,33(23):2516-2522.

7. AVIVI I,MONTOTO S,CANALS C,et al. Matched unrelated donor stem cell transplant in 131 patients with follicular lymphoma:an analysis from the Lymphoma Working Party of the European Group for Blood and Marrow Transplantation[J]. Br J Haematol,2009,147(5):719-728.

8. WANG M,RULE S,ZINZANI PL,et al. Acalabrutinib in relapsed or refractory mantle cell lymphoma (ACE-LY-004):a single-arm,multicentre,phase 2 trial[J]. Lancet,2018,391(10121):659-667.

9. NIRAV N SHAH,SARAH J NAGLE,DREW A TORIGIAN,et al. Early positron emission tomography/computed tomography as a predictor of response after CTL019 chimeric antigen receptor-T-cell therapy in B-cell non-Hodgkin lymphomas[J]. Cytother,2018,20(12):1415-1418.

10. SALLY F BARRINGTON,WENDI QIAN,EDWARD J SOMER,et al. Concordance between four European centres of PET reporting criteria designed for use in multicentre trials in Hodgkin lymphoma[J]. Eur J Nucl Med Mol,2010,37(10):1824-1833.

11. ALBERTO BIGGI,ANDREA GALLAMINI,STEPHANE CHAUVIE,et al. International validation study for interim PET in ABVD-treated,advanced-stage hodgkin lymphoma:interpretation criteria and concordance rate among reviewers[J]. J Nucl Med,2013,54(5):683-690.

12. BRUCE D CHESON,BEATE PFISTNER,MALIK E JUWEID,et al. Revised response criteria for malignant lymphoma[J]. J Clin Oncol,2007,25(5):579-586.

13. NEELAPU SS,LOCKE FL,BARTLETT NL,et al. Axicabtagene Ciloleucel CAR-T-Cell Therapy in Refractory Large B-Cell Lymphoma[J]. N Engl J Med,2017,377(26):2531-2544.

14. KEHRL J H,RIVA A,WILSON G L,et al. Molecular mechanisms regulating CD19,CD20 and CD22 gene expression[J]. Immunol Today,1994,15(9):432-436.

15. WANG K,WEI G,LIU D. CD19:a biomarker for B cell development,lymphoma diagnosis and therapy[J]. Experimental Hematology & Oncology,2012,1(1):36.

16. JENSEN MC,POPPLEWELL L,COOPER LJ,et al. Antitransgene rejection responses contribute to attenuated persistence of adoptively transferred CD20/CD19-specific chimeric antigen receptor redirected T cells in humans[J]. Biol Blood Marrow Transplant,2010,16(9):1245-1256.

17. KOCHENDERFER JN,WILSON WH,JANIK JE,et al. Eradication of B-lineage ceils and regression of lymphoma in a patient treated with autologous T cells genetically engineered to recognize CD19[J]. Blood,2010,116(20):4099-4102.

18. KOCHENDERFER JN,DUDLEY ME,FELDMAN SA,et al. B-cell depletion and remissions of malignancy along with cytokine-associated toxicity in a clinical trial of anti-CD19 chimericantigen-receptor-transduced T cells[J]. Blood,2012,119(12):2709-2720.

19. LOCKE FL,GHOBADI A,JACOBSON CA,et al. Long-term safety and activity of axicabtagene ciloleucel in refractory large B-cell lymphoma (ZUMA-1):A single-arm,multicentre,phase 1-2 trial[J]. Lancet Oncol,2019,20(1):31-42.

20. SKARBNIK AP. Current landscape for chimeric antigen receptor T cells in lymphomas[J]. Curr Opin Hematol,2019,26(6):421-426.

21. SCHUSTER SJ,BISHOP MR,TAM CS,et al. Tisagenlecleucel in adult relapsed or refractory diffuse large B-cell lymphoma[J]. N Engl J Med,2019,380(1):45-56.

22. SOMMERMEYER D,HUDECEK M,KOSASIH PL,et al. Chimeric antigen receptor-modified T cells derived from defined CD8+ and CD4+ subsets confer superior antitumor reactivity in vivo[J]. Leukemia,2016,30(2):492-500.

23. TURTLE CJ,HANAFI LA,BERGER C,et al. Immunotherapy of non-Hodgkin's lymphoma with a defined ratio

of CD8+ and CD4+ CD19-specific chimeric antigen receptor-modified T cells[J]. Sci Transl Med,2016,8 (355):355ra116.

24. ABRAMSON JS,GORDON LI,PALOMBA ML,et al. Updated safety and long term clinical outcomes in TRAN-SCENT NHL 001,pivotal trial of lisocabtagene maraleucel (JCAR017) in R/R aggressive NHL[J]. J Clin Oncol,2018,16(8):9.

25. SCHUSTER SJ,SVOBODA J,CHONG EA,et al. Chimeric antigen receptor T cells in refractory B-cell lymphomas[J]. N Engl J Med,2017,377(26):2545-2554.

26. ALEXANDRE H,JORDAN G,KEVIN H,et al. High rate of durable complete remission in follicular lymphoma after CD19 CAR-T cell immunotherapy[J]. Blood,2019,134(7):636-640.

27. WANG M,MUNOZ J,GOY A,et al. KTE-X19 CAR-T-cell therapy in relapsed or refractory mantle-cell lymphoma[J]. N Engl J Med,2020,382(14):1331-1342.

28. KOCHENDERFER JN,DUDLEY ME,KASSIM SH,et al. Chemotherapy-refractory diffuse large B-cell lymphoma and indolent B-cell malignancies can be effectively treated with autologous T cells expressing an anti-CD19 chimeric antigen receptor[J]. J Clin Oncol,2015,33(6):540-549.

29. ABRAMSON JS,MCGREE B,NOYES S,et al. Anti-CD19 CAR-T Cells in CNS diffuse large-B-cell lymphoma [J]. N Engl J Med,2017,377(8):783-784.

30. Celgene Announces Data from Ongoing Studies of Liso-Cel in Patients with Difficult-to-Treat Blood Cancers at ASCO 2019. [2020-10-16]. https://ir. celgene. com/press-releases/press-release-details/2019/Celgene-Announces-Data-from-Ongoing-Studies-of-Liso-Cel-in-Patients-with-Difficult-to-Treat-Blood-Cancers-at-ASCO-2019/default. aspx.

31. FRIGAULT MJ,DIETRICH J,MARTINEZ-LAGE M,et al. Tisagenlecleucel CAR-T cell therapy in secondary CNS lymphoma[J]. Blood,2019,134(11):860-866.

32. KOCHENDERFER JN,DUDLEY ME,CARPENTER RO,et al. Donor'derived CD19-targeted T cells cause regression of malignancy persisting after allogeneic hematopoietic stem cell transplantation[J]. Blood,2013,122 (25):4129-4139.

33. JAIN T,SAUTER CS,SHAH GL,et al. Safety and feasibility of chimeric antigen receptor T cell therapy after allogeneic hematopoietic cell transplantation in relapsed/refractory B cell non-Hodgkin lymphoma[J]. Leukemia,2019,33(10):2540-2544.

34. ORLANDO EJ,HAN X,TRIBOULEY C,et al. Genetic mechanisms of target antigen loss in CAR19 therapy of acute lymphoblastic leukemia[J]. Nat Med,2018,24(10):1504-1506.

35. SOTILLO E,BARRETT DM,BLACK KL,et al. Convergence of acquired mutations and alternative splicing of CD19 enables resistance to CART-19 immunotherapy[J]. Cancer Discov,2015,5(12):1282-1295.

36. BRAIG F,BRANDT A,GOEBELER M,et al. Resistance to anti-CD19/CD3 BiTE in acute lymphoblastic leukemia may be mediated by disrupted CD19 membrane trafficking[J]. Blood,2017,129(1):100-104.

37. RUELLA M,XU J,BARRETT DM,et al. Induction of resistance to chimeric antigen receptor T cell therapy by transduction of a single leukemic B cell[J]. Nat Med,2018,24(10):1499-1503.

38. WANG N,HU X L,CAO W Y,et al. Efficacy and safety of CAR19/22 T-cell cocktail therapy in patients with refractory/relapsed B-cell malignancies[J]. Blood,2020,135(1):17-27.

39. FARAMAND R,KOTANI H,MORRISSEY D,et al. Prediction of CAR-T-related toxicities in R/R DLBCL patients treated with axicabtagene ciloleucel using point of carecytokine measurements[J]. Blood,2018,132:95.

40. YEKU OO,BRENTJENS RJ. Armored CAR-T-cells:utilizing cytokines and pro-inflammatory ligands to enhance CAR-T-cell anti-tumour efficacy[J]. Biochem Soc Trans,2016,44(2):412-418.

41. PEGRAM HJ,LEE JC,HAYMAN EG,et al. Tumor-targeted T cells modified to secrete IL-12 eradicate systemic tumors without need for prior conditioning[J]. Blood,2012,119(18):4133-4141.

42. STEPHAN MT, PONOMAREV V, BRENTJENS RJ, et al. T cell-encoded CD80 and 4-1BBL induce auto-and transcostimulation, resulting in potent tumor rejection[J]. Nat Med, 2007, 13(12): 1440-1449.

43. ADACHI K, KANO Y, NAGAI T, et al. IL-7 and CCL19 expression in CAR-T cells improves immune cell infiltration and CAR-T cell survival in the tumor[J]. Nat Biotechnol, 2018, 36(4): 346-351.

44. JACOBSON CA, LOCKE FL, MIKLOS DB, et al. End of phase 1 results from Zuma-6: axicabtagene ciloleucel (axi-cel) in combination with atezolizumab for the treatment of patients with refractory diffuse large B cell lymphoma[J]. Blood, 2018, 132: 4192.

45. YIN Y, BOESTEANU AC, BINDER ZA, et al. Checkpoint blockade reverses anergy in IL-13Rα2 humanized scFv-based CAR-T Cells to treat murine and canine gliomas[J]. Mol Ther Oncolytics, 2018, 11: 20-38.

46. LI S, SIRIWON N, ZHANG X, et al. Enhanced cancer immunotherapy by chimeric antigen receptor-modified T cells engineered to secrete checkpoint inhibitors[J]. Clin Cancer Res, 2017, 23(22): 6982-6992.

47. RAFIQ S, YEKU OO, JACKSON HJ, et al. Targeted delivery of a PD-1-blocking scFv by CAR-T cells enhances anti-tumor efficacy in vivo[J]. Nat Biotechnol, 2018, 36(9): 847-856.

48. YAN ZX, LI L, WANG W, et al. Clinical efficacy and tumor microenvironment influence in a dose-escalation study of anti-CD19 chimeric antigen receptor T cells in refractory B-cell non-hodgkin's lymphoma[J]. Clin Cancer Res, 2019, 25(23): 6995-7003.

49. KURAMITSU S, OHNO M, OHKA F, et al. Lenalidomide enhances the function of chimeric antigen receptor T cells against the epidermal growth factor receptor variant Ⅲ by enhancing immune synapses[J]. Cancer Gene Ther. 2015, 22(10): 487-495.

50. DESELM C, PALOMBA ML, YAHALOM J, et al. Low-dose radiation conditioning enables CAR-T cells to mitigate antigen escape[J]. Mol Ther, 2018, 26(11): 2542-2552.

51. JAIN MD, CHAVEZ JC, SHAH BD, et al. Radiation therapy as a bridging strategy for refractory diffuse large B cell lymphoma patients awaiting CAR-T manufacturing of axicabtagene ciloleucel[J]. Blood, 2018, 132: 4220.

52. SEAN C BENDALL, KARA L DAVIS, EL-AD DAVID AMIR, et al. Single-cell trajectory detection uncovers progression and regulatory coordination in human B cell development[J]. Cell, 2014, 157(3): 714-725.

53. YANG C, XIE M, ZHANG K, et al. Risk of HBV reactivation post CD19-CAR-T cell therapy in DLBCL patients with concomitant chronic HBV infection. Leukemia, 2020, 34(11): 3055-3059.

54. CAO W, WEI J, WANG N, et al. Entecavir prophylaxis for hepatitis B virus reactivation in patients with CAR-T-cell therapy[J]. Blood, 2020, 136(4): 516-519.

55. TERRY J FRY, NIRALI N SHAH, RIMAS J ORENTAS, et al. CD22-targeted CAR-T cells induce remission in B-ALL that is naive or resistant to CD19-targeted CAR immunotherapy[J]. Nat Med, 2018, 24(1): 20-28.

56. SHAH NN, HIGHFILL SL, SHALABI H, et al. CD4/CD8 T-Cell selection affects chimeric antigen receptor (CAR) T-cell potency and toxicity: Updated results from a phase I anti-CD22 CAR-T-cell trial[J]. J Clin Oncol, 2020, 38(17): 1938-1950.

57. QIN H, RAMAKRISHNA S, NGUYEN S, et al. Preclinical development of bivalent chimeric antigen receptors targeting both CD19 and CD22[J]. Mol Ther Oncolytics, 2018, 11: 127-137.

58. XU Y, LI S, WANG Y, LIU J, et al. Induced CD20 expression on B-cell malignant cells heightened the cytotoxic activity of chimeric antigen receptor engineered T cells[J]. Hum Gene Ther, 2019, 30(4): 497-510.

59. TONG C, ZHANG Y, LIU Y, et al. Optimized tandem CD19/CD20 CAR-engineered T cells in refractory/relapsed B cell lymphoma[J]. Blood, 2020, 136(14): 1632-1644.

60. MARIA ORMHØJ, IRENE SCARFÒ, MARIA L CABRAL, et al. Chimeric antigen receptor T cells targeting CD79b show efficacy in lymphoma with or without co-targeting CD19[J]. Clin Cancer Res, 2019, 25(23): 7046-7057.

61. RAMOS CA, SAVOLDO B, TORRANO V, et al. Clinical responses with T lymphocytes targeting malignancy-as-

sociated kappa light chains[J]. J Clin Invest,2016,126(7):2588-2596.

62. MOSKOWITZ CH,NADEMANEE A,MASSZI T,et al. Brentuximab vedotin as consolidation therapy after autologous stem-cell transplantation in patients with Hodgkin's lymphoma at risk of relapse or progression (AE-THERA):a randomised, double-blind, placebo-controlled, phase 3 trial[J]. Lancet, 2015, 385 (9981): 1853-1862.

63. FANALE MA,HORWITZ SM,FORERO-TORRES A,et al. Brentuximab vedotin in the front-line treatment of patients with CD30+ peripheral T-cell lymphomas:results of a phase I study[J]. J Clin Oncol,2014,32 (28): 3137-3143.

64. WANG CM,WU ZQ,WANG Y,et al. Autologous T cells expressing CD30 chimeric antigen receptors for relapsed or refractory Hodgkin lymphoma:An open-label phase I trial[J]. Clin Cancer Res,2017,23 (5):1156-1166.

65. WEI J,LIU Y,WANG C,et al. The model of cytokine release syndrome in CAR-T-cell treatment for B-cell non-Hodgkin lymphoma[J]. Signal Transduct Target Ther,2020,5(1):134.

66. LIU H,LEI W,ZHANG C,et al. CD19-specific CAR-T cells that express a PD-1/CD28 chimeric switch-receptor is effective in patients with PD-L1 positive B-cell lymphoma. Clin Cancer Res,2021,27(2):473-484.

第四章

CAR-T 细胞在多发性骨髓瘤中的临床应用

第一节 多发性骨髓瘤的治疗现状

多发性骨髓瘤(multiple myeloma,MM)是一种浆细胞异常增生并伴有单克隆免疫球蛋白或其多肽链亚单位合成分泌增多的恶性疾病,以贫血、肾功能损伤、高钙血症及骨病为主要临床特征,病程反复复发进展,目前仍被认为不可治愈。近年来骨髓瘤相关新药或治疗手段不断涌现,以蛋白酶体抑制剂和/或免疫调节剂为基础的三药联合方案是骨髓瘤的一线标准诱导方案,自体造血干细胞移植巩固治疗和含新药的维持治疗可以进一步为患者带来生存获益。此外,免疫治疗如 anti-CD38(Daratumumab)单抗、anti-BCMA 单抗、免疫检查点抑制剂,尤其是 CAR-T 细胞治疗等也取得令人瞩目的疗效。MM 已经从一种治疗反应率低的肿瘤变为治疗手段多样、可治疗、可控制的疾病。

一、流行病学及病因、发病机制

MM 中位发病年龄为 66 岁,男性发病率略高于女性。它是中老年人群中常见的血液系统肿瘤,大约占所有恶性肿瘤的 1%,血液系统恶性肿瘤的 10%。近年来伴随我国老龄化社会进程,多发性骨髓瘤的发病率呈明显上升趋势。

MM 尚无明确病因,其发生发展与患者本身的细胞生物学、遗传学和免疫学等改变相关,也与外来危险因素的暴露相关。研究显示,不明意义的单克隆免疫球蛋白病(monoclonal gammopathy of undetermined significance,MGUS)患者的亲属罹患 MM 的风险较高,且每年约 1% 的 MGUS 患者病情进展为 MM,提示 MM 的发病具备一定的基因易感性。

与其他任何一种恶性肿瘤类似,MM 的发病也是肿瘤细胞与微环境相互作用的结果。在发病机制上,MM 具有两个显著的特征:①从内部来说 MM 肿瘤细胞基因组不稳定,进而导致克隆异质性及克隆演变,影响病程及预后。几乎所有的 MM 患者均具有分子遗传学异常,但没有任何一种遗传学异常在 MM 的发病中起主导作用。MM 的初级细胞遗传学异常可大致分为两类,超二倍体及涉及免疫球蛋白重链(IgH)基因的易位,这两种遗传学异常模式不随疾病的进展而发生改变,最终都通过影响某种细胞周期素(cyclinD)家族基因参与MM 的发病。继发的细胞遗传学异常参与疾病进展,包括 17p13 缺失、1 号染色体异常(1p缺失或 1q 扩增)和 C-myc 易位等。②从外部来说 MM 对于微环境高度依赖,肿瘤细胞通过对微环境的重塑,形成免疫抑制的微环境,避免机体免疫的清除。骨髓中多种细胞、黏附分子及细胞因子等在 MM 的发病中发挥了重要作用,包括纤维母细胞、成骨/破骨细胞、巨噬细胞以及浆细胞样树突细胞和 CD56、LFA-3、IL-6、IL-1、TNF 等分子。

二、治疗现状

目前对于多发性骨髓瘤的诱导治疗多以蛋白酶体抑制剂联合免疫调节剂及地塞米松的 3 药联合方案为主,3 药联合优于 2 药联合方案。对中高危的患者,早期序贯 ASCT 意义更为重要。不适合接受 ASCT 的患者若诱导方案有效,建议继续使用有效方案至最大疗效,随后进入维持阶段治疗。维持治疗可选择来那度胺、硼替佐米、伊沙佐米、沙利度胺等。尽管近年来 MM 治疗进展迅速,但几乎所有的患者都会复发或进展。由于 MM 的不可治愈性和复发/难治 MM 的难治性,相关研究一直是国内外的研究热点。目前进展主要集中在原有作用机制药物的新一代剂型、免疫治疗等方面。

(一) 原有作用机制药物的新一代剂型

1. 第 3 代免疫调节剂(immunomodulatory drugs,IMiDs) 泊马度胺属于第 3 代 IMiDs,与来那度胺结构类似,可以直接抗骨髓瘤和免疫调控肿瘤微环境,但作用更强,已被美国 FDA 和欧洲药品管理局(EMA)批准用于复发/难治骨髓瘤。前期临床试验显示在来那度胺及硼替佐米耐药的患者中,其有效率仍可达 30%,且可能部分克服 17p-等不良遗传学表型。虽然单药应用疗效有限,但是 IMiDs 能够通过多种调节免疫机制,如刺激 T 细胞增殖、诱导 IL-2 和 IFN-γ 分泌进而增加 NK 细胞的数量、降低调节性 T 细胞(regulatory T cell,Treg)的活性等,与其他类型的免疫治疗药物联用取得协同的效果。目前泊马度胺与 CD38 单抗、PD-1 等的联合用药正在探索。

2. 第 2 代蛋白酶体抑制剂(proteasome inhibitors,PIs) 卡非佐米及伊沙佐米是第二代 PIs。卡非佐米具备高度的选择性,与作用靶点为不可逆性结合,对蛋白酶体在体内外实验中均显示了较硼替佐米更强、更久的抑制作用。ENDEAVOR 研究、ASPIRE 研究等均证实卡非佐米可为复发/难治 MM 患者带来生存获益,且神经炎等不良反应发生率更低。伊沙佐米为口服制剂具备更高的依从性。我国的一项Ⅲ期临床研究显示,伊沙佐米联合来那度胺及地塞米松(Rd)治疗较 Rd 治疗可以显著延长患者的 PFS 和 OS。

(二) 免疫治疗

1. 抗 CD38 单抗 部分研究提示,针对 CD38 的治疗可能有助于消除 MM 干细胞。达雷妥尤单抗(Daratumumab)是第一种显示出单药临床活性的抗体。在针对复发/难治 MM 患者的 POLLUX 和 CASTOR 研究中,Daratumumab 与硼替佐米及地塞米松(Vd)或者 Rd 联合,可提高总体缓解率(overall response rate,ORR)并延长了患者生存。该药已于 2019 年 7 月在我国上市。其他 CD38 单抗或该类药与其他免疫治疗的联合用药也在进行深入的研究中。

2. 双特异性抗体(bispecific T-cell engagers,BiTEs) BiTEs 通过 CD3 分子结合区和靶抗原结合区,引导效应免疫细胞到肿瘤细胞发挥作用。目前,针对 MM 特异性抗原的各种 BiTEs 正处于临床研发阶段,靶向 BCMA、CD3 的 AMG420 治疗复发/难治 MM 的初步结果显示,其最大耐受剂量水平的有效率为 70%,中位疗效持续时间为 9 个月,无明显不良反应。

3. 抗体药物偶联物(antibody-drug conjugates,ADCs) 以抗体作为载体,携带细胞毒性成分的靶向偶联药物也是新药的重要研发方向。人源化抗 BCMA 单克隆抗体与细胞毒制剂 monomethyllauristatin F (MMAF)偶联的 belantamab mafodotin (GSK2857916)在Ⅰ期研究中,剂量扩展组总有效率达 60%,其中 54% 获得很好的部分缓解(VGPR)以上疗效,中位 PFS 12.0 个月。

4. 免疫检查点抑制剂　PD-1 抗体（Pembrolizumab 和 Nivolumab）和 PD-L1 抗体（Durvalumab）都曾在 MM 中进行研究，单药均未显示出明显的临床疗效。有研究显示，Pembrolizumab 联合泊马度胺和地塞米松治疗复发/难治 MM 患者的总有效率为 60%，中位 PFS 17.4 个月，安全性可控。但后续Ⅲ期试验及其他研究的结果并不理想。

尽管越来越多的新药应用于临床，但复发/难治性多发性骨髓瘤（relapse/refractory multiple myeloma,RRMM）患者的 ORR 及 PFS 仍有待进一步提高。CAR-T 细胞免疫治疗成为 RRMM 研究热点，靶向 BCMA CAR-T 细胞疗法显示出良好的疗效，为多发性骨髓瘤患者带来更多的希望。

（安刚　邱录贵）

第二节　多发性骨髓瘤 CAR-T 细胞治疗的指征

随着 CAR-T 细胞技术的不断发展，多发性骨髓瘤的 CAR-T 细胞治疗也取得了较大进展。2013 年，Carpenter 等首次应用慢病毒载体合成以 CD28 为共刺激分子、鼠源性抗 B 细胞成熟抗原（B cell maturation antigen,BCMA）CAR-T 细胞；2015 年 10 月，Carl H. June 等首次应用抗 CD19 CAR-T 细胞联合二次 ASCT 治疗 MM 1 例，完全缓解（complete response,CR）时间超过 1.5 年；2016 年，Ali SA 等首次报道了应用抗 BCMA CAR-T 细胞有效治疗复发/难治多发性骨髓瘤患者的临床研究结果。此后，越来越多的 CAR-T 细胞治疗进入临床试验，为复发/难治多发性骨髓瘤患者带来了新的希望。

目前针对多发性骨髓瘤 CAR-T 细胞产品尚在临床试验阶段，大部分取得较好疗效，且不良反应可耐受。开展的 CAR-T 细胞临床试验主要用于标准治疗后的末线治疗，即经蛋白酶体抑制剂及免疫调节剂无效，或接受 3 线及以上正规治疗失败的复发/难治患者。研究表明，CAR-T 细胞治疗前的治疗线数越少，可能会取得更好的疗效。目前国内有中心将 CAR-T 细胞治疗指征提前，对标准治疗后未达完全缓解或者桥接自体造血干细胞移植（auto-hematopoietic stem cell transplantation,ASCT）的多发性骨髓瘤患者进行 CAR-T 细胞治疗。

国内各单位均通过开展临床试验进行多发性骨髓瘤的 CAR-T 细胞治疗，CAR-T 细胞治疗复发/难治多发性骨髓瘤临床研究一般入组标准及排除标准如表 2-4-2-1。

表 2-4-2-1　CAR-T 细胞入组标准及排除标准

入组标准

1. 年龄为 18~70 周岁；
2. 预计生存期>12 周；
3. 生存质量评分（KPS）>50% 或 ECOG 评分<2 分；
4. 经体格检查、病理学检查、实验室检查和影像学确诊为多发性骨髓瘤；
5. 多发性骨髓瘤化疗失败或复发的患者；
6. 流式细胞术或免疫组化证实骨髓瘤细胞表达 BCMA 等作为 CAR-T 细胞治疗的靶抗原；
7. 患者具有良好的肝、肾、心、肺功能；ALT、AST<3 倍正常值；胆红素<2.0mg/dl；肌酐<220μmol/L；左心室射血分数（LVEF）≥40%；血氧饱和度≥95%；
8. 可以静脉取血，没有其他白细胞去除术禁忌证；
9. 患者或其法定监护人能理解并自愿签署书面知情同意书

排除标准

1. 怀孕或哺乳期妇女,或半年内有妊娠计划的妇女;
2. 传染性疾病(如人类免疫缺陷病毒感染、活动性结核、活动性病毒性肝炎等);
3. 可行性评估筛查证明靶向淋巴细胞的转染<10%或者在 CD3/CD28 共同刺激下扩增不足(<5 倍);
4. 生命体征不正常,以及不能配合检查者;
5. 有精神或心理疾病不能配合治疗及疗效评估者;
6. 高度过敏体质或有严重过敏史,尤其对 CAR-T 细胞治疗过程中使用药物有严重过敏反应史(如氟达拉滨、环磷酰胺、IL-6 受体拮抗剂等);
7. 全身感染或局部严重感染需接受静脉抗感染治疗者;
8. 合并心、肺、脑、肝等重要脏器的严重功能障碍;
9. 严重自身免疫性疾病受试者;
10. 医生认为还存在有其他原因不能纳入治疗者

选择抗 BCMA CAR-T 细胞治疗的患者骨髓浆细胞表面应表达 BCMA。目前广泛开展的抗 BCMA CAR-T 细胞治疗复发/难治多发性骨髓瘤的临床试验中,不同中心对入组者浆细胞表面 BCMA 表达量要求不同。多数临床试验要求入组患者 BCMA 阳性即可,MSKCC huB-CMA-CAR 要求 BCMA 阳性率>1%;也有少数临床试验,如 NCI mBCMA CAR-T 细胞及 bb2121 的临床试验要求入组患者的骨髓浆细胞 BCMA 表达≥50%。此外,活动性病毒性肝炎经抗病毒治疗后,病毒滴度低于正常参考范围下限、肝功能恢复正常,以及严重感染经抗感染治疗好转的患者,可根据研究目的入组相应的临床试验。

CAR-T 细胞治疗前应对患者原发病情、一般状态、实验室检查等进行全面评估,包括:①原发病评估:免疫球蛋白,血清蛋白电泳,免疫固定电泳,血、尿轻链,游离轻链,β_2 微球蛋白,白蛋白,骨髓细胞学检查、MRD 检测;伴有可测量的髓外侵犯的患者,需行影像学检查如 CT、MRI 或 PET-CT 等检查明确肿块大小;有中枢神经系统侵犯者,还需完善脑电图检查;②一般检验:血常规、肝肾功能、电解质、心肌酶谱、肝炎病毒、梅毒检测、艾滋病毒检测、卡式血型、HBV-DNA、凝血功能+D 二聚体、妊娠试验(育龄妇女)、二便常规、IL-6、铁蛋白、CRP、细胞因子;③心电图、心脏超声、胸部 CT 等。

(王莹　李护君　李振宇)

第三节　CAR-T 细胞治疗多发性骨髓瘤的临床研究方案

近年来,CAR-T 细胞免疫治疗技术取得了突飞猛进的发展。靶向 BCMA 的 CAR-T 细胞疗法在复发/难治多发性骨髓瘤中已经取得了显著的疗效,抗 BCMA CAR-T 细胞产品有望短期内被批准用于复发/难治多发性骨髓瘤的临床治疗。但是目前全球各临床试验中心所采用的方案均有所不同,如预处理方案、回输剂量及不良反应的处理等方面均有差异。

一、预处理方案

在 CAR-T 细胞输注前予以清除淋巴细胞预处理,可显著增强 CAR-T 细胞抗肿瘤活性和持久性。目前常用的预处理方案包括环磷酰胺(cyclophosphamide,Cy)联合氟达拉滨(fludarabine,Flu)或环磷酰胺单药等。有随机对照研究表明,抗 BCMA CAR-T 细胞输注前予以 Cy 预处理方案,可以使多发性骨髓瘤患者获益,并且不增加相关不良反应。另有研究表明 Flu 联合 Cy 方案疗效相对优于单用 Cy。可能原因如下:①Flu 联合 Cy 进一步减少了肿瘤负荷;②对 CAR 单链可变区(single chain variable fragment,scFv)的免疫反应更小,增强了 CAR-T 细胞在体内扩增,并延长了持续时间;③减少 T 细胞耗竭;④降低 PD-1 表达。

同 ALL 及淋巴瘤的 CAR-T 细胞疗法的预处理方案类似,目前 CAR-T 细胞治疗多发性骨髓瘤前常用预处理方案如表 2-4-3-1。

表 2-4-3-1　目前常用的 CAR-T 细胞输注前预处理方案

预处理方案	具体用药
Flu 联合 Cy 的方案	Flu 25mg/m^2,静脉滴注,第 1~3 天;Cy 250mg/m^2,静脉滴注,第 1~3 天
	Flu 30mg/m^2,静脉滴注,第 1~3 天;Cy 300mg/m^2,静脉滴注,第 1~3 天
	Flu 25mg/m^2,静脉滴注,第 1~3 天;Cy 750mg/m^2,静脉滴注,第 1 天
单用 Cy 的方案	Cy 300mg/m^2,静脉滴注,第 1~3 天或 Cy 1 500mg/m^2,静脉滴注,第 1 天

目前多数中心在患者接受 CAR-T 细胞输注前 5 天开始预处理。在 CAR-T 细胞制备过程中,允许等待制备时间较长的患者接受桥接治疗。桥接治疗的方案目前尚无统一,但应在预处理前至少 14 天停止任何对 CAR-T 细胞有影响的治疗。

二、CAR-T 细胞回输

CAR-T 细胞回输前评估、回输时及回输后的监测指标见本篇第二章第三节。不同的 CAR-T 细胞产品回输剂量可能有所不同。剂量爬坡试验结果显示,总反应与输注剂量相关,但输注剂量过高往往会伴随严重的不良反应。较低剂量(0.3×10^6/kg 或总输注剂量 50×10^6 个细胞)抗 BCMA CAR-T 细胞的输注虽不良反应轻微,但疗效有限。目前临床研究报道最低剂量 1×10^6/kg 或总剂量 1.5×10^8 可取得与较高剂量(6×10^6/kg 或总剂量 4.5×10^8)相似的理想疗效。虽然各临床试验输注的细胞数各不相同,但随着 CAR-T 细胞结构的优化,输注的剂量有减少的趋势。

三、疗效及不良反应评估

在 CAR-T 细胞输注后第 14、28、60 天及 90 天时进行近期疗效评估,评估标准采用 2016 年国际骨髓瘤工作组(IMWG)疗效评估标准,分为传统的疗效标准和 MRD 疗效标准。传统的 IMWG 疗效标准分为:严格意义的完全缓解(stringent complete response,sCR),完全缓解(complete response,CR),非常好的部分缓解(very good partial response,VGPR),部分缓解(partial response,PR),微小缓解(minor response,MR),疾病稳定(stable disease,SD),疾病进展(progressive disease,PD),临床复发。MRD 疗效标准分为:持续 MRD 阴性(sustained MRD-negative),二代流式 MRD 阴性(NGF MRD-negative),二代测序 MRD 阴性(NGS MRD-negative),原有影像学阳性的 MRD 阴性(imaging positive MRD-negative),MRD 阴性后复发(relapse from MRD negative)(具体评估标准见本章最后)。

不良反应的评估与 CAR-T 细胞治疗 B-ALL 和 B-NHL 相似。在 CAR-T 细胞治疗过程中,观察患者的症状及体征的变化,必要时用心电监护进行生命体征监测,定期监测细胞因子及脏器功能,具体诊断及分级标准参见第四篇第二章。

四、随访

CAR-T 细胞治疗结束后,需要定期进行监测以评估疾病状态。CAR-T 细胞治疗的第一年内,每 3 个月对疾病进行一次全面的体格、血液及骨髓检查等以评估病情;CAR-T 细胞治疗的第二年内,应每 3 至 6 个月进行一次全面评估;在 CAR-T 细胞治疗的第三年(及以后),每 6 至 12 个月或根据临床情况进行全面评估。检测指标包括 M 蛋白定量、血清蛋白电泳、免疫固定电泳及游离轻链检测,骨髓细胞学监测及 MRD 检测;如有髓外浸润者,还需完善相关影像学检查,包括皮肤、软组织、淋巴结、肝、脾及中枢神经系统等 MRI,必要时行 PET-CT 检查。另外,如果怀疑疾病进展,应考虑进行包括细胞遗传学和 FISH 评估。

(王莹　李护君　李振宇)

第四节　CAR-T 细胞治疗多发性骨髓瘤的进展和展望

一、BCMA CAR-T 细胞在复发/难治多发性骨髓瘤中的应用

B 细胞成熟抗原(BCMA)广泛表达于多发性骨髓瘤细胞表面,维持多发性骨髓瘤细胞的存活,是目前多发性骨髓瘤 CAR-T 细胞疗法应用最广泛的治疗靶点。

(一) BCMA 的结构和功能

BCMA 基因定位于染色体 16p13.13,属肿瘤坏死因子受体超家族(tumor necrosis factor receptor superfamily,TNFRSF),也被称为 CD269 和 TNFRSF17,是一种Ⅲ型跨膜蛋白。BCMA 由 185 个氨基酸残基组成,其胞内区含 80 个氨基酸残基,其胞外区序列很短,只有一个保守的富含半胱氨酸结构域(cysteine-rich domain,CRD),并能通过蛋白-蛋白相互作用来传导细胞刺激信号。

BCMA 表达于正常浆细胞(plasma cell,PC)、成熟 B 细胞表面,不表达于造血干细胞及初始 B 细胞(naïve B cell)。BCMA 及两种相关的 TNFRSF 成员——B 细胞活化因子受体(B-cell activating factor receptor,BAFF-R)和跨膜激活剂及钙调亲环素配体相互作用因子(trans-membrane activator and calcium modulator and cyclophilin ligand interactor,TACI),通过与 BAFF 和/或增殖诱导配体(a proliferation-inducing ligand,APRIL)结合,共同调节 B 细胞的增殖和存活,以及成熟和分化为浆细胞,维持 B 细胞在不同发育阶段的长期存活。BCMA 主要诱导晚期记忆 B 细胞分化为浆细胞,对浆细胞长期存活至关重要。在 B 细胞分化为浆细胞的过程中,BCMA 的表达逐渐升高,而 BAFF-R 表达逐渐降低。

BCMA mRNA 和蛋白表达水平在多发性骨髓瘤细胞中显著高于正常浆细胞。BCMA 能够促进多发性骨髓瘤细胞存活;敲低 BCMA 可通过阻止细胞周期进程和下调抗凋亡分子,抑制多发性骨髓瘤细胞的增殖和活力。因此,BCMA 是支持多发性骨髓瘤细胞存活的重要表面蛋白,在多发性骨髓瘤的发生发展过程中发挥重要作用。

(二) BCMA CAR-T 细胞在复发/难治多发性骨髓瘤中的应用

BCMA 较特异性地表达于多发性骨髓瘤细胞及浆细胞,在正常组织中低表达,并且在多发性骨髓瘤的生物学和/或病理生理中起核心作用,因此 BCMA 成为多发性骨髓瘤 CAR-T 细胞治疗的理想靶点。基于此,针对 BCMA 的 CAR-T 细胞治疗复发/难治多发性骨髓瘤的临床试验在国内外迅速开展。表 2-4-4-1 总结了目前国际上及国内开展的 BCMA CAR-T 细胞治疗复发/难治多发性骨髓瘤的主要临床试验。总体而言,BCMA CAR-T 细胞治疗复发/难治多发性骨髓瘤显示出较好的疗效。研究表明,输注的 BCMA CAR-T 细胞剂量与患者疗效相关。患者 BCMA 表达的高低应当与疗效有关,但尚不完全清楚。此外,各中心临床试验的入组标准不同,对疗效评估也可能产生一定的影响。在为患者选择治疗方法时,这些都是需要考虑的因素。

表 2-4-1　目前国内外 BCMA CAR-T 细胞产品结构及临床应用

CAR-T 细胞产品	scFv 来源	共刺激分子	病毒载体	预处理方案	入组病例数/例	疗效	CRS	研究机构	临床试验注册号
mBCMA-CAR	鼠	CD28	逆转录病毒	Cy/Flu	16	ORR 81%，CR 率 63%	92%	NCI	NCT02215967
bb2121	鼠	4-1BB	慢病毒	Cy/Flu	33	ORR 85%，CR 率 45%	76%	NCI	NCT02658929
bb21217	鼠	4-1BB	慢病毒	Cy/Flu	12	ORR 83%，CR 率 25%	67%	NCI	NCT03274219
CART-BCMA	人	4-1BB	慢病毒	None/Cy	25	ORR 48%，CR 率 8%	88%	UPenn	NCT02546167
BCMA CAR-T	鼠	4-1BB	慢病毒载体	Cy/Flu	39	ORR 94.9%，CR 率 61.5%	100%	浙江大学医学院附属第一医院	ChiCTR1800017404
MCARH171	人	4-1BB	逆转录病毒	Cy±Flu	11	ORR 64%，CR 率 0	60%	MSKCC	NCT03070327
JCARH125	人	4-1BB	慢病毒	Cy/Flu	44	ORR 82%，CR 率 27%	80%	MSKCC	NCT03430011
FCARH143	人	4-1BB	慢病毒	Cy/Flu	11	ORR 100%，CR 率 36%	91%	Fred Hutch	NCT03338972
P-BCMA-101	人	—	非病毒载体	Cy/Flu	23	ORR 79%	22%	多中心*	NCT03288493
LCAR-B38M	不清	4-1BB	慢病毒	Cy	57	ORR 88%，CR 率 68%	89%	西安交通大学第二附属医院	NCT03090659

续表

CAR-T 细胞产品	scFv 来源	共刺激分子	病毒载体	预处理方案	入组病例数/例	疗效	CRS	研究机构	临床试验注册号
LCAR-B38M	不清	4-1BB	慢病毒	Cy/Flu	17	ORR 88%，CR 率 76%	100%	上海交通大学医学院附属瑞金医院，上海长征医院，江苏省人民医院	ChiCTR-ONH-17012285；NCT03090659
Anti-BCMA CAR-T 细胞	人	4-1BB	慢病毒载体	Cy/Flu	21	ORR 95%，CR 率 57% 联合 CD19 CAR-T 细胞	90%	徐州医科大学附属医院	ChiCTR-OIC-17011272
hBCMA-CAR	人	4-1BB	慢病毒载体	Cy/Flu	进行中	—	—	徐州医科大学附属医院	ChiCTR2000033194
BRD015	鼠	CD28	慢病毒	Cy/Flu	28	ORR 93%，CR 率 73%	—	华中科技大学同济医学院附属同济医院	ChiCTR-OPC-16009113
CT103A	人	4-1BB	慢病毒	Cy/Flu	18	ORR 100%，CR 率 70%	94%	华中科技大学同济医学院附属同济医院	ChiCTR1800018137
CT053	人	4-1BB	慢病毒	Cy/Flu	24	ORR 88%，CR 率 79%	63%	浙江大学医学院附属第一医院	NCT03915184
CART-BCMA	人源化	4-1BB	慢病毒	Cy/Flu	16	ORR 100%，CR 率 43%	—	河南省肿瘤医院	NCT03661554

注：NCI. National Cancer Institute，美国国家癌症研究所；UPenn. University of Pennsylvania，宾夕法尼亚大学；MSKCC. Memorial Sloan-Kettering Cancer Center，纪念斯隆-凯特琳特癌症中心。
* Banner MD Anderson Cancer Center；University of California Davis；University of California San Francisco；Colorado Blood Cancer Institute；University of Chicago；University of Kansas Cancer Center；University of Maryland Greenebaum Comprehensive Cancer Center；Johns Hopkins University；Wayne State-Karmanos Cancer Institute；John Theurer Cancer Center；University of Pennsylvania；Sarah Cannon Research Institute at Tennessee Oncology；Vanderbilt University Medical Center；MD Anderson Cancer Center；Swedish Cancer Institute.

目前,在临床应用的 BCMA CAR-T 细胞大多是第二代 CAR 进行基因修饰的 T 细胞。不同的产品由不同来源及结构的 scFv 和不同的共刺激分子组成,以及不同的表达载体。根据载体不同,可分为慢病毒、逆转录病毒和非病毒载体转染的抗 BCMA CAR-T 细胞;根据靶向抗原表位的数量,分为单表位及双表位的抗 BCMA CAR-T 细胞;根据 BCMA 来源不同分为鼠源、人源化和全人源 BCMA CAR-T 细胞。

1. 鼠源 BCMA CAR-T 细胞　鼠源 BCMA CAR-T 细胞产品主要包括 NCI mBCMA CAR、bb2121、bb21217 和 BRD015 等,具有不同的结构,初步取得了较好的临床疗效。

Ali SA 等首次进行了 BCMA CAR-T 细胞治疗复发/难治多发性骨髓瘤的 I 期临床试验(NCT02215967)。NCI mBCMA CAR 结构内包含一个抗鼠 BCMA scFv 和一个 CD28 共刺激分子,以 γ-逆转录病毒作为载体。入组患者需经免疫组化或流式细胞术证实 BCMA 的表达量>50%。试验分为 $0.3\times10^6/kg$、$1.0\times10^6/kg$、$3.0\times10^6/kg$、$9.0\times10^6/kg$ 四个剂量组,共入组 12 例患者,在 CAR-T 细胞输注前接受 Flu 联合 Cy 的预处理方案。结果显示,1 例患者达到 sCR,3 例 PR 或 VGPR,8 例 SD。在 $0.3\times10^6/kg$ 和 $1.0\times10^6/kg$ 剂量组的 6 例患者中,获得了有限的抗骨髓瘤效应和轻度毒性。在 $3.0\times10^6/kg$ 剂量组中,1 例患者获得 VGPR。2 例患者接受 $9\times10^6/kg$ CAR-T 细胞治疗,其中 1 例获得 sCR,1 例在输注 BCMA CAR-T 细胞后 28 周血清单克隆蛋白下降 95% 以上,达到 VGPR,但均发生了细胞因子释放综合征(cytokine release syndrome,CRS)。在后期的扩大病例数的长期随访研究中,16 例复发/难治多发性骨髓瘤患者接受 $9\times10^6/kg$ BCMA CAR-T 细胞治疗,总有效率(ORR)达 81%;其中 63% 患者达 VGPR 或 CR,11 例患者 MRD 阴性,中位无事件生存期为 31 周。

bb2121 是利用慢病毒作为载体、以 4-1BB 为共刺激分子及 CD3ζ 为信号域构建的鼠源 BCMA CAR-T 细胞。该 CAR-T 细胞识别肿瘤细胞的灵敏度极高,每个细胞表达 BCMA 分子大于 222 个时即可被识别。临床前试验研究表明,bb2121 在体外可显著诱导骨髓瘤细胞系、淋巴瘤细胞系及患者来源的慢性淋巴细胞白血病细胞凋亡;在荷瘤小鼠体内亦可持久发挥抗人骨髓瘤细胞作用。Raje 等开展的一项多中心的 I 期临床研究中,以 50×10^6、150×10^6、450×10^6 和 800×10^6 个 CAR-T 细胞的剂量单次输注 bb2121 进行剂量爬坡试验;之后扩大 150×10^6 至 450×10^6 剂量组。该试验入组 33 例患者,之前至少接受过三线化疗方案,包括蛋白酶体抑制剂和免疫调节剂,或对两种药物均耐药。共有 25 例(76%)患者发生 CRS,其中 23 例(70%)为 1 级或 2 级,2 例(6%)为 3 级。14 例(42%)发生神经毒性,其中 13 例(39%)为 1 级或 2 级,1 例(3%)患者发生可逆的 4 级神经毒性。ORR 为 85%,其中 15 例(45%)患者达到 CR。15 例 CR 患者中 6 例复发。中位无进展生存期为 11.8 个月(范围 6.2~17.8)个月。16 例有治疗反应(PR 及以上)且可评估微小残留病灶的患者保持 MRD 阴性。

bb21217 是在第一代 BCMA CAR-T 细胞(bb2121)内结合一种 PI3K 抑制信号生产的富集"记忆性 T 细胞"的 CAR-T 细胞产品,具有更持久、强效的抗肿瘤活性。bb21217 治疗复发/难治多发性骨髓瘤的多中心 I 期临床试验(CRB-402)结果显示,爬坡阶段最低剂量组(150×10^6)12 名患者的 ORR 为 83%,CR/sCR 为 25%,VGPR 为 50%。安全性上,CRS 发生率为 67%,大多数是 1 或 2 级,只有 1 例患者为 3 级。从目前的数据来看,150×10^6 剂量组 bb21217 的 ORR 为 83%,bb2121 的 ORR 为 57.1%,bb21217 有望取得比 bb2121 更好的效果。

BRD015 是含有鼠 BCMA scFv 和 CD28z 结构域的慢病毒 CAR。周剑峰团队开展了 BRD015 治疗复发/难治多发性骨髓瘤的 I 期临床试验,BRD015 的输注剂量为 $(5.4\sim25.0)\times$

10^6/kg。28 例可评估患者中,26 例达 CR;22 例患者骨髓瘤细胞上 BCMA 表达较强(BCMA 表达率>50%),而 6 例 BCMA 表达较弱。BCMA 强表达的患者 ORR 为 87%,而弱表达的 ORR 为 100%。强表达者的 OS 尚未达到,而弱表达者的 OS 为 206 天。BCMA 的表达强弱是否与长期疗效有关,值得进一步研究。

黄河团队开展了以 4-1BB 为共刺激域的鼠源 BCMA CAR-T 细胞治疗复发/难治性多发性骨髓瘤患者 39 例,总体反应率 94.9%,sCR 率 61.5%。所有患者均发生 CRS,3 级 CRS 发生率 43.6%,无 4 级或以上 CRS 发生,所有 CRS 患者经治疗后好转。

2. 人源化 BCMA CAR-T 细胞 在早期的 CD19 CAR-T 细胞中,抗鼠 CAR 的宿主免疫反应可能通过阻止体内扩增而限制疗效。因此,在较新的以 BCMA 为靶点的 CAR 构造中,越来越多地使用了人源化/全人源的 scFv。

徐开林团队开展了以 4-1BB 为共刺激域的人源化 BCMA CAR-T 细胞治疗复发/难治性多发性骨髓瘤患者 19 例,入组患者接受了平均 4.5 个线数的前期治疗,输注 CAR-T 细胞的剂量为(1~2)×10^6/kg。ORR 达 94.7%(18/19),其中 CR/sCR 达 68.4%,MRD 转阴率为 89.5%;一年无进展生存(progression-free survival,PFS)率达 68.4%。94.7%(18/19)患者发生 CRS,其中≥3 级 CRS 发生率为 15.8%(3/19),治疗后均好转。

宋永平团队应用人源化的 BCMA CAR-T 细胞治疗复发/难治多发性骨髓瘤。从羊驼中提取抗 BCMA 单域抗体(纳米抗体)作为识别域,使用 4-1BB 和 CD3ζ 胞内区域为 T 细胞激活域。I 期单臂临床研究入组的 16 例复发/难治多发性骨髓瘤患者接受了平均 10 个线数的先前治疗,采用 Cy 联合 Flu 方案预处理,CAR-T 细胞输注剂量为(2~10)×10^6 CAR^+细胞/kg。3 例伴有髓外疾病患者,CAR-T 细胞治疗后第 28 天评估为 PR;无髓外病变 13 例患者 ORR 为 84.6%(11/13);达到 16 周的 5 例患者,1 例复发,4 例持续缓解。2 例患者分别有 3 级和 4 级 CRS,其他为 0~2 级 CRS,CRS 可控。虽然该研究结果显示了良好的疗效,但是随访时间较短,长期疗效有待评估。

3. 全人源 BCMA CAR-T 细胞 宾夕法尼亚大学与 Novartis 公司合作开发的 CART-BCMA 以慢病毒作为载体,转导一个全人源 BCMA scFv,内含一个 4-1BB 共刺激分子。试验设 3 组,分三次输注 CAR-T 细胞(分别输注细胞总量的 10%、30%、60%),第一组:输注(1~5)×10^8 个 BCMA CAR-T 细胞;第二组:Cy 1.5g/m^2+(1~5)×10^7 个 BCMA CAR-T 细胞;第三组:Cy 1.5g/m^2+(1~5)×10^8 个 BCMA CAR-T 细胞。成功输注 BCMA CAR-T 细胞的 25 例患者,入组前平均接受了 7 个治疗(范围 3~11)线数的化疗,100% 的患者对免疫调节剂和蛋白酶体抑制剂耐药,67% 的患者对 CD38 单抗耐药,95% 的患者有预后不良的细胞遗传学表现,其中 67% 有 *TP53* 或 Del17p 突变,29% 的患者有髓外病变。第一组患者 ORR 为 44%(4/9)(其中 1 例 sCR,2 例 VGPR,1 例 PR),获得 sCR 的患者持续缓解 21 个月;第二组患者的 ORR 为 20%(1/5)(1 例 PR);第三组的 ORR 为 64%(7/11)(其中 2 例 CR,5 例 VGPR/PR)。该研究提示患者 ORR 与抗 BCMA CAR-T 细胞的输注数量相关,输注前给予 Cy 预处理可使患者获益,且不增加相关不良反应。

MCARH171 应用逆转录病毒作为载体,转导一个全人源 BCMA scFv,一个 4-1BB 共刺激结构域和一个截短型 EGRF 安全系统。在 MSKCC 进行的剂量爬坡的一期临床试验(NCT03070327)中,入组患者 BCMA 表达>1% 即可。11 名患者此前都接受过蛋白酶体抑制剂、免疫调节药物、抗 CD38 单克隆抗体和高剂量美法仑/干细胞移植的治疗,其中较低剂量组(≤150×10^6)6 人,较高剂量组(≥450×10^6)5 人。预处理方案为 Cy 或联合 Flu,高剂量组

ORR 达 100%(5/5)。总体 ORR 为 64%,中位反应持续时间为 106 天(范围 17~235 天)。可评估的 10 例患者中,40%(4/10)发生 1/2 级 CRS,20%(2/10)发生 3 级 CRS,没有 4 级及以上 CRS;仅 1 例患者发生 2 级神经毒性。

JCARH125 具有慢病毒 CAR 结构,包含全人源 scFv、优化间隔、4-1BB 共刺激域和 CD3z 激活域;按照 1:1 比例的 CD4/CD8 T 细胞进行培养,富含中枢记忆性 T 细胞。在 EVOLVE 的 I/II 期临床试验中,纳入 44 例患者,ORR 为 82%,其中接受 $5×10^7$ 个 CAR-T 细胞治疗的患者 ORR 为 79%,43% 为 sCR 或 CR。71% 的患者发生 1~2 级的 CRS,9% 发生 3~4 级 CRS。18% 患者发生 1~2 级神经毒性,7% 发生 3~4 神经毒性。其他 3~4 级的不良事件包括中性粒细胞减少症(86%)、贫血(50%)、血小板减少症(43%),以及感染(14%)。

FCARH143 包含一个人源 BCMA scFv 和一个 4-1BB 共刺激结构域;以 CD4:CD8 为 1:1 的比例进行预转导和扩增。在 Fred Hutch 癌症中心开展的 I 期研究中,入组 11 名患者,接受 Cy 联合 Flu 预处理,结果显示:ORR 为 100%,CR/sCR 为 36%,VGPR 为 46%。安全性上,CRS 发生率高达 91%,但未观察到 3 级以上的 CRS,有 1 例并发神经毒性反应。

CT103A 是全人源靶向 BCMA 的 CAR-T 细胞,包含一个全人源 scFv、CD8α 铰链区和跨膜区、4-1BB 共刺激域和 CD3ζ 激活域。周剑峰团队进行了 CT103A 治疗复发/难治多发性骨髓瘤的临床研究。入选了 18 例复发/难治多发性骨髓瘤患者(既往治疗≥3 种,包括硼替佐米和来那度胺),其中 4 例患者既往接受鼠源 BCMA CAR-T 细胞治疗后复发,40% 患者接受过自体干细胞移植。入组患者进行严格的剂量爬坡试验,分为 $1×10^6$/kg、$3×10^6$/kg、$6×10^6$/kg 三个剂量组。研究结果显示患者 ORR 为 100%,VGPR 以上达 88%,CR/sCR 达 70%,一年无进展生存(progression-free survival,PFS)率达 80% 以上。安全性方面,3 级以上 CRS 的发生率为 20%,未出现中枢神经系统毒性。最低剂量组 $1×10^6$/kg 疗效也很理想,有效率达到 100%,CR/sCR 达 65%,≤2 级 CRS 占 88%,未出现神经毒性。此外,4 例既往接受鼠源 BCMA CAR-T 细胞治疗后复发的患者采用 CT103A 治疗均有效。

CT053 是全人源抗 BCMA 的 CAR-T 细胞产品,在金洁团队开展的 I 期临床研究结果显示,24 例接受 CT053 治疗的复发/难治多发性骨髓瘤患者,在 Cy 联合 Flu 预处理后,接受了 $1.5×10^8$ CT053 细胞输注(除 3 例分别接受了 $0.5×10^8$、$1×10^8$ 和 $1.8×10^8$ 细胞),ORR 达 87.5%,CR/sCR 达 79.2%;更高的 CAR-T 细胞扩增伴随着更好的反应,且 CAR-T 细胞在回输后最长维持时间为 1 年。16 例患者在中位随访 295 天后依旧维持 CR 或 VGPR。15 例(62.5%)患者出现 CRS,均为 1/2 级,3 例(12.5%)患者出现神经毒性(2 例为 1 级,1 例为不可逆 3 级)。

P-BCMA-101 是将一种非免疫蛋白、全人源的替代支架 centyrin 分子融合到标准的第二代 CAR 分子(a "CARTyrin")中,并且是用非病毒载体的 piggyBac DNA 转座子系统制备的通用型 CAR-T 细胞。与目前应用的以病毒作为载体的 CAR-T 细胞不同之处在于,现有的 CAR-T 细胞组成多为已分化的 T 细胞亚群,而 P-BCMA-101 中 60%~80% 为记忆性干细胞样 T 细胞。I 期临床试验初步结果显示,23 名患者接受了 5 个剂量组的治疗;可评估的 19 例患者中,15 例对治疗有反应,其中 13 例达到了 sCR、CR、VGPR 或 PR,2 例为 MR;且 CRS 的发生率非常低,在所有剂量组中只有 5 例发生轻微且短暂的 CRS 反应。目前 II 期临床试验在进行中,这种全人源的通用型 CAR-T 细胞的优点在于:避免了部分患者采集不到足够数量的细胞用于培养;所获得的疗效令人满意,副反应能够接受。

上述临床试验结果均提示全人源 BCMA CAR-T 细胞在复发/难治多发性骨髓瘤中有较

好的疗效,而且安全性尚好。

此外,LCAR-B38M 是一种靶向两个 BCMA 表位的双特异性 CAR-T 细胞。LCAR-B38M 所用的与 BCMA 双表位结合的 CAR 基团具有高度亲和力,在结构上不同于其他靶向 BCMA 的 CAR,它包含了一个 CD3ζ 信号域、4-1BB 共刺激域和 2 个靶向 BCMA 的单域抗体,使其与肿瘤细胞的亲和力更强。西安交通大学第二附属医院进行的一项 I 期试验中,57 名患者接受 Cy 预处理后,回输 LCAR-B38M CAR-T 细胞,输注剂量为 $(0.07 \sim 2.1) \times 10^6/kg$。ORR 达 88%,其中 42 例获得 CR 的患者中,39 例 MRD 阴性。上海交通大学医学院附属瑞金医院等应用 LCAR-B38M 治疗 17 例复发/难治多发性骨髓瘤,在 CAR-T 细胞输注前采用 Flu 联合 Cy 清除淋巴细胞。结果显示:ORR 为 88.2%,至随访截点,17 例患者的中位随访时间为 417 天,1 年的总体生存率为 82.3%;无进展生存率为 53%。以上研究表明,双表位抗 BCMA CAR-T 细胞在复发/难治多发性骨髓瘤中具有良好的应用前景。

ALLO-715 是一种新型同种异体 BCMA CAR-T 细胞疗法,使用第二代 CAR 构建体,加入来自对 BCMA 具有高亲和力的全人源抗体的新型 scFv,以及位于 CAR 铰链区的“安全开关”,由利妥昔单抗驱动。临床前研究表明对复发/难治多发性骨髓瘤,以及 BCMA 阳性的其他恶性肿瘤具有显著疗效,临床试验正在进行中。

二、针对其他靶点的 CAR-T 细胞在多发性骨髓瘤中的应用

抗 BCMA CAR-T 细胞疗法在复发/难治多发性骨髓瘤的治疗上获得了令人鼓舞的临床效果。但是,由于多发性骨髓瘤的高度异质性,BCMA CAR-T 细胞治疗后复发是一个很棘手的问题,临床需要寻求更多的靶点应用于多发性骨髓瘤的 CAR-T 细胞治疗。

(一) 针对其他靶点的 CAR-T 细胞在难治复发多发性骨髓瘤中的临床应用

除 BCMA 外,目前已开发了针对多发性骨髓瘤 CAR-T 细胞治疗的多种靶点,并已进入临床试验,包括 CD19、CS1、κ 轻链、CD38、CD138、NKG2D 等。表 2-4-4-2 列出目前除 BCMA 外,针对多发性骨髓瘤的其他靶点的 CAR-T 细胞治疗的临床试验。

表 2-4-4-2　BCMA 之外其他靶点的 CAR-T 细胞治疗的临床试验

靶点	骨髓瘤中表达比例/%	例数/例	剂量	疗效	临床试验注册号
CD19	3	10	$(1.1 \sim 6) \times 10^8$ CAR-T cells	联合 ACST;6 例 VG-PR,2 例 PR,2 例 PD	NCT02135406
κ 轻链	20	7	$(0.2 \sim 2.0) \times 10^8$ CAR-T cells/m²	4 例 SD 维持 6 周至 24 个月,3 例 NR	NCT00881920
CD138	90~100	5	$(0.44 \sim 1.51) \times 10^7$ CAR-T cells/kg	4 例 SD 超过 3 个月,1 例 PD	NCT01886976
NKG2D	NKG2D 配体高表达	5	$(0.1 \sim 3) \times 10^7$ CAR-T cells	后续均接受其他治疗	NCT02203825
CD38	80~100	—	—	—	NCT03464916(正在进行中)
CS1	95	—	—	—	NCT03710421,NCT03778346(正在进行中)

1. CD19 CAR-T 细胞　CD19 表达于 B 细胞前体细胞和成熟细胞,以及多种 B 细胞恶性肿瘤。多发性骨髓瘤患者中存在一群(约 3%)对化疗并不敏感的低分化 CD19$^+$克隆,被认为是分化程度较低的 MM 细胞或骨髓瘤样干细胞,为抗 CD19 CAR-T 细胞治疗多发性骨髓瘤提供了的理论依据。目前临床试验将抗 CD19 CAR-T 细胞疗法作为一种挽救性治疗应用于既往接受自体造血干细胞移植的复发/难治多发性骨髓瘤患者。2015 年,Carl H. June 团队首次对一例接受 ASCT 后复发的多发性骨髓瘤患者进行 CD19 CAR-T 细胞(CTL019)细胞输注并联合二次 ASCT。移植后 100 天达到了 sCR,MRD 阴性,CR 时间超过 1.5 年。在此基础上,Garfall 等纳入 10 例前期接受 ASCT 治疗,并在移植后 1 年内疾病进展的复发/难治多发性骨髓瘤患者,入组后在接受美法仑和自体造血干细胞移植后给予 CTL019 细胞输注(NCT02135406),CTL019 细胞的最大剂量是 5×10^7。移植后 100 天,8 例患者获得 VGPR 以上的疗效,2 例为 PD。由于患者同时接受了 ASCT,该临床研究结果应为 CD19 CAR-T 细胞与 ASCT 的综合作用。

2. κ 轻链 CAR-T 细胞　在多发性骨髓瘤患者中,免疫球蛋白轻链呈限制性表达。只表达 κ 轻链型者的骨髓瘤细胞表面单克隆 κ 轻链抗原的阳性检出率为 70%,λ 游离轻链型者的骨髓瘤细胞表面未检测到单克隆 κ 轻链抗原。提示 κ 轻链抗原可以作为多发性骨髓瘤免疫治疗的靶点。以恶性 B 细胞表面 κ 轻链抗原为靶点的 46/28ζ$^+$-CAR-T 细胞体外可以杀伤自体和同种异体 B-CLL 的恶性 B 细胞,并分泌大量 IL-2、TNF-α 和 IFN-γ;在小鼠模型体内也有持续的 46/28ζ$^+$-CAR-T 细胞增殖和抗肿瘤效应。Ramos 等对 7 例表达免疫球蛋白 κ 轻链的多发性骨髓瘤患者进行 κ CAR-T 细胞治疗(NCT00881920),其中 6 例既往接受 ASCT,研究结果显示,4 例患者维持 6 周至 24 个月缓解,3 例患者对 κCAR-T 细胞治疗无反应。然而,骨髓瘤细胞在其表面分泌但不保留免疫球蛋白的表达,与抗 CD19 CAR-T 细胞一样,抗骨髓瘤的效果将依赖于靶向骨髓瘤前体细胞,一定程度上限制了抗 κ 轻链 CAR-T 细胞的单独应用。

3. CD138 CAR-T 细胞　CD138 是一种细胞膜硫酸肝素蛋白多糖,亦称作为 syndecan-1;在 MM 肿瘤细胞表面几乎均有表达,与多发性骨髓瘤细胞生长及疾病进展密切相关。CD138 CAR-T 细胞对多发性骨髓瘤细胞 U266、RPMI8226 具有明显的杀伤效应。CD138 CAR-T 细胞与肿瘤细胞共培养可以促进 γ 干扰素的分泌;泊马度胺能够促进抗 CD138 CAR-T 细胞分泌 γ 干扰素。但是由于 CD138 亦表达于上皮细胞,所以 CD138 CAR-T 细胞可攻击上皮细胞。在一项 I 期研究(NCT01886976)中,5 例复发/难治多发性骨髓瘤或浆细胞白血病患者接受了 CD138 CAR-T 细胞治疗,4 例患者病情稳定超过 3 个月,1 例患者疾病进展。在安全性方面,患者发生了 CRS,但未出现上皮细胞毒性。然而,由于病例数有限,其对复发/难治多发性骨髓瘤患者的临床疗效及安全性尚需进一步研究证实。

4. NKG2D CAR-T 细胞　自然杀伤细胞受体 2D(natural killer cell receptor group 2, member D,NKG2D)为 NK 细胞与 T 细胞的活化受体,其配体表达于多种肿瘤细胞,包括多发性骨髓瘤细胞。临床前研究显示 NKG2D CAR-T 细胞不仅可以延长小鼠无肿瘤生存期,亦可以激活宿主免疫应答,诱导小鼠体内产生保护性、特异性的免疫反应。Susanne 等将 NKG2D CAR-T 细胞应用于临床,治疗了 5 例复发/难治多发性骨髓瘤患者。研究发现 NKG2D-CAR-T 细胞的扩增和持久性受到限制;NKG2D CAR-T 细胞在体外表现出抗自体肿瘤细胞的功能活性,但可能需要通过修饰增强 CAR-T 细胞的扩增和靶抗原密度来提高其临床活性。蛋白酶体抑制剂硼替佐米及美法仑等可以增强多发性骨髓瘤细胞表面 NKG2D 配体的表达,因此联合这些药物可以增强 NKG2D CAR-T 细胞对多发性骨髓瘤细胞的识别,进而增强杀伤作用。

5. CS1 CAR-T 细胞　CS1 是信号转导淋巴细胞激活分子(signaling lymphocytic activation molecule,SLAM)家族成员,是一类跨膜糖蛋白,在 B 细胞、T 细胞、树突状细胞、自然杀伤细胞与单核细胞表面低表达,在 95% 以上的多发性骨髓瘤患者中高表达。此外,多发性骨髓瘤患者血清可溶性 CS1 水平与疾病分期相关,并且 CS1 可以在体外诱导多发性骨髓瘤细胞生长。靶向 CS1 的单克隆抗体的获批用于治疗复发/难治多发性骨髓瘤证明了它是一个非常有吸引力的靶点。在临床前研究中,CS1 CAR-T 细胞对多发性骨髓瘤细胞系和原代骨髓瘤细胞均显示出较强的细胞毒性,并显著延长人 MM.1S 和 IM9 骨髓瘤细胞异种移植小鼠的存活期。然而,由于 T 细胞表面也存在一定数量的 CS1 表达,在 T 细胞中引入 CS1 CAR 会引发交叉 T 细胞反应,导致 CAR-T 细胞自我杀伤。研究者使用转录激活样效应因子核酸酶(transcription activator-like effector nuclease,TALEN)基因编辑技术开发了 SLAMF7 CAR-T 细胞产品 UCARTCS1,在引入 CS1 CAR 之前从 T 细胞中剔除 *CS1* 基因,在体外和小鼠模型中均可特异性靶向 CS1,有效杀伤多发性骨髓瘤细胞系和原代人骨髓瘤细胞。目前 UCARTCS1 已被 FDA 批准用于多发性骨髓瘤患者的 I 期研究。Wang 等发现,在体外扩增的 CS1 CAR-T 细胞中加入来那度胺,可以提高 CS1 CAR-T 细胞的免疫功能,包括细胞毒性、免疫记忆的维持,以及辅助性 T 细胞(helper T cell,Th)1 相关细胞因子的分泌与免疫突触的形成,为来那度胺联合 CS1 CAR-T 细胞治疗复发/难治多发性骨髓瘤的临床试验提供了依据。目前靶向 CS1 的 CAR-T 细胞临床研究正在进行中(NCT03710421、NCT03778346、ChiCTR-OPC-17014095 等)。

6. CD38 CAR-T 细胞　CD38 是一种单链 II 型跨膜糖蛋白,表达与分布广泛,无细胞系限制性,在髓系和淋巴细胞系祖细胞表达水平很高,在 NK 细胞、T 细胞、B 细胞等也有表达;在骨骼肌、心肌、气道平滑肌和子宫平滑肌中均有表达。与正常浆细胞相比,骨髓瘤细胞 CD38 的表达明显增加,提示 CD38 可以作为多发性骨髓瘤的 CAR-T 细胞治疗潜在靶抗原。Daratumumab(CD38 单抗)已被批准用于治疗多发性骨髓瘤,支持了 CD38 作为合适的靶点的观点。Mihara 等在体外实验中发现抗 CD38 CAR-T 细胞对骨髓瘤细胞有较强的细胞毒性作用,并且存在时间与剂量依赖性,但是由于 CD38 表达较为广泛,治疗中产生的不良反应需引起重视。目前靶向 CD38 的 CAR-T 细胞治疗复发/难治多发性骨髓瘤的临床试验正在进行中(NCT03464916)。

(二)针对其他靶点的 CAR-T 细胞在多发性骨髓瘤中的临床前研究

此外,还有针对多发性骨髓瘤的其他靶点的 CAR-T 细胞在临床前研究中取得了显著疗效(图 2-4-4-1),如食管鳞状细胞癌抗原(New York esophageal-1,NY-ESO-1)、G 蛋白偶联受体 C5 家族亚型 D(G protein-coupled receptor class C group 5 member D,GPRC5D)、MMG49、CD44 异构体 6(CD44v6)、CD229、CD56、CD70、Lewis Y 等,其中 NY-ESO-1、GPRC5D、MMG49 等有望进入临床试验。

NY-ESO-1 在多种恶性肿瘤高表达,能够在体内外诱导抗原抗体反应和特异性 CTL。NY-ESO-1 是预后不良 MM 患者免疫治疗的理想肿瘤靶抗原。临床前研究表明,识别 NY-ESO-1157-165 肽段和 HLA-A*0201 的 CAR-T 细胞(HLA-A*0201/NY-ESO-1157-165 CAR-T 细胞)对多发性骨髓瘤细胞有靶向治疗作用,并诱导免疫记忆,有望进入下一步的临床试验。

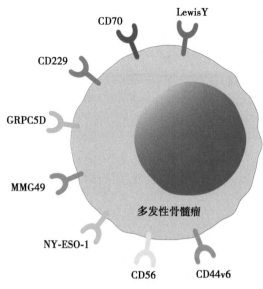

图 2-4-4-1　针对多发性骨髓瘤的 CAR-T 细胞治疗的临床前研究靶点

GPRC5D 在恶性浆细胞上表达,在正常组织的表达仅限于具免疫赦免性的毛囊区域。65% 的多发性骨髓瘤患者骨髓中 CD138⁺ 细胞上具有高于 50% 的 GPRC5D 抗原表达阈值。此外,CD138⁺ 多发性骨髓瘤细胞上的 GPRC5D 表达与 BCMA 表达不具有相关性,表明 GPRC5D 在临床上是一个理想靶标。与具有相同 CAR 结构的 BCMA CAR-T 细胞的头对头比较研究发现,GPRC5D CAR-T 细胞在体外及体内实验中均显示出与 BCMA CAR-T 细胞相当的抗原特异性细胞毒性。该研究进一步表明,在 BCMA 抗原丢失导致的肿瘤复发模型中,GPRC5D 靶向的 CAR-T 细胞疗法可以克服肿瘤逃逸,有望为临床治疗复发/难治多发性骨髓瘤提供新的选择。

整合素(integrin)β7 在大多数骨髓瘤细胞中高表达并且具有活性构象。MMG49 为多发性骨髓瘤的特异性单克隆抗体,能够特异性识别并活化整合素 β7。使用来自 MMG29 单克隆抗体的片段开发的 MMG49 CAR-T 细胞,能够特异性地杀死小鼠体内的骨髓瘤细胞,具有显著的抗肿瘤效果,并且对正常细胞没有损害。该研究亦证实,MMG49 CAR-T 细胞不仅可以靶向杀伤多发性骨髓瘤细胞,亦可以靶向杀伤作为候选多发性骨髓瘤前体细胞的克隆性 CD19⁺B 细胞。

CD44v6 为 CD44 的异构体 6,在正常细胞,包括活化的 T 细胞、单核细胞与角质细胞表面低表达,不表达于造血干细胞。多发性骨髓瘤患者来源的 CD138⁺浆细胞表达 CD44v6,并且其表达水平与疾病进展程度及染色体 13q14 缺失相关。CD44v6 CAR28z⁺ T 细胞具有较强的抗多发性骨髓瘤作用,且不影响造血干细胞与表达 CD44v6 的浆细胞功能;而体外对 CD44v6 CAR28z⁺ T 细胞进行抗 CD3/CD28 与 IL-7/IL-15 的活化,是该细胞发挥抗肿瘤活性所必需的。

CD229 是一种普遍存在于骨髓瘤细胞和骨髓瘤干细胞表面的分子,后者可产生耐药骨髓瘤细胞。在小鼠模型和来自骨髓瘤患者的骨髓瘤干细胞中证实 CD229 CAR-T 细胞可有效杀伤多发性骨髓瘤细胞和骨髓瘤干细胞。经过 CD229 CAR-T 细胞治疗的骨髓瘤小鼠似乎产生持久的免疫反应。CD229 CAR-T 细胞是否对多发性骨髓瘤患者安全有效,有待于进一步临床试验。

70% 的多发性骨髓瘤患者强表达 CD56,因此 CD56 被认为是恶性浆细胞潜在靶抗原。CD56 的缺失提示 MM 的髓外浸润和浆细胞白血病。CD56 CAR-T 细胞治疗能够有效清除多发性骨髓瘤模型小鼠的肿瘤细胞。由于 CD56 在神经元细胞表面亦存在表达,可能产生神经细胞毒性,因此限制了 CD56 CAR-T 细胞在临床中的应用。

CD70 亦称为 CD27 配体,是肿瘤坏死因子受体超家族的成员之一,在多种肿瘤组织中高水平表达,仅一部分骨髓瘤细胞表达。体外实验发现,将 CD70 CAR-T 细胞与 CD70⁺多发性骨髓瘤细胞系 U266 共培养,CD70 CAR-T 细胞能够显著分泌 γ 干扰素与 IL-2,进而对 CD70$^+$ U266 细胞发挥肿瘤杀伤作用,同时在异基因移植淋巴瘤小鼠模型中发挥抗肿瘤活性。可能由于 CD70 并非特异性表达于恶性浆细胞表面,目前尚缺乏与多发性骨髓瘤相关的临床研究。

Lewis Y 抗原是结合于 Ⅱ 型血型寡糖链的四糖结构,在多发性骨髓瘤细胞株 RPMI8226-13 中高表达,52% 多发性骨髓瘤患者的骨髓单个核细胞表达 Lewis Y。以 Lewis Y 为靶点的融合基因 anti-LeY-scFv-CD28-ζ 转染 T 细胞获得 LeY CAR-T 细胞。LeY CAR-T 细胞对 RP-MI8226-13 细胞与原代多发性骨髓瘤细胞具有特异性杀伤作用,且杀伤活性与 LeY 的表达水平成正相关;LeY CAR-CD8$^+$T 细胞能够在小鼠体内长期发挥抗骨髓瘤作用,有待临床研究进一步评估其疗效及安全性。

三、双靶点 CAR-T 细胞在复发/难治多发性骨髓瘤中的应用

复发/难治多发性骨髓瘤患者中存在不同的多发性骨髓瘤细胞亚克隆,靶向单靶标的免疫疗法可以诱导抗原丢失或下调,从而导致肿瘤逃逸。为解决抗 BCMA CAR-T 细胞治疗后抗原丢失的现象,降低 BCMA 阴性复发的风险,可考虑同时靶向两个抗原,如:混合或序贯输注两种不同靶点的 CAR-T 细胞,通过双顺反子表达载体在同一细胞表面共表达两种 CAR,两种不同的 CAR 载体共转染 T 细胞,或同一表达载体上串联表达两种 CAR 蛋白。目前以 BCMA 为基础,联合其他靶标的 CAR-T 细胞治疗的临床前研究及临床试验取得了较好的疗效。

(一) BCMA 联合抗 CD19 CAR-T 细胞

目前以 BCMA 联合 CD19 为靶点的 CAR-T 细胞疗法的临床研究在国内多家单位中开展,并取得了显著疗效。

徐开林团队进行的一项联合输注人源化 CD19 CAR-T 细胞和 BCMA CAR-T 细胞治疗复发/难治多发性骨髓瘤患者的 Ⅱ 期临床试验中,21 例患者接受 Cy 联合 Flu 预处理后,同一天内序贯输注人源化 CD19 CAR-T 细胞和 BCMA CAR-T 细胞各 $1×10^6$/kg,ORR 达 95%(20/21),其中 9 例(43%)sCR、3 例(14%)CR、5 例(24%)VGPR 和 3 例(14%)PR。CRS 的发生率为 90%(19/21),86%(18/21)为 1/2 级 CRS。13 例髓外浸润患者中,4 例髓外病变消失,7 例髓外病变缩小 75% 以上。

傅琤琤团队开展了对多发性骨髓瘤患者 ASCT 后 14~20 天序贯输注 CD19 CAR-T 细胞($1×10^7$/kg,第 0 天)和人源化 BCMA CAR-T 细胞[总剂量范围:(2~8.2)×10^7/kg,分两天输注,第 1 天 40%,第 2 天 60%]的临床研究(NCT 03455972)。26 例患者完成了试验设定时间点的监测随访,ORR 为 86%,其中 54% 患者达到 CR 或 sCR,2 例(7%)患者达到 VGPR,25% 患者达到 PR。中位 PFS 为 15 个月,中位 OS 尚未达到。所有(100%)患者均发生 CRS,其中 19 例(65%)患者出现了 1/2 级 CRS,8 例(28%)患者出现了 3 级 CRS,2 例(7%)患者出现了 4 级 CRS,未发生与治疗相关的死亡。

张曦团队在 2019 年 ASH 会议上报道了 BCMA+CD19 双特异性 CAR-T 细胞靶向治疗复发/难治多发性骨髓瘤患者的初步研究结果,入组 5 例患者均对治疗产生反应,其中 1 例患者达到 sCR,3 例 VGPR,1 例 PR。上述临床试验结果提示,BCMA 联合 CD19 CAR-T 细胞治疗复发/难治多发性骨髓瘤取得了令人满意的疗效,说明 BCMA 联合 CD19 两种 CAR-T 细胞治疗复发/难治多发性骨髓瘤的临床可行性,并且毒副反应可以接受,但仍需要长期随访以

评估远期疗效。

（二）BCMA 联合抗 CD38 CAR-T 细胞

华中科技大学同济医学院附属协和医院在 2019 年 ASH 会议报告了一项针对 BCMA 和 CD38 双靶的 CAR-T 细胞疗法治疗复发/难治多发性骨髓瘤患者的Ⅰ期研究（注册号 ChiCTR1800018143）。共纳入 16 例患者接受了 5 个递增剂量的 CD38 CAR-T 细胞治疗，14 例患者有治疗反应，ORR 为 87.5%，其中 8 例（50%）达 sCR、2 例（12.5%）达 VGPR、4 例（25.0%）达 PR，并且 14 例患者均达到了骨髓 MRD 阴性。5 例（100%）患者的髓外病变均得以消除。CAR-T 细胞 $4.0×10^6/kg$ 具有最佳的治疗反应和可接受的毒性反应。该研究初步显示了 BCMA 和 CD38 双靶 CAR-T 细胞疗法在复发/难治多发性骨髓瘤患者中具有较高的有效率，还可有效清除髓外病灶，安全性好。

（三）BCMA 联合 CS1 CAR-T 细胞

基于 BCMA CAR-T 细胞在多发性骨髓瘤中的显著疗效，有研究用 CS1 作为第二靶点，增强 BCMA 靶向性。研究者将完整的 BCMA CAR 通过 P2A 自剪切肽类连接完整的 CS1 CAR 形成一种复合嵌合抗原受体（compound chimeric antigen receptor，cCAR），从而在 T 细胞表面表达 2 种功能性 CAR 分子。将这种 BCMA-CS1 cCAR-T 细胞应用于 MM 小鼠模型，显示出强大的抗肿瘤活性，抗 BCMA-CS1 cCAR-T 细胞治疗的小鼠较抗 BCMA CAR-T 细胞治疗的小鼠生存时间更长。上述研究结果表明，将 BCMA 与 CS1 作为复合靶点的 CAR-T 细胞，可以增强对 MM 的治疗反应，并且有望为更广泛的疾病提供有效的临床治疗。目前厦门大学附属第一医院正在开展靶向 BCMA/CS1 CAR-T 细胞治疗复发/难治多发性骨髓瘤的Ⅰ期临床试验（ChiCTR2000033131）。

（四）其他

研究表明，注射 CD138 CAR-T 细胞和 BCMA-CAR-T 细胞可有效杀伤小鼠骨髓瘤细胞。河南省人民医院和徐州医科大学附属医院正在开展 BCMA 联合 CD138 CAR-T 细胞序贯输注的临床试验（ChiCTR1900023624，ChiCTR2000033194）。

四、CAR-T 细胞联合其他药物或方案在复发/难治多发性骨髓瘤中的应用

CAR-T 细胞还可联合免疫检查点抑制剂、免疫调节剂（immunomodulatory drugs，IMiDs）、γ 分泌酶抑制剂、蛋白酶体抑制剂等其他治疗方法，以延长多发性骨髓瘤患者的无复发生存时间。多数临床前研究取得显著疗效，部分临床试验正在进行中。

（一）BCMA CAR-T 细胞联合免疫检查点抑制剂

程序性细胞死亡受体 PD-1 是一种重要的免疫抑制分子，与其配体程序性细胞死亡配体 PD-L1 结合，传导抑制性信号，减少 T 细胞增生。抗 PD-1/PD-L1 单克隆抗体能够阻断 PD-1/PD-L1 信号通路，从而增强 T 细胞杀伤活性。人类表皮生长因子受体（human epidermal growth factor receptor，HER）2 CAR-T 细胞与 PD-1 单克隆抗体联合应用，对肿瘤的杀伤作用强于单独应用 CAR-T 细胞。CD19 CAR-T 细胞 Yescarta（axi-cel）联合 PD-L1 抑制剂治疗弥漫大 B 细胞淋巴瘤（DLBCL）的Ⅰ/Ⅱ期临床试验结果显示了令人欣喜的疗效。T 细胞耗竭/衰老是多发性骨髓瘤复发的一个显著特征。与内源性 T 细胞一样，PD1/PD-L1 轴可以减弱骨髓瘤特异性 T 细胞的活性。在多发性骨髓瘤患者浆细胞表面 PD-L1 表达水平增加，而 T 细胞与 NK 细胞表面 PD-1 表达水平亦升高。基于 PD-1/PD-L1 抑制剂及针对多发性骨髓瘤细胞表面抗原的抗体具有协同作用的临床前期研究，可以将 CAR-T 细胞与免疫检查点抑制

剂联合应用以提高 CAR-T 细胞的有效性。目前国内已有单位开始进行 BCMA PD-1 CAR-T 细胞治疗复发/难治多发性骨髓瘤的临床试验。

（二）BCMA CAR-T 细胞联合免疫调节剂

IMiDs 可以促进 T 细胞增殖,增加 IFN-γ 的产生,而下调白介素(interleukin,IL)-4 和 IL-10 的产生。IMiDs 还可以诱导 T 细胞上 CD28 的磷酸化,从而增强其共刺激信号,并下调调节性 T 细胞(regulatory T cell,Treg)。来那度胺通过调节 Cereblon(CRBN)E3 泛素化酶的活性增强抗肿瘤免疫应答,导致 ikaros(IKZF1)和 aiolos(IKZF3)转录因子泛素化增加,这反过来又导致肿瘤细胞表面各种受体的表达改变。目前体内外实验已证实,来那度胺可以显著增强 CD19 和 CD20 CAR-T 细胞在体内的抗肿瘤作用;并在体外促进 CD19 CAR-T 细胞产生干扰素,通过 CD19 CAR 蛋白增强 T 细胞信号传导。体外扩增 CS1 CAR-T 细胞过程中加入来那度胺可增强 CS1 CAR-T 细胞的免疫功能,包括细胞毒性、记忆维持、Th1 细胞因子的产生和免疫突触的形成;来那度胺增强了体内过继转移的 CS1 CAR-T 细胞的抗肿瘤活性和持久性。因此 BCMA CAR-T 细胞联合来那度胺治疗复发/难治多发性骨髓瘤可能增强其疗效,目前徐州医科大学附属医院血液内科正在进行该项临床试验。

（三）BCMA CAR-T 细胞联合 γ 分泌酶抑制剂

虽然 BCMA CAR-T 细胞治疗复发/难治多发性骨髓瘤客观缓解率较高,但部分患者会在不久后复发。多发性骨髓瘤细胞亚群上的低 BCMA 水平被认为是一种可能的逃逸机制。BCMA 被 γ 分泌酶复合物从骨髓瘤细胞表面裂解掉,导致在细胞表面用于 CAR-T 细胞识别的配体密度降低,并释放可溶性 BCMA(sBCMA)片段,抑制 CAR-T 细胞功能。γ 分泌酶抑制剂能够通过阻断细胞表面 BCMA 被降解,增加肿瘤细胞表面的 BCMA 水平,同时降低 sBCMA 浓度,提高 CAT-T 细胞对肿瘤细胞的识别,从而提高 BCMA CAR-T 细胞治疗多发性骨髓瘤的有效性。福瑞德·哈金森癌症研究中心(Fred Hutchinson Cancer Research Center)正在开展 BCMA CAR-T 细胞联合 γ 分泌酶抑制剂治疗多发性骨髓瘤的临床试验(NCT03502577)。

（四）其他

此外,CAR-T 细胞联合蛋白酶体抑制剂、CD38 单抗、Elotuzumab 及自体造血干细胞移植等也可能是治疗复发/难治多发性骨髓瘤的有潜力的方案。

五、合并肾功能损害的多发性骨髓瘤患者 CAR-T 细胞治疗

在多发性骨髓瘤治疗及发展过程中,约 40%~50% 患者合并肾功能损害。患者肾功能损害本身及化疗药物应用受限影响患者预后及后续治疗。徐开林团队进行的一项 CAR-T 细胞治疗合并肾功能损害的 RRMM 患者的 II 期临床试验中,共入组 7 例患者。接受 CAR-T 细胞治疗后,所有患者肾脏均有不同程度改善,5 例患者获得肾脏 CR,2 例患者分别获得 PR 和 MR。其中有 1 例肾脏毒性按慢性肾脏病流行病合作组方程(chronic kidney disease epidemiology collaboration,CKD-EPI)分级为 5 级,治疗后肌酐降至正常,分级为 2 级。2 例发生 3 级 CRS 患者 CRS 期间肾功能有不同程度改善,并未加重 CRS。因此,合并肾功能损害(需血液透析除外)可能并非 CAR-T 细胞治疗禁忌。

六、小结和展望

近年来,CAR-T 细胞免疫治疗技术取得了突飞猛进的发展,使 T 细胞突破了 MHC 的限

制性,识别与杀伤肿瘤细胞的能力显著增强。靶向 BCMA 的 CAR-T 细胞疗法在复发/难治多发性骨髓瘤中已经取得了显著的疗效,BCMA CAR-T 细胞产品有望很快被批准用于复发/难治多发性骨髓瘤的临床治疗。但是,由于多发性骨髓瘤本身的高度异质性及在治疗过程中出现并发症等诸多因素,如何进一步优化 BCMA CAR-T 细胞的结构,减轻免疫原性,以及 CAR-T 细胞治疗耐药、复发等难题,仍然需要进一步研究。越来越多的针对多发性骨髓瘤 CAR-T 细胞的靶点开始进入临床前及临床研究,其中靶向 CD138、CS1 及 κ 轻链的 CAR-T 细胞具有一定的发展前景。双靶点 CAR-T 细胞治疗复发/难治多发性骨髓瘤正在临床试验中,并取得了令人鼓舞的结果。此外,CAR-T 细胞联合 PD-1 抗体、免疫调节剂、单克隆抗体及自体造血干细胞移植等其他治疗,将有望为复发/难治多发性骨髓瘤患者提供新的有效治疗方法。

参照 2016 年 IMWG 疗效标准,分为传统的疗效标准和 MRD 疗效标准,在治疗中先进行传统的疗效评估,在临床研究中当患者进入完全缓解后再进行 MRD 疗效评估。微小缓解、疾病稳定仅用于复发/难治或临床试验中患者的疗效评估。MRD 检测在完全缓解的基础上进行。"连续两次检测"是指在开始新的治疗方案之前的任意时间点进行的两次检测。

（一）传统的 IMWG 疗效标准

1. sCR　满足 CR 标准的基础上,加上血清游离轻链（free light chain,FLC）比值正常及经免疫组化证实骨髓中无克隆性浆细胞。骨髓克隆性浆细胞的定义为应用免疫组化方法检测,连续 2 次 κ/λ>4:1或<1:2（分别针对 κ 型和 λ 型患者,计数 ≥100 个浆细胞）,若无骨髓病理,可以用敏感性达到 10^{-4} 的多色流式细胞术监测骨髓标本无克隆浆细胞代替。

2. CR　血清和尿免疫固定电泳阴性,软组织浆细胞瘤消失,骨髓中浆细胞<5%;对仅依靠血清 FLC 水平作为可测量病变的患者,除了满足以上 CR 的标准外,还要求血清 FLC 的比值连续 2 次评估均恢复正常。

3. VGPR　血清蛋白电泳检测不到 M 蛋白,但血清和尿免疫固定电泳仍阳性;或 M 蛋白降低 ≥90% 且尿 M 蛋白<100mg/24h;在仅依靠血清 FLC 作为可测量病变的患者,除了满足以上 VGPR 的标准外,还要求连续 2 次受累和非受累血清 FLC 之间的差值缩小>90%。

4. PR　①血清 M 蛋白减少 ≥50%,24h 尿 M 蛋白减少 ≥90% 或降至<200mg/24h;②若血清和尿中 M 蛋白无法检测,要求受累与非受累血清 FLC 之间的差值缩小 ≥50%;③若血清和尿中 M 蛋白以及血清 FLC 都不可测定,且基线骨髓浆细胞比例 ≥30% 时,则要求骨髓内浆细胞数目减少 ≥50%;④除了上述标准外,若基线存在软组织浆细胞瘤,则要求可测量病变最大垂直径乘积之和（sum of products of greatest diameters,SPD）缩小 ≥50%。以上血清学和尿 M 蛋白指标均需连续 2 次评估,同时应无新的骨质病变发生或原有骨质病变进展的证据。

5. MR（仅用于复发/难治 MM 的评价）　血清 M 蛋白减少 25%~49% 并且 24h 尿轻链减少 50%~89%。若基线存在软组织浆细胞瘤,则要求可测量病变 SPD 缩小 25%~49%。溶骨性病变的数量和大小没有增加（可允许压缩性骨折的发生）。

6. SD　不符合 CR、VGPR、PR、MR 及疾病进展（progressive disease,PD）标准。同时无新的骨质病变或原有骨质病变进展的证据。

7. PD　符合以下 1 项即可（以下所有数据均与获得的最低数值相比）。①血清 M 蛋白升高≥25%(升高绝对值≥5g/L)或 M 蛋白增加≥10g/L(基线血清 M 蛋白≥50g/L 时);②尿 M 蛋白升高≥25%(升高绝对值≥200mg/24h);③若血清和尿 M 蛋白无法检出,则要求受累与非受累血清 FLC 之间的差值增加≥25%,且绝对值增加>100mg/L;④若血清和尿中 M 蛋白,以及血清 FLC 都不可测定,则要求骨髓浆细胞比例升高≥25%且绝对值增加≥10%;⑤出现新的软组织浆细胞瘤病变:原有 1 个以上的可测量病变 SPD 从最低点增加≥50%;或原有的≥1cm 病变的长轴增加≥50%;⑥循环浆细胞增加≥50%(在仅有循环中浆细胞作为可测量病变时应用,绝对值要求至少 200 个细胞/μl)。

8. 临床复发 符合以下 1 项或多项。①出现新的骨病变或者软组织浆细胞瘤(骨质疏松性骨折除外);②明确的(可测量病变 SPD 增加 50%且绝对值≥1cm)已有的浆细胞瘤或骨病变增加;③高钙血症(>2.75mmol/L);④血红蛋白浓度下降≥20g/L(与治疗或非 MM 因素无关);⑤从 MM 治疗开始,血肌酐上升≥176.8μmol/L(2mg/dl)并且与 MM 相关;⑥血清 M 蛋白相关的高黏滞血症。

9. CR 后复发 符合以下之一。①免疫固定电泳证实血或尿 M 蛋白再次出现;②骨髓浆细胞比例≥5%;③出现以上 PD 的标准之一。

(二) IMWG MRD 疗效标准

1. 持续 MRD 阴性(sustained MRD-negative) 二代流式(new generation flow,NGF)或二代测序(new generation sequencing,NGS)检测骨髓 MRD 阴性并且影像学阴性,至少间隔 1 年的 2 次检测均为阴性。

2. 二代流式 MRD 阴性(NGF MRD-negative) 应用 NGF 检测,骨髓无表型异常的克隆性浆细胞,流式采用 EuroFlow 标准操作规程(或者应用经过验证的等效方法),最低检测敏感度为 10^5 个有核细胞中可检测出 1 个克隆性浆细胞。8 色流式抗原组合为 cyκ、cyλ、CD19、CD27、CD138、CD45、CD56、CD38,最低敏感度为 10^{-5}。

3. 二代测序 MRD 阴性(NGS MRD-negative) 采用巢式 PCR 扩增结合 NGS 深度测序方法(LymphoSIGHT 平台或经过验证的等效方法),检测患者全骨髓细胞中肿瘤浆细胞 IgH(VDJH)、IgH(DJH)或 Ig-Kappa(IGK)克隆性重排为阴性。最低检测敏感度为 10^5 个有核细胞中可检测出 1 个克隆性浆细胞。

4. 原有影像学阳性的 MRD 阴性(imaing positive MRD-negative) 要求 NGF 或 NGS 检测 MRD 为阴性,并且原有 PET-CT 上所有高代谢病灶消失,或者病灶标准摄取值(SUV)低于纵隔血池,或者低于周围正常组织的 SUV 值。

5. MRD 阴性后复发(relapse from MRD negative) MRD 阴性转为阳性(NGF 或者 NGS 证实存在克隆性浆细胞,或影像学提示 MM 复发),固定电泳或蛋白电泳检测血清或尿中 M 蛋白再现,骨髓中克隆浆细胞≥5%,出现任何其他疾病进展的情况(例如新的浆细胞瘤、溶骨性破坏或者高钙血症)。

(王莹 李护君 李振宇)

参考文献

1. ALI SA,SHI V,MARIC I,et al. T cells expressing an anti-B-cell maturation antigen chimeric antigen receptor cause remissions of multiple myeloma [J]. Blood,2016,128(13):1688-1700.

2. BRUDNO JN,MARIC I,HARTMAN SD,et al. T cells genetically modified to express an anti-B-cell maturation

antigen chimeric antigen receptor cause remissions of poor-prognosis relapsed multiple myeloma[J]. J Clin Oncol,2018,36(22):2267-2280.

3. RAJE N,BERDEJA J,LIN Y,et al. Anti-BCMA CAR-T-Cell Therapy bb2121 in relapsed or refractory multiple myeloma. N Engl J Med,2019,380(18):1726-1737.

4. SHAH N,ALSINA M,SIEGEL DS,et al. Initial results from a phase 1 clinical study of bb21217,a next-generation anti Bcma CAR-T therapy[J]. Blood,2018,132:488.

5. LI C,WANG Q,ZHU H,et al. T cells expressing anti B-cell maturation antigen chimeric antigen receptors for plasma cell malignancies[J]. Blood,2018,132:1013.

6. HAN L,GAO Q,ZHOU K,et al. Development and evaluation of CART targeting Bcma with humanized alpaca-derived single-domain antibody as antigen recognition domain[J]. Blood,2018,132:1976.

7. COHEN AD,GARFALL AL,STADTMAUER EA,et al. B cell maturation antigen-specific CAR-T cells are clinically active in multiple myeloma[J]. J Clin Invest,2019,129(6):2210-2221.

8. MAILANKODY S,GHOSH A,STAEHR M,et al. Clinical responses and pharmacokinetics of MCARH171,a human-derived Bcma targeted CAR-T cell therapy in relapsed/refractory multiple myeloma:Final results of a phase Ⅰ clinical trial[J]. Blood,2018,132:959.

9. MAILANKODY S,HTUT M,LEE KP,et al. JCARH125,anti-BCMA CAR-T-cell therapy for relapsed/refractory multiple myeloma:initial proof of concept results from a phase 1/2 multicenter study (EVOLVE) [J]. Blood,2018,132:957.

10. GREEN DJ,PONT M,SATHER BD,et al. Fully human Bcma targeted chimeric antigen receptor T cells administered in a defined composition demonstrate potency at low doses in advanced stage high risk multiple myeloma [J]. Blood,2018,132:1011.

11. LI C,WANG J,WANG D,et al. Efficacy and safety of fully human Bcma targeting CAR-T cell therapy in relapsed/refractory multiple myeloma[J]. Blood,2019,134:929.

12. JIE J,HAO S,JIANG S,et al. Phase 1 trial of the safety and efficacy of fully human anti-Bcma CAR-T cells in relapsed/refractory multiple myeloma[J]. Blood,2019,134:4435.

13. GREGORY T,COHEN AD,COSTELLO CL,et al. Efficacy and safety of P-Bcma-101 CAR-T cells in patients with relapsed/refractory (r/r) multiple myeloma (MM) [J]. Blood,2018,132:1012.

14. ZHAO WH,LIU J,WANG BY,et al. A phase 1,open-label study of LCAR-B38M,a chimeric antigen receptor T cell therapy directed against B cell maturation antigen,in patients with relapsed or refractory multiple myeloma[J]. J Hematol Oncol,2018,11(1):141.

15. XU J,CHEN LJ,YANG SS,et al. Exploratory trial of a biepitopic CAR-T-targeting B cell maturation antigen in relapsed/refractory multiple myeloma[J]. Proc Natl Acad Sci U S A,2019,116(19):9543-9551.

16. SOMMER C,BOLDAJIPOUR B,VALTON J,et al. ALLO-715,an allogeneic BCMA CAR-T therapy possessing an off-switch for the treatment of multiple myeloma[J]. Blood,2018,132:591.

17. GARFALL AL,MAUS MV,HWANG WT,et al. Chimeric antigen receptor T cells against CD19 for multiple myeloma[J]. N Engl J Med,2015,373(11):1040-1047.

18. GARFALL AL,STADTMAUER EA,HWANG WT,et al. Anti-CD19 CAR-T cells with high-dose melphalan and autologous stem cell transplantation for refractory multiple myeloma[J]. JCI Insight,2019,4(4):e127684.

19. RAMOS CA,SAVOLDO B,TORRANO V,et al. Clinical responses with T lymphocytes targeting malignancy-associated kappa light chains[J]. J Clin Invest,2016,126(7):2588-2596.

20. SUN C,MAHENDRAVADA A,BALLARD B,et al. Safety and efficacy of targeting CD138 with a chimeric antigen receptor for the treatment of multiple myeloma[J]. Oncotarget,2019,10(24):2369-2383.

21. BARBER A, MEEHAN KR, SENTMAN CL. Treatment of multiple myeloma with adoptively transferred chimeric NKG2D receptor-expressing T cells[J]. Gene Ther, 2011, 18(5): 509-516.

22. LEIVAS A, RIO P, MATEOS R, et al. NKG2D-CAR-transduced primary natural killer cells efficiently target multiple myeloma cells[J]. Blood, 2018, 132: 590.

23. BAUMEISTER SH, MURAD J, WERNER L, et al. Phase Ⅰ trial of autologous CAR-T cells targeting NKG2D ligands in patients with AML/MDS and multiple myeloma[J]. Cancer Immunol Res, 2019, 7(1): 100-112.

24. MALAER JD, MATHEW PA. CS1 (SLAMF7, CD319) is an effective immunotherapeutic target for multiple myeloma[J]. Am J Cancer Res, 2017, 7(8): 1637-1641.

25. HSI ED, STEINLE R, BALASA B, et al. CS1, a potential new therapeutic antibody target for the treatment of multiple myeloma[J]. Clin Cancer Res, 2008, 14(9): 2775-2784.

26. GOGISHVILI T, DANHOF S, PROMMERSBERGER S, et al. SLAMF7-CAR-T cells eliminate myeloma and confer selective fratricide of SLAMF7(+) normal lymphocytes[J]. Blood, 2017, 130(26): 2838-2847.

27. WANG X, WALTER M, URAK R, et al. Lenalidomide Enhances the Function of CS1 chimeric antigen receptor-redirected T cells against multiple myeloma[J]. Clin Cancer Res, 2018, 24(1): 106-119.

28. DRENT E, GROEN RW, NOORT WA, et al. Pre-clinical evaluation of CD38 chimeric antigen receptor engineered T cells for the treatment of multiple myeloma[J]. Haematologica, 2016, 101(5): 616-625.

29. SCHUBERTH PC, JAKKA G, JENSEN SM, et al. Effector memory and central memory NY-ESO-1-specific redirected T cells for treatment of multiple myeloma[J]. Gene Ther, 2013, 20(4): 386-395.

30. SMITH EL, HARRINGTON K, STAEHR M, et al. GPRC5D is a target for the immunotherapy of multiple myeloma with rationally designed CAR-T cells[J]. Sci Transl Med, 2019, 11(485): eaau7746.

31. HOSEN N, MATSUNAGA Y, HASEGAWA K, et al. The activated conformation of integrin beta7 is a novel multiple myeloma-specific target for CAR-T cell therapy[J]. Nat Med, 2017, 23(12): 1436-1443.

32. NEU S, GEISELHART A, SPROLL M, et al. Expression of CD44 isoforms by highly enriched CD34-positive cells in cord blood, bone marrow and leukaphereses[J]. Bone Marrow Transplant, 1997, 20(7): 593-598.

33. CASUCCI M, NICOLIS DI ROBILANT B, FALCONE L, et al. CD44v6-targeted T cells mediate potent antitumor effects against acute myeloid leukemia and multiple myeloma[J]. Blood, 2013, 122(20): 3461-3472.

34. RADHAKRISHNAN SV, LUETKENS T, SCHERER SD, et al. CD229 CAR-T cells eliminate multiple myeloma and tumor propagating cells without fratricide[J]. Nat Commun, 2020, 11(1): 798.

35. BIELEKOVA B, CATALFAMO M, REICHERT-SCRIVNER S, et al. Regulatory CD56(bright) natural killer cells mediate immunomodulatory effects of IL-2Ralpha-targeted therapy (daclizumab) in multiple sclerosis [J]. Proc Natl Acad Sci U S A, 2006, 103(15): 5941-5946.

36. SHAFFER DR, SAVOLDO B, YI Z, et al. T cells redirected against CD70 for the immunotherapy of CD70-positive malignancies[J]. Blood, 2011, 117(16): 4304-4314.

37. PEINERT S, PRINCE HM, GURU PM, et al. Gene-modified T cells as immunotherapy for multiple myeloma and acute myeloid leukemia expressing the Lewis Y antigen[J]. Gene Ther, 2010, 17(5): 678-686.

38. YAN Z, CAO J, CHENG H, et al. A combination of humanised anti-CD19 and anti-BCMA CAR-T cells in patients with relapsed or refractory multiple myeloma: a single-arm, phase 2 trial[J]. Lancet Haematol, 2019, 6(10): e521-e529.

39. SHI X. YL, SHANG J., et al. Tandem autologous transplantation and combined infusion of CD19 and Bcma-specific chimeric antigen receptor T cells for high risk MM: initial safety and efficacy report from a clinical pilot study[J]. Blood, 2018, 132: 1009.

40. ZHANG H, GAO L, LIU L, et al. A Bcma and CD19 Bispecific CAR-T for relapsed and refractory multiple mye-

loma[J]. Blood,2019,134:3147.

41. LI C,MEI H,HU Y,et al. A bispecific CAR-T cell therapy targeting Bcma and CD38 for relapsed/refractory multiple myeloma:Updated results from a phase 1 dose-climbing trial[J]. Blood,2019,134:930.

42. PAIVA B,AZPILIKUETA A,PUIG N,et al. PD-L1/PD-1 presence in the tumor microenvironment and activity of PD-1 blockade in multiple myeloma[J]. Leukemia,2015,29(10):2110-2113.

43. LI H,YIN L,WANG Y,et al. Safety and efficacy of chimeric antigen receptor T-cell therapy in relapsed/refractory multiple myeloma with renal impairment[J]. Bone Marrow Transplant,2020,55(11):2215-2218.

第五章

CAR-T 细胞在其他恶性
血液病中的临床应用

第一节 CAR-T 细胞在慢性淋巴细胞白血病中的临床应用

一、慢性淋巴细胞白血病的治疗现状

慢性淋巴细胞白血病(CLL)是西方人群最常见的老年白血病类型,东方人群发病率约为西方人群发病率的1/10。近年来,随着分子生物学研究进展,以及新药的不断研发应用,CLL 的疗效得到了显著提高。BTK 抑制剂、PI3K 抑制剂和 Bcl2 抑制剂的应用显著提高了细胞毒药物化疗背景下 IGHV 未突变状态、11q 缺失和 17p 缺失/*TP53* 突变患者的生存。但17p 缺失/*TP53* 突变的患者仍然预后不良,是目前 CLL 治疗的难点所在。

RESONATE 试验中伊布替尼单药治疗复发/难治 CLL 患者 195 例,*TP53* 突变率 51%,总有效率(ORR)63%,没有完全缓解患者,18 个月 PFS 率 79%。对于伴有 17p 缺失复发/难治患者,伊布替尼单药 ORR 64%,无 CR 患者,24 个月 PFS 率 65%。PI3K 抑制剂 Idelalisib 联合利妥昔单抗治疗复发/难治 CLL 患者 110 例,42% 患者具有 *TP53* 异常,有效率 77%。BCL2 抑制剂 Venetoclax 对于伴有 17p 缺失或 *TP53* 突变患者疗效更好,复发/难治患者 ORR率达 79%,包括 8% 的完全缓解/血细胞计数未完全恢复的 CR(CR/Cri)率,12 个月 PFS 率72%。Venetoclax 可有效治疗伊布替尼治疗后复发/难治患者,并可使得 30% 患者达到外周血 MRD 阴性。虽然这些小分子靶向药物近年来取得了较好疗效,但 CLL 仍难以持续缓解,仍会复发,复发后 *TP53* 异常率进一步升高,导致患者将更加难治。因此复发/难治患者仍缺乏有效控制手段,特别是对于 *TP53* 突变或缺失的患者。

二、CAR-T 细胞在慢性淋巴细胞白血病中的疗效与地位

目前,在 CLL 中应用的 CAR-T 细胞主要靶向于 CD19 抗原,少数靶向轻链 κ 和 ROR1 抗原。本节主要阐述靶向 CD19 的 CAR-T 细胞临床数据。目前,多种 CAR-T 细胞产品均有在CLL 中进行临床试验,但病例数均不多,且多数应用于常规药物治疗无效,中位治疗 3~5 线后的患者,其疗效如表 2-5-1-1 所示。靶向 CD19 的 CAR-T 细胞总体有效率 50%~80%,完全缓解率(CR)20%~45%。在 Liso-Cel 的 JCAR014 研究中共纳入 24 例复发/难治患者,中位治疗线数为 5 线,其中 19 例患者对伊布替尼耐药,6 例对 BCL2 抑制剂 Venetoclax 耐药,CAR-T 细胞治疗后 ORR 74%,CR 率 21%;可评估者中,88% 获得骨髓微小残留病(MRD)阴性,其中 CR 且 MRD 阴性患者获得长期的无进展生存。随后开展的另一些 TRANSCEND-CLL-004 研究的初步结果在 2019 年 ASH 报道,23 例患者入组,83% 为高危组(*TP53* 异常、IGHV 未突变或复杂核型),所有患者均接受过伊布替尼治疗,其中 21 例为伊布替尼耐药或

表 2-5-1-1　靶向 CD19 的 CAR-T 细胞在 CLL 中的主要研究比较

产品	例数/例	前期治疗线数	清淋方案	CAR-T 细胞输注数量	ORR/例(%)	CR/例(%)	PFS	OS	主要毒副作用发生率/3~4 级发生率
Axi-Cel	4	4(3~7)	CTX 60mg/kg,×2d; Flu 25mg/m²,×5d	1.4×10^7/kg(0.3~2.8)	3(75%)	1(25%)	CR(15+ M),PR(7+M)		
Axi-Cel	4	3(1~4)	CTX 60~120mg/kg ×2d; Flu 25mg/m²,×5d	2.5×10^7/kg (1~4)	4(100%)	4(75%)	4,14,15,23M		
Tisa-Cel	14	5(1~11)	FC/PC/苯达莫司汀	7.5×10^8 (1.7~50) CAR-T 细胞	8(57%)	4(29%)	中位 PFS 8 个月,CR 患者未复发	29 个月	6 例发生 3~4 级 CRS
Tisa-Cel	32	3.5(2~7)	FC/苯达莫司汀/PC	低剂量组 5×10^7,高剂量组 5×10^8	14(44%)	9(28%)	中位 PFS 1 个月,CR 者为 40.2 个月	中位 OS 64 个月	5 例发生 3~4 级 CRS,3 例发生 3 级以上神经毒性
Tisa-Cel	17	3		5×10^8	9(53%)	6(35%)			3~4 级 CRS 20%
Liso-Cel	24		CTX 60~120mg/kg, ×2d; Flu 25mg/m², ×5d		17(71%)	4/19(21%)			17% 发生 3~4 级 CRS,25% 发生 3~4 级 CRES
Liso-Cel	23	5(2~11)	FC ×3d	(50~100)$\times10^6$	82%	45%			9% 发生 3~4 级 CRS,22% 发生 3~4 级 CRES
Memorial Sloan Kettering	16	4	FC		8(50%)	4(25%)	达 CR 者中位随访 53 个月仍未进展		分别 10% 患者出现 3~4 级 CRS 或 CRES

治疗中进展,13 例同时接受过 Venetoclax 治疗。经 CAR-T 细胞治疗后 ORR 为 82%,CR 率 45%,可评估患者中 60% 获得骨髓 MRD 阴性,80% 患者在 CAR-T 细胞回输后 6 个月时仍能检测到 CAR-T 细胞,因此,靶向 CD19 的 CAR-T 细胞是复发/难治高危 CLL 患者的有效治疗选择。

分析患者有效性预测因素发现,患者治疗是否有效与患者年龄、前期治疗、肿瘤负荷、*TP53* 基因突变/缺失状态等常规临床特点均无关,但与患者 CAR-T 细胞回输后两周内 CAR-T 细胞能否快速扩增,以及是否达到 B 淋巴细胞持续降低有关。亚群分析发现,CR 患者中记忆 T 细胞比例升高,而治疗反应不好的患者效应 T 细胞或耗竭型 T 细胞比例更高,持续缓解患者在 CAR-T 细胞制备前 $CD27^+$、$CD45RO^-$、$CD8^+T$ 细胞比例明显升高,因此记忆 T 细胞比例可能是 CAR-T 细胞治疗有效的一个重要的预测因素。

BTK 抑制剂伊布替尼可以改善 CLL 患者的 T 细胞功能,体外、体内研究均显示伊布替尼可提高 CLL 患者 CAR-T 细胞活性,CAR-T 细胞回输前应用伊布替尼可增加 $CD8^+$、$CD62L^+$ 的中心记忆 T 细胞比例,减少效应记忆 T 细胞比例,从而可能提高疗效。因此,研究者设计了靶向 CD19 抗原的 CAR-T 细胞联合伊布替治疗复发/难治 CLL。JCAR014 研究后续在 T 细胞采集前至少应用伊布替尼治疗 2 周,并直到 CAR-T 细胞后至少 3 个月,ORR 较前升高(88% vs 56%),CRS 反应发生率降低,特别是未出现 3~4 级的严重 CRS 反应。另一项伊布替尼联合人源化 CAR-T 细胞治疗 19 例复发/难治 CLL 患者,其中 11 例伴有 *TP53* 异常,3 例前期经过鼠源 CAR-T 细胞治疗(未联合伊布替尼),3 个月时 17/18 例(94%)患者获得形态学 CR,14/18 例患者 MRD 阴性,随访 12 个月时对 11 例患者进行评估,10 例患者仍处于 CR,其中 7 例 MRD 阴性。3 例前期经过鼠源 CAR-T 细胞治疗的患者,2 例获得 CR 并持续 MRD 阴性。6 例患者因毒副作用停止伊布替尼治疗,5 例持续 MRD 阴性。3~4 级 CRS 反应发生率约 16%。因此,CAR-T 细胞联合伊布替尼可能是一种行之有效的联合治疗方式,可以提高疗效、减少严重 CRS 发生率。对于伊布替尼耐药或无效的患者,建议伊布替尼持续应用至 CAR-T 细胞回输后 1~3 个月。

总体而言,CAR-T 细胞是 CLL 重要的治疗手段,特别是伴有高危因素患者,如 *TP53* 异常,若能达到 CR 或 MRD 阴性,患者可获得较长的缓解时间,不能达到 CR 患者缓解时间短。

(易树华　邱录贵)

参考文献

1. IOVINO L,SHADMAN M. Novel Therapies in Chronic Lymphocytic Leukemia:A rapidly changing landscape [J]. Curr Treat Options Oncol,2020,21(4):24.

2. BROWN JR,HILLMEN P,O'BRIEN S,et al. Extended follow-up and impact of high-risk prognostic factors from the phase 3 RESONATE study in patients with previously treated CLL/SLL[J]. Leukemia,2018,32(1): 83-91.

3. O'BRIEN S,JONES JA,COUTRE SE,et al. Ibrutinib for patients with relapsed or refractory chronic lymphocytic leukaemia with 17p deletion(RESONATE-17):a phase 2,open-label,multicentre study[J]. Lancet Oncol, 2016,17(10):1409-1418.

4. FURMAN RR,SHARMAN JP,COUTRE SE,et al. Idelalisib and rituximab in relapsed chronic lymphocytic leukemia[J]. N Engl J Med,2014,370(11):997-1007.

5. STILGENBAUER S,EICHHORST B,SCHETELIG J,et al. Venetoclax for patients with chronic lymphocytic leukemia with 17p deletion:Results from the full population of a phase Ⅱ pivotal trial[J]. J Clin Oncol,2018,36

（19）:1973-1980.

6. TURTLE CJ,HAY KA,HANAFI LA,et al. Durable molecular remissions in chronic lymphocytic leukemia trea-ted with CD19-specific chimeric antigen receptor-modified T cells after failure of Ibrutinib[J]. J Clin Oncol,2017,35（26）:3010-3020.

7. SIDDIQI T,SOUMERAI JD,DORRITIE KA,et al. Rapid undetectable MRD（uMRD）responses in patients with relapsed/refractory（R/R）chronic lymphocytic leukemia/small lymphocytic lymphoma（CLL/SLL）treated with Lisocabtagene Maraleucel（liso-cel）,a CD19-directed CAR-T cell product:updated results from transcend CLL 004,a phase 1/2 study including patients with high-risk disease previously treated with Ibrutinib[J]. Blood,2019,134:503.

8. FRAIETTA JA,LACEY SF,ORLANDO EJ,et al. Determinants of response and resistance to CD19 chimeric an-tigen receptor（CAR）T cell therapy of chronic lymphocytic leukemia[J]. Nat Med,2018,24（5）:563-571.

9. GAUTHIER J,HIRAYAMA AV,HAY KA,et al. Comparison of efficacy and toxicity of CD19-specific chimeric antigen receptor T-cells alone or in combination with Ibrutinib for relapsed and/or refractory CLL[J]. Blood,2018,132:299.

10. KOCHENDERFER JN,DUDLEY ME,FELDMAN SA,et al. B-cell depletion and remissions of malignancy along with cytokine-associated toxicity in a clinical trial of anti-CD19 chimeric-antigen-receptor-transduced T cells[J]. Blood,2012,119（12）:2709-2720.

11. KOCHENDERFER JN,DUDLEY ME,KASSIM SH,et al. Chemotherapy-refractory diffuse large B-cell lympho-ma and indolent B-cell malignancies can be effectively treated with autologous T cells expressing an anti-CD19 chimeric antigen receptor[J]. J Clin Oncol,2015,33（6）:540-549.

12. PORTER DL,HWANG WT,FREY NV,et al. Chimeric antigen receptor T cells persist and induce sustained re-missions in relapsed refractory chronic lymphocytic leukemia[J]. Sci Transl Med,2015,7（303）:303ra139.

13. FREY NV,GILL S,HEXNER EO,et al. Long-term outcomes from a randomized dose optimization study of chi-meric antigen receptor modified T cells in relapsed chronic lymphocytic leukemia[J]. J Clin Oncol,2020,38（25）:2862-2871.

14. PORTER DL,FREY NV,MELENHORST JJ,et al. Randomized,phase Ⅱ dose optimization study of chimeric antigen receptor（CAR）modified T cells directed against CD19 in patients（pts）with relapsed,refractory（R/R）CLL[J]. Journal of Clinical Oncology,2016,34:3009.

15. GEYER MB,RIVIERE I,SENECHAL B,et al. Safety and tolerability of conditioning chemotherapy followed by CD19-targeted CAR-T cells for relapsed/refractory CLL[J]. JCI Insight,2019,5(9):e122627.

第二节　CAR-T 细胞在急性髓系白血病中的临床应用

急性髓系白血病（acute myeloid leukemia,AML）是造血干或祖细胞的恶性克隆性疾病,是成人急性白血病最常见的类型。在过去 30 年中,AML 的标准治疗方案无明显进展,仍然以化疗及异基因造血干细胞移植（allo-HSCT）为主。但患者的长期生存状况并不理想,联合化疗和 allo-HSCT 治疗相关死亡率也较高。近期文献报道,新诊断 AML 的 5 年生存率仅为 25%~40%;复发 AML 预后更差,其中第一次复发后生存率下降至 7%~12%。因此,亟待研究 AML 的新疗法。

CD19 CAR-T 细胞疗法在治疗 B 细胞肿瘤中获得重大突破,为血液肿瘤的治疗带来了新的希望。许多研究将 CAR-T 细胞用于治疗其他恶性肿瘤,包括 AML。已有多项 CAR-T 细胞治疗 AML 的临床试验开展,且 CD123 CAR-T 细胞已被 FDA 批准用于母细胞性浆细胞样树突状细胞肿瘤的治疗。但 CAR-T 细胞治疗 AML 仍存在诸多问题,主要问题是缺乏特异性抗原。

CAR-T 细胞疗法的最佳靶抗原应该是在所有肿瘤细胞及肿瘤干细胞上高表达,但在正常细胞中不表达或极低表达。目前,CAR-T 细胞治疗 AML 最大的难点在于靶抗原的选择。白血病干细胞(leukemia stem cell,LSC)是 AML 治疗失败和复发的主要原因之一,因此,LSC 细胞表面特异性抗原是目前 CAR-T 细胞治疗的重要靶标。但 LSC 的抗原如 CD34 和 CD123 也表达于正常造血干细胞,且 AML 有高度的异质性,缺乏不同类型 AML 共有的肿瘤抗原。目前为止,AML 中尚未发现类似于淋系肿瘤 CD19 这样理想的靶抗原。正在研究的主要靶点包括 CD123、CD33、Lewis Y、NKG2D、CLL-1、CD44v6、FLT3、FR-β、CD38、PR1、WT1 和 CD117 等(图 2-5-2-1)。针对这些靶点的临床试验正在开展中。

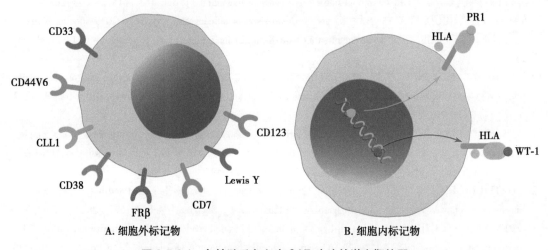

A. 细胞外标记物　　　　　　　　　　B. 细胞内标记物

图 2-5-2-1　急性髓系白血病 CAR 疗法的潜在靶抗原

(一) CD123 CAR-T 细胞

CD123 CAR 是近几年的研究热点之一,目前已被 FDA 批准作为复发/难治 AML 的孤儿药。CD123 是 IL-3 受体(IL-3R)α 链,与 β 链(CD131)一起构成 IL-3R,后者特异性识别并结合 IL-3,通过 JAK/STAT 触发下游信号通路,促进肿瘤细胞的存活及增殖。据报道,75% ~ 89% 的 AML 患者白血病细胞及 LSC 有 CD123 表达。临床前研究显示:CD123-CD28ζ-CAR-T 细胞及 CD123-4-1BBζ-CAR-T 细胞均能显著清除白血病细胞;动物实验中,在有效杀伤白血病细胞的同时其可产生免疫记忆,快速应答,抑制白血病细胞的再次复发。Pizzitola 等将 OX40、CD28 作为共刺激片段,其通过增强细胞因子的分泌,提高了二代 CAR123 的疗效。最近,Carl H. June 团队证明,由于 CD123 低表达的 LSC 在克隆演化过程 CD123 表达增高,因此,CD123 CAR-T 细胞对 CD123 低表达的 AML 细胞也有良好的杀伤。另一方面,由于 CD123 也表达于正常造血干细胞,CD123-CAR-T 细胞清除白血病细胞的同时也清除了正常髓系细胞,造成长时间的粒细胞缺乏。Gill 等在构建的人源化小鼠模型中观察到 CD123 CAR-T 细胞引起严重的血液学毒性,髓系细胞、血小板、B 淋巴细胞及 CD34$^+$CD38$^-$ 细胞数量明显减少。因此,作者提出将 CD123 CAR-T 细胞作为 allo-HSCT 新的清髓处理方案。鉴于此,宾夕法尼亚大学开发一种 mRNA-CD123 CAR-T 细胞,其能迅速清除 AML 细胞;在动物体内,mRNA-CD123 CAR-T 细胞存活时间较短,能明显降低毒副作用。另外一个 NSG 小鼠模型的研究中,CD123 CAR-T 细胞输注后第 4 周给予 CD52 单抗清除 T 细胞以避免对正常造血干细胞的毒性;研究结果表明,CD52 单抗使用后仍然能维持 CD123 CAR-T 细胞的作用,延长小鼠无复发生存时间。因此,通过改善 CAR 的结构及控制 CD123 CAR-T 细胞作用的有效阈值可能成为未来提高 CD123 CAR-T 细胞安全性的策略。

　　在临床研究方面,目前国内外已开展了多个 I / II 期临床研究(表 2-5-2-1)。美国希望之城国家医疗中心(City of Hope National Medical Center)开展了首个 CD123 CAR-T 细胞治疗复发/难治 AML 临床试验,应用供体或自体来源 CD123 CAR-T 细胞治疗 allo-HSCT 后复发的 AML。该研究采用了 CD28 作为 CAR 的胞内段,原因是既往研究发现 CD28 作为胞内

表 2-5-2-1　CAR-T 细胞治疗 AML 的临床试验

注册号	期	靶点	病种
NCT03585517	I	CD123	CD123+ AML
NCT03114670	I	CD123	recurred AML after allo-HSCT
NCT03556982	I / II	CD123	R/R AML
NCT02623582	I	CD123	R/R AML
NCT02159495	I	CD123	R/R AML, Persistent/ Recurrent BP-DCN
NCT03672851	I	CD123	R/RAML
NCT03766126	I	CD123	R/R AML
NCT01864902	I	UCART 123	R/R AML, newly diagnosed high-risk AML
NCT03631576	II / III	CD123/CLL1	R/R AML
NCT03126864	I	CD33	R/R CD33+ AML
NCT02799680	I	CD33	R/R AML
NCT01864902	I / II	CD33	R/R AML
NCT02944162	I / II	anti-CD33 NK CAR	R/R CD33+ AML
NCT03291444	I	CD19,CD20,CD10	ALL
		CD33,CD38,CD56,CD117,CD123,CD34,and Muc1	R/R AML,MDS
NCT03473457	NG	single CAR-T or double CAR-T cells with CD33, CD38, CD56, CD123, CD117,CD133,CD34 or Mucl	R/R AML
NCT02203825	I	NKG2D	AML,MDS-RAEB,and MM
NCT03018405	I / II	NKR2(NKG2D)	R/R AML,AML,MM
NCT03018405	I / II	CD7/NK92 cell	CD7+ R/R Leukemia and Lymphoma
NCT01716364	I	Lewis Y	MM,AML,MDS

段的 CAR-T 细胞平均体内存活时间仅为 1 个月。因此,采用 CD28 作为胞内段的 CAR-T 细胞在体内的存留时间短,可能会减轻毒副作用;另外,该 CD123 CAR-T 细胞携带了自杀基因 *EGFRt* 作为安全开关,CAR-T 细胞能在 EGFR 单抗作用下被清除,从而控制 CAR-T 细胞在体内持续作用时间。研究结果显示,入组 6 个患者中,完全缓解(CR)1 例,部分缓解(CRi)1 例,形态学无白血病状态(MLFS)1 例,疾病稳定(SD)1 例,疾病进展(PD)2 例。重要的是,6 例患者中并未出现严重的血液学毒性。第二个临床试验 CD123-BBz(NCT02623582)在宾夕法尼亚大学开展,采用了电转染 mRNA-CAR123 和多次输注策略,使 CAR 的表达随细胞分裂而衰减,虽然其安全性较好,但所有患者最终疾病发生进展。Luo 等报告了首例 CD123-scFv/CD28/CD137/CD27/CD3ζ-iCasp9 即第 4 代 CD123 CAR-T 细胞治疗 AML 的案例。患者骨髓原始细胞治疗前 59%,接受预处理[CTX:250mg/(kg·d),3 天方案]后输注 CAR-T 细胞,随后患者出现了严重 CRS,通过单次给予 IL-6R 拮抗剂 Tocilizumab 后得到控制,患者在 CAR-T 细胞输注后 20 天评估显示原始细胞降低至 40%,并未观察到其他毒副作用。此外,Celletis 公司研发了通用型 CD123 CAR-T 细胞,其通过 TALEN 技术敲除 CAR-T 细胞的 TCRα 消除了 GVHD 作用,动物模型中验证了其清除 AML 肿瘤细胞能力,但是,在临床试验研究中,由于第一例患者输注后第 9 天因 CRS 导致死亡而被叫停。综上所述,CD123 CAR-T 细胞治疗难治复发 AML 尚困难重重。

(二) CD33 CAR-T 细胞

CD33 属于髓系分化抗原,约 87.8% 在原始髓系细胞中表达,但同时在骨髓多能干细胞、祖系细胞、成熟单核细胞、粒细胞、库普弗细胞和肝细胞等表达,缺乏特异性。已证实靶向 CD33 的单克隆抗体可改善复发/难治 AML 患者的生存率,表明 CD33 可作为治疗 AML 的有效靶点之一。Kenderian 等构建 CD33 CAR-T 细胞并检测了其活性和功能。为了减轻副作用,采用电转方式将 mRNA anti-CD33 CAR 基因转到 T 细胞中,使得 CAR 基因短期内高效表达,在体外表现出显著的杀伤效应,并能延长 AML 小鼠的生存期。有研究表明,超过 60% 表达 CD33 的 AML 细胞也表达 CLL-1,提示 CD33/CLL-1 双靶点 CAR-T 细胞可能更具特异性。韩为东团队开展了全球首例 CD33 CAR-T 细胞治疗 AML 的临床试验,其报道的第一例 AML 患者,骨髓原始细胞由输注前的 50% 下降到了 6%,但在输注后第 9 周出现进展,骨髓原始细胞升到 70%。尽管观察到了短暂的疗效,其安全性及有效性仍待更多的临床试验数据。

(三) Lewis Y CAR-T 细胞

Lewis Y 抗原是一种岩藻糖抗原,由四个已糖单元组成识别元件的胚胎抗原,具体功能尚未阐明。Lewis Y 抗原在包括 AML 在内的多种恶性肿瘤中高表达,在正常组织中表达较低。高表达 Lewis Y 的肿瘤患者预后较差。46% AML 白血病细胞表达 Lewis Y 抗原,因此其可作为 CAR-T 细胞治疗 AML 的靶点。首个靶向 Lewis Y 抗原的 I 期临床研究于 2013 年完成,研究者等构建了 Lewis Y-scFv-CD28-CD3ζ 的二代 CAR-T 细胞,回输至少 4 位已接受氟达拉滨和阿糖胞苷预处理的复发/难治 AML 患者体内(4 位患者白血病细胞表达 Lewis Y 的比例为 14%~38%)。其中 2 例达 SD,1 例原始细胞短暂下降,1 例获得细胞遗传性缓解。虽然 4 位患者短期内出现白血病进展,但接受 CAR-T 细胞输注患者在治疗期间均未发生 3 级及以上 CRS。

(四) NKG2D CAR-T 细胞

NKG2D 是一种激活性受体,主要在 NK 细胞和活化的 CD8$^+$ 细胞表面表达,其识别 8 种配体,即 UL-16 结合蛋白家族(ULBP1-6)和 MICA/B。这些配体在健康组织中表达量低,而在包括 AML 在内的多种肿瘤中高表达。据报道,74% AML 患者的原始细胞高表达 MICA/B 或 ULBP1-3。因此,临床上开展了多个靶向 NKG2D 的 CAR-T 细胞治疗 AML 的试验。2015 年,中国开展了首个 I 期临床试验,以确定 NKG2D-DAP10-CD3ζCAR-T 细胞治疗 AML 的可行性和安全性;结果显示,入组的 11 名患者无 CRS、神经毒性及脱靶效应等不良反应。2018 年,ASH 报道了靶向 NKG2D 多个配体的 CAR-T 细胞 CYAD-01,结果显示 7 例复发/难治的 AML 患者 3 例有效,其中 1 例患者达 CR。但是,Baragaño 等研究表明,随着 AML 患者病情进展,NKG2D 配体可能被 DNA 甲基化,导致其表达沉默致使免疫逃逸。因此,未来仍需更多临床试验去验证 NKG2D 是否能成为 CAR-T 细胞治疗 AML 的有效靶点。

(五) CLL-1 CAR-T 细胞

CLL-1 即 C 型凝集素样分子-1,是 II 型跨膜糖蛋白抑制性受体,研究显示造血干细胞不表达此类受体,但在 92% 的 AML 样本中 CLL-1 为阳性,同时仅在粒细胞和单核细胞表面高表达。95% AML 原始细胞共同表达 CLL-1 和 CD33,因此双靶向 CLL-1 和 CD33 可作为 AML 的治疗策略。4 个临床前试验的结果均表明(包括 3 个 2 代 CAR,1 个 3 代 CAR),靶向 CLL1 的 CAR-T 细胞可选择性杀伤 AML 细胞,而对造血干细胞无明显毒性作用。Liu 等在第 60 届 ASH 年会上口头报道了 1 例 CLL1-CD33 CAR-T 细胞治疗 AML 的 I 期临床试验结果,该患者为 6 岁儿童,曾患有范科尼贫血并最终进展为携带有 *FLT3-ITD* 突变的 AML,输注 CAR-T 细胞后第 19 天,该患者骨髓原始细胞消失达到完全缓解,证明了双靶向 CLL-1 和 CD33 的 CAR-T 细胞治疗 AML 的安全性和有效性。期待更多的相关临床研究数据的进一步公布。

(六) FLT3 CAR-T 细胞

FMS 样的酪氨酸激酶 3,即 CD135,属于 III 型受体酪氨酸激酶家族成员。近年来,多项大样本研究显示:在所有 AML 患者中,*FLT3-ITD* 突变约占 20%,*FLT3-TKD* 突变约占 7%。第二代 FLT3-4-1BB CAR-T 细胞及 FLT3L-4-1BB CAR-T 细胞对表达 FLT3 的白血病细胞具有特异性细胞毒作用,而对正常造血干细胞的影响较小,且二者治疗的 AML-FLT3$^+$ 小鼠存活时间延长。研究显示,FLT3 CAR-T 细胞与 CD33 CAR-T 细胞相比,对造血干细胞和多能干髓祖细胞的毒性较小。但 FLT3 表达于造血干细胞,其确切的安全性有待临床试验的进一步验证。

(七) CD44v6 CAR-T 细胞

CD44v6 是透明质酸受体,为 CD44 的亚型变体 6,属于 I 类膜糖蛋白。在血液恶性肿瘤包括 AML 中高表达,它在造血干细胞几乎不表达,在正常细胞中低表达水平。Casucci 等设计了第二代 CD44v6 CAR-T 细胞,其对 AML 细胞具有细胞毒性,同时对正常造血干细胞无明显毒副作用。但其能明显减少单核细胞的数量,为了控制这种不良反应,在另一项临床前研究中,在 CD44v6 CARs 中导入自杀基因 *caspase 9*(iC9),iC9 在数小时内能成功清除 CAR-T 细胞。

此外,临床前实验中也证实了 Folate Receptor beta(FRβ)、Wilms Tumor 1(WT1)、CD117、PR1 及 CD38 可作为治疗 AML 的靶点,未来有望在临床试验中开展上述为靶点的 CAR-T 细胞治疗 AML 的临床试验,以获得更多的临床数据。

(八) AML 微环境抑制 CAR-T 细胞的疗效

近年来研究表明,AML 微环境具有高度的免疫抑制作用,其对 CAR-T 细胞治疗疗效的影响尚不十分清楚。AML 微环境主要是由免疫细胞、细胞因子、趋化因子和小分子等相互作用构成(图 2-5-2-2)。AML 的原始细胞能增加抑制性免疫细胞如 MDSC、Treg 和巨噬细胞等数量,进而抑制 CAR-T 细胞活性和其增殖;AML 微环境中高谷氨酰胺浓度和低精氨酸浓度有利于白血病原始细胞的存活,并导致 CAR-T 细胞功能的损害。另一方面,除了 PD-1/PD-L1 信号通路能抑制效应免疫细胞外,AML 细胞还表达其他免疫抑制性受体如 GITR、TIGIT、Tim3 和 CTLA-4,这些分子对 AML 的 CAR-T 细胞疗法的影响有待进一步阐明。

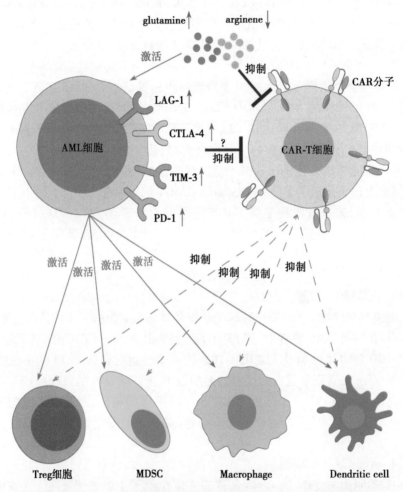

图 2-5-2-2　AML 的抑制性免疫微环境及其对 CAR-T 细胞的影响

(九) 展望

CAR-T 细胞治疗 AML 尚处于困境之中,主要的原因是缺乏白血病特异性靶点。此外,白血病细胞抑制 T 细胞增殖和联合化疗损伤 T 细胞导致自体 CAR-T 细胞制备困难。AML 是异质性较强的疾病,通过各种免疫抑制机制逃逸免疫细胞的攻击。未来,双靶点 CAR-T 细胞及针对 AML 微环境策略可能是提高治疗 AML 疗效的重要方向。

(钱文斌)

参考文献

1. ESTEY EH. Acute myeloid leukemia: 2013 update on risk-stratification and management[J]. Am J Hematol, 2013,88(4):318-327.

2. MAUDE SL,LAETSCH TW,BUECHNER J,et al. Tisagenlecleucel in Children and Young Adults with B-Cell Lymphoblastic Leukemia[J]. N Engl J Med,2018,378(5):439-448.

3. LOCKE FL,GHOBADI A,JACOBSON CA,et al. Long-term safety and activity of axicabtagene ciloleucel in refractory large B-cell lymphoma (ZUMA-1):a single-arm,multicentre,phase 1-2 trial[J]. Lancet Oncol,2019, 20(1):31-42.

4. NAKAZAWA Y. Chimeric antigen receptors for adoptive T cell therapy in acute myeloid leukemia[J]. Rinsho Ketsueki,2019,60(9):1351-1357.

5. CUMMINS KD,GILL S. Will CAR-T cell therapy have a role in AML? Promises and pitfalls? [J]. Semin Hematol,2019,56(2):155-163.

6. HOFMANN S,SCHUBERT ML,WANG L,et al. Chimeric antigen receptor (CAR) T cell therapy in acute myeloid leukemia (AML) [J]. J Clin Med,2019,8(2):200.

7. TETTAMANTI S,MARIN V,PIZZITOLA I,et al. Targeting of acute myeloid leukaemia by cytokine-induced killer cells redirected with a novel CD123-specific chimeric antigen receptor[J]. Br J Haematol,2013,161(3): 389-401.

8. MARDIROS A,DOS SANTOS C,MCDONALD T,et al. T cells expressing CD123-specific chimeric antigen receptors exhibit specific cytolytic effector functions and antitumor effects against human acute myeloid leukemia [J]. Blood,2013,122(18):3138-3148.

9. GILL S,TASIAN SK,RUELLA M,et al. Preclinical targeting of human acute myeloid leukemia and myeloablation using chimeric antigen receptor-modified T cells[J]. Blood,2014,123(15):2343-2354.

10. ZHOU L,LIU X,WANG X,et al. CD123 redirected multiple virus-specific T cells for acute myeloid leukemia [J]. Leuk Res,2016,41:76-84.

11. TASIAN SK,KENDERIAN SS,SHEN F,et al. Efficient termination of CD123-Redirected chimeric antigen receptor T cells for acute myeloid leukemia to mitigate toxicity[J]. Blood,2015,126(23):565.

12. BUDDE,L. Remissions of acute myeloid leukemia and blastic plasmacytoid dendritic cell neoplasm following treatment with CD123-specific CAR-T cells:A first-in-human clinical trial[J]. Blood,2017,130:811.

13. CUMMINS KD,FN. ,NELSON AM,SCHMIDT A,et al. In American Society for Hematology 59th Annual Congress (Atlanta,GA,2017). [2020-10-16].

14. LUO Y,CHANG LJ,HU YX,et al. First-in-Man CD123-Specific chimeric antigen Receptor-Modified T cells for the treatment of refractory acute myeloid leukemia. 57th ASH Annual Meeting & Exposition,Orlando,2015. [2020-10-16].

15. MONICA LG,MAYUMI S,ZONG HL,et al. Allogeneic Tcrα/β deficient CAR-T-cells targeting CD123 prolong overall survival of AML patient-derived xenografts[J]. Blood,2016,128:765.

16. EHNINGER A,KRAMER M,RÖLLIG C,et al. Distribution and levels of cell surface expression of CD33 and CD123 in acute myeloid leukemia[J]. Blood Cancer J,2014,4:e218.

17. WATTAD M,WEBER D,DÖHNER K,et al. Impact of salvage regimens on response and overall survival in acute myeloid leukemia with induction failure[J]. Leukemia,2017,31(6):1306-1313.

18. KENDERIAN SS,RUELLA M,SHESTOVA O,et al. CD33-specific chimeric antigen receptor T cells exhibit potent preclinical activity against human acute myeloid leukemia[J]. Leukemia,2015,29(8):1637-1647.

19. WANG QS,WANG Y,LV HY,et al. Treatment of CD33-directed chimeric antigen receptor-modified T cells in one patient with relapsed and refractory acute myeloid leukemia[J]. Mol Ther,2015,23(1):184-191.

20. RITCHIE DS,NEESON PJ,KHOT A,et al. Persistence and efficacy of second generation CAR-T cell against the LeY antigen in acute myeloid leukemia[J]. Mol Ther,2013,21(11):2122-2129.

21. PEINERT S,PRINCE HM,GURU PM,et al. Gene-modified T cells as immunotherapy for multiple myeloma and acute myeloid leukemia expressing the Lewis Y antigen[J]. Gene Ther,2010,17(5):678-686.

22. RITCHIE DS, NEESON PJ, KHOT A, et al. Persistence and efficacy of second generation CAR-T cell against the LeY antigen in acute myeloid leukemia[J]. Mol Ther, 2013, 21(11):2122-2129.

23. BARBER A, ZHANG T, DEMARS LR, et al. Chimeric NKG2D receptor-bearing T cells as immunotherapy for ovarian cancer[J]. Cancer Res, 2007, 67:5003-5008.

24. SINHA C, JU B, SU SO, et al. Modulation of NKG2D ligands expression in acute myeloid leukemia[J]. Biol Blood Marrow Transplant, 2016, 22:S211.

25. MURAD JM, BAUMEISTER SH, WERNER L, et al. Manufacturing development and clinical production of NKG2D chimeric antigen receptor expressing T cells for autologous adoptive cell therapy[J]. Cytotherapy, 2018, 20(7):952-963.

26. SALLMAN DA, KERRE T, POIRE X, et. al. Remissions in relapse/refractory acute myeloid leukemia patients following treatment with NKG2D CAR-T therapy without a prior preconditioning chemotherapy[J]. Blood, 2018, 132:902.

27. BARAGAÑO RA, LÓPEZ LC, SUÁREZ-ÁB. Methylation of NKG2D ligands contributes to immune system evasion in acute myeloid leukemia[J]. Genes Immun, 2015, 16(1):71-82.

28. BAKKER AB, VAN DEN OUDENRIJN S, BAKKER AQ, et al. C-type lectin-like molecule-1: a novel myeloid cell surface marker associated with acute myeloid leukemia[J]. Cancer Res, 2004, 64(22):8443-8450.

29. LABORDA E, MAZAGOVA M, SHAO S, et al. Development of a chimeric antigen receptor targeting c-type lectin-like molecule-1 for human acute myeloid leukemia[J]. Int J Mol Sci, 2017, 18(11):2259.

30. KENDERIAN SS, HABERMANN TM, MACON WR, et al. Large B-cell transformation in nodular lymphocyte-predominant hodgkin lymphoma: 40-year experience from a single institution[J]. Blood, 2016, 127(16):1960-1966.

31. TASHIRO H, SAUER T, SHUM T, et al. Treatment of acute myeloid leukemia with T cells expressing chimeric antigen receptors directed to c-type lectin-like molecule 1[J]. Mol Ther, 2017, 25(9):2202-2213.

32. WANG J, CHEN S, XIAO W, et al. CAR-T cells targeting CLL-1 as an approach to treat acute myeloid leukemia[J]. J Hematol Oncol, 2018, 11(1):7.

33. LIU F, CAO YZ, PINZ K, et al. First-in-human CLL1-CD33 compound CAR-T cell therapy induces complete remission in patients with refractory acute myeloid leukemia: Update on phase 1 clinical trial[J]. Blood, 2018, 132:901.

34. LEVIS. M, SMALL. D, et al. Flt3: It does matter in leukemia. Leukemia, 2003, 17:1738-1752.

35. CHIEN CD, SAUTER CT, ISHII K, et al. Preclinical development of flt3-redirected chimeric antigen receptor T cell immunotherapy for acute myeloid leukemia[J]. Blood, 2016, 128:1072.

36. WANG Y, XU Y, LI S, et al. Targeting flt3 in acute myeloid leukemia using ligand-based chimeric antigen receptor-engineered T cells[J]. J Hematol Oncol, 2018, 11(1):60.

37. CHIEN CD, SAUTER CT, ISHII K, et al. Preclinical development of FLT3-redirected chimeric antigen receptor T cell immunotherapy for acute myeloid leukemia[J]. Am Soc Hematol, 2016, 128(220):1072.

38. LEGRAS S, GUNTHERT U, STAUDER R, et al. A strong expression of cd44-6v correlates with shorter survival of patients with acute myeloid leukemia[J]. Blood, 1998, 91:3401-3413.

39. NEU S, GEISELHART A, SPROLL M, et al. Expression of cd44 isoforms by highly enriched cd34-positive cells in cord blood, bone marrow and leukaphereses[J]. Bone Marrow Trans, 1997, 20:593.

40. CASUCCI M, NICOLIS DI ROBILANT B, FALCONE L, et al. Cd44v6-targeted T cells mediate potent antitumor effects against acute myeloid leukemia and multiple myeloma[J]. Blood, 2013, 122(20):3461-3472.

41. DI STASI A, TEY SK, DOTTI G, et al. Inducible apoptosis as a safety switch for adoptive cell therapy[J]. N Engl J Med, 2011, 365(18):1673-1683.

42. LYNN RC, POUSSIN M, KALOTA A, et al. Targeting of folate receptor beta on acute myeloid leukemia blasts

with chimeric antigen receptor-expressing T cells[J]. Blood,2015,125(22):3466-3476.

43. RAFIQ S,PURDON TJ,DANIYAN AF,et al. Optimized T cell receptor mimic chimeric antigen receptor T cells directed toward the intracellular Wilms tumor 1 antigen[J]. Leukemia,2017,31(8):1788-1797.

44. MYBURGH R,KIEFER J,RUSSKAMP NF,et al. Anti-Human CD117 CAR-T cells efficiently eliminate hematopoietic stem and CD117-positive AML cells[J]. Blood,2018,132:4063.

45. MA Q,GARBER HR,LU S,et al. A novel tcr-like car with specificity for pr1/hla-a2 effectively targets myeloid leukemia in vitro when expressed in human adult peripheral blood and cord blood T cells[J]. Cytotherapy, 2016,18(8):985-994.

46. YOSHIDA T,MIHARA K,TAKEI Y,et al. All-trans retinoic acid enhances cytotoxic effect of T cells with an anti-cd38 chimeric antigen receptor in acute myeloid leukemia [J]. Clin Transl Immunology, 2016, 5 (12):e116.

47. REBECCA EPPERLY,STEPHEN GOTTSCHALK,M. PAULINA VELASQUEZ. A bump in the road:How the hostile AML microenvironment affects CAR-T cell therapy[J]. Front Oncol,2020,10:262.

48. SHERLY MARDIANA,SAAR GILL. CAR-T cells for acute myeloid leukemia:State of the art and future directions[J]. Front Oncol,2020,10:697.

第三节　CAR-T 细胞在 T 细胞性恶性血液病中的临床应用

一、概述

　　T 细胞性恶性血液病是一类来源于 T 细胞的淋巴系统恶性肿瘤,通常表达 CD7、CD2、CD5 等 T 细胞特征性抗原。WHO 分类将 T 细胞肿瘤分为 T 淋巴细胞白血病/T 淋巴母细胞性淋巴瘤(T lymphoblastic leukemia/lymphoma)和成熟 T 细胞肿瘤(mature T neoplasms)。目前 T 细胞肿瘤的主要治疗方案为化疗,必要时联合造血干细胞移植。成人和儿童急性 T 淋巴细胞白血病接受大剂量化疗的 5 年生存率分别约 50% 和 75%;外周 T 细胞淋巴瘤接受以 CHOP 方案为基础的化疗且通过自体造血干细胞移植巩固的无进展生存率为 40%～50%。其中早期前体 T 急性淋巴细胞白血病的亚型预后较差,中位生存时间只有 20 个月。对于复发/难治 T 细胞肿瘤,目前尚缺乏有效的治疗手段,总体预后较差。

　　CAR-T 细胞在复发/难治 B 细胞肿瘤的治疗中已经取得了革命性进展,有望为复发/难治 T 细胞肿瘤的治疗带来突破,但面临一系列挑战,主要包括 CAR-T 细胞自杀伤、持续性 T 细胞缺乏、肿瘤性 T 细胞污染。首先,CAR-T 细胞间相互杀伤将阻碍 CAR-T 细胞的扩增,缩短体内 CAR-T 细胞维持时间;第二,CAR-T 细胞杀伤正常 T 细胞所引起的持续性 T 细胞缺乏,会使患者更易并发机会性感染;第三,累及骨髓的 T 细胞肿瘤患者外周血中存在循环肿瘤细胞,肿瘤性 T 细胞与正常 T 细胞可同时被采集用于制备 CAR-T 细胞,从而造成肿瘤性 T 细胞污染。针对上述挑战,选择合适的 T 细胞肿瘤靶点,研发 CAR-非 T 细胞,制备异基因 CAR-T 细胞,采用基因编辑技术的通用型 CAR-T 细胞是可能的研发策略。

　　可用于 T 细胞肿瘤治疗的潜在靶点主要包括 T 细胞表面抗原 CD7、CD30、CD5、CD4,趋化因子受体 CCR4,以及 T 细胞受体 β 恒定区 1(TRBC1)(表 2-5-3-1)。目前已申请注册的临床研究共 19 项,据报道 CD30、CD7、CD5 CAR-T 细胞治疗急性 T 淋巴细胞白血病/T 细胞淋巴瘤中的反应率约 30%～80%,且未发生危及生命的细胞因子释放综合征等相关副反应。

表 2-5-3-1 CAR-T 细胞在 T 细胞肿瘤中的研究现状

靶点	疾病类型	研究结果	临床试验结果
CD4	T 淋巴细胞白血病/淋巴瘤	1）（体外）特异性杀伤 ALCL 细胞系及人源肿瘤； 2）（体内）延长 ALCL 模型小鼠的生存期	NCT03829540
CD5	T 淋巴细胞白血病/淋巴瘤	CD5 CAR-T 细胞治疗 RR T-ALL/NHL：CR 33%	NCT03081910
CD7	T 淋巴细胞白血病/淋巴瘤 NK/T 细胞淋巴瘤	1）自体 CD7 CAR-T 细胞治疗 RR T-ALL/NHL：CR 67%（2/3），PR 33%（1/3）； 2）通用型 CD7 CAR-T 细胞治疗 RR T-ALL：MRD 阴性 CR 80%（4/5）	NCT04004637，NCT04033302，NCT04264078，NCT03690011
CD30	成人 T 淋巴细胞白血病/淋巴瘤 间变大细胞淋巴瘤 血管免疫母细胞性 T 细胞淋巴瘤 NK/T 细胞淋巴瘤 外周 T 细胞淋巴瘤 非霍奇金淋巴瘤	CD30 CAR-T 细胞治疗间变大细胞淋巴瘤：CR 50%（1/2）	NCT03049449，NCT02917083，NCT02663297，NTC01316146，NTC03602157，NTC02274584，NCT04008394，NCT02917083，NCT04268706，NCT02958410，NCT03383965，NCT02259556
CCR4	T 淋巴细胞白血病/淋巴瘤	1）（体外）杀伤 ATL，皮下 TCL 及 ALCL 细胞系； 2）（体内）在 ATL 小鼠中具有肿瘤清除作用	/
TRBC1	T 细胞淋巴瘤 外周 T 细胞淋巴瘤 血管免疫母细胞性 T 细胞淋巴瘤 外周 T 细胞淋巴瘤	TRBC1 CAR-T 细胞可特异性清除 TRBC1$^+$的肿瘤细胞	NCT03590574

二、CAR-T 细胞治疗 T 细胞肿瘤的常见靶点

（一）CD7

CD7 表达于正常 T 细胞和 NK 细胞表面。绝大多数急性 T 淋巴细胞白血病和部分 T 细胞淋巴瘤为 CD7 阳性。CD7 不同于 CD5，其在 CAR-T 细胞扩增和活化过程中不出现显著的表达下调，因此为预防 CD7 CAR-T 细胞的自杀伤，需在 CAR 基因转导前对 CD7 进行基因编辑。在防止 CAR-T 细胞自杀伤中基因编辑敲除靶基因发挥了重要作用，该技术已应用于

CD7 CAR-T 细胞的制备。目前,Matthew CL 等研究表明 CRISPR/Cas9 基因编辑系统敲除 *CD7* 基因后,可有效预防 CD7 CAR-T 细胞的自杀伤且不影响其扩增,体内外试验均展现了高效的肿瘤杀伤效应。Gomes-Silva 等联合 CRISPR/Cas9 基因编辑和慢病毒转导技术开发了 *CD7* 敲除的靶向 CD7 CAR-T 细胞,研究表明基因编辑后的 T 细胞可有效转导 CAR 基因(转导率>70%),并在体内及体外实验中杀伤肿瘤细胞。此外,CD7 蛋白阻断剂(protein expression blocker,PEBL)技术通过抑制内质网和高尔基体内 CD7 的合成减少细胞表面 CD7 的表达,可实现与 CRISPR/Cas9 基因编辑系统相近的效果。2020 年 EHA 会议上国内两大团队报道了 CD7 CAR-T 细胞治疗复发/难治 T 细胞肿瘤的结果。张明智团队报道了一项自体 CD7 CAR-T 细胞(分选 CD7 阴性 T 细胞制备)治疗复发/难治 T 细胞白血病/淋巴瘤的临床研究(NCT04004637)结果:3 例复发/难治Ⅳ期 T 细胞白血病/淋巴瘤患者,2 例达完全缓解,1 例为部分缓解,且未出现重度细胞因子释放综合征及神经系统毒性反应。张曦团队报道了一项通用型 CAR-T 细胞产品(GC027)治疗 5 例复发/难治急性 T 淋巴细胞白血病患者的临床研究结果:其中 4 例患者在输注后 28 天评估时达 MRD 阴性的完全缓解,另外 1 例患者在输注后 14 天评估时达到 MRD 阳性的缓解,但在输注后 29 天出现疾病复发。5 例患者均并发重度细胞因子释放综合征,其中 4 例为 3 级,1 例为 4 级。

(二) CD30

CD30 主要表达于活化的 B 细胞或 T 细胞表面、霍奇金淋巴瘤、间变性大细胞淋巴瘤(anaplastic large cell lymphoma,ALCL)、外周 T 细胞淋巴瘤和约 1/3 的急性 T 淋巴细胞白血病细胞表面。目前 CD30 CAR-T 细胞在 T 细胞肿瘤中主要应用于间变性大细胞淋巴瘤。Ramos 等的研究(NCT01316146)纳入 2 例间变性大细胞淋巴瘤患者(1 例为 ALK+ ALCL,1 例为 ALK- 的皮肤型 ALCL),在未行预处理治疗的情况下输注 CD30 CAR-T 细胞,其中 1 例患者在四次输注(最高剂量 2×10^8 cells/m^2)CD30 CAR-T 细胞后达到并维持完全缓解 9 个月。

此外,CD30 CAR-T 细胞主要应用于霍奇金淋巴瘤的治疗。目前已有两项 CD30 CAR-T 细胞治疗霍奇金淋巴瘤的 Ⅰ 期临床试验(NCT01316146,NCT02259556)报道,结果显示 CAR-T 细胞治疗期间未发生 T、B 细胞计数下降,且正常的 T 细胞免疫功能未出现损伤。Ramos 等的研究纳入 7 例复发/难治霍奇金淋巴瘤患者,其中 1 例在两次输注 CD30 CAR-T 细胞后获得并维持完全缓解达 2.5 年,1 例获得并维持完全缓解近 2 年,另有 3 例霍奇金淋巴瘤患者维持疾病稳定状态。Wang CM 等的研究纳入 18 例复发/难治霍奇金淋巴瘤患者,结果显示:7 例患者达部分缓解,6 例达疾病稳定状态,仅 2 例患者出现≥3 级的毒性反应。因此,CD30 CAR-T 细胞是治疗复发/难治霍奇金淋巴瘤和 T 细胞淋巴瘤安全有效的方案,有待于今后更多的临床研究进一步验证。

(三) CD5

CD5 表达于正常 T 细胞和多数急性 T 淋巴细胞白血病、T 细胞淋巴瘤细胞表面。既往研究表明:CD5 在与配体或抗体结合后会出现表达下调,从而减少 CAR-T 细胞的自杀伤。Mamonkin M 等的研究表明:对比 4-1BB 和 CD28 共刺激域,包含 4-1BB 共刺激域的 CAR-T 细胞具有更强的自杀伤效应。此外,4-1BB 结构通过 TRAF 信号通路上调 ICAM1 分子的黏附作用,使自杀伤免疫突触更稳定。*Tet*-OFF 介导的表达系统诱导 CAR 基因的条件性表达,可避免 CAR-T 细胞的自杀伤效应。王亮团队在 2019 年 ASH 会议中报道了一项 CD5 CAR-T 细胞治疗复发/难治急性 T 淋巴细胞白血病(*n*=4)和 T 细胞性非霍奇金淋巴瘤(*n*=5)的 Ⅰ

期临床试验（NCT03081910）结果：3/9 例患者治疗后达完全缓解，其中 2 例分别在输注后 6 周及 7 个月出现复发，另 1 例拟桥接异基因造血干细胞移植；1 例患者在两次 CD5 CAR-T 细胞治疗达完全缓解后行异基因造血干细胞移植，随访至移植后 125 天仍维持完全缓解状态。

（四）TRBC1

T 细胞受体 β 链恒定区（T-cell receptor beta constant，TRBC）包括 TRBC1 和 TRBC2。Maciocia 等研究表明，TRBC1⁺T 细胞在健康人体内占 25%~47%，而 T 细胞白血病/淋巴瘤则只表达 TRBC1 或 TRBC2，因此 TRBC1 CAR-T 细胞可特异性清除 TRBC1⁺的肿瘤细胞，而避免杀伤 TRBC2⁺的正常 T 细胞，一定程度上保留了正常 T 细胞免疫。因此，TRBC1 或 TRBC2 也是治疗 T 细胞肿瘤的潜在靶点。目前一项 TRBC1 CAR-T 细胞治疗 T 细胞淋巴瘤的临床试验正在进行（NCT03590574）。

（五）CD4

CD4 表达于 2/3 的正常 T 细胞、多数 T 细胞淋巴瘤细胞和部分急性 T 淋巴细胞白血病细胞表面。Pinz K 等的研究表明，CD4 CAR-T 细胞中具有高比例的 CD8⁺CAR-T 细胞，因而在体内/外实验中展现了高效的淋巴瘤细胞杀伤能力。然而，CD4 CAR-T 细胞导致 CD4⁺ T 细胞的凋亡，使受者出现 HIV/AIDS 样症状。因而，CD4 CAR-T 细胞可作为 T 细胞肿瘤患者桥接治疗的一种选择。此外，有研究通过 CD4 CAR-NK 细胞治疗 T 细胞肿瘤，由于 CAR-NK 细胞在体内持续时间较短，从而避免持续的 CD4⁺ T 细胞缺乏。

（六）CCR4

CCR4 是一种表达于调节性 T 细胞（Treg）、Th2、Th17 细胞表面的趋化因子受体，且在成人急性 T 淋巴细胞白血病、多数皮肤型 T 细胞淋巴瘤和外周 T 细胞淋巴瘤患者中均有表达。Mogamulizumab——一种抗 CCR4 单克隆抗体，已在日本批准用于治疗复发/难治成人急性 T 淋巴细胞白血病。结果显示 Mogamulizumab 治疗过程中出现可控的淋巴细胞减少（96%）、中性粒细胞减少（52%，其中 19% 为 3 级）和血小板减少（52%，其中 19% 为 3~4 级）。Perera LP 等的研究表明，CCR4 CAR-T 细胞在体内/外均能有效杀伤成人急性 T 淋巴细胞白血病及 T 细胞淋巴瘤细胞系，但在 CAR 基因转导后出现 CD4/CD8 比例倒置，这一现象提示存在 CD4⁺ T 细胞亚群的自杀伤效应。此外，CCR4 CAR-T 细胞或可清除肿瘤微环境中的 Treg 细胞，从而促进 T 细胞的抗肿瘤效应，这一假说在 Mogamulizumab 治疗案例中已有报道。后续的临床试验将进一步检验 CCR4 CAR-T 细胞在治疗复发/难治的 T 细胞肿瘤时的抗肿瘤效应及潜在副反应，为临床应用提供依据。

三、CAR-T 细胞治疗 T 细胞肿瘤面临的挑战及解决方案

CAR-T 细胞治疗 T 细胞肿瘤面临的挑战主要包括 CAR-T 细胞自杀伤、持续性 T 细胞缺乏和肿瘤性 T 细胞污染 CAR-T 细胞产品，针对上述问题的解决方案主要包括采用来自健康供者的淋巴细胞制备 CAR-T 细胞、选择合适的 CAR-T 细胞靶点、开发"短效"的 CAR-T 细胞产品等（图 2-5-3-1）。

（一）肿瘤 T 细胞污染 CAR-T 细胞产品

由于难以区分肿瘤 T 细胞和正常 T 细胞，在外周血淋巴细胞采集过程中清除混杂其中的循环肿瘤 T 细胞从而得到纯化的 CAR-T 细胞产品是一大难点。以下两种方法有望避免肿瘤 T 细胞的污染：①转染非 T 细胞（如 NK 细胞）；②采用健康供者的淋巴细胞制备 CAR-T 细胞。

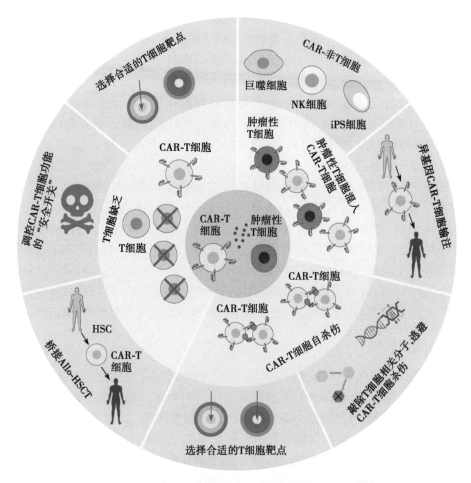

图 2-5-3-1　CAR-T 细胞治疗 T 细胞肿瘤的挑战及措施

CAR-T 细胞治疗 T 细胞肿瘤的挑战及措施。1)针对肿瘤性 T 细胞污染 CAR-T 细胞:①研发 CAR-非 T 细胞(如 CAR-NK,CAR-Mac 等);②制备异基因 CAR-T 细胞。2)针对 CAR-T 细胞自杀伤:①选择合适的 T 细胞靶点;②基因编辑技术敲除 T 细胞相关分子。3)T 细胞缺乏:①选择合适的 T 细胞靶点;②研发具有"安全开关"的 CAR-T 细胞;③CAR-T 细胞治疗后桥接异基因造血干细胞移植。

供者来源的淋巴细胞制备 CAR-T 细胞可有效避免肿瘤 T 细胞对 CAR-T 细胞产品的污染。然而,即使在供受者 HLA 相合的情况下,严重的移植物抗宿主病依然是供者来源的 CAR-T 细胞输注后的潜在并发症。T 细胞受体 α 链(T-cell receptor alpha chain,TRAC)介导的 TCR 信号通路的激活,是供者来源 CAR-T 细胞诱发移植物抗宿主病的重要环节。因此,Cooper 团队采用多元化 CRISPR/Cas9 基因编辑技术,在 *CD7 CAR* 基因转导前,敲除供者 T 细胞编码 TRAC 和 CD7 抗原的相关基因,设计开发了通用型 CD7 CAR-T 细胞产品(UCART7),并在临床前实验中证实 UCART7 能有效杀伤小鼠体内的急性 T 淋巴细胞白血病细胞而无明显移植物抗宿主病。

(二) CAR-T 细胞的自杀伤效应

多数靶抗原同时表达于正常和肿瘤 T 细胞,因而选择不同时在 CAR-T 细胞和肿瘤细胞表面表达的抗原作为治疗靶点可克服 CAR-T 细胞的自杀伤效应,主要包括以下两种方案:①选择未在 CAR-T 细胞表面表达的肿瘤细胞抗原;②使用不表达相应靶点的 CAR-T 细胞,这类 CAR-T 细胞也可通过体外基因编辑技术敲除相应靶点。预防 CAR-T 细胞自杀伤的靶点选择策略包括靶向在 CAR-T 细胞扩增期间表达下调的 pan-T 抗原(如 CD5),或者靶向仅在部分 T 细胞亚群中表达的抗原(如 CD4、CD30 或 CCR4)。

(三) T 细胞缺乏

机体对 B 细胞缺乏有较好的耐受性,且可通过静脉补充丙种球蛋白得到改善,相反,持续的 T 细胞缺乏是机会性感染的高危因素。预防长期 T 细胞缺乏主要有以下三种方法:①靶向正常 T 细胞不表达的肿瘤抗原;②使用"短效"的 CAR-T 细胞;③CAR-T 细胞治疗后桥接异基因造血干细胞移植。

"短效"的 CAR-T 细胞是一种通过缩短 CAR-T 细胞体内持续时间以预防持续性 T 细胞缺乏的方案。目前主要通过:①异基因 CAR-T 细胞;②CAR-NK 细胞;③电转法实现非病毒 mRNA 转染 T 细胞;④设计具有"安全开关"的 CAR-T 细胞(如带有自杀基因的 CAR-T 细胞产品)以实现。如前文所述的 UCART7 细胞为异基因 CAR-T 细胞,这些异基因 CAR-T 细胞将最终被宿主的免疫系统识别、清除而缩短体内维持时间,从而避免输注后持续性 T 细胞缺乏。然而,上述方法因缩短了 CAR-T 细胞的体内维持时间而影响原发病的缓解甚至增加复发率,因此,CAR-T 细胞治疗后桥接造血干细胞移植有望改善这类患者的不良预后。

四、小结和展望

靶向 T 细胞肿瘤的 CAR-T 细胞因其与正常 T 细胞、肿瘤 T 细胞之间的相似性而在临床应用中面临挑战。目前相关 CAR-T 细胞产品仍在不同程度上缺乏特异性或体内持续时间短等缺点,因而尚无最优化的治疗方案。靶向特定 T 细胞抗原(如 CD30 或 TRBC1)的 CAR-T 细胞具有一定应用前景,但其仅能治疗有限的几类 T 细胞肿瘤。随着日益增长的 CAR-T 细胞治疗 T 细胞肿瘤的临床研究的开展,更全面的研究结果将为我们提供充分的指导与思考,以推动 CAR-T 细胞治疗 T 细胞肿瘤的安全性和有效性。

(洪睿敏 张明明 胡永仙 黄河)

参考文献

1. ELIZABETH AR, DAVID TT. T-cell acute lymphoblastic leukemia[J]. Hematology Am Soc Hematol Educ Program, 2016, 2016(1):580-588.

2. ARBER D, ORAZI A, HASSERJIAN R, et al. The 2016 revision to the World Health Organization classification of myeloid neoplasms and acute leukemia[J]. Blood, 2016, 127 (20):2391-2405.

3. SWERDLOW S, CAMPO E, PILERI S, et al. The 2016 revision of the World Health Organization classification of lymphoid neoplasms[J]. Blood, 2016, 127 (20):2375-2390.

4. MARK RL, ADOLFO AF. How I treat T-cell acute lymphoblastic leukemia in adults[J]. Blood, 2015, 126(7):833-841.

5. ALISON JM, MATTHEW AL, STEVEN MH. How I treat the peripheral T-cell lymphomas[J]. Blood, 2014, 123 (17):2636-2644.

6. DAVID IM, ELISABETH MP, ANTHONY VM, et al. T-cell acute lymphoblastic leukemia in adults:clinical features, immunophenotype, cytogenetics, and outcome from the large randomized prospective trial (UKALL XII/ECOG 2993) [J]. Blood, 2009, 114(25):5136-5145.

7. JOHN MG, LEWIS BS, DONNA EL, et al. Childhood T-cell acute lymphoblastic leukemia: the Dana-Farber Cancer Institute acute lymphoblastic leukemia consortium experience [J]. J Clin Oncol, 2003, 21 (19):

3616-3622.

8. NITIN J, AUDREY VL, SUSAN OB, et al. Early T-cell precursor acute lymphoblastic leukemia/lymphoma (ETP-ALL/LBL) in adolescents and adults:a high-risk subtype[J]. Blood,2016,127(15):1863-1869.

9. LEONARD WJ. Cytokines and immunodeficiency diseases[J]. Nat Rev Immunol,2001,1(3):200-208.

10. AHMET D, WILLIAM GM. Bone marrow histopathology in peripheral T-cell lymphomas[J]. Br J Haematol, 2004,127(2):140-154.

11. VAHID A, KHEIRA B, EMMANUELLE B, et al. Analysis of TCR, pT alpha, and RAG-1 in T-acute lympho-blastic leukemias improves understanding of early human T-lymphoid lineage commitment[J]. Blood,2003,101 (7):2693-2703.

12. MATTHEW LC, JAEBOK C, KARL S, et al. An"off-the-shelf"fratricide-resistant CAR-T for the treatment of T cell hematologic malignancies[J]. Leukemia,2018,32(9):1970-1983.

13. TAKAHIRO K, DESMOND W, YI T P, et al. A novel method to generate T-cell receptor-deficient chimeric an-tigen receptor T cells[J]. Blood Adv,2018,2(5):517-528.

14. JOSHUAN MS, GLENN W, KATE M, et al. Mogamulizumab:first global approval[J]. Drugs,2012,72(9): 1293-1298.

15. DIOGO G-S, MADHUWANTI S, SANDHYA S, et al. CD7-edited T cells expressing a CD7-specific CAR for the therapy of T-cell malignancies[J]. Blood,2017,130(3):285-296.

16. WENLI Z, MEDEIROS LJ, KEN HY, et al. CD30 expression in acute lymphoblastic leukemia as assessed by flow cytometry analysis[J]. Leuk Lymphoma,2014,55(3):624-627.

17. CARLOS AR, BRANDON B, HUIMIN Z, et al. Clinical and immunological responses after CD30-specific chim-eric antigen receptor-redirected lymphocytes[J]. J Clin Invest,2017,127(9):3462-3471.

18. BARBARA S, CLIONA MR, ANTONIO DS, et al. Epstein Barr virus specific cytotoxic T lymphocytes expressing the anti-CD30zeta artificial chimeric T-cell receptor for immunotherapy of Hodgkin disease[J]. Blood,2007, 110(7):2620-2630.

19. WANG CM, WU ZQ, WANG Y, et al. Autologous T Cells Expressing CD30 Chimeric Antigen Receptors for Re-lapsed or Refractory Hodgkin Lymphoma:An Open-Label Phase Ⅰ Trial[J]. Clin Cancer Res,2017,23(5): 1156-1166.

20. STEVEN AR, NICHOLAS PR. Adoptive cell transfer as personalized immunotherapy for human cancer[J]. Sci-ence,2015,348(6230):62-68.

21. MAKSIM M, RAYNE HR, HARUKO T, et al. A T-cell-directed chimeric antigen receptor for the selective treat-ment of T-cell malignancies[J]. Blood,2015,126(8):983-992.

22. LU X, AXTELL RC, COLLAWN JF, et al. AP2 adaptor complex-dependent internalization of CD5:differential regulation in T and B cells[J]. J Immunol,2002,168(11):5612-5620.

23. MAMONKIN M, MUKHERJEE M, SRINIVASAN M, et al. Reversible Transgene Expression Reduces Fratricide and Permits 4-1BB Costimulation of CAR-T Cells Directed to T-cell Malignancies[J]. Cancer Immunol Res, 2018,6(1):47-58.

24. PINZ K, LIU H, GOLIGHTLY M, et al. Preclinical targeting of human T-cell malignancies using CD4-specific chimeric antigen receptor (CAR)-engineered T cells[J]. Leukemia,2016,30(3):701-707.

25. KEVIN GP, ELIZABETH Y, ALEXANDER J, et al. Targeting T-cell malignancies using anti-CD4 CAR NK-92 cells[J]. Oncotarget,2017,8(68):112783-112796.

26. OSAMU Y, KOUJI M. CCR4 and its ligands:from bench to bedside[J]. Int Immunol,2015,27(1):11-20.

27. TAKASHI I, TATSURO J, NAOKUNI U, et al. Defucosylated anti-CCR4 monoclonal antibody (KW-0761) for relapsed adult T-cell leukemia-lymphoma:a multicenter phase Ⅱ study[J]. J Clin Oncol,2012,30(8): 837-842.

28. PERERA LP,ZHANG M,NAKAGAWA M,et al. Chimeric antigen receptor modified T cells that target chemo-kine receptor CCR4 as a therapeutic modality for T-cell malignancies[J]. Am J Hematol,2017,92(9):892-901.

29. TAKASHI I,ASAHI I,FUMIHIKO S,et al. Stevens-Johnson Syndrome associated with mogamulizumab treat-ment of adult T-cell leukemia/lymphoma[J]. Cancer Sci,2013,104(5):647-650.

30. MICHINORI O,TAKASHI I,KIYOHIKO H,et al. Multicenter phase Ⅱ study of mogamulizumab (KW-0761),a defucosylated anti-cc chemokine receptor 4 antibody,in patients with relapsed peripheral T-cell lymphoma and cutaneous T-cell lymphoma[J]. J Clin Oncol,2014,32(11):1157-1163.

31. BRUCE R B,WILLIAM J M,MEHRDAD A. Advances in graft-versus-host disease biology and therapy[J]. Nat Rev Immunol,2012,12(6):443-458.

32. YANG Y,JACOBY E,FRY TJ. Challenges and opportunities of allogeneic donor-derived CAR-T cells[J]. Curr Opin Hematol,2015,22(6):509-515.

33. JAKUB S,SUSAN RR,SAAR IG,et al. Nonviral RNA chimeric antigen receptor-modified T cells in patients with Hodgkin lymphoma[J]. Blood,2018,132(10):1022-1026.

34. KENTARO M,MUHAMMAD OJ,MUSTAFA A-O,et al. In Vitro Pre-Clinical Validation of Suicide Gene Modi-fied Anti-CD33 Redirected Chimeric Antigen Receptor T-Cells for Acute Myeloid Leukemia[J]. PLoS ONE,2016,11(12):e0166891.

35. Sun S,Hao H,Yang G,et al. Immunotherapy with CAR-Modified T Cells:Toxicities and Overcoming Strategies[J]. J Immunol Res,2018,2018:2386187.

36. PAUL MM,PATRYCJA AW,BRIAN P,et al. Targeting the T cell receptor β-chain constant region for immuno-therapy of T cell malignancies[J]. Nat Med,2017,23(12):1416-1423.

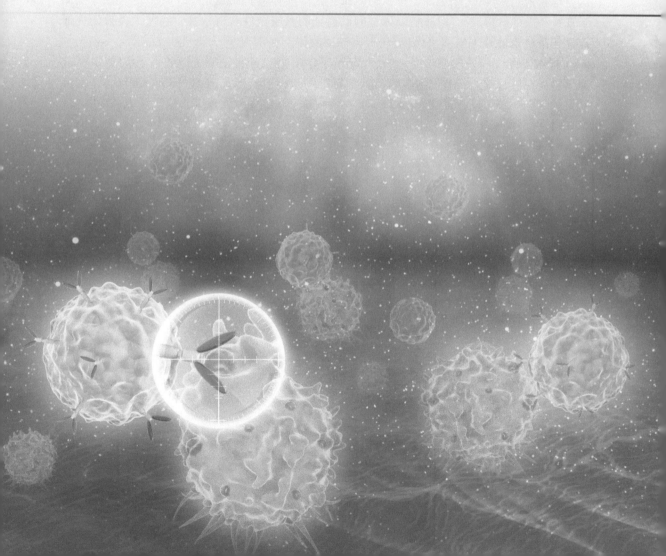

第三篇

CAR-T细胞治疗在非血液系统疾病中的临床应用

第一章

概　述

　　T 细胞不仅在抗肿瘤免疫发挥重要作用,在控制感染和自身免疫性疾病中也起着关键的作用。CAR 技术使得 T 细胞能直接结合细胞表面抗原,无需主要组织相容性复合体(MHC)的抗原提呈而活化 T 细胞,能克服多种病原体和肿瘤的 T 细胞逃逸机制。由于 CAR-T 细胞独特的杀伤机制并在难治复发血液肿瘤如 B-ALL、B-NHL 和 MM 等治疗中获得巨大的成功,研究者们开始关注 CAR-T 细胞治疗实体瘤、自身免疫性疾病、移植免疫耐受和感染性疾病,特别是人类免疫缺陷病毒(HIV)、乙型肝炎病毒(HBV)、丙型肝炎病毒(HCV)和巨细胞病毒(CMV)等。

　　迄今为止,CAR-T 细胞疗法进入临床试验治疗实体瘤的靶点达数十种。尽管该疗法尚未在实体瘤中获得成功,但一些临床试验已经证明其安全性和有效性。目前大多数研究通过优化策略来克服 CAR-T 细胞治疗实体瘤的障碍。在 HIV 等病毒性疾病方面,一些新的 CAR 技术如将 CD4 片段融合到 scFv、双特异性 CAR 等已经被证明可以被用于清除 HIV,临床试验也在进行中。CAR-T 细胞治疗其他疑难的病毒性疾病如 HBV、HCV、CMV 甚至真菌感染的临床前研究也方兴未艾,未来可能在治疗这些疾病中发挥重要作用。

(钱文斌)

第二章

CAR-T 细胞在实体瘤中的临床应用

第一节　CAR-T 细胞在实体瘤中的临床试验进程

CAR-T 细胞治疗在白血病和淋巴瘤中取得了卓越成效,但其在实体瘤中仍存在很多限制。实体肿瘤往往形成具有免疫抑制性肿瘤微环境(TME),由肿瘤细胞和非肿瘤基质细胞组成,并由异常的血管系统提供血供,因而限制了淋巴细胞的浸润并具有抑制抗肿瘤免疫和淋巴细胞扩增和持久性的能力。由于实体瘤缺乏独特且均质表达的肿瘤抗原,对 CAR-T 细胞治疗提出了重大挑战。

目前有约 160 项正在进行或者已经完成的针对实体肿瘤的 CAR-T 细胞临床试验,其中64% 是 Ⅰ 期临床试验,30% 是 Ⅰ／Ⅱ 期,3% 为 Ⅱ 期,1% 为回顾性研究。最常用的靶标是 mesothelin(间皮素)、GD2(二唾液酸神经节苷脂)、HER2、MUC1(黏蛋白 1)、CEA(癌胚抗原)、GPC3(glypican 3)和 EGFRvⅢ(表皮生长因子受体的变体Ⅲ)等,详见表 3-2-1-1。

表 3-2-1-1　CAR-T 细胞治疗实体肿瘤临床试验

抗原	肿瘤类型	临床试验
AFP	肝细胞肝癌	NCT03349255
AXL	肾癌	NCT03393936
CD117	肉瘤	NCT03356782
CD133	肝癌,胰腺癌,脑肿瘤,乳腺癌,卵巢肿瘤,大肠癌,急性髓系白血病,神经胶质瘤,肉瘤	NCT02541370,NCT03356782,NCT03423992
CD171(L1-CAM)	神经母细胞瘤	NCT02311621,NCT00006480
CD20	黑色素瘤	NCT03893019
CD70	肾细胞肾癌	NCT02830724
CD80/86	肺癌	NCT03198052
CEA	肺癌,大肠癌,胃癌,乳腺癌,胰腺癌,肝转移癌	NCT00004178,NCT00673322,NCT00673829,NCT01212887,NCT01723306,NCT02349724,NCT03267173,NCT01109095,NCT01373047,NCT02416466,NCT02850536,NCT02959151,NCT03682744,NCT03818165
Claudin18.2	胃和食管胃交界处腺癌,胰腺癌	NCT03159819,NCT03302403,NCT03874897,NCT03890198

续表

抗原	肿瘤类型	临床试验
c-MET	乳腺癌,肝细胞肝癌	NCT03060356,NCT03638206,NCT01837602, NCT03672305
DLL-3	肺癌	NCT03392064
DR5	肝癌	NCT03638206
EGFR	脑胶质瘤,肺癌,肝癌,胃癌,结直肠癌,肉瘤,神经母细胞瘤	NCT01869166,NCT02331693,NCT03152435, NCT03638167,NCT02862028,NCT02873390, NCT03182816,NCT03542799,NCT03618381
EGFRvⅢ	脑和中枢神经系统肿瘤,神经胶质瘤,胶质母细胞瘤,结直肠癌,胰腺癌	NCT01454596,NCT02209376,NCT02666248, NCT02844062,NCT03267173,NCT03423992, NCT03638206,NCT02959151,NCT03283631, NCT03170141,NCT03726515,NCT02664363
EpCAM	结肠癌,食管癌,胰腺癌,前列腺癌,胃癌,肝癌,胆管肿瘤,结肠癌,鼻咽恶性肿瘤,乳腺癌	NCT02725125,NCT02729493,NCT02915445, NCT03013712,NCT03563326
EpHA2	神经胶质瘤	NCT02575261,NCT03423992
ErbB ligands	头颈部肿瘤	NCT01818323
FAP	胸膜间皮瘤,肺癌,乳腺癌,卵巢癌,膀胱癌,胰腺癌	NCT01722149,NCT03932565
FR-α	卵巢癌,输卵管癌,腹膜肿瘤	NCT00019136,NCT03585764,NCT03932565
GD2	神经母细胞瘤,肉瘤,黑色素瘤,宫颈癌,神经胶质瘤,肺癌	NCT02761915,NCT02765243,NCT02919046, NCT02992210,NCT03170141,NCT03252171, NCT03356782,NCT03356795,NCT03356808, NCT03423992,NCT00085930,NCT01460901, NCT01953900,NCT02439788,NCT03535246, NCT01822652,NCT03294954,NCT03635632, NCT03721068,NCT02107963,NCT03373097
gp100	黑色素瘤	NCT03649529,NCT03649529
GPC3	肝细胞癌,神经胶质瘤,肺细胞癌,胰腺癌,大肠癌	NCT02395250,NCT02723942,NCT02876978, NCT02905188,NCT02932956,NCT03084380, NCT03146234,NCT03198546,NCT03302403, NCT03884751,NCT02715362,NCT02959151, NCT03130712
HER2	肉瘤,脑和中枢神经系统肿瘤,神经胶质瘤,多形性胶质母细胞瘤,乳腺癌,卵巢癌,肺癌,胃癌,胰腺癌,结直肠癌	NCT00228358,NCT00902044,NCT00924287, NCT01109095,NCT01935843,NCT02442297, NCT02547961,NCT02713984,NCT03198052, NCT03267173,NCT03423992,NCT03500991, NCT02959151,NCT03696030,NCT00889954, NCT03740256
HerinCAR-PD1	晚期恶性实体肿瘤	NCT02873390,NCT02862028
IL-13Rα2	脑和中枢神经系统肿瘤,神经胶质瘤,成胶质细胞瘤	NCT00730613,NCT03423992,NCT01082926, NCT02208362

续表

抗原	肿瘤类型	临床试验
Lewis-Y	肺癌	NCT03198052,NCT03851146
LMP1	鼻咽肿瘤	NCT02980315
MAGE-A1/3/4	肺癌	NCT03356808,NCT03535246
Mesothelin	胸膜间皮瘤,腹膜间皮瘤,胰腺癌,卵巢癌,肺癌,三阴性乳腺癌,子宫内膜癌,腹膜癌,输卵管癌,宫颈癌,其他间皮素阳性肿瘤	NCT01355965,NCT01583686,NCT01897415,NCT02159716,NCT02388828,NCT02580747,NCT02792114,NCT02930993,NCT03198052,NCT03267173,NCT03323944,NCT03356795,NCT03356808,NCT03535246,NCT03638193,NCT03638206,NCT03799913,NCT03814447,NCT03916679,NCT02706782,NCT02959151,NCT03054298,NCT03497819,NCT03030001,NCT03182803,NCT03545815,NCT03615313,NCT03747965,NCT02465983,NCT02414269
MG7	肝转移肿瘤	NCT02862704
MMP,P16,MAGE A1,MAGE A3,and MAGE A4	实体肿瘤	NCT03535246
MUC1	脑胶质瘤,结直肠癌,胃癌,肝细胞癌,肺癌,胰腺癌,乳腺癌	NCT02587689,NCT02617134,NCT02839954,NCT03198052,NCT03267173,NCT03356782,NCT03356795,NCT03356808,NCT03633773,NCT02959151,NCT03170141,NCT03179007,NCT03525782,NCT03706326
MUC16	卵巢癌	NCT02498912,NCT02498912
NKG2D ligands	大肠癌,卵巢癌,胰腺癌,乳腺癌,尿路上皮癌	NCT03018405,NCT03370198,NCT03310008,NCT03692429
NY-ESO-1	食管癌,输卵管癌,卵巢癌,肺癌,神经胶质瘤,黑色素瘤,滑膜肉瘤,非小细胞肺癌	NCT01795976,NCT03029273,NCT03638206,NCT03017131
PD-L1	胶质母细胞瘤,肺癌	NCT03330834,NCT03198052,NCT02937844
PSCA	胰腺癌和肺癌	NCT03198052,NCT03267173,NCT03873805,NCT02959151,NCT02744287
PSMA	前列腺癌,膀胱癌,尿路上皮癌	NCT00664196,NCT01140373,NCT01929239,NCT03185468,NCT03356795,NCT03089203
ROR-1	乳腺癌和肺癌	NCT02706392
ROR-2	肾癌	NCT03393936
VEGFR-2	黑色素瘤,肾癌,结直肠癌,卵巢癌,肺癌,转移性癌	NCT01218867
Zeushield	非小细胞肺癌	NCT03060343

(一) 胶质母细胞瘤

CAR-T 细胞治疗胶质母细胞瘤(glioblastoma,GBM)在实体瘤中起步最早,目前已经进入临床试验的靶点有 IL-13Rα2、HER2、GD2 和 EGFRvⅢ,但尚缺乏大样本临床研究。贝勒医学院的研究团队研发了 GD2 特异性 CAR-T 细胞用于治疗 GBM,有 19 例高危患者入组,3 例患者达到 CR,患者发生局部疼痛和发热等轻微不良事件。此团队也进行了第二代 CD28ζHER2 特异性 CAR-T 细胞治疗进展期多形性 GBM 的临床试验。结果表明,患者耐受性良好,没有剂量限制相关毒性作用;1 例患者表现出超过 9 个月 PR,而 3 例患者的 SD 状态持续了 24~29 个月。第二代 EGFRvⅢ CAR-T 细胞治疗靶点阳性患者 10 例,中位 OS 为 8 个月,其中 1 例患者在 CAR-T 细胞治疗后 33 个月仍然存活。此外,IL-13Rα2 特异性 CAR-T 细胞治疗难治性 GBM 患者的临床试验显示了其安全性和临床疗效。

(二) 其他实体瘤 CAR-T 细胞疗法的临床研究

宾夕法尼亚大学研究团队研发了一种基于 mRNA 修饰的 CAR-T 细胞,其靶向晚期恶性胸膜间皮瘤或晚期胰腺癌患者的间皮素。在最先治疗的 2 例患者中,meso-CAR-T 细胞在体内表现出一定的抗肿瘤活性,并没有明显的毒性。

韩为东团队报道 EGFR 特异的第二代 CAR-T 细胞治疗 11 例晚期非小细胞肺癌Ⅰ期临床试验,其中 2 例获得 PR。5 例患者获得持续 2 到 8 个月时间的 SD;不良反应轻,包括皮肤毒性、恶心、呕吐、呼吸困难和低血压等。韩为东团队首次报道 EGFR-CAR-T 细胞和 CD133 CAR-T 细胞即所谓的"鸡尾酒"疗法治疗一名转移性胆管癌患者,该患者 PR 持续 1 年以上,但有表皮和内皮毒性。陆军军医大学第一附属医院(西南医院)开展了 CEA-CAR-T 细胞治疗 10 例转移性大肠癌(CRC)患者的临床试验,在 7 例患者中实现了 SD,未发生与 CAR-T 细胞相关的严重不良事件。在 19 例难治性 HER2 阳性肉瘤患者的Ⅰ期临床试验中,4 例患者使用第二代 HER2 特异性 CAR-T 细胞达到了 SD 持续 12 周至 14 个月的治疗效果。

(包昌倩　钱文斌)

第二节　针对实体瘤的新型 CAR-T 细胞设计

针对实体肿瘤而言,设计出更适合的 CAR 结构进而改造 T 细胞,比如利用生理免疫受体(如 NKG2D)的多配体结合能力是一种可选策略。NKG2D 识别起源于 TME 内的多种应激诱导的配体,这些配体不仅在肿瘤细胞本身上表达,而且在肿瘤新生血管系统和与肿瘤相关的免疫细胞上表达。因此,NKG2D-CAR-T 细胞有广谱的杀伤作用,同时靶向肿瘤及其支持细胞。NKG2D 配体(NKG2DL)通常在正常细胞表面上不存在,但在恶性细胞上过表达,为 CAR-T 细胞治疗提供了良好的靶点。Sun 等设计了一种基于 NKG2D 的新型 CAR,NKG2D-BBz-CAR-T 细胞在体外特异性杀伤表达高水平 NKG2DLs 的人肝癌细胞系 SMMC-7721 和 MHCC97H。

ErbB 受体家族也是 CAR-T 细胞良好的靶点,88% 的实体瘤至少表达一个 ErbB 受体家族成员。此外,靶向肿瘤基质和血管表达的抗原,也会增加 CAR-T 细胞归巢到 TME。

EGFRvⅢ 主要在神经胶质瘤和其他肿瘤细胞表达,且在正常组织不表达,具有肿瘤特异性,而在正常的健康细胞不存在。新型 CAR-T 细胞靶向 EGFRvⅢ 阳性的实体肿瘤细胞,有助于提高功效和降低毒性。有 31%~64% 的 GBM 患者为 EGFRvⅢ 阳性。针对表达 EGFRvⅢ 的 CAR-T 细胞(806-28Z CAR-T 细胞)在体内外实验中呈剂量依赖性杀伤 GL261/EGFRvⅢ

细胞。小剂量时抑制 GL261/EGFRvⅢ肿瘤生长,而高剂量时则完全清除异种移植肿瘤。在 CAR-T 细胞治疗小鼠的病理中检测到肿瘤内 CD8$^+$ T 细胞浸润的增强。更重要的是,治愈的小鼠肿瘤再种植,GL261/EGFRvⅢ细胞或亲本 GL261 细胞无法生长。提示细胞剂量是决定 CAR-T 细胞治疗效果的关键因素。

在植入 CRC 异种移植物的 PDX 小鼠模型,HER2 特异性 CAR-T 细胞显示其清除肿瘤的能力,使得 CRC 异种移植肿瘤消退甚至消除。上皮细胞黏附分子(EpCAM)在多种肿瘤中过表达,被公认为是循环肿瘤细胞和癌症干细胞的生物标志物。四川大学华西医院 Zhang 等人研发了对 EpCAM 具有重定向特异性的第三代 CAR-T 细胞(EpCAM-CAR-T 细胞)。研究表明,EpCAM-CAR-T 细胞以 EpCAM 依赖的方式对靶细胞产生细胞毒性,并分泌细胞毒性细胞因子,包括 IFN-γ 和 TNF-α。此外,在 PDX 模型中 EpCAM-CAR-T 细胞能显著延迟肿瘤的生长和形成,安全性评估表明 CAR-T 细胞对小鼠没有全身毒性。

北京大学肿瘤医院 Yu 等检测 288 名黑色素瘤患者的肿瘤组织 GD2 表达,阳性率为 49.3%;GD2. BBζCAR-T 细胞在体外和 PDX 小鼠模型中具有显著抗肿瘤作用,接受静脉内或局部肿瘤内注射 GD2. BBζCAR-T 细胞的小鼠肿瘤快速消退。

受体酪氨酸激酶 AXL 在各种肿瘤细胞系和患者肿瘤(包括三阴性乳腺癌、TNBC)组织中过表达,表明其是潜在的新型癌症靶标。针对 AXL 的新型 CAR-T 细胞能杀伤 TNBC 细胞系和其他 AXL 阳性肿瘤细胞。在 TNBC 肿瘤 PDX 模型中具有显著的抗肿瘤作用,并在体内持久存活。

此外,针对 CD166 的 CD166. BBζ CAR-T 细胞可在体外杀死骨肉瘤细胞系,其细胞毒性与肿瘤细胞上 CD166 表达水平有关。小鼠体内静脉注射 CD166. BBζ CAR-T 细胞导致肿瘤消退,无明显毒性。

(包昌倩　钱文斌)

第三节　提高 CAR-T 细胞治疗实体瘤疗效的策略

一、增强 CAR-T 细胞归巢和 TME 重塑

CAR-T 细胞依赖于肿瘤细胞分泌的趋化因子与效应 T 细胞上的趋化因子受体相互作用而趋化性迁移。不同的肿瘤类型会产生不同的趋化因子,其与合适的趋化因子受体相互作用是将 T 细胞迁移至肿瘤部位的关键因素。研究证明,趋化因子受体 CXCR2 修饰的 T 细胞与肿瘤细胞上的配体 CXCL1 结合,可以有效地使得 T 细胞迁移到黑色素瘤并浸润肿瘤。CAR-T 细胞进入肿瘤实质,就必须与免疫抑制性 TME 抗衡,会导致抑制性介质包括 TGF-β、IL-10、IL-4 和抑制性分子(如 PD-L1、CTLA-4 和 Fas 配体)上调。

与化疗药物联用可使 TME 重塑。此外,阻断 PD-1/PD-L1 或 CTLA-4 信号通路能增强 CAR-T 细胞对实体瘤的抗肿瘤作用。将免疫抑制信号转换为免疫刺激信号的嵌合受体来改造 CAR-T 细胞能有效增强 CAR-T 细胞杀伤活性。将抑制性受体(例如 IL-4 受体 IL-4R 或 PD-1)的内结构域与刺激性受体(IL-7 受体 IL-7R,CD28 或 4-1BB)衍生的信号结构域进行交换可改善体内抗肿瘤能力和 T 细胞在肿瘤内浸润的功效。但由于这些抑制性受体是 T 细胞稳态的重要调节剂,因此这些基因改造对人类 T 细胞效应功能的影响,以及免疫制动杠杆作用的影响尚未可知。

二、改善免疫抑制肿瘤微环境,免疫检查点抑制剂和细胞因子等联合 CAR-T 细胞治疗

抑制性 TME 通过产生免疫抑制分子(如腺苷)使得肿瘤浸润淋巴细胞(TIL)功能失活。腺苷通过结合 CD4$^+$ 和 CD8$^+$ T 细胞表面表达的 A2a 腺苷受体(A2aR)来实现抑制 T 细胞功能。A2aR 特异性小分子拮抗剂 SCH-58261 能逆转其抑制功能,但因难以将该药物递送至 TME 内,其应用受到了限制。CAR-T 细胞联合负载 SCH-58261 的交联多层脂质体囊泡(cM-LV)能将其输送至肿瘤免疫抑制性 TME,体外和体内研究证明该系统可用于有效地将 SCH-58261 递送至 TME,改善免疫异质性肿瘤微环境。

舒尼替尼能改善 T 细胞浸润和功能,同时减少免疫抑制因子,调节抗肿瘤免疫反应。Li 等构建了针对人肾细胞癌(RCC)特异性抗原碳酸酐酶IX(CAIX)的第二代 CAR,其共刺激域为 4-1BB。细胞因子释放和细胞杀伤测定的结果表明,CAIX-CAR-T 细胞在体外具有针对 CAIX 肾癌细胞的特异性杀伤功能。CAIX-CAR-T 细胞和舒尼替尼的联合治疗显示出对人 RCC 小鼠肺转移模型的协同功效,舒尼替尼引起肿瘤细胞中 CAIX 的上调并且降低了 TME 中 MDSC 的数量。

北京大学健康医疗大数据研究中心的一项研究显示,康普他汀 A-4 磷酸酯(combretasta-tin A4 phosphate,CA4P)是一种血管破坏剂,可以显著提高实体瘤中 CAR-T 细胞的浸润能力,伴 IFN-γ 升高。CA4P 和 CAR-T 细胞的联合提高了对结肠癌和卵巢癌的抗肿瘤作用。

Toll 样受体 2(TLR2)共刺激域可增强 CAR-T 细胞的抗肿瘤功效。TLR3 的配体聚肌苷酸-聚胞苷酸(poly I:C)介导先天免疫和过继性免疫,并对多种类型的癌症表现出广泛的抗肿瘤作用。Shen M 等将 EGFRvⅢ-CAR-T 细胞与 poly I:C 治疗相结合,并在体外和带有皮下结肠癌或原位乳腺癌 PDX 小鼠模型中评估其协同抗肿瘤作用。Poly I:C 促进了更多 IL-2 和 IFNγ 的产生,显著增强了 CAR-T 细胞抗肿瘤作用,并减少了外周血和脾脏中 MDSC 的数量,并减弱了 MDSC 对 CAR-T 细胞增殖和杀伤作用的免疫抑制活性。

LAG-3 是 T 细胞活性的负性调节分子。首都医科大学 Zhang 等应用 CRISPR/Cas9 敲除 CAR-T 细胞的 LAG-3,显著地增强了 CAR-T 细胞的抗肿瘤能力。应用 CRISPR/Cas9 敲除 Meso-CAR-T 细胞中的 PD-1 基因,能克服 PD-1 对 CAR-T 细胞的抑制作用,显著增强对 PD-L1$^+$ 癌细胞的杀伤,而对 CAR-T 细胞增殖几乎没有影响,并在体内实验中具有预防复发的能力。

另外一种改善抑制性 TME 的策略是应用倒置细胞因子受体(ICR),如应用 IL-4 受体胞外区和 IL-7 受体胞内区融合(4/7 ICR),这种结构能保护 CAR-T 细胞受 IL-4 的抑制,促进 CAR-T 细胞维持持久的抗肿瘤效应。Wang 等研究了 IL-4 与 IL-21 ICR(4/21 ICR)对 CAR-T 细胞的影响,发现在 IL-4 存在时,4/21 ICR-CAR-T 细胞能快速清除肿瘤,主要机制与 Th17 极化有关。武汉大学一项研究显示应用以 CD28 为共刺激分子的 GPC3-CAR-T 细胞通过基因工程携带 ICOSL 胞外区和跨膜区域,以及 4-1BB 胞内区融合体(CD3z ITAM-ICOSL-4-1BB)。CD3z ITAM-ICOSL-4-1BB 融合蛋白能显著增强 CAR-T 细胞体外扩增能力,延长了肝癌小鼠的存活时间。

三、提升 CAR-T 细胞能力,增强肿瘤识别特异性

双靶点或多靶点策略是提高 CAR-T 细胞疗法特异性和安全性的重要方法。用两种不

同靶点的 CAR 修饰 T 细胞,可以使得 T 细胞有效识别和区分肿瘤细胞和正常细胞(图 3-2-3-1)。临床前研究表明,靶向多个肿瘤相关抗原(TAA)有助于最大程度地减少抗原逃逸变异的可能性,并有效靶向肿瘤亚克隆。此外,可以通过调节 CAR-T 细胞的亲和力,增强肿瘤识别特异性;提高 scFv 亲和力增加 CAR-T 细胞识别抗原敏感性,为实体瘤治疗提供了一种有前景的方法。

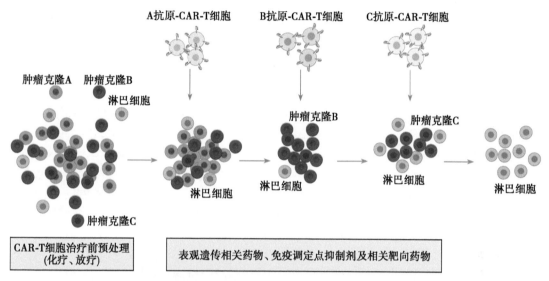

图 3-2-3-1　辅助性预处理启动的 CAR-T 细胞鸡尾酒疗法或联合治疗

四、减轻 CAR-T 细胞毒性和增加 CAR-T 细胞安全开关

基于 CAR-T 细胞安全性考虑,通过基因工程改造 CAR-T 细胞表面分子或酶,共表达抗体或药物介导的细胞死亡自杀基因。必要情况下,输注到患者体内的 CAR-T 细胞可以被抗体或药物清除。自杀基因的安全性和有效性已经在单纯疱疹病毒胸苷激酶(HSV-TK)或 *iCasp9* 自杀基因修饰的供体淋巴细胞输注的临床试验中得到证实。目前,已经开发出了多种平台技术,可以反复开启和关闭注入患者体内的 CAR-T 细胞活性,以防止和限制 CAR-T 细胞毒性。这些可切换的 CAR-T 细胞仍然靶向肿瘤细胞表面靶抗原,本身惰性,仅在介导靶标癌细胞和淋巴细胞之间免疫突触形成的双特异性衔接分子存在下才有效。在外周血中快速清除衔接分子后,CAR-T 细胞自动关闭,从而提供了一个自限安全开关。此外,通过衔接分子给药范围在体内调控 CAR-T 细胞活性提供了逐步清除癌细胞的机会,从而最大程度地降低了高肿瘤负荷患者的急性毒性。然而,这种方法的缺点在于需要多种昂贵的试剂,以及确保衔接分子和 CAR-T 细胞在肿瘤位点充分接触。

减轻 CAR-T 细胞毒性的另一个策略是应用降低持久力的 CAR-T 细胞,例如使用非病毒方法(包括信使 RNA 电穿孔)瞬时表达 CAR 和多剂量输注短持久能力 CAR-T 细胞,后者还能克服 CAR-T 细胞在 TME 内功能低下的局限性。局部注射 CAR-T 细胞可以改善 CAR-T 细胞在体内循环及作用环节的损耗,且不需要对 T 细胞进行额外的修饰。在小鼠模型中,CAR-T 细胞的腹腔内或胸腔内输注优于全身性输注,并且也有益于 CAR-T 细胞的激活及向肿瘤部位迁移。目前已研发搭载 CAR 的纳米颗粒,该纳米粒子在体内与外周循环 T 细胞结合并对其进行重新编程,以提高对远处器官的选择性和分布。

(包昌倩　钱文斌)

参考文献

1. SPRINGUEL L,LONEZ C,ALEXANDRE B,et al. Chimeric Antigen Receptor-T cells for targeting solid tumors: Current challenges and existing strategies[J]. BioDrugs,2019,33(5):515-537.

2. PULE MA,SAVOLDO B,MYERS GD,et al. Virus-specific T cells engineered to coexpress tumor-specific receptors:persistence and antitumor activity in individuals with neuroblastoma[J]. Nature medicine,2018,14(11): 1264-1270.

3. LOUIS CU,SAVOLDO B,DOTTI G,et al. Antitumor activity and long-term fate of chimeric antigen receptor-positive T cells in patients with neuroblastoma[J]. Blood,2011,118(23):6050-6056.

4. AHMED N,BRAWLEY V,HEGDE M,et al. HER2-specific chimeric antigen receptor-modified virus-specific T cells for progressive glioblastoma:A phase 1 dose-escalation trial[J]. JAMA oncology,2017,3(8):1094-1101.

5. O'ROURKE DM,NASRALLAH MP,DESAI A,et al. A single dose of peripherally infused EGFRvⅢ-directed CAR-T cells mediates antigen loss and induces adaptive resistance in patients with recurrent glioblastoma[J]. Science translational medicine,2017,9(399):eaaa0984.

6. BROWN CE,ALIZADEH D,STARR R,et al. Regression of glioblastoma after chimeric antigen receptor T-cell therapy[J]. The New England journal of medicine,2016,375(26):2561-2569.

7. BEATTY GL,HAAS AR,MAUS MV,et al. Mesothelin-specific chimeric antigen receptor mRNA-engineered T cells induce anti-tumor activity in solid malignancies[J]. Cancer immunology research,2014,2(2):112-120.

8. FENG K,GUO Y,DAI H,et al. Chimeric antigen receptor-modified T cells for the immunotherapy of patients with EGFR-expressing advanced relapsed/refractory non-small cell lung cancer[J]. Science China Life sciences,2016,59(5):468-479.

9. FENG KC,GUO YL,LIU Y,et al. Cocktail treatment with EGFR-specific and CD133-specific chimeric antigen receptor-modified T cells in a patient with advanced cholangiocarcinoma[J]. Journal of hematology & oncology, 2017,10(1):4.

10. ZHANG C,WANG Z,YANG Z,et al. Phase I escalating-dose trial of CAR-T therapy targeting CEA(+)metastatic colorectal cancers[J]. Mol Ther,2017,25(5):1248-1258.

11. AHMED N,BRAWLEY VS,HEGDE M,et al. Human epidermal growth factor receptor 2(HER2)-specific chimeric antigen receptor-modified T cells for the immunotherapy of HER2-positive sarcoma[J]. J Clin Oncol, 2015,33(15):1688-1696.

12. BARBER A,RYNDA A,SENTMAN CL. Chimeric NKG2D expressing T cells eliminate immunosuppression and activate immunity within the ovarian tumor microenvironment[J]. Journal of immunology,2009,183(11): 6939-6947.

13. DEMOULIN B,COOK WJ,MURAD J,GRABER DJ,et al. Exploiting natural killer group 2D receptors for CAR-T-cell therapy[J]. Future oncology(London,England),2017,13(18):1593-1605.

14. WHILDING LM,MAHER J. ErbB-targeted CAR-T-cell immunotherapy of cancer[J]. Immunotherapy,2015,7 (3):229-241.

15. SUN B,YANG D,DAI H,et al. Eradication of hepatocellular carcinoma by NKG2D-based CAR-T cells[J]. Cancer immunology research,2019,7(11):1813-1823.

16. GILHAM DE,MAHER J. 'Atypical' CAR-T cells:NKG2D and Erb-B as examples of natural receptor/ligands to target recalcitrant solid tumors[J]. Immunotherapy,2017,9(9):723-733.

17. KLAMPATSA A,ACHKOVA DY,DAVIES DM,et al. Intracavitary 'T4 immunotherapy' of malignant mesothe-

lioma using pan-ErbB re-targeted CAR-T-cells[J]. Cancer letters,2017,393:52-59.

18. XIE YJ,DOUGAN M,JAILKHANI N,et al. Nanobody-based CAR-T cells that target the tumor microenvironment inhibit the growth of solid tumors in immunocompetent mice[J]. Proceedings of the National Academy of Sciences of the United States of America,2019,116(16):7624-7631.

19. CHOI BD,ARCHER GE,MITCHELL DA,et al. EGFRvⅢ-targeted vaccination therapy of malignant glioma [J]. Brain pathology (Zurich,Switzerland),2009,19(4):713-723.

20. CHEN M,SUN R,SHI B,et al. Antitumor efficacy of chimeric antigen receptor T cells against EGFRvⅢ-expressing glioblastoma in C57BL/6 mice[J]. Biomed Pharmacother,2019,113:108734.

21. TENG R,ZHAO J,ZHAO Y,et al. Chimeric antigen receptor-modified T cells repressed solid tumors and their relapse in an established patient-derived colon carcinoma xenograft model[J]. Journal of immunotherapy, 2019,42(2):33-42.

22. ZHANG BL,LI D,GONG YL,et al. Preclinical evaluation of chimeric antigen receptor-modified T cells specific to epithelial cell adhesion molecule for treating colorectal cancer[J]. Human gene therapy,2019,30(4): 402-412.

23. YU J,WU X,YAN J,et al. Anti-GD2/4-1BB chimeric antigen receptor T cell therapy for the treatment of Chinese melanoma patients[J]. Journal of hematology & oncology,2018,11(1):1.

24. WEI J,SUN H,ZHANG A,et al. A novel AXL chimeric antigen receptor endows T cells with anti-tumor effects against triple negative breast cancers[J]. Cellular immunology,2018,331:49-58.

25. WANG Y,YU W,ZHU J,et al. Anti-CD166/4-1BB chimeric antigen receptor T cell therapy for the treatment of osteosarcoma[J]. Journal of experimental & clinical cancer research,2019,38(1):168.

26. ZHANG BL,QIN DY,MO ZM,et al. Hurdles of CAR-T cell-based cancer immunotherapy directed against solid tumors[J]. Science China. Life sciences,2016,59(4):340-348.

27. KERSHAW MH,WANG G,WESTWOOD JA,et al. Redirecting migration of T cells to chemokine secreted from tumors by genetic modification with CXCR2[J]. Human gene therapy,2002,13(16):1971-1980.

28. JOHN LB,DEVAUD C,DUONG CP,et al. Anti-PD-1 antibody therapy potently enhances the eradication of established tumors by gene-modified T cells[J]. Clinical cancer research:an official journal of the American Association for Cancer Research,2013,19(20):5636-5646.

29. YAMAMOTO TN,LEE PH,VODNALA SK,et al. T cells genetically engineered to overcome death signaling enhance adoptive cancer immunotherapy[J]. The Journal of clinical investigation,2019,129(4):1551-1565.

30. MOHAMMED S,SUKUMARAN S,BAJGAIN P,et al. Improving chimeric antigen receptor-modified T cell function by reversing the immunosuppressive tumor microenvironment of pancreatic cancer[J]. Molecular therapy:the journal of the American Society of Gene Therapy,2017,25(1):249-258.

31. DI STASI A,DE ANGELIS B,ROONEY CM,et al. T lymphocytes coexpressing CCR4 and a chimeric antigen receptor targeting CD30 have improved homing and antitumor activity in a Hodgkin tumor model[J]. Blood, 2009,113(25):6392-6402.

32. SIRIWON N,KIM YJ,SIEGLER E,et al. CAR-T cells surface-engineered with drug-encapsulated nanoparticles can ameliorate intratumoral T-cell hypofunction[J]. Cancer immunology research,2018,6(7):812-824.

33. LI H,DING J,LU M,et al. CAIX-specific CAR-T cells and sunitinib show synergistic effects against metastatic renal cancer models[J]. Journal of immunotherapy,2020,43(1):16-28.

34. DENG C,ZHAO J,ZHOU S,et al. The Vascular disrupting agent CA4P improves the antitumor efficacy of CAR-T cells in preclinical models of solid human tumors[J]. Molecular therapy:The journal of the American Society of Gene Therapy,2019,28(1):75-88.

35. LAI Y,WENG J,WEI X,et al. Toll-like receptor 2 costimulation potentiates the antitumor efficacy of CAR-T Cells[J]. Leukemia,2018,32(3):801-808.

36. DI S,ZHOU M,PAN Z,et al. Combined adjuvant of poly I:C improves antitumor effects of CAR-T cells[J]. Frontiers in oncology,2019,9:241.

37. ZHANG Y,ZHANG X,CHENG C,et al. CRISPR-Cas9 mediated LAG-3 disruption in CAR-T cells[J]. Frontiers of medicine,2017,11(4):554-562.

38. HU W,ZI Z,JIN Y,et al. CRISPR/Cas9-mediated PD-1 disruption enhances human mesothelin-targeted CAR-T cell effector functions[J]. Cancer immunology,immunotherapy,2019,68(3):365-377.

39. WANG Y,JIANG H,LUO H,et al. An IL-4/21 inverted cytokine receptor improving CAR-T cell potency in immunosuppressive solid-tumor microenvironment[J]. Frontiers in immunology,2019,10:1691.

40. HU W,HUANG X,HUANG X,et al. Chimeric antigen receptor modified T cell (CAR-T) co-expressed with ICOSL-41BB promote CAR-T proliferation and tumor rejection[J]. Biomedicine & pharmacotherapy,2019,118:109333.

41. KLOSS CC,CONDOMINES M,CARTELLIERI M,et al. Combinatorial antigen recognition with balanced signaling promotes selective tumor eradication by engineered T cells[J]. Nature biotechnology,2013,31(1):71-75.

42. NAVAI SA,AHMED N. Targeting the tumour profile using broad spectrum chimaeric antigen receptor T-cells [J]. Biochemical Society transactions,2016,44(2):391-396.

43. CARUSO HG,HURTON LV,NAJJAR A,et al. Tuning sensitivity of CAR-to EGFR density limits recognition of normal tissue while maintaining potent antitumor activity[J]. Cancer research,2015,75(17):3505-3518.

44. PASZKIEWICZ PJ,FRÄBLE SP,SRIVASTAVA S,et al. Targeted antibody-mediated depletion of murine CD19 CAR-T cells permanently reverses B cell aplasia[J]. The Journal of clinical investigation,2016,126(11):4262-4272.

45. DI STASI A,TEY SK,DOTTI G,et al. Inducible apoptosis as a safety switch for adoptive cell therapy[J]. The New England journal of medicine,2011,365(18):1673-1683.

46. MARIN V,CRIBIOLI E,PHILIP B,et al. Comparison of different suicide-gene strategies for the safety improvement of genetically manipulated T cells[J]. Human gene therapy methods,2012,23(6):376-386.

47. MA JS,KIM JY,KAZANE SA,et al. Versatile strategy for controlling the specificity and activity of engineered T cells[J]. Proceedings of the National Academy of Sciences of the United States of America,2016,113(4):e450-458.

48. TAMADA K,GENG D,SAKODA Y,et al. Redirecting gene-modified T cells toward various cancer types using tagged antibodies[J]. Clinical cancer research:an official journal of the American Association for Cancer Research,2012,18(23):6436-6445.

49. WANG LC,LO A,SCHOLLER J,et al. Targeting fibroblast activation protein in tumor stroma with chimeric antigen receptor T cells can inhibit tumor growth and augment host immunity without severe toxicity[J]. Cancer immunology research,2014,2(2):154-166.

50. MOON EK,WANG LC,DOLFI DV,et al. Multifactorial T-cell hypofunction that is reversible can limit the efficacy of chimeric antigen receptor-transduced human T cells in solid tumors[J]. Clin Cancer Res,2014,20(16):4262-4273.

51. SRIDHAR P,PETROCCA F. Regional delivery of chimeric antigen receptor (CAR) T-cells for cancer therapy [J]. Cancers,2017,9(7):92.

52. KATZ SC,POINT GR,CUNETTA M,et al. Regional CAR-T cell infusions for peritoneal carcinomatosis are superior to systemic delivery[J]. Cancer gene therapy,2016,23(5):142-148.

53. SMITH TT,STEPHAN SB,MOFFETT HF,et al. In situ programming of leukaemia-specific T cells using synthetic DNA nanocarriers[J]. Nature nanotechnology,2017,12(8):813-820.

第四节　CAR-T 细胞治疗在实体瘤中的局限性

一、实体瘤中肿瘤特异抗原的异质性

实体瘤的主要生物学特征之一是其异质性,显著影响着免疫疗法的疗效。因此,在 CAR-T 细胞疗法中必须提高靶标特异性并降低毒性。实体肿瘤塑造了肿瘤微环境(tumor microenvironment,TME),不仅限制了淋巴细胞运输和进入肿瘤内的数量,而且抑制淋巴细胞的活性、扩增能力和在肿瘤部位的生存能力。TME 代表复杂的细胞和分子免疫抑制网络,由异常的血管系统、基质细胞、免疫细胞(包括调节性 T 细胞,Treg/髓样来源的抑制细胞,MD-SCs/肿瘤相关巨噬细胞,TAMs)和细胞外基质(含有抑制因子)形成;TME 的特征是氧化应激、营养消耗、酸性 pH 和缺氧。除了免疫抑制性 TME 和缺乏唯一且均质表达的肿瘤抗原外,实体肿瘤细胞群体的固有可塑性和肿瘤抗原靶标丢失变异体的产生,增加了 CAR-T 细胞治疗实体瘤的难度。

二、实体瘤的生理屏障

CAR-T 细胞输注体内后,面临着定位并浸润到肿瘤实质中的障碍。归巢和组织浸润是一个多步骤过程,受 T 细胞和血管系统上表达的黏附因子配体所影响,后者介导循环淋巴细胞向肿瘤细胞产生的趋化因子梯度黏附和迁移。但实体瘤内皮上黏附因子的异常表达,T 细胞表面趋化因子受体和肿瘤产生的趋化因子不相容、静水压等降低了 T 细胞向肿瘤内的有效浸润。另外,炎症组织(如受伤或者自身免疫性疾病)也会释放趋化因子,引起 CAR-T 细胞聚集,造成治疗相关的副作用。

与血液肿瘤不同,实体瘤的免疫抑制性微环境通常会极大地限制 T 细胞向肿瘤部位的运输和浸润。一些趋化因子如 CXCL1、CXCL12 和 CXCL5 及实体瘤分泌的 β-内化酶可抑制 T 细胞向肿瘤病灶的运输和浸润。由于 T 细胞缺乏相应的趋化因子受体,难以迁移和浸润到肿瘤部位,从而严重阻碍了 CAR-T 细胞杀伤实体瘤。为了克服这种障碍,基因工程改造 T 细胞,表达与肿瘤来源的趋化因子相匹配的趋化因子受体是一种新策略。Kershaw 等的一项早期研究证明了 CXCL1 受体修饰的 T 细胞可以极大地驱动自身向黑色素瘤细胞迁移。

三、肿瘤微环境介导的免疫抑制

实体瘤的免疫抑制性微环境具有特殊的组织病理学特征,表现为高密度血管,广泛的血管渗漏和组织结构完整性异常等。这些改变导致缺氧、pH 低和免疫抑制性细胞、抑制性免疫检查点及多种肿瘤衍生的细胞因子增加。研究表明,阻断粒细胞-巨噬细胞集落刺激因子(GM-CSF)依赖性的 MDSC 扩增和 PD-L1 在 MDSC 上的表达可以增强 CAR-T 细胞抗实体瘤作用。转化生长因子-β(TGF-β)是一种抑制性肿瘤细胞因子,在削弱抗肿瘤反应中起主要作用。TGF-β 下调 $CD8^+$ 效应 T 细胞功能并促进 Treg 成熟。应用抗体或小分子药物拮抗 TGF-β 可增加 CAR-T 细胞转移的浸润和持久能力,改善 $CD8^+$T 细胞杀伤能力。IL-2 和 IL-15 的活化可改善 CAR-T 细胞的抗肿瘤作用。IL-12 可以改变肿瘤的微环境,并通过募集和激活巨噬细胞及其他先天免疫细胞消除了抗原阴性的肿瘤细胞,延长了 T 细胞的存活率,从

而提高了免疫疗法的效果。

四、体内 CAR-T 细胞的存活时间

CAR-T 细胞产品制备时选择具有持久抗肿瘤反应潜力的细胞亚群是提高疗效的重要途径。选择 CD8+ 的细胞毒细胞亚群、改变 CD4∶CD8 细胞的比例，或使用自然杀伤细胞都可能增强治疗效果。目前普遍认为，分化程度较低的表型，例如初始、中央和记忆表型 T 细胞具有良好的增殖能力和持续生存能力，与分化晚期的效应记忆和效应 T 细胞相比，在治疗肿瘤方面更有效。大规模 T 细胞扩增同时保留早期记忆 T 细胞特征的研究正在兴起。减少 CAR-T 细胞体外培养时间是重要的策略之一。研究显示，3~5 天的体外扩增能得到较少分化的细胞，与培养 9~12 天的细胞相比疗效增加。使用药物阻断 PI3K/AKT 信号通路也能改变 T 细胞亚群。此外，用 IL-7 和 IL-15 代替 IL-2 作为离体培养 CAR-T 细胞产品期间的生长因子支持，可以获得富含干细胞样记忆 T 细胞的细胞群；这种 CAR-T 细胞产品具有更好的持久性和抗肿瘤活性。但是，通过缩短培养时间或调节 T 细胞分化来生产早期记忆 CAR-T 细胞在较低输注剂量下是否具备有效的治疗潜力，从而减轻了急性毒性并相应地降低了生产成本仍值得进一步探究。

迄今为止，CAR 设计主要集中在通过与含 ITAM 的 CD3ζ 域串联共刺激域的组合模块来增加活化信号输出。但是，CAR 信号的功能调整具有上限。超过极限时，活化信号输出会被 T 细胞分化、耗竭和活化诱导的细胞死亡（AICD）限制。因此，CAR 面临的下一个挑战将是实现 T 细胞中效应 T 和记忆 T 之间的最佳平衡。最佳 CAR 可能取决于几个因素，包括对靶标的亲和力、肿瘤内的浸润，以及 TME。

五、脱靶效应

由于实体瘤缺乏特异性肿瘤抗原，CAR-T 细胞需要能识别正常细胞和恶性细胞之间不同的基因表达模式，而不是仅仅依靠单个细胞表面标志。一种方法是修饰 CAR-T 细胞使其具有双重特异性，靶向不同抗原增强 CAR-T 细胞对肿瘤细胞的识别，从而实现防止 CAR-T 细胞脱靶毒性同时保持其功效。大多数针对实体瘤 CAR-T 细胞靶抗原并非肿瘤特异性的，正常细胞也会存在部分表达。因此，抗原特异性成为 CAR-T 细胞治疗的关键因素。为了降低这种毒性的风险，对于 CAR-T 细胞而言，更安全的抗原选择性至关重要，可以通过利用双重 CAR 靶向和调节单链可变片段（scFv）的敏感性来提高抗原选择的安全性。也可通过操纵 CAR 表达控制 CAR-T 细胞活性来控制毒性。

六、提升实体瘤 CAR-T 细胞疗效的策略

实体瘤 CAR-T 细胞疗法还存在许多方面的障碍，研究者们发展了一系列重要的策略，目的是进一步提高实体瘤 CAR-T 细胞治疗的疗效（图 3-2-4-1）：①克服抗原逃逸和肿瘤异质性。应用多种 CAR-T 细胞产品，包括双靶点、串联 CAR-T 细胞、联合应用不同 CAR-T 细胞产品和表达双特异性抗体的 CAR-T 细胞等，这种策略能靶向多种不同肿瘤相关抗原；另外一个策略是构建靶向适配体分子的 CAR，这些适配体分子能连接多种可溶性抗原识别基序，使得单个 CAR 能同时识别多种抗原。②增加 CAR-T 细胞体内的存活。应用分化较少的 T 细胞亚群，如干细胞样记忆 T 细胞等，第四代 CAR 能表达 IL-7 等细胞因子也能增加分化较少的 T 细胞亚群数量。表达 4-1BB 配体（4-1BBL）的 CAR 也能达到此目的。

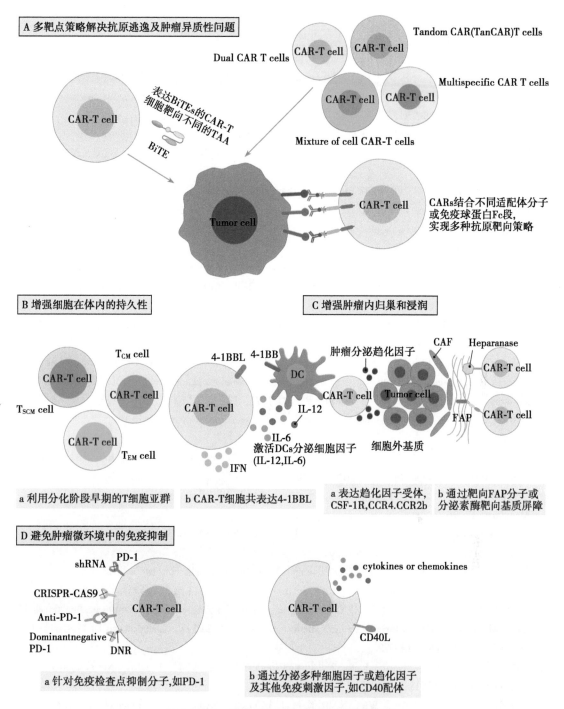

图 3-2-4-1　提高 CAR-T 细胞疗效的重要策略

③增加 CAR-T 细胞归巢和对实体瘤浸润和穿透能力。构建表达化学趋化因子的 CAR 以及靶向 TME 中的肿瘤基质细胞。④克服 TME 中的免疫抑制微环境。应用多种生物技术抑制免疫检查点如 PD-1 等,使得 CAR-T 细胞分泌各种细胞因子和/或化学趋化因子或其他免疫刺激分子。

(包昌倩　钱文斌　韩为东)

参考文献

1. RAMAMONJISOA N,ACKERSTAFF E. Characterization of the tumor microenvironment and tumor-stroma interaction by non-invasive preclinical imaging[J]. Front Oncol,2017,7:3.

2. ZHANG BL,QIN DY,MO ZM,et al. Hurdles of CAR-T cell-based cancer immunotherapy directed against solid tumors[J]. Sci China Life Sci,2016,59(4):340-348.

3. FEIG C,JONES JO,KRAMAN M,et al. Targeting CXCL12 from FAP-expressing carcinoma-associated fibroblasts synergizes with anti-PD-L1 immunotherapy in pancreatic cancer[J]. Proc Natl Acad Sci U S A,2013,110 (50):20212-20217.

4. KERSHAW MH,WANG G,WESTWOOD JA,et al. Redirecting migration of T cells to chemokine secreted from tumors by genetic modification with CXCR2[J]. Hum Gene Ther,2002,13(16):1971-1980.

5. ZHANG H,YE ZL,YUAN ZG,et al. New Strategies for the treatment of solid tumors with CAR-T cells[J]. Int J Biol Sci,2016,12(6):718-729.

6. MOHAMMED S,SUKUMARAN S,BAJGAIN P,et al. Improving chimeric antigen receptor-modified T cell function by reversing the immunosuppressive tumor microenvironment of pancreatic cancer[J]. Mol Ther,2017,25 (1):249-258.

7. WALLACE A,KAPOOR V,SUN J,et al. Transforming growth factor-beta receptor blockade augments the effectiveness of adoptive T-cell therapy of established solid cancers[J]. Clin Cancer Res,2008,14(12):3966-3974.

8. CHMIELEWSKI M,KOPECKY C,HOMBACH AA,et al. IL-12 release by engineered T cells expressing chimeric antigen receptors can effectively Muster an antigen-independent macrophage response on tumor cells that have shut down tumor antigen expression[J]. Cancer Res,2011,71(17):5697-5706.

9. CHANG ZL,CHEN YY. CARs:Synthetic immunoreceptors for cancer therapy and beyond[J]. Trends Mol Med, 2017,23(5):430-450.

10. KNOCHELMANN HM,SMITH AS,DWYER CJ,et al. CAR-T cells in solid tumors:Blueprints for building effective therapies[J]. Front Immunol,2018,9:1740.

11. GATTINONI L,LUGLI E,JI Y,et al. A human memory T cell subset with stem cell-like properties[J]. Nat Med,2011,17(10):1290-1297.

12. CIERI N,CAMISA B,COCCHIARELLA F,et al. IL-7 and IL-15 instruct the generation of human memory stem T cells from naive precursors[J]. Blood,2013,121(4):573-584.

13. XU Y,ZHANG M,RAMOS CA,et al. Closely related T-memory stem cells correlate with in vivo expansion of CAR. CD19-T cells and are preserved by IL-7 and IL-15[J]. Blood,2014,123(24):3750-3759.

14. KUNKELE A,JOHNSON AJ,ROLCZYNSKI LS,et al. functional tuning of CARs reveals signaling threshold above which CD8+ CTL antitumor potency is attenuated due to cell Fas-FasL-dependent AICD[J]. Cancer Immunol Res,2015,3(4):368-379.

15. SACKSTEIN R. The first step in adoptive cell immunotherapeutics:Assuring cell delivery via glycoengineering [J]. Front Immunol,2018,9:3084.

16. SAKEMURA R,TERAKURA S,WATANABE K,et al. A Tet-on inducible system for controlling CD19-chimeric antigen receptor expression upon drug administration[J]. Cancer Immunol Res,2016,4(8):658-668.

17. MA S,LI X,WANG X,et al. Current progress in CAR-T cell therapy for solid tumors[J]. Int J Biol Sci,2019, 15(12):2548-2560.

第三章
CAR-T 细胞治疗在其他疾病中的临床应用

第一节 CAR-T 细胞治疗在自身免疫性疾病中的临床研究探索

一、自身免疫性疾病的概述

（一）概念

自身免疫性疾病（autoimmune diseases，AIDs）是机体在某些因素（感染、外伤、药物等）作用下，自身免疫应答达到一定程度或持续时间过久导致机体自身免疫耐受遭到破坏，造成机体自身细胞组织发生病理损害或功能障碍，出现相应临床症状的一类疾病。自身免疫病在全世界的发病率为 7.6%～9.4%，且呈逐年上升趋势，大多数自身免疫病反复发作、慢性迁延，严重影响患者的日常生活。常见的 AIDs 包括：寻常型天疱疮（PV）、系统性红斑狼疮（SLE）、类风湿关节炎（RA）、强直性脊柱炎（AS）、系统性硬化病（SS）、炎症性肠病（IBD）等。

（二）病理机制及治疗

AIDs 的确切病因和发病机制目前尚未完全明确，通常认为是遗传、环境及生活方式等多因素共同作用的结果。研究表明 T 细胞和 B 细胞的活化、调节性 T 细胞（Treg）的缺失、自身抗体及炎症因子等均参与了 AIDs 的发病。目前，治疗自身免疫性疾病的药物主要分为非甾体抗炎药（NSAIDs）、甾体抗炎药（SAIDs）和改善病情抗风湿药（DMARDs）三类。NSAIDs（如阿司匹林、双氯芬酸等）通过抑制环氧合酶活性，减少前列腺素生成，抑制多种细胞因子分泌而发挥抗炎、解热和镇痛作用，可改善疾病症状和体征，主要用于自身免疫病的对症治疗。SAIDs（如糖皮质激素）具有较强抗炎作用和免疫抑制作用，阻止炎症细胞向炎症部位聚集，抑制炎性因子释放，抑制 T、B 淋巴细胞增殖和分泌。DMARDs 包括化学药物（如甲氨蝶呤、环磷酰胺等）、天然药物（如白芍总苷、雷公藤多苷等），以及生物制剂（如 TNF-抑制剂、抗 CD20 单抗等），能够抑制炎症、改善症状、延缓组织破坏。DMARDs 起效缓慢，用药数周或数月后症状和体征才能逐渐减轻，需长时间连续用药方可获得比较稳定的疗效。随着对 AIDs 病理机制的深入阐明和新药物靶点的发现，治疗炎症免疫病的药物除了传统药物外，一些靶向细胞因子和细胞表面分子的新型生物制剂也获得了较快发展，如 BAFF 抑制剂、T 细胞抑制剂、整合素单克隆抗体、选择性黏附分子抑制剂、靶向 JAK/STAT 信号通路小分子药物等。这些药物疗效确切，但也存在胃肠道症状、免疫抑制、骨髓抑制、感染、新生肿瘤等不良反应。

二、CAR-T 细胞在 AIDs 中的临床前研究

近年来，嵌合抗原受体 T 细胞（CAR-T 细胞）疗法在肿瘤治疗、艾滋病防治等领域已成

为最有前景的治疗策略之一。CAR-T 细胞技术是在体外通过生物技术改造 T 细胞,令其识别靶细胞表面的抗原,达到定向杀伤靶细胞的功效。CAR-T 细胞技术最早由 Zelig Eshhar 等在 1989 年公布,由于早期的各种条件所限,该疗法一直处于低谷状态。自 2010 年以后,该技术得到了迅猛发展,多项临床试验均证实 CAR-T 细胞疗法可有效地治疗多种难治、复发性的恶性血液病,如急性 B 淋巴细胞白血病、慢性淋巴细胞白血病、淋巴瘤、骨髓瘤等。基于 AIDs 的发病机制及 CAR-T 细胞在清除靶细胞中的惊人效果,部分学者已开始着手研究 CAR-T 细胞技术在 AIDs 防治方面的应用价值,初步的结果显示 CAR-T 细胞可能是治疗 AIDs 的新策略。

(一) 系统性红斑狼疮

系统性红斑狼疮(systemic lupus erythematosus,SLE)是一种多系统损害的慢性自身免疫性疾病,以 20~40 岁的育龄女性多见。其特征是针对自身抗原的自身抗体的形成,疾病缓解与复发交替,最终导致多发性器官损害。虽然传统的免疫抑制治疗及新型的生物治疗能够改善大多数患者的临床表现,但仍有一些患者,对现有的治疗抵抗或无反应,这些患者往往伴有重要脏器的损伤,预后较差。近年来有学者尝试了 CAR-T 细胞在 SLE 小鼠模型中的治疗效果。研究发现从两种不同的 SLE 小鼠模型中纯化出来的 T 细胞,体外经过基因修饰后生成靶向 CD19 的小鼠 CAR-T 细胞,再次回输到 SLE 小鼠模型中可持久的清除 B 细胞、明显减少自身抗体的数量并改善多个受损脏器的状态;研究还发现这些 CAR-T 细胞可在 SLE 小鼠外周血中持续存在至少一年的时间,将受试小鼠的脾脏 T 细胞取出、回输至新的 SLE 小鼠中可再次减轻疾病进展。以上研究结果显示利用 CAR-T 细胞清除 B 细胞有望改善 SLE 患者的疾病进程。

(二) 寻常型天疱疮

寻常型天疱疮(pemphigus vulgaris,PV)是一类累及皮肤与黏膜的自身免疫性皮肤病,临床上较常见,可表现为广泛的红斑、松弛的水疱及糜烂、结痂面。近年来,有学者提出应用靶向 Dsg3 特异性 B 细胞的 CAR-T 细胞治疗 PV 的可能性。Christoph 等将含有 Dsg3 编码序列和 CD137-CD3ζ 信号结构域的 CAR-T 细胞在体外可特异性杀伤表达抗 Dsg3 B 细胞受体(BCR)的自身抗原特异性 B 淋巴细胞。在小鼠模型中,Dsg3 CAR-T 细胞可在体内持续增殖并特异性清除抗 Dsg3-BCRs 阳性的 B 淋巴细胞。该研究显示在抗体介导的自身免疫性疾病中,CAR-T 细胞有可能成为特异性靶向自身反应 B 细胞的有效策略,但其有效性仍需被进一步验证。

(三) 多发性硬化

多发性硬化(multiple sclerosis,MS)是以中枢神经系统白质炎性脱髓鞘病变为主要特点的 AIDs。本病最常累及的部位为脑室周围白质、视神经、脊髓、脑干和小脑,主要临床特点为中枢神经系统白质散在分布的多病灶与病程中呈现的缓解与复发及交替。实验性自身免疫性脑脊髓炎(EAE)是一种以特异性致敏的 $CD4^+T$ 细胞介导为主的,以中枢神经系统内小血管周围出现单个核细胞浸润及髓鞘脱失为特征的 AIDs,是人类 MS 的理想动物模型。在髓鞘碱性蛋白(MBP)诱导的 EAE 小鼠模型中,Mekala 等将编码 *MBP* 基因序列作为 CAR 的组成部分表达于小鼠 $CD4^+CD25^+Treg$ 细胞。该细胞可特异性识别致病性的自身反应性 T 细胞并将之激活,通过分泌高水平的 IL-10、TGF-β 及低水平的 IFN-γ 来执行免疫抑制功能。研究证实输注该细胞可以有效防止 MBP 诱导的 EAE 发生,而对于已发生 EAE 的小鼠,该细胞也可明显减缓病情的进展。

（四）其他 AIDs

在 2,4,6-三硝基苯磺酸（TNBS）诱发的小鼠结肠炎模型中，Elinav 等将含有 2,4,6-三硝基苯基（TNP）特异单链抗体的 CAR 序列转导至小鼠 CD4$^+$CD25$^+$Treg 细胞，形成 TNP 特异的 CAR-Treg 细胞。研究显示该细胞不仅可以减轻由 TNBS 诱导的小鼠结肠炎的发生，也可以改善由其他药物诱导的小鼠结肠炎病情。癌胚抗原（CEA）在溃疡性结肠炎及人类结肠癌中高表达，基于此有学者构建了 CEA 特异的 CAR-Treg 细胞。在小鼠模型中证实 CEA CAR-Treg 细胞可定位于小鼠的结肠并抑制炎症细胞因子的产生，从而预防自身反应性 T 细胞介导的小鼠结肠炎。鉴于 CEA 也表达于肺上皮细胞，有学者在 OVA 诱导的小鼠气道变应性炎症模型中也尝试输注 CEA CAR-Treg 细胞。结果显示，CEA CAR-Treg 细胞可通过分泌 IL-10 抑制效应 T 细胞的增殖、减少黏液产生、减轻嗜酸性粒细胞肺浸润和 TH2 型细胞因子的产生，进而有效地预防气道变应性炎症的产生。CAR-Treg 细胞在小鼠疾病模型中取得的良好结果推动了该技术在人类细胞中的应用尝试。

在已有的研究中证实了人类白细胞抗原 A2（HLA-A2）与造血干细胞移植后移植物抗宿主病（GVHD）及器官移植排斥的发生密切相关。有学者针对 HLA-A2 抗原构建了人 HLA-A2 特异的 CAR-Treg 细胞。研究显示，该细胞可明显抑制免疫缺陷小鼠移植模型中效应 T 细胞的增殖并有效防治了异体 HLA-A2$^+$外周血单核细胞介导的 GVHD 的发生。在皮肤移植模型中，有学者证实输注人 HLA-A2 特异的 CAR-Treg 细胞可以通过减少移植物中的角质细胞并增加血管的完整性，进而减轻皮肤排斥的发生。而近期一些新型的人源化或全人源 HLA-A2 特异的 CAR-Treg 细胞正在多个研究中心进行验证。

三、CAR-T 细胞治疗 AIDs 的可能机制

（一）靶向自身反应性 B 细胞

已有的研究证实，自身反应性 B 细胞在 AIDs 的发病中起着重要作用。在 SLE 患者中 B 细胞反应性增高，产生多种自身抗体，自身抗体与体内相应抗原结合形成免疫复合物沉积在各种组织中造成组织损伤。另外，外来抗原（如病原体、药物等）引起 B 细胞活化，将抗原提呈给自身反应性 T 细胞，在 T 细胞活化刺激下，B 细胞产生大量不同类型的自身抗体，进而造成大量组织损伤。既往研究证实 PV 患者血清中存在针对桥粒黏蛋白 1（Dsg1）和/或桥粒黏蛋白 3（Dsg3）的 IgG 型抗体。该抗体和自身抗原结合，导致细胞间连接破坏，棘层松解最终表皮内水疱形成。大多数患者自身抗体的滴度和疾病严重程度呈相关性。近年来，PV 的发病机制不断完善，除了循环自身抗体的致病作用外，有学者发现患者皮损局部存在抗原特异性 B 淋巴细胞，可产生特异性抗 Dsg 的抗体，加重局部免疫反应，参与皮损的发生和发展。而既往研究结果表明 MS 由致病性辅助性 CD4$^+$T 细胞（Th cell）产生 IL-17（Th17）和 IFN-γ（Th1）导致。近年来的研究表明，B 细胞可能是导致 MS 的关键因素。多种原因导致 B 细胞调节过程异常，分泌的自身抗体可通过抗体依赖性细胞毒性或通过补体活化途径损伤组织。此外，这些受异常影响的 B 细胞能够产生不同的细胞因子（如 IFN-γ 或 IL-12）从而增强炎症反应，或产生淋巴毒素和 TNF-α，调控滤泡树突状细胞参与毛囊样结构发展的活化。针对多种 AIDs 发病中自身反应性 B 细胞的异常活化，CAR-T 细胞有望靶向杀伤致病性 B 细胞，从而有效控制病情发展，减轻疾病症状。

（二）构建 CAR-Treg 细胞

已有研究证实 Treg 细胞的缺失及免疫功能异常是 AIDs 发生的原因之一。Treg 细胞是

一类具有免疫抑制作用的 T 细胞亚群,其在维持外周自身免疫耐受中发挥重要作用。其自从被 Sakaguchi 等发现以来,一直是免疫学领域研究的热点。Treg 细胞通过细胞间直接接触,以及分泌抑制性细胞因子,阻碍抗原提呈细胞的抗原提呈,并抑制 CD4$^+$ 和 CD8$^+$T 细胞的活化和增殖。有研究发现 Treg 细胞功能缺陷小鼠易发生 AIDs(包括 1 型糖尿病、甲状腺炎等),而将正常小鼠的 Treg 细胞过继给功能缺陷小鼠可抑制其 AIDs 的发生。在多种 AIDs 疾病(如 SLE、RA、SS、自身免疫性肝病等)患者的外周血中也检测到 Treg 细胞的缺失及功能缺陷。因此,针对 Treg 细胞异常的治疗策略有望改善多种 AIDs 的疾病进程。由于天然 Treg 细胞较少,以及分化扩增较难等因素限制了 Treg 细胞的临床应用,而近年来 CAR-T 细胞技术的迅猛发展无疑为基于 Treg 的细胞疗法注入了新的活力。上述临床前研究中学者构建了多种 CAR-Treg 细胞,体内外实验证实该细胞可有效减轻小鼠结肠炎、小鼠气道变应性炎症、小鼠移植模型中 GVHD 的发生,以及小鼠移植模型中的皮肤排斥。该技术将有望成为 AIDs 新的治疗策略。

四、展望

总的来说,随着现代生物医学技术的迅猛发展,CAR-T 细胞技术正不断地优化和完善。大量的临床研究证实 CAR-T 细胞技术在多种血液肿瘤治疗领域中的突出成效,而在实体肿瘤治疗、艾滋病的防治、AIDs 的防治等领域,CAR-T 细胞技术也逐渐显示出潜在的治疗价值。相信随着 AIDs 发病机制的不断阐明,会有更多新颖的 CAR-T 细胞技术应用到 AIDs 的防治中去。

(曹江　徐开林)

参考文献

1. COOPER GS,BYNUM ML,SOMERS EC. Recent insights in the epidemiology of autoimmune diseases:improved prevalence estimates and understanding of clustering of diseases[J]. J Autoimmun,2009,33(3/4):197-207.

2. ALTMANN DM. Regulatory T-cells:receptors,repertoires and roles in disease[J]. Immunology,2018,155(2):153-154.

3. ZHANG L L,CAO W. Advances in research on drugs for treating autoimmune diseases[J]. Chinese Pharmacological Bulletin,2019,35(2):149-156.

4. BAKER K F,ISAACS J D. Novel therapies for immune-mediated in-flammatory diseases:what can we learn from their use in rheuma-toid arthritis,spondyloarthritis,systemic lupus erythematosus,pso-riasis,Crohn's disease and ulcerative colitis[J]. Ann Rheum Dis,2018,77(2):175-187.

5. ANTHONY-GONDA K,BARDHI A,RAY A,et al. Multispecific anti-HIV duoCAR-T cells display broad in vitro antiviral activity and potent in vivo elimination of HIV-infected cells in a humanized mouse model[J]. Sci Transl Med,2019,11(504):eaav5685.

6. GROSS G,WAKS T,ESHHAR Z. Expression of immunoglobulin-T-cell receptor chimeric molecules as functional receptors with antibody-type specificity[J]. Proc Natl Acad Sci USA,1989,86(24):10024-10028.

7. PACENTA HL,LAETSCH TW,JOHN S. CD19 CAR-T cells for the treatment of pediatric pre-B cell acute lymphoblastic leukemia[J]. Paediatr Drugs,2020,22(1):1-11.

8. LEMAL R,TOURNILHAC O. State-of-the-art for CAR-T-cell therapy for chronic lymphocytic leukemia in 2019[J]. J Immunother Cancer,2019,7(1):202.

9. KALLAM A,VOSE JM. Recent advances in CAR-T cell therapy for non-Hodgkin lymphoma[J]. Clin Lymphoma Myeloma Leuk,2019,19(12):751-757.

10. BRUDNO JN,MARIC I,HARTMAN SD,et al. T cells genetically modified to express an anti-B-cell maturation antigen chimeric antigen receptor cause remissions of poor-prognosis relapsed multiple myeloma[J]. J Clin Oncol,2018,36(22):2267-2280.

11. ZHANG Q,LU W,LIANG CL,et al. Chimeric antigen receptor (CAR) Treg:A promising approach to inducing immunological tolerance[J]. Front Immunol,2018,9:2359.

12. RAHMAN A,ISENBERG DA. Systemic lupus erythematosus[J]. N Engl J Med,2008,358(9):929-939.

13. KANSAL R,RICHARDSON N,NEELI I,et al. Sustained B cell depletion by CD19-targeted CAR-T cell is highly effective treatment for murine lupus[J]. Sci Transl Med,2009,11(482):eaav1648.

14. SCHMIDT E,KASPERKIEWICZ M,JOLY P. Pemphigus[J]. Lancet,2019,394(10201):882-894.

15. ELLEBRECHT CT,BHOJ VG,NACE A,et al. Reengineering chimeric antigen receptor T cells for targeted therapy of autoimmune disease[J]. Science,2016,353(6295):1791-1784.

16. MEKALA DJ,GEIGER TL. Immunotherapy of autoimmune encephalomyelitis with redirected CD4+CD25+ T lymphocytes[J]. Blood,2005,105(5):2090-2092.

17. ELINAV E,ADAM N,WAKS T,et al. Amelioration of colitis by genetically engineered murine regulatory T cells redirected by antigen-specific chimeric receptor[J]. Gastroenterology,2009,136(5):1721-1731.

18. ELINAV E,WAKS T,ESHHAR Z. Redirection of regulatory T cells with predetermined specificity for the treatment of experimental colitis in mice[J]. Gastroenterology,2008,134(7):2014-2024.

19. SMITHSON JE,WARREN BF,YOUNG S,et al. Heterogeneous expression of carcinoembryonic antigen in the normal colonand upregulation in active ulcerative colitis[J]. J Pathol,1996,180(2):146-151.

20. BLAT D,ZIGMOND E,ALTEBER Z,et al. Suppression of murine colitis and its associated cancer by carcinoembryonic antigen-specific regulatory T cells[J]. Mol Ther,2014,22(5):1018-1028.

21. SKULJEC J,CHMIELEWSKI M,HAPPLE C,et al. Chimeric antigen receptor-redirected regulatory T cells suppress experimental allergic airway inflammation,a model of asthma[J]. Front Immunol,2017,(8):1125.

22. EHX G,SOMJA J,WARNATZ HJ,et al. Xenogeneic graft-versus-host disease in humanized NSG and NSG-HLA-A2/HHD mice[J]. Front Immunol,2018,(9):1943.

23. MACDONALD KG,HOEPPLI RE,HUANG Q,et al. Alloantigen-specific regulatory T cells generated with a chimeric antigen receptor[J]. J Clin Invest,2016,126(4):1413-1424.

24. BLAT D,ZIGMOND E,ALTEBER Z,et al. Suppression of murine colitis and its associated cancer by carcinoembryonic antigen-specific regulatory T cells[J]. Mol Ther. Oncogene,2015,34(12):1608.

25. SEMPLE K,YU Y,WANG D,et al. Efficient and selective prevention of GVHD by antigen-specific induced Tregs via linked-suppression in mice[J]. Biol Blood Marrow Transplant,2011,17(3):309-318.

26. SHLOMCHIK MJ. Activating systemic autoimmunity:B's,T's,and tolls[J]. Curr Opin Immunol,2009,21(6):626-633.

27. SANG A,ZHENG Y Y,MOREL L. Contributions of B cells to lupus pathogenesis[J]. Mol Immunol,2014,62(2):329-338.

28. HAMMERS CM,CHEN J,LIN C,et al. Persistence of anti-desmoglein 3 IgG(+) B-cell clones in pemphigus patients over years[J]. J Invest Dermatol,2015,135(3):742-749.

29. PRÖBSTEL AK,SANDERSON NS,DERFUSS T. B cells and autoantibodies in multiple sclerosis[J]. Int J Mol Sci,2015,16(7):16576-16592.

30. SAKAGUCHI S,ONO M,SETOGUCHI R,et al. Foxp3+ CD25+ CD4+ natural regulatory T cells in dominant self-tolerance and autoimmune disease[J]. Immunol Rev,2006,212:8-27.

31. SAKAGUCHI S,SAKAGUCHI N,ASANO M,et al. Immunologic self-tolerance maintained by activated T cells expressing IL-2 receptor alpha-chains (CD25). Breakdown of a single mechanism of self-tolerance causes various autoimmune diseases[J]. J Immunol,1995,155(3):10-11.

32. HE J,ZHANG X,WEI Y,et al. Low-dose interleukin-2 treatment selectively modulates CD4+ T cell subsets in patients with systemic lupus erythematosus[J]. Nat Med,2016,22(9):991-993.

33. QIU R,ZHOU L,MA Y,et al. Regulatory T cell plasticity and stability and autoimmune diseases[J]. Clin Rev Allergy Immunol,2018,58(1):52-70.

第二节　CAR-T 细胞治疗在移植免疫耐受中的临床研究探索

一、移植免疫耐受的概述

移植排斥反应是实体器官移植和异基因造血干细胞移植后最重要的并发症之一。移植排斥反应在实体器官移植后主要表现为宿主抗移植物反应,而在异基因造血干细胞移植后主要表现为移植物抗宿主病(graft versus host disease,GVHD)。尽管在异基因造血干细胞移植后采用免疫抑制剂预防 GVHD 的发生,但仍有 20% ~ 60% 的患者发生不同程度的急性 GVHD,是异基因造血干细胞移植后非复发死亡的主要原因。而宿主抗移植物反应将导致移植器官功能减退、丧失,决定着实体器官移植的成败。

同种异体反应性 T 细胞针对移植物或宿主靶器官介导的免疫损伤是移植排斥反应中的关键环节。因此,负向调控 T 细胞从而诱导移植后免疫耐受是目前预防和治疗移植排斥反应的主要手段。近几十年来常用的药物包括钙调磷酸酶抑制剂、糖皮质激素、吗替麦考酚酯等。然而,由于缺乏特异性以及需要长期维持,这些药物将造成移植后持续性 T 细胞免疫功能缺陷,削弱了移植后 T 细胞抗感染、抗肿瘤效应,从而导致移植后感染、复发风险增加。

近年来,越来越多的细胞亚群被认为在移植排斥反应中发挥重要作用。既往多项临床研究显示,调节性 T 细胞(regulatory T cells,Treg)回输能安全有效地预防 GVHD 的发生,同时对移植物抗肿瘤效应影响较小。其他免疫细胞如 NK 细胞、NKT 细胞、髓系来源抑制细胞、Ⅱ型固有淋巴细胞等也被证实能降低 GVHD 发生率,并在一定程度上保留移植物抗肿瘤效应。然而,多克隆 Treg 存在抑制正常 T 细胞免疫的缺点,而抗原特异性 Treg 则由于依赖抗原提呈细胞和特异性抗原,体外扩增效率低下,限制了其临床应用。

嵌合抗原受体(CAR)技术的出现为移植排斥反应的预防和治疗开拓了新的思路,比如通过 CAR 技术解决 Tregs 等免疫抑制细胞抗原特异性识别的问题,或者通过 CAR-T 细胞靶向识别、清除移植排斥反应中的重要抗原等。

二、CAR-T 细胞在移植免疫耐受中的研究

英国外科医生 Medawar 首先报道,给新生鼠注射同种淋巴细胞可以诱导获得性移植耐受,并证实移植排斥反应的本质是淋巴细胞的免疫应答,于 1960 年获得诺贝尔奖。控制移植排斥反应从而提高移植成功率,一直是移植免疫学家致力攻克的堡垒。随着器官移植的发展与进步,新型免疫抑制剂的开发和应用对于解决移植排斥反应所起到的积极作用是不可磨灭的。然而免疫抑制剂具有急性和长期药物副作用,缺乏抗原特异性,以及需要长期乃至终生维持,容易导致严重的并发症。CAR 技术能靶向特异性抗原,不受 MHC 限制,从而有望实现器官移植后抗原特异性免疫耐受的诱导,预防移植排斥反应的同时,能维持正常 T 细胞免疫功能,是更有效和安全的方法。

（一）CAR-Treg

在大量的临床前和临床研究中,已经使用 Treg 诱导免疫耐受,预防、治疗移植后免疫排斥和移植物抗宿主反应,以及自身免疫性疾病,并获得部分成功。但已有报道显示,由于输注大量未知抗原特异性的多克隆 Treg 导致了不良反应,如全身性免疫抑制、病毒再激活等。与多克隆 Treg 相比,抗原特异性 Treg 具有针对所需抗原的优势,其效价最高可提高 100 倍,少量的细胞便可发挥靶向免疫抑制的作用。但是,抗原特异性 Treg 依赖于抗原提呈细胞和特异性抗原,且扩增效率低下。采用 T 细胞受体工程化的 Treg（TCR-Treg）细胞虽然具有抗原特异性,但同样受到 MHC 的限制,从而限制了其在患者中的普遍应用。嵌合抗原受体（CARs）制备抗原特异性 Treg,即 CAR-Treg,是解决抗原特异性的有效方法（详见图 3-3-2-1）。CAR-Treg 具有稳定的表型和功能,具有非 MHC 限制性,对 IL-2 的依赖性也较小,优先迁移至靶位点,具有更强的特异性免疫抑制作用。在动物模型中,CAR-Treg 已显示出治疗不同疾病的巨大潜力,尤其是同种异体移植排斥反应和各种自身免疫性疾病。

CAR-Treg 细胞通过多种机制抑制免疫效应细胞,如分泌抑制性细胞因子、细胞接触、破坏代谢等途径抑制免疫反应。在移植物部位,受体来源的 CCR2$^+$ 单核细胞和供体巨噬细胞募集中性粒细胞。后者分泌促炎因子,表达共刺激分子,促进幼稚 T 细胞的活化,产生免疫反应,导致移植物免疫排斥和移植物抗宿主反应。特异识别靶抗原的 CAR-Treg 细胞被抗原活化后,能够分泌抑制性细胞因子,如 IL-10、TGF-β 等,可抑制效应型 T 细胞和抗原提呈细胞;亦可分泌颗粒酶 B/A 和穿孔素,或通过表达 Fas 配体诱导效应型 T 细胞凋亡。活化的 CAR-Treg 细胞通过表达 CTLA-4 竞争结合抗原提呈细胞表面的 CD80/86,阻止效应 T 细胞 CD28 共刺激信号的活化。

MHC Ⅰ类分子在几乎所有移植细胞的表面组成性表达,尤其是 HLA-A2 不匹配通常与移植不良预后有关。对于诱导移植免疫耐受,HLA-A2 是 CAR-Treg 潜在的靶抗原。已有多个团队成功制备了 A2-Treg-CAR。Levings M K 等人报道了 HLA-A2 特异性 CAR-Treg 细胞具有 Treg 细胞的免疫抑制功能和标志基因的表达,包括 FoxP3、CD25、Helios、CTLA-4 等。A2-CAR-Treg 细胞体外能够实现更强的抗原特异性活化,抑制 CD8$^+$ T 细胞的体外增殖。在 NSG 小鼠模型中,A2-CAR-Treg 细胞能够预防 HLA-A2$^+$ T 细胞引起的异种 GVHD。在异体皮肤排斥研究中,A2-CAR-Treg 细胞能更有效地抑制同种异体迟发型超敏反应和皮肤移植物排斥。组织学检查表明,A2-CAR-Treg 细胞能迁移至皮肤移植物并长期维持。活化的 CAR-Treg 细胞在体外和体内能靶向免疫抑制抗原特异性效应 T 细胞,显著延长同种异体移植的存活时间,表明 CAR-Treg 细胞可诱导抗原特异性外周免疫耐受,预防 T 细胞引起的异种移植排斥反应。CAR-Treg 优先迁移到 HLA-A2$^+$ 靶组织,推测靶抗原的表达可能会刺激抗原特异性 CAR-Treg 细胞在移植物中的定位,发挥其定向免疫抑制的作用。

（二）CD83 CAR-T 细胞

CD83 是免疫球蛋白超家族的成员,在抗原活化后的经典（conventional）CD4$^+$ T 细胞,Th1/Th2 细胞和成熟树突状细胞表面具有较高水平的表达,而较少表达在 Treg 细胞和 CD8$^+$ T 细胞。已有研究表明靶向 CD83 的单克隆抗体在不影响移植物抗肿瘤及抗病毒的情况下,可以降低小鼠的移植物抗宿主疾病。2020 年,Shrestha 等对靶向 CD83 的 CAR-T 细胞预防和治疗移植物抗宿主病的有效性进行了临床前研究。CD83 CAR-T 细胞可清除 NSG 小鼠 CD83$^+$ CD4$^+$ Th1/Th2 细胞,以及 CD83$^+$ 促炎树突状细胞,并显著提高 Treg 细胞的相对比例,且不影响 CD8$^+$ T 细胞的比例。在以往研究中,Th1 和 Th2 细胞均可单独介导小鼠急性

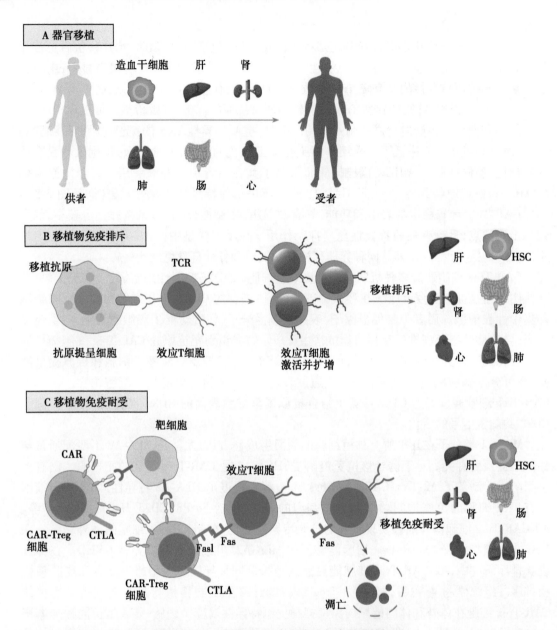

图 3-3-2-1 CAR-Treg 介导移植免疫耐受的机制

GVHD 的发生,两者联合则可导致更为严重的 GVHD。CD83 CAR-T 细胞可能主要通过清除 Th1/Th2 细胞,发挥移植物抗宿主病的预防和治疗的作用。与单克隆抗体不同,CD83 CAR-T 细胞不依赖于 NK 细胞介导的 ADCC 作用清除靶细胞,并且在单次回输后可持续预防移植物抗宿主病。以上研究结果表明,CAR 技术有望应用于诱导外周免疫耐受,从而增强其在器官和细胞移植中的治疗潜力。

三、CAR-T 细胞在免疫耐受应用中的优势与限制

相较于 TCR 工程,CAR 技术具有极大的优势。CARs 抗原结合的亲和力高于 TCR,且靶向更为灵活,任何可溶性或表面抗原均可作为靶点。CAR-T 介导的免疫抑制不受 MHC 限

制,无需抗原递呈细胞,且对 IL-2 的依赖性较小,易于获得且扩增能力更强,在防止器官和组织移植物排斥方面更有效。与免疫抑制剂相比,CAR-Treg 介导的抑制是抗原特异性的,具有副作用小,保留移植物的抗肿瘤效应的特点。因此 CAR-T 在免疫耐受诱导中更具优势。

然而,CAR-T 在移植免疫耐受中的应用仍然存在问题有待解决。首先,用于预防/治疗移植免疫排斥的 CAR 靶向抗原依然匮乏,抗原的选择和特异性抗体的开发非常耗时,构建多种有效和特异性的 CAR 可能存在困难;其次,逆转录病毒或慢病毒介导 DNA 片段随机插入,是否会诱导 T 细胞恶性转化,成为 CAR-T 共同存在的风险。此外,在 Treg 的发育和扩增中起着重要作用的 CD28 共刺激域可以使 CAR-Treg 保持其抑制功能,而非 4-1BB,其机制尚不清楚。目前,尽管临床研究已经证明过继性 Treg 用于诱导免疫耐受的安全性、有效性和可行性,而 CAR-Treg 是否会引起细胞因子风暴、神经毒性、骨髓抑制等不良反应,均需要开展更多的研究进一步确认。

四、展望

CAR 技术能以靶向性的方式免疫抑制移植免疫中的效应细胞,预防和治疗宿主抗移植物反应和移植物抗宿主病,并保留了正常 T 细胞的抗病毒和抗肿瘤效应。CAR 技术在移植免疫耐受中的应用有望降低移植排斥反应发生率,改善同种异体移植的预后,具有重大的临床意义。随着新技术的发展,CAR-T 或 CAR-Treg 诱导移植免疫耐受,预后和治疗移植免疫排斥的临床研究或在不久的将来迎来巨大的突破。

（司晓慧　张明明　胡永仙）

参考文献

1. BRUNSTEIN CG,MILLER JS,CAO Q,et al. Infusion of ex vivo expanded T regulatory cells in adults transplanted with umbilical cord blood:safety profile and detection kinetics[J]. Blood,2011,117(3):1061-1070.

2. BRUNSTEIN CG,MILLER JS,MCKENNA DH,et al. Umbilical cord blood-derived T regulatory cells to prevent GVHD:kinetics,toxicity profile,and clinical effect[J]. Blood,2016,127(8):1044-1051.

3. KELLNER JN,DELEMARRE EM,YVON E,et al. Third party,umbilical cord blood derived regulatory T-cells for prevention of graft versus host disease in allogeneic hematopoietic stem cell transplantation:feasibility,safety and immune reconstitution[J]. Oncotarget,2018,9(86):35611-35622.

4. RUGGERI L,CAPANNI M,URBANI E,et al. Effectiveness of donor natural killer cell alloreactivity in mismatched hematopoietic transplants[J]. Science,2002,295(5562):2097-2100.

5. OLSON JA,LEVESON-GOWER DB,GILL S,et al. NK cells mediate reduction of GVHD by inhibiting activated,alloreactive T cells while retaining GVT effects[J]. Blood,2010,115(21):4293-4301.

6. ASAI O,LONGO DL,TIAN ZG,et al. Suppression of graft-versus-host disease and amplification of graft-versus-tumor effects by activated natural killer cells after allogeneic bone marrow transplantation[J]. J Clin Invest,1998,101(9):1835-1842.

7. DU J,PAZ K,THANGAVELU G,et al. Invariant natural killer T cells ameliorate murine chronic GVHD by expanding donor regulatory T cells[J]. Blood,2017,129(23):3121-3125.

8. HIGHFILL SL,RODRIGUEZ PC,ZHOU Q,et al. Bone marrow myeloid-derived suppressor cells (MDSCs) inhibit graft-versus-host disease (GVHD) via an arginase-1-dependent mechanism that is up-regulated by interleukin-13[J]. Blood,2010,116(25):5738-5747.

9. BRUCE DW,STEFANSKI HE,VINCENT BG,et al. Type 2 innate lymphoid cells treat and prevent acute gastrointestinal graft-versus-host disease[J]. J Clin Invest,2017,127(5):1813-1825.

10. MEDAWAR PB, SPARROW EM. The effects of adrenocortical hormones, adrenocorticotrophic hormone and pregnancy on skin transplantation immunity in mice[J]. J Endocrinol, 1956, 14(3): 240-256.

11. SIMPSON E. Medawar's legacy to cellular immunology and clinical transplantation: a commentary on Billingham, Brent and Medawar (1956) Quantitative studies on tissue transplantation immunity. Ⅲ. Actively acquired to lerance[J]. Philos Trans R Soc Lond B Biol Sci, 2015, 370(1666): 20140382.

12. HOEPPLI RE, MACDONALD KG, LEVINGS MK, et al. How antigen specificity directs regulatory T-cell function: self, foreign and engineered specificity[J]. HLA, 2016, 88(1/2): 3-13.

13. EVENSEN A, SKALPE IO. Kidney damage caused by selective renal angiography in rabbits[J]. Nord Med, 1970, 84(51): 1634-1635.

14. DAWSON NAJ, LEVINGS MK. Antigen-specific regulatory T cells: are police CARs the answer? [J]. Transl Res, 2017, 187: 53-58.

15. HARRIS DT, KRANZ DM. Adoptive T cell therapies: A comparison of T cell receptors and chimeric antigen receptors[J]. Trends Pharmacol Sci, 2016, 37(3): 220-230.

16. CHANG ZL, CHEN YY. CARs: Synthetic immunoreceptors for cancer therapy and beyond[J]. Trends Mol Med, 2017, 23(5): 430-450.

17. HSIAO HM, SCOZZI D, GAUTHIER JM, et al. Mechanisms of graft rejection after lung transplantation[J]. Curr Opin Organ Transplant, 2017, 22(1): 29-35.

18. GONZALEZ-GALARZA FF, TAKESHITA LY, SANTOS EJ, et al. Allele frequency net 2015 update: new features for HLA epitopes, KIR and disease and HLA adverse drug reaction associations[J]. Nucleic Acids Res, 2015, 43(Database issue): D784-788.

19. BURT C, CRYER C, FUGGLE S, et al. HLA-A, -B, -DR allele group frequencies in 7007 kidney transplant list patients in 27 UK centres[J]. Int J Immunogenet, 2013, 40(3): 209-215.

20. NOYAN F, ZIMMERMANN K, HARDTKE-WOLENSKI M, et al. Prevention of Allograft Rejection by Use of Regulatory T Cells With an MHC-Specific Chimeric Antigen Receptor[J]. Am J Transplant, 2017, 17(4): 917-930.

21. ELINAV E, WAKS T, ESHHAR Z. Redirection of regulatory T cells with predetermined specificity for the treatment of experimental colitis in mice[J]. Gastroenterology, 2008, 134(7): 2014-2024.

22. ELINAV E, ADAM N, WAKS T, et al. Amelioration of colitis by genetically engineered murine regulatory T cells redirected by antigen-specific chimeric receptor[J]. Gastroenterology, 2009, 136(5): 1721-1731.

23. BOARDMAN DA, PHILIPPEOS C, FRUHWIRTH GO, et al. Expression of a chimeric antigen receptor specific for donor HLA class I enhances the potency of human regulatory T cells in preventing human skin transplant rejection[J]. Am J Transplant, 2017, 17(4): 931-943.

24. MACDONALD KG, HOEPPLI RE, HUANG Q, et al. Alloantigen-specific regulatory T cells generated with a chimeric antigen receptor[J]. J Clin Invest, 2016, 126(4): 1413-1424.

25. JU X, SILVEIRA PA, HSU WH, et al. The analysis of CD83 expression on human immune cells identifies a unique CD83+-activated T cell population[J]. J Immunol, 2016, 197(12): 4613-4625.

26. WILSON J, CULLUP H, LOURIE R, et al. Antibody to the dendritic cell surface activation antigen CD83 prevents acute graft-versus-host disease[J]. J Exp Med, 2009, 206(2): 387-398.

27. NIKOLIC B, LEE S, BRONSON RT, et al. Th1 and Th2 mediate acute graft-versus-host disease, each with distinct end-organ targets[J]. J Clin Invest, 2000, 105(9): 1289-1298.

28. TSANG JY, TANRIVER Y, JIANG S, et al. Indefinite mouse heart allograft survival in recipient treated with CD4(+) CD25(+) regulatory T cells with indirect allospecificity and short term immunosuppression[J]. Transpl Immunol, 2009, 21(4): 203-209.

29. KORISTKA S, KEGLER A, BERGMANN R, et al. Engrafting human regulatory T cells with a flexible modular

chimeric antigen receptor technology[J]. J Autoimmun,2018,90:116-131.

30. PROVASI E,GENOVESE P,LOMBARDO A,et al. Editing T cell specificity towards leukemia by zinc finger nucleases and lentiviral gene transfer[J]. Nat Med,2012,18(5):807-815.

第三节 CAR-T 细胞治疗在感染性疾病 中的临床研究探索

感染性疾病是指由病原微生物(包括病毒、细菌、真菌等)通过不同方式引起机体发生感染并出现临床症状的一类疾病。

一、病理机制及治疗

病原体侵入人体后,在体内生长繁殖或者产生毒素,破坏感染者身体的正常新陈代谢,引起组织损伤。人类免疫缺陷病毒(HIV)可以侵犯和破坏 $CD4^+$ T 淋巴细胞,造成细胞免疫功能缺损。肝炎病毒通过引起机体的一系列免疫应答造成肝细胞损伤。EB 病毒(Epstein-Barr virus,EBV)和巨细胞病毒(CMV)都属于疱疹病毒,致病机制尚未完全明确,可通过编码基因产物逃避宿主免疫反应,在宿主中诱发慢性或潜伏性疾病。在临床上针对细菌性感染和真菌性感染选择相应的抗生素和抗真菌药物。在大多数情况下,病毒感染治疗以缓解症状为主,直到机体免疫系统清除感染。在某些情况下,可以使用抗病毒药物来治疗病毒感染,比如 HIV、乙型肝炎病毒、丙型肝炎病毒、疱疹病毒。抗 HIV 药物根据作用靶点的不同可分为核苷类反转录酶抑制剂、非核苷类反转录酶抑制剂、蛋白酶抑制剂、融合抑制剂、入胞抑制剂、整合酶抑制剂,可以降低 HIV 载量,改善症状,延缓病情发展,但不能治愈艾滋病。抗 EBV 药物主要是嘌呤核苷类似物,如阿昔洛韦和更昔洛韦,但是因为 EBV 多处于潜伏感染状态,使用抗病毒药物疗效不佳。抗乙型肝炎病毒(HBV)药物分为逆转录酶抑制剂和 TNF-α 两类,逆转录酶抑制剂只抑制 HBV-DNA 水平而不显著影响转录模板,TNF-α 有显著的副作用且疗效有限。抗丙型肝炎病毒(HCV)药物同样存在耐药性和副作用。

二、CAR-T 细胞在感染性疾病中的临床前研究

人体内有两大类 T 细胞共同工作,来确保对病原体和肿瘤的特异性识别和免疫应答,同时使机体免受自我攻击;其中一类包含效应 T 细胞,能消除病原体和肿瘤,在通常情况下效应 T 细胞应答有效,但一些感染性生物体和肿瘤已经进化出多种逃逸机制来躲避效应 T 细胞的控制。嵌合抗原受体技术是一种很有潜力的新型方法,通过对 T 细胞进行重新编辑,可以克服自然产生的 T 细胞所面临的障碍。鉴于 CAR-T 细胞在血液肿瘤的治疗中取得了显著的成效,如急性 B 淋巴细胞白血病、淋巴瘤等。许多研究正在探索如何运用 CAR-T 细胞疗法来治疗感染性疾病。

(一) HIV

HIV 属于逆转录病毒科,由两个相同的单链 RNA 分子组成,它们被包裹在病毒颗粒的核心内。全世界有超过 3 000 万人感染了 HIV。虽然 HIV 感染可以诱发强大的抗病毒免疫反应,但是小部分被感染的细胞可以通过不表达或表达少量病毒抗原逃避免疫监视,因此,免疫系统无法清除所有被 HIV 感染的细胞。这些潜伏感染的细胞(通常被称作 HIV 病毒库)可以多年保持休眠状态,偶尔可产生感染性病毒,因此,终生抗病毒治疗至关重要。抗逆

转录病毒疗法虽然可以缩小 HIV 病毒库的规模,但是不能消除其形成,在多年未检测到病毒血症的情况下 HIV 仍有可能再次出现。此外,抗逆转录病毒疗法虽然可以显著降低死亡率,但是会使 HIV 感染患者罹患肿瘤、心血管疾病、神经疾病的风险增加,以及会使预期寿命缩短。

第一代抗 HIV CAR(CD4ζ-CAR)由 CD4 细胞外区域与 TCR 的 CD3ζ 信号结构域融合构成,通过 CD4 与包膜蛋白 gp120 结合,对 HIV 感染细胞具有特异性。第一代 CAR-T 细胞只包含 CD3ζ 信号域,缺乏细胞内共刺激信号域,因此活性有限;此外,表达 CD4ζ-CAR 的 T 细胞有潜在的被 HIV 感染的风险。研究者们通过对第一代 CAR-T 细胞进行了四项临床试验之后证实了在 HIV 感染者身上构建 T 细胞的可行性,构建的 T 细胞在体内是可以存活的,其中一项长期随访研究表明,CAR 修饰的细胞的半衰期超过 16 年,CAR 表达可长达 10 年,没有发现短期或者长期的严重不良反应,但是 CD4ζ-CAR-T 细胞抗病毒效果并不理想,并不能使病毒载量或病毒库持续减小。

基于第二代 CAR-T 细胞在治疗恶性肿瘤时取得了成功,研究人员开发出第二代抗 HIV 的 CAR-T 细胞。考虑到 CAR 的信号域和结构域对 T 淋巴细胞活化和持久性有很大的影响,第二代 CAR-T 细胞相对于第一代 CAR-T 细胞而言包含了共刺激信号域,例如 4-1BB 和 CD28,共刺激信号域可以影响 T 细胞的代谢和表型,4-1BB 促进中枢记忆表型,CD28 促进效应记忆表型。通过改变载体骨架、启动子、跨膜和共刺激结构域,研究人员重新设计了用于最初临床试验的 CD4ζCAR,优化后的含有 4-1BB-CD3ζ 信号域的基于 CD4 的 CAR-T 细胞在体外抑制 HIV 复制的能力至少是表达原始 CD4ζCAR 的 T 细胞 50 倍,并在人源化小鼠模型中显示出更强大的增殖能力和抗 HIV 传播的能力。

一些研究小组已经探索使用具有替代性抗原结合部分的第二代 CARs 来靶向被 HIV 感染的细胞。这类含有由广泛中和抗体(bNAbs)衍生的单链可变片段(scFV)的 CARs 的目标是 HIV 包膜蛋白(Env)内的保守位点,包括 CD4 结合位点、糖蛋白 41 膜近端外区和可变区聚糖。BNAbs 对 HIV 包膜的亲和力远强于 CD4 对 gp120 的亲和力。基于 scFV 的 CAR-T 细胞在体外模型中显示出强大的抗病毒活性和广泛的 T 细胞介导的细胞毒性。但是在体内可能存在一些因素限制了其治疗潜力。基于 scFV 的 CAR-T 细胞必须克服 HIV 逃逸,能有效对抗 HIV 菌株的多样性,可以持续存在数年,这样才能广泛运用到临床中。

此外,最近开发出将 CD4 片段融合到 scFV 或者人类 C 型凝集素的碳水化合物识别域(CRD)的双特异性 CARs。这些双特异性 CARs 通过将 CD4 片段结合到 Env 的 gp120 亚单位或者结合到 Env 的保守聚糖,从而实现对 HIV 的双重特异性。双特异性 CARs 或许可以解决 HIV 突变和 HIV 逃逸。与 CD4ζCAR 相比,双特异性 CARs 在几个 HIV 原代分离株中显示出更高的疗效,值得在体内进行更深入的研究。

CD19 CAR-T 细胞可在某些 B 细胞恶性肿瘤患者中诱导长期缓解,缓解的持久性与功能性 CAR-T 细胞的存留时间有关,而 CAR-T 细胞在体内增殖和持续存在的关键因素是患者的总 CD19 抗原负荷。相对于血液肿瘤来说,用 CAR-T 细胞来治疗 HIV 感染是一个独特的挑战。因为在接受 CAR-T 细胞治疗的个体中,病毒感染细胞的数量远远少于血液肿瘤患者的癌细胞数量。因此,在使用 CAR-T 细胞来治疗 HIV 感染,可以考虑实施多次输注 HIV 特异性 CAR-T 细胞等策略以增强 CAR-T 细胞输注后的持续性。

使用 CAR-T 细胞治疗 HIV 时,还需要防止 CAR-T 细胞被 HIV 感染,以维持 CAR-T 细胞的持续性。CC-趋化因子受体 5(CCR5)是 HIV 的主要共受体。有研究利用一种新的基因编辑技术实现同源定向重组,使用定向的巨核酶破坏 CCR5,并同时导入 CAR,以保护工程细胞免受 HIV 感染。这种方法产生的功能性 HIV-特异性 CAR-T 细胞缺乏 CCR5 表达,在体外抑制病毒复制的程度比慢病毒转导产生的 CAR-T 细胞更大,且能免受 HIV 感染。同源定向重组技术有其潜在的优势,但该新技术是否能在临床上实现安全和充分的 T 细胞编辑目前仍不清楚。有研究小组尝试寻找替代方法,通过共转导或将耐药基因整合到含有 HIV 特异性 CAR 的慢病毒载体中,使 T 细胞可以抵抗 HIV 感染。比如,使构建物中含有可以抑制病毒突触处 HIV 的融合的 gp41 七肽重复序列 2 结构域或可以靶向 CCR5 和 HIV 长末端重复序列(LTR)的小发夹 RNA 分子。靶向 CCR5 的小发夹 RNA 可以下调 CAR-T 细胞 CCR5 的表达来防止病毒的进入,靶向 LTR 的小发夹 RNA 可以促使 HIV RNA 的降解,可以减弱 CAR-T 细胞内的生产性感染。

尽管联合抗病毒治疗是有效的,但是病毒仍然潜伏存在,这是治愈 HIV 感染面临的关键挑战。淋巴组织 B 细胞滤泡中被感染的 CD4$^+$ T 滤泡辅助细胞是联合抗病毒治疗时病毒持续复制的重要因素。淋巴结滤泡外区可以检测到 HIV 特异性 CD8$^+$ 细胞毒性 T 淋巴细胞(CTL)。但是因为缺乏滤泡归巢受体 CXC-趋化因子受体 5(CXCR5),CTL 不能进入 B 细胞滤泡。有研究表明在感染猴免疫缺陷病毒(SIV)的恒河猴中输注表达 CXCR5 的 CD8$^+$ T 细胞后,可以发现这些 CXCR5$^+$CD8$^+$T 细胞优先出现在脾脏和淋巴结的 B 细胞滤泡,与 SIV 感染细胞共定位。因此,可以考虑利用基因工程技术设计效应 CAR-T 细胞,使其表达 CXCR5,从而进入 B 细胞滤泡,靶向被 HIV 感染的 CD4$^+$T 滤泡辅助细胞。

综上可知,新一代 CAR-T 细胞能克服内源性病毒特异性 CTLs 在控制感染时所遭受的失败。第二代 CAR-T 细胞被证实是安全的,并在小鼠和 HIV 感染的非人灵长类动物中显示出抗病毒活性。CAR-T 细胞治疗带来了希望,也面临着挑战,比如如何提高 CAR-T 细胞在低抗原负荷环境中的存活率,以及保护 CAR-T 细胞免受 HIV 感染。

(二) HBV

HBV 是一种小型的包膜 DNA 病毒,可在宿主细胞中建立一个微型基因组,即共价闭合的环状 DNA(cccDNA)作为其转录模板。HBV 感染是一个全球性的公共卫生问题,感染人数约 2.5 亿人,有可能发展为肝硬化和肝细胞癌。目前主要使用核苷类似物来治疗 HBV 感染,通常需要长期给药来避免发生停药后 HBV 再激活事件。因此,开发新的治疗方法来加速控制病毒的速度,以缩短核苷类似物治疗的维持时间,获得更佳的治疗效果是很有必要的。

使用嵌合抗原受体对 T 细胞进行工程设计,使 T 细胞能够独立于患者 HLA 单倍型识别 HBV 感染靶点。有研究所使用的 HBV 特异性嵌合抗原受体是由能结合 HBV 包膜蛋白 S 结构域的单链抗体片段与 CD3ζ 细胞内结构信号域融合,以及 CD28 共刺激分子构成。在体外针对 HBsAg 蛋白的 CAR-T 细胞(S-CAR)使人原代 T 细胞能够识别和杀死表面表达 HBsAg 的被 HBV 感染的肝细胞,并可以清除病毒 cccDNA。在 HBV 转基因小鼠模型中,表达 HBV 包膜蛋白特异性嵌合抗原受体的 CD8$^+$ T 细胞在过继性输注后可以定位于肝脏,能减少 HBV 的复制。免疫活性转基因小鼠模型有其局限性,该模型小鼠免疫系统对人 S-CAR-T 细胞有排斥反应。有研究构建了 HBV 持续感染的嵌合免疫缺陷小鼠模型,该小鼠有人源化肝脏,可以观察到,在 CAR-T 细胞输注后,HBV-DNA 和 HBsAg 水平下降。HBV 靶向的 CAR-T 细胞治疗还需要更多进一步的临床前探索。

（三）HCV

HCV 是一种正链 RNA 病毒,可以在成年人之间传染并引起很高比例的慢性感染,感染人数约为 1.7 亿人,同样有发生肝硬化、肝癌等慢性肝病并发症的风险。

从 HCV 基因型 1B 慢性感染患者的噬菌体抗体库中筛选出来的抗 HCV/E2 单克隆抗体 e137 以 HCV/E2 糖蛋白的高度保守区为靶点,能广泛识别和中和不同的 HCV 基因型和亚型。有研究者以 HCV/E2 糖蛋白高度保守表位为靶点的 CARs 构建健康供体 T 细胞,抗 HCV/E2-CARs 由单克隆抗体 e137 的单链可变片段组成,并与共刺激分子 CD28 和 CD3ζ 结构域的胞内信号基序融合,这类 CARs 具有广泛的交叉反应特性,在体外证实能裂解表达 HCV/E2 的细胞和 HCV 感染的肝细胞。在未来,可以考虑在分子治疗失败或有再感染风险的患者(如接受肝移植的患者)中,采用联合广泛交叉中和抗 HCV/E2 单抗和输注抗 HCV/E2 CAR 修饰过的自体或 HLA 兼容的 T 细胞,比如能靶向抗原高度保守区域的 e137 单克隆抗体和 CAR-T 细胞。这种针对广泛保守和功能关键的 HCV/E2 表位的方法可以直接影响至少两种 HCV 免疫应答逃逸机制,比如病毒的高度变异性和细胞间的传播。由此可见,在治疗 HCV 感染时,该方法为抗病毒治疗无效的患者或接受肝移植的患者带来了新的希望。

（四）EBV

EBV 是一种包含 100 多个基因的双链 DNA 病毒,大部分人(>90%)都会感染 EB 病毒,通常为无症状感染,EBV 在少数 B 细胞(甚至可能是少数上皮细胞)中的持续存在可能导致癌症。EBV 首先在伯基特淋巴瘤中被发现,也被发现与其他几种类型淋巴瘤及鼻咽癌相关。潜伏蛋白 1(LMP1)是 EBV 中一种 66KD 的完整膜蛋白,LMP1 包含三个结构域:一个短的胞质 N 末端,6 个跨膜环构成的跨膜结构域和一个长的胞质 C 端。LMP1 对感染 EBV 的细胞生长转化至关重要。LMP1 只在病毒感染细胞中表达,在正常细胞中不表达,故选择病毒特异性抗原 LMP1 作为治疗靶点可以减少对正常组织的毒性作用。有研究通过噬菌体文库筛选鉴定了一种功能性单链抗体,能特异性地识别 LMP1 膜外结构域中的多肽。基于此,该研究构建了包含抗 LMP1 单链抗体、CD28 信号域和 CD3ζ 链的第二代 CAR,即 HELA/CAR,并对其靶向 LMP1 阳性鼻咽癌细胞的功能进行了检测,同时也验证了其体内抗肿瘤活性。HELA/CAR 的制备是通过慢病毒载体编码 LMP1 特异性 CAR 感染活化的人 CD3⁺ T 细胞。研究表明 HELA/CAR-T 细胞能杀死 LMP1 阳性鼻咽癌细胞,显示出其特异性和高效靶向性。此外,通过采用异种移植模型在 LMP1 高表达的肿瘤中测试 HELA/CAR-T 细胞的体内抗肿瘤活性,瘤内注射抗 LMP1 HELA/CAR-T 细胞可以显著抑制体内肿瘤的生长。目前虽然只在 EBV 阳性肿瘤中研究 CAR-T 细胞的疗效,但也为 EBV 感染提供了一种潜在的治疗方法。

（五）CMV

CMV 的原发性感染和潜伏病毒的再激活是造血干细胞移植(HSCT)后面临的主要问题,会造成多种器官的炎症、全身性疾病、移植物抗宿主病发病率的增加。核苷类似物的抗病毒化疗可以在移植后早期预防性使用,但是长期使用并不能预防所有 CMV 相关并发症。对潜伏性 CMV 感染的持续控制取决于功能性抗病毒免疫反应的恢复。

过继性 T 细胞免疫治疗已被用于治疗病毒再激活,但在 CMV 血清阳性受体和血清阴性供体的高危干细胞移植中不容易获得扩张的 CMV 特异性 T 细胞。有研究探索嵌合抗原受体细胞治疗清除 CMV 的效果,构建了 CMV 糖蛋白 B(gB)scFv 分子的可变区、Ig 铰链区、CD28 跨膜和共刺激阈、CD3ζ 链信号转换元件组成的 CAR,CMVgB 在 CMV 复制早期大量表达于细胞表面,以及可以在不同的病毒株表位之间保守存在并被 CAR 识别,体外试验证明该类 CAR-T 细胞能有效杀伤 gB⁺ 靶细胞,从而推测其在体内有阻止 CMV 复制和限制 CMV 传播速度的能力。需要进一步进行体外及体内实验验证。

三、CAR-T 细胞治疗感染性疾病的可能机制

CAR-T 细胞可以直接与病原体表面蛋白结合,而不需要 MHC 分子提供肽,不受 HLA 限制,可以避免许多病原体所采用的 T 细胞逃逸机制。在大多数情况下,HCV 可以通过不同的逃逸机制来躲避宿主的免疫反应。主要组织相容性复合体(MHC)下调和 T 细胞受体识别位点上发生的 HCV 逃逸突变被认为是导致 T 细胞介导的免疫应答失败的最重要机制之一。HCV/E2 糖蛋白是宿主免疫反应的主要靶点,也是最多变的病毒蛋白,可以产生高度多样化的变异体。能够逃避体液反应的病毒逃逸变体主要是发生在 HCV/E2 糖蛋白水平上。因此,特异性靶向病毒抗原的 CAR-T 细胞治疗可能是潜在有效的治疗方法。HIV ref 蛋白介导 MHC1 的下调,从而保护 HIV 感染的细胞免受 TCR 依赖性细胞毒性 T 淋巴细胞(CTL)的杀伤。HIV 特异性 CTL 反应也有可能因为 T 淋巴细胞耗竭和外周免疫耐受而受到限制。CAR-T 细胞发挥作用不依赖于 MHC,因此能有效靶向未被宿主清除的 HIV 感染细胞,增强适应性免疫应答。其次 CAR-T 细胞被可以到达潜在的重要的 HIV 病毒库——中枢神经系统,这是传统药物治疗所不能做到的。在慢性 HBV 感染中,病毒特异性 T 细胞数量稀少,功能缺陷,这种 T 细胞衰竭状态是病毒持久存在的关键决定因素,重建有效的抗病毒 T 细胞免疫应答对于治疗 HBV 感染可能是有效可行的。此外,有研究表明通过骨髓移植将自发清除 HBV 感染的受试者的病毒特异性 T 细胞输注入慢性 HBV 感染的患者,患者的病毒可以得到有效控制。由此看来,通过 CAR-T 细胞来增强适应性免疫应答,是一种很有前途的治疗 HBV 感染的新方法。巨细胞病毒进化出许多与肿瘤类似的免疫逃避机制,比如抑制 HLA-Ⅰ 类抗原的处理、抑制细胞毒性 T 细胞(CTL)和 NK 细胞的功能等。EB 病毒逃逸宿主免疫系统识别是一个错综复杂的过程,EBV 在潜伏期表达有限的蛋白 LMP1、EBNA1 和 T 细胞监测不到的非翻译编码小 RNAs(EBERs 和 miRNAs)。CAR-T 细胞的特异性靶向优势为病毒感染提供了新的治疗方向。

四、展望

CAR-T 细胞疗法在血液肿瘤的治疗上取得了良好的效果。T 细胞工程、基因编辑、功能最强的淋巴细胞的选择和细胞生产等方面的进展,为 CAR-T 细胞在肿瘤学以外领域的治疗提供了可能性。CAR-T 细胞疗法为感染性疾病的治疗提供了潜在的治愈可能性,但这需要更多的研究和探索。

(周静　周剑峰)

参考文献

1. OKOYE AA,PICKER LJ. CD4(+) T-cell depletion in HIV infection:mechanisms of immunological failure[J]. Immunological reviews,2013,254(1):54-64.

2. DE FG,ANTONICELLI G,ONNIS A,et al. Role of EBV in microRNA dysregulation in Burkitt lymphoma[J]. Seminars in Cancer Biology,2009,19(6):401.

3. YOUNG LS,RICKINSON AB. Epstein-Barr virus:40 years on[J]. Nature Reviews Cancer,2004,4(10):757-768.

4. SCHLEISS MR. Congenital cytomegalovirus infection:molecular mechanisms mediating viral pathogenesis[J]. Infectious disorders drug targets,2011,11(5):449-465.

5. MEHELLOU Y,DE CLERCQ E. Twenty-six years of anti-HIV drug discovery:where do we stand and where do we go? [J]. J Med Chem,2010,53(2):521-538.

6. LIAW YF. HBeAg seroconversion as an important end point in the treatment of chronic hepatitis B[J]. Hepatology international,2009,3(3):425-433.

7. NING Q,HAN M,SUN Y,et al. Switching from entecavir to PegIFN alfa-2a in patients with HBeAg-positive chronic hepatitis B:a randomised open-label trial (OSST trial) [J]. J Hepatol,2014,61(4):777-784.

8. WANG N,HU X,CAO W,et al. Efficacy and safety of CAR19/22 T-cell cocktail therapy in patients with refractory/relapsed B-cell malignancies[J]. Blood,2020,135(1):17-27.

9. German Advisory Committee Blood,Subgroup 'Assessment of Pathogens Transmissible by Blood'. Human Immunodeficiency Virus (HIV) [J]. Transfus Med Hemother,2016,43(3),203-222.

10. RAINWATER-LOVETT K,UPRETY P,PERSAUD D. Advances and hope for perinatal HIV remission and cure in children and adolescents[J]. Current Opinion in Pediatrics,2016,28(1):86-92.

11. ROBERTS MR,QIN L,ZHANG D,et al. Targeting of human immunodeficiency virus-infected cells by CD8+ T lymphocytes armed with universal T-cell receptors[J]. Blood,1994,84(9):2878.

12. JOHN S,BRADY TL,GWENDOLYN BS,et al. Decade-long safety and function of retroviral-modified chimeric antigen receptor T cells[J]. Science Translational Medicine,2012,4(132):132-153.

13. KAWALEKAR OU,O'CONNOR RS,FRAIETTA JA,et al. Distinct signaling of coreceptors regulates specific metabolism pathways and impacts memory development in CAR-T Cells[J]. immunity,2016,44(2):380-390.

14. LEIBMAN RS,RICHARDSON MW,ELLEBRECHT CT,et al. Supraphysiologic control over HIV-1 replication mediated by CD8 T cells expressing a re-engineered CD4-based chimeric antigen receptor[J]. Plos Pathogens,2017,13(10):e1006613.

15. HALE M,MESOJEDNIK T,IBARRA GSR,et al. Engineering HIV-resistant,anti-HIV chimeric antigen receptor T cells[J]. Molecular Therapy the Journal of the American Society of Gene Therapy,2017,25(3):570-579.

16. GHANEM MH,BOLIVAR-WAGERS S,DEY B,et al. Bispecific chimeric antigen receptors targeting the CD4 binding site and high-mannose Glycans of gp120 optimized for anti-human immunodeficiency virus potency and breadth with minimal immunogenicity[J]. Cytotherapy,2018,20(3):407-419.

17. LI L,BHAVIK P,GHANEM MH,et al. Novel CD4-based bispecific chimeric antigen receptor designed for enhanced anti-HIV potency and absence of HIV entry receptor activity[J]. Journal of Virology,2015,89(13):6685-6694.

18. LEE DW,KOCHENDERFER JN,MARYALICE SS,et al. T cells expressing CD19 chimeric antigen receptors for acute lymphoblastic leukaemia in children and young adults:a phase 1 dose-escalation trial[J]. Lancet,2015,385(9967):517-528.

19. GARDNER RA,FINNEY O,ANNESLEY C,et al. Intent-to-treat leukemia remission by CD19 CAR-T cells of defined formulation and dose in children and young adults[J]. Blood,2017,129(25):3322.

20. LEIBMAN RS,RILEY JL. Engineering T cells to functionally cure HIV-1 infection[J]. Molecular Therapy,2015,23(7):1149.

21. KAMATA M,KIM PY,NG HL,et al. Ectopic expression of anti-HIV-1 shRNAs protects CD8$^+$ T cells modified with CD4ζ CAR from HIV-1 infection and alleviates impairment of cell proliferation[J]. Biochem Biophys Res Commun,2015,463(3):216-221.

22. ZHEN A,PETERSON CW,CARRILLO MA,et al. Long-term persistence and function of hematopoietic stem cell-derived chimeric antigen receptor T cells in a nonhuman primate model of HIV/AIDS[J]. PLos Pathogens,2017,13(12):e1006753.

23. LESLIE GJ,WANG J,RICHARDSON MW,et al. Potent and broad inhibition of HIV-1 by a peptide from the gp41 heptad repeat-2 domain conjugated to the CXCR4 amino terminus［J］. PLos Pathogens, 2016, 12（11）:e1005983.

24. RILEY JL,MONTANER LJ. Cell-mediated immunity to target the persistent human immunodeficiency virus reservoir［J］. Journal of Infectious Diseases,2017,215（3）:S160-S171.

25. SAVOYE AS,PERREAU M,CRIGNIS EDD,et al. Follicular helper T cells serve as the major CD4 T cell compartment for HIV-1 infection,replication,and production［J］. Journal of Experimental Medicine,2013,210（1）: 143-156.

26. ANSEL K,NGO V,HYMAN P,et al. A chemokine-driven positive feedback loop organizes lymphoid follicles ［J］. Nature,2000,406（6793）:309-314.

27. AYALA VI,DELEAGE C,TRIVETT MT,et al. CXCR5 dependent entry of CD8 T cells into rhesus macaque B-cell follicles achieved through T-cell engineering［J］. Journal of Virology,2017,91（11）:e02507-02516.

28. LEVRERO M,POLLICINO T,PETERSEN J,et al. Dandri M. Control of cccDNA function in hepatitis B virus infection［J］. J Hepatol,2009,51（3）:581-592.

29. WARD JW,HINMAN AR. What is needed to eliminate hepatitis B virus and hepatitis C virus as global health threats［J］. Gastroenterology,2019,156（2）:297-310.

30. FELIX B,MARKUS C,GREGOR E,et al. T cells redirected against hepatitis B virus surface proteins eliminate infected hepatocytes［J］. Gastroenterology,2008,134（1）:239-247.

31. KREBS K,BÖTTINGER N,HUANG LR,et al. T cells expressing a chimeric antigen receptor that binds hepatitis B virus envelope proteins control virus replication in mice［J］. Gastroenterology,2013,145（2）:456-465.

32. KRUSE RL,SHUM T,TASHIRO H,et al. HBsAg-redirected T cells exhibit antiviral activity in HBV-infected human liver chimeric mice［J］. Cytotherapy,2018,20（5）:S1465324918300379.

33. LAVANCHY D. Evolving epidemiology of hepatitis C virus［J］. Clinical Microbiology and Infection,2011,17（2）:107-115.

34. MARIO P,NICASIO M,DIOTTI RA,et al. Identification of a broadly cross-reacting and neutralizing human monoclonal antibody directed against the hepatitis C virus E2 protein［J］. Journal of Virology,2008,82（2）: 1047-1052.

35. SAUTTO GA,WISSKIRCHEN K,CLEMENTI N,et al. Chimeric antigen receptor（CAR）-engineered T cells redirected against hepatitis C virus（HCV）E2 glycoprotein［J］. Gut,2016,65（3）:512-523.

36. LATOUR S,FISCHER A. Signaling pathways involved in the T-cell-mediated immunity against Epstein-Barr virus:Lessons from genetic diseases［J］. Immunological reviews,2019,291（1）:174-189.

37. TARRAND JJ,KEATING MJ,TSIMBERIDOU AM,et al. Epstein-Barr virus latent membrane protein 1 mRNA is expressed in a significant proportion of patients with chronic lymphocytic leukemia［J］. Cancer,2010,116（4）:880-887.

38. TANG X,ZHOU Y,LI W,et al. T cells expressing a LMP1-specific chimeric antigen receptor mediate antitumor effects against LMP1-positive nasopharyngeal carcinoma cells in vitro and in vivo［J］. The Journal of Biomedical Research,2014,28（6）:468-475.

39. MICHAEL B,W GARRETT N,GENOVEFA P,et al. Cytomegalovirus in hematopoietic stem cell transplant recipients:Current status,known challenges,and future strategies［J］. Biol Blood Marrow Transplant,2003,9（9）:543-558.

40. FULL F,LEHNER M,THONN V,et al. T Cells Engineered with a Cytomegalovirus-Specific Chimeric Immunoreceptor［J］. Journal of Virology,2010,84（8）:4083.

41. NEUMANN-HAEFELIN C,THIMME R. Adaptive immune responses in hepatitis C virus infection［J］. Current Topics in Microbiology & Immunology,2013,369:243-262.

42. SAUTTO G,TARR AW,MANCINI N,et al. Structural and antigenic definition of hepatitis C virus E2 glycoprotein epitopes targeted by monoclonal antibodies [J]. Clinical & Developmental Immunology, 2013, 2013 (6):450963.

43. COLLINS KL,CHEN BK,KALAMS SA,et al. HIV-1 Nef protein protects infected primary cells against killing by cytotoxic T lymphocytes[J]. Nature,1998,391(6665):397-401.

44. PETROVAS C,CHAON B,AMBROZAK DR,et al. Differential association of programmed death-1 and CD57 with ex vivo survival of CD8+ T cells in HIV infection[J]. Journal of immunology,2009,183(2):1120-1132.

45. KOLTE L,GAARDBO JC,SKOGSTRAND K,et al. Increased levels of regulatory T cells (Tregs) in human immunodeficiency virus-infected patients after 5 years of highly active anti-retroviral therapy may be due to increased thymic production of naive Tregs[J]. Clinical and experimental immunology,2009,155(1):44-52.

46. BERTOLETTI A,FERRARI C. Adaptive immunity in HBV infection[J]. Journal of Hepatology,2016,64:S71.

47. LAU GK,LOK AS,LIANG RH,et al. Clearance of hepatitis B surface antigen after bone marrow transplantation:role of adoptive immunity transfer[J]. Hepatology,1997,25(6):1497.

48. REYBURN HT,MANDELBOIM O,VALÉS-GÓMEZ M,et al. The class I MHC homologue of human cytomegalovirus inhibits attack by natural killer cells[J]. Nature,1997,386(6624):514-517.

49. PROFF J,WALTERSKIRCHEN C,BREY C,et al. Cytomegalovirus-infected cells resist T cell mediated killing in an HLA-recognition independent manner[J]. Frontiers in microbiology,2016,7:844.

50. JUNO JA,KEYNAN Y,FOWKE KR. Invariant NKT cells:regulation and function during viral infection[J]. PLoS Pathog,2012,8(8):e1002838.

第四篇

CAR-T细胞治疗的
并发症及管理

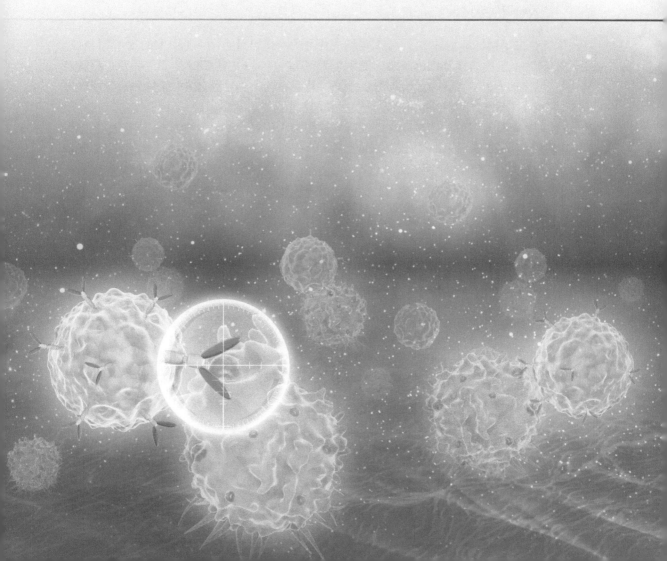

第一章

概　述

CAR-T 细胞疗法在 B 细胞血液肿瘤中显示了较高的反应率及完全缓解率。但是,CAR-T 细胞治疗的相关并发症成为制约其应用的重要因素,主要包括:细胞因子释放综合征(cytokine release syndrome,CRS)、免疫效应细胞相关神经毒性综合征(immune effector cell-associated neurotoxicity syndrome,ICANS)、血液学毒性和其他并发症(如感染、肿瘤溶解综合征、凝血功能异常及 HCH/MAS 等)。其中,CRS 和 ICANS 是两种主要并发症,可导致患者治疗过程更加凶险,甚至死亡。因此,提高对 CAR-T 细胞治疗相关并发症的管理可使患者获益并改善预后。

一、细胞因子释放综合征

CRS 是由于淋巴细胞活化,导致大量细胞因子释放(如 IL-6 等)所引发的临床综合征。CRS 在 CAR-T 细胞治疗 B 细胞肿瘤的发生率为 50% ~ 90% ;并且 CRS 的严重程度与患者疾病类型、输注的 CAR-T 细胞剂量、共刺激分子的类型等有关。目前,CRS 有多个分级管理体系,不同机构之间的 CRS 分级标准差异很大,并且随着越来越多不同 CAR-T 细胞产品应用于临床,使得不同产品和临床试验之间的毒性比较较为困难。针对这些问题,美国血液与骨髓移植学会(American Society for Blood and Marrow Transplantation,ASBMT)发布了 CRS 管理共识,但该共识仍然存在很多不足,如:所有临床数据几乎均来自 CD19 CAR-T 细胞的临床研究、缺乏大样本及多中心观察和再验证等。另外,目前的诊断标准和评估参数主要以症状体征和临床诊断为主,可能导致人为差别。

二、免疫效应细胞相关神经毒性综合征

ICANS 是 CAR-T 细胞治疗中另一种严重的毒性反应,其发生率小于 5% ,表现为头痛、注意力不集中、谵妄、躁动、震颤、脑病、失语、嗜睡、癫痫发作及脑水肿等。早期定义为 CAR-T 细胞相关性脑病综合征(CAR-T cell-related encephalopathy syndrome,CRES),常与 CRS 作为同一并发症处理。但由于其特殊的临床表现和治疗差别,现已将 CRES 重新定义为 ICANS。ICANS 的病理生理学机制尚不明确。ICANS 的诊断主要依赖临床表现,这给诊断和鉴别诊断带来很大困难,尤其对于一些年龄偏小、自我判断能力有障碍的儿童,部分活动受限的成年人,需要更科学的分级体系进行管理。

三、血液学毒性和其他并发症

血液学毒性主要与清除淋巴细胞预处理和 CAR-T 细胞的脱靶效应有关,发生率为 80% ~ 90% ,其中以粒细胞减少或缺乏、血小板降低最为多见,增加了感染和出血的风险。

肿瘤溶解综合征主要见于肿瘤负荷高的患者,除了表现典型的"三高一低"外,同时伴随血清高水平的炎性细胞因子,与化疗引起的肿瘤溶解相比,患者临床表现可能更重。凝血功能异常可能与内皮系统激活或损伤有关,表现为 PT、APTT、TT 延长,FIB 降低、甚至可出现重要脏器出血。HCH/MAS 是其罕见的并发症,单核/巨噬系统被过度活化是其主要病理生理基础,一旦发生可危及生命。

（闫志凌　张焕新　徐开林）

第二章

细胞因子释放综合征

CRS 是由淋巴细胞活化释放大量细胞因子所引发的一系列临床综合征。常见于单克隆抗体尤其是淋巴细胞相关性抗体(如利妥昔单抗、巴利昔单抗、阿伦单抗等)的治疗中,也偶见由其他化疗药物(如阿糖胞苷、奥沙利铂)引发。CRS 现象最早在肾移植患者使用 CD3 单抗(OKT3)预防排斥反应中被观察到,使用 OKT3 1~3 小时后,患者出现发热、意识障碍、低血压、心动过速、缺氧、呼吸衰竭、毛细血管渗漏、急性肾损伤、凝血功能异常,甚至出现神经系统异常表现。血清学检查分析发现受试者血清中 TNF-α、IFN-γ、CRP、IL-6、IL-10、IL-2 和 IL-1α 显著升高,经大剂量甲泼尼龙、IL-2 受体拮抗剂和积极的支持治疗后好转。从此,CRS 逐渐被重视,近年来其发生机制和防治方案也逐渐被完善。

CRS 也是 CAR-T 细胞治疗的一种常见并发症,是输注的 CAR-T 细胞与靶抗原结合后被激活、增殖,同时大量活化受者体内淋巴细胞(B 细胞、T 细胞和/或自然杀伤细胞)和/或髓细胞(巨噬细胞、树突状细胞和单核细胞)释放炎症细胞因子,引起的全身多系统炎症反应综合征。临床症状可表现为轻微的流感样症状到严重的炎症反应。严重的 CRS 可导致血管渗漏、低血压、肺水肿、心功能不全、肾功能衰竭、肝功能衰竭、凝血障碍等多器官系统功能衰竭,甚至死亡。随着对 CRS 的认识加深,依据严重程度分级进行管理是目前 CRS 管理的基本原则。但是,CAR-T 细胞治疗作为一种新型的治疗手段,CRS 的认识和管理将不断更新和修改。

第一节　细胞因子释放综合征的发生机制

CRS 发生机制的早期研究是基于单克隆抗体,其发生、严重程度及性质与单克隆抗体的结构特点、使用剂量、持续时间等有关。但是,CAR-T 细胞本身为效应细胞和受者免疫系统激活的起始因素,输入体内后接触相应抗原后被激活、增殖、释放大量细胞因子引起炎症综合征;参与 CRS 的免疫细胞既有 CAR-T 细胞本身,也包括机体的其他免疫细胞。目前,由于缺乏 CAR-T 细胞治疗中 CRS 的理想模型,虽然对 CRS 的发生机制有一定认识,但是其发生的确切机制仍然不清楚,目前研究认为主要与单核/巨噬系统活化、炎性因子风暴及内皮细胞活化有关。

一、单核/巨噬系统活化

单核/巨噬细胞系统(mononeuclear phagocyte system,MPS)又称单核吞噬系统,是高等动物体内具有强烈吞噬能力的巨噬细胞及其前身细胞所组成的一个细胞系统,是机体防御系统的重要组成部分。MPS 细胞表面有多达 80 多种受体分子,它们与相应的配体结合,分别发挥感应与效应功能。单核吞噬细胞的激活是一个复杂的多步骤过程,在不同的活化阶段涉及不同刺激因子的作用,细胞形态及功能也发生相应的改变。目前的研究认为,单核/巨噬细胞系统激活是 CRS 发生的早期重要环节。在 CAR-T 细胞治疗过程中,CAR-T 细胞表面 CAR 分子与含有靶抗原的肿瘤细胞接触后被激活,释放炎性细胞因子(如 IL-1、IL-6),同时与巨噬细胞通过 CD40/CD40L 接触。巨噬细胞在炎性因子刺激和直接信号接触的刺激下活化,释放 IL-1,继而诱导 IL-6 的产生和释放,成为 CRS 发生中主要的炎性细胞因子来源(图 4-2-1-1)。

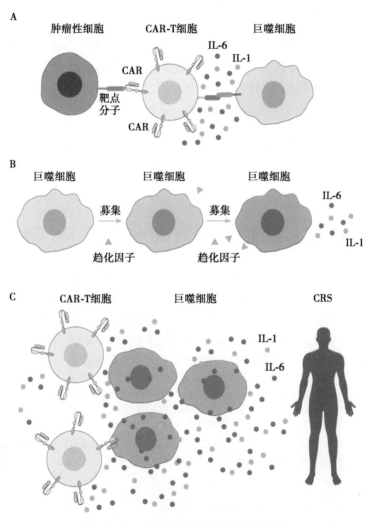

图 4-2-1-1 CRS 发生中巨噬细胞被活化

二、炎性因子风暴

炎性因子是 CRS 发生的中心环节,参与了 CRS 中免疫反应的起始、放大及维持,主要包括:IL-6、铁蛋白、TNF-α、IFN-γ、CRP、IL-1、IL-2、sIL-2Rα、IL-4、IL-8、IL-10、颗粒酶 B、GM-CSF、巨噬细胞炎性蛋白 1α(macrophage inflammatory protein 1α,MIP-1α)和单核细胞趋化蛋白 1(monocyte chemotactic protein 1,MCP-1)等。目前认为,IL-6 是 CRS 发生的关键因素,因

为在临床中,患者应用托珠单抗后 CRS 症状可迅速得到控制。在针对 CD19-CAR-T 细胞的临床前研究表明,虽然活化的 CAR-T 细胞释放 IL-1 和 IL-6,但其主要参与单核/巨噬细胞系统的激活;激活巨噬细胞产生的 IL-6 是 CRS 发生的主导因素。然而,近期的研究认为,IL-1 在 IL-6 之前释放,单独阻断 IL-6 可以控制 CRS,但是可能加重 CRES,而阻断 IL-1 的信号不仅可以控制 CRS,同时可以减轻 CRES,从而提示 IL-1 可能是 CRS 更重要的起始因素,也可能成为未来 CRS 控制的重要靶点。

三、内皮细胞活化

内皮是循环血液中的炎性细胞和炎性因子与组织间的主要屏障,主要由内皮细胞构成。重度 CRS 发生时,血管不稳定、毛细血管渗漏和消耗性凝血功能异常提示内皮细胞激活或功能异常,而血清中来源于活化内皮细胞的高浓度 VWF 和 Ang-2 进一步证实内皮细胞的活化。但是,内皮活化的机制仍不清楚,目前已有的研究认为内皮细胞活化的因素可能包括:①血清高浓度的内皮活化因子,如 IL-6 和 IFN-γ;②Ang-1/2 轴参与了感染相关的微血管功能障碍,在 CRS 中是否同样重要需要进一步明确;③血小板是 Ang-1(参与内皮稳定)的重要来源之一,CAR-T 细胞治疗前血小板减低可能伴发严重 CRS,提示血小板计数减低可能是内皮活化的另一因素。

（闫志凌　张焕新　徐开林）

第二节　细胞因子释放综合征的临床表现

CRS 是涉及全身多系统的炎症表现。基于 CRS 发生的病理生理学过程,其临床表现多样(表 4-2-2-1),如皮疹、发热、寒战、肌痛、关节痛、不适和疲劳、恶心、呕吐、低血压、低血氧、酸碱平衡及电解质紊乱、呼吸衰竭、心功能不全、肾功能衰竭、肝功能不全、弥散性血管内凝血(disseminated intravascular coagulation,DIC)和神经功能的缺损等,并且部分神经毒性症状与 CRS 表现有所重叠。因此,这种多样的临床表现给 CRS 的诊断和鉴别诊断带来极大的干扰。

表 4-2-2-1　CRS 临床表现

器官系统	临床表现
一般表现	发热、寒战、疲乏、食欲不振、肌肉关节酸痛
皮肤	皮疹
胃肠道	咽痛、舌咽肿胀、恶心、呕吐、腹泻
呼吸系统	呼吸急促、低氧血症
心血管系统	心动过速、脉压增大、低血压、心输出量增加(早期)、心输出量可能减少(后期)
凝血系统	D-二聚体升高、低纤维蛋白原、凝血酶原时间延长、出血表现
肾脏	氮质血症
肝脏	氨基转移酶升高、血胆红素升高
神经系统	头痛、精神异常、谵妄、胡言乱语或失语、出现幻觉、肢体震颤、步态不稳、抽搐或惊厥

一、临床表现

（一）一般临床表现

发热是 CRS 最常见的临床表现（>38.5℃），早期症状可能与感染相似，通常在 CAR-T 细胞输注后几小时到 3 周内会出现发热，体温可达 38.5~41℃ 不等，在接受 CD19 CAR-T 细胞治疗的患者中，40%~80% 患者表现为 3~4 级发热（>40℃），可伴有畏寒、寒战等先驱症状。不同的病种和不同严重程度的 CRS，发热起始时间和持续时间不同。一般情况下，共刺激分子为 CD28（如 Axicabtagene ciloleucel）的 CAR-T 细胞比共刺激分子为 4-1BB（如 Tisagenlecleucel）的 CAR-T 细胞出现发热更快；ALL 接受 CAR-T 细胞治疗后发热起始中位时间较早，可能与循环中白血病细胞比例高，大量 CAR-T 细胞被迅速激活有关，而多发性骨髓瘤相对较晚；重度 CRS 发热起始时间更早，持续时间更长。截至目前，一项入组患者例数最多的 CD19 CAR-T 细胞治疗 CD19 阳性 ALL 和淋巴瘤的报道显示，1~3 级 CRS 中位发热起始时间、持续时间和发热高峰时间分别为 CAR-T 细胞输注后 3.9 天（0.1~19 天）、2.5 天（0.02~15 天）和 5.7 天（0.2~30 天），4~5 级 CRS 分别为 0.4 天（0.2~1.0 天）、4.4 天（3.1~6.8 天）和 2.8 天（0.4~11 天）。在一项针对多发性骨髓瘤的小样本临床试验中报道，1~2 级 CRS 中位发热起始时间、持续时间分别为 CAR-T 细胞输注后 9 天（1~15 天）和 4 天（1~14 天），3~5 级 CRS 因病例数较少未做评估。另外，CRS 症状控制后患者可能出现低体温表现，因此，治疗期间和治疗后需持续监测体温变化。

（二）各系统临床表现

1. 循环系统　可表现为心律失常、血压降低、血流动力学不稳定、毛细血管渗漏综合征和心力衰竭；心电图可表现为窦性心动过速、QRS/QT 间期延长、传导异常、弥漫性 T 波倒置、Q 波异常、室性心律失常、局部或弥漫性 ST 段抬高等非特异性征象；心脏彩超可表现为左心室射血分数降低；也可有心肌受损，如心肌炎表现（患者的谷草转氨酶、谷丙转氨酶和肌钙蛋白可升高，且谷草转氨酶较谷丙转氨酶升高更明显）。低血压患者可没有任何症状，接受 CAR-T 细胞治疗的患者中，22%~38% 的患者发生 3~4 级低血压，多在生命体征监测时发现，需与感染性休克和容量不足导致的低血压相鉴别。目前认为发生的可能机制包括活化的巨噬细胞产生的 NO 增加、心肌受损致射血分数降低、毛细血管渗漏等原因。心脏骤停可发生在 CAR-T 细胞输注后 7 天到 2 个月。

2. 呼吸系统　可表现为低氧血症、呼吸急促、肺水肿、呼吸衰竭、胸腔积液和毛细血管渗漏综合征。据报道，6%~15% 的患者并发 3~4 级低氧血症，指脉氧监测示氧饱和度降低，动脉血气可见氧分压和氧饱和度降低。胸部 CT 可见两肺多发渗出性改变和胸腔积液。

3. 消化系统　可表现为恶心、呕吐、腹泻、黄疸等，谷丙转氨酶（glutamic-pyruvic transaminase，GPT）、谷草转氨酶（glutamic-oxaloacetic transaminase，GOT）、乳酸脱氢酶和胆红素升高。接受 CD19 CAR-T 细胞治疗的 ALL 和淋巴瘤患者中偶可并发消化道出血。

4. 泌尿系统及内环境　主要表现为肾功能不全，如血肌酐升高、电解质紊乱（如低钠血症、低钾血症、低磷血症）。并发肿瘤溶解综合征时患者可表现为"三高一低"，即高尿酸、高钾、低钙和高磷血症。

5. 凝血系统　凝血功能异常是 CRS 中的重要不良事件。重度 CRS 患者可伴凝血功能异常，表现为 PT、APTT 延长，纤维蛋白原升高或降低，D-二聚体升高，TT 延长相对少见,严重者可表现为 DIC。徐开林团队回顾性分析了接受 CAR-T 细胞治疗的复发/难治性 ALL、多发性骨髓瘤和淋巴瘤患者的凝血功能情况,CAR-T 细胞治疗后凝血功能异常有较高的发生率,50% 患者出现 D-二聚体升高、45% 患者出现 FDP 升高、23% 患者出现纤维蛋白原下降、17% 出现 APTT 延长、10% 出现 PT 延长;DIC 发生率 7%,主要发生在 CRS 3 级及以上患者。

6. 运动系统 表现为疲乏、肌痛、关节痛,肌酸磷酸激酶升高。

7. 血液系统 CRS 中释放的大量炎性细胞因子可能抑制造血而导致血细胞减少,但与原发病、预处理化疗、脱靶效应等导致的血细胞减少无法鉴别,可详见本篇第四章。

二、实验室和辅助检查

(一) 一般实验室检查

血常规表现为一系或多系血细胞减少;全套生化谱可表现为肝转氨酶、胆红素、乳酸脱氢酶升高,肌酐、尿素氮升高等;凝血功能表现为 PT、APTT、TT 延长、FIB 降低等。

(二) 炎性细胞因子检测

目前,临床试验发现多种细胞因子参与了 CRS 的发生,主要包括 C 反应蛋白、铁蛋白、IFN-γ、IL-1、IL-2、sIL-2Rα、IL-4、IL-6、IL-8、IL-10、TNF-α、颗粒酶 B、GM-CSF、sgp130、MIP-1α 和 MCP-1 等,动态监测细胞因子的变化对判断 CRS 的诊断、危险程度及转归有重要指导意义。其中,CRP、铁蛋白、IL-6 是临床中最常见的检测细胞因子。

1. IL-6 主要来源于 T 细胞、单核细胞、巨噬细胞、成纤维细胞和内皮细胞。目前认为 CRS 发生主要来源于活化的巨噬细胞,CRS 发生时 IL-6 急剧升高,与 CRS 的发生、严重程度和转归密切相关。革兰氏阴性杆菌感染时产生的内毒素 LPS 同样也可以刺激免疫细胞产生和释放 IL-6。因此,IL-6 并非特异性指标。但是相比于重度 CRS,轻度 CRS 和感染的患者 IL-6 升高幅度相对偏低。

2. CRP CRP 是在机体受到感染或组织损伤时血浆中一些急剧上升的急性蛋白,可激活补体和增强吞噬细胞的吞噬功能而发挥调理作用,清除入侵机体的病原微生物和损伤、坏死、凋亡的组织或细胞。前期临床试验已经证实 CAR-T 细胞治疗过程中 CRP 的升高与 CRS 同步变化,可作为 CRS 诊断的重要参考依据,且 CRP ≥ 200mg/L 需警惕重度 CRS 的可能。但是被感染的患者同样存在 CRP 升高,因此,CRP 并不是 CRS 的特异性指标。

3. 铁蛋白 铁蛋白是应激性蛋白之一,其变化与炎症的发生和严重程度密切相关,也是 CRS 发生时重要的生物学标志物,尤其短期内急剧升高需警惕并发重度 CRS。噬血细胞综合征是 CAR-T 细胞治疗中少见但严重的并发症,在非 CAR-T 细胞治疗患者中,铁蛋白大于 10 000ng/ml 是诊断噬血细胞综合征的重要生物学标志,但是在 CAR-T 细胞治疗的患者中,噬血细胞综合征的诊断需要结合患者其他临床表现。铁蛋白同样为 CRS 非特异性生物学标志物,部分血液病患者 CAR-T 细胞治疗前血清铁蛋白水平较高,因此,血清铁蛋白绝对值临床意义有限,与基线水平的比较更有参考意义。

(三) 辅助检查

肺受累时胸 X 片或 CT 表现为肺内炎症浸润表现。肠道受累时腹部 CT 可表现为肠壁水肿、增厚、胀气,部分患者可见气液平。若有条件,必要时可行肠镜、胃镜等检查。

（闫志凌 张焕新 徐开林）

第三节 细胞因子释放综合征的临床管理

CRS 的管理包括 CRS 发生的风险评估、分级、预防及临床干预。

一、CRS 的发生和严重程度的危险因素

（一）患者因素

患者的基础因素主要包括年龄、疾病类型、前期治疗情况、肿瘤负荷、疾病状态及 CAR-T 细胞治疗前与 CRS 相关的生物学指标基线水平等。一般而言，肿瘤负荷较高或血小板计数较低的 ALL 患者，发生重度 CRS 的风险更高；基线 ANG2 水平升高是发生严重 CRS 和神经系统毒性的标志，其中机制可能为内皮激活是 CRS 和 CRES 的共同特点。

（二）预处理方案

CAR-T 细胞治疗前的预处理方案主要为去除淋巴细胞化疗或放疗，动物和临床试验显示，强化的去淋巴细胞化疗可增强 CAR-T 细胞的活性，其可能机制包括提高了某些细胞因子的产生（例如 IL-15）和抑制了调节性 T 细胞。目前常用的化疗方案包括单用环磷酰胺、环磷酰胺联合氟达拉滨、环磷酰胺联合喷司他丁、苯达莫司汀为基础的方案，以及其他针对疾病的治疗方案。临床试验发现，环磷酰胺联合氟达拉滨较单用环磷酰胺患者在 CAR-T 细胞扩增峰值和持续时间更有优势，但可能会增加 CRS 发生率，在临床中最常用，不同的中心用法稍有差异，如：氟达拉滨 $30mg/m^2 \times 3d$，环磷酰胺 $250mg/m^2 \times 3d$ 或者 $750mg/m^2 \times 1d$。两者是否有差异，以及其他方案间对 CRS 影响的比较目前暂无相关研究报道。

（三）CAR-T 细胞

CAR-T 细胞的活化是 CRS 发生的始动因素，因此，CAR-T 细胞自身的特征、输注的量及活化后扩增和对受者免疫系统的激活是影响 CRS 严重程度的主要因素。

1. CAR 的结构　CAR 是 CAR-T 细胞与靶细胞特异性结合的关键基础。按照种属来源，CAR 的结构分为鼠源性、人源化和全人源，不同种属的 CAR 是否影响 CRS 的发生暂无大宗病例报道，但是多项临床试验已经证实，鼠源性 CAR 易诱导机体免疫系统产生针对性抗体，从而影响 CAR-T 细胞在体内的扩增和存留时间。按照亲和力又可分为高亲和力和低亲和力 CAR 结构。高亲和力的 CAR 可有效、充分活化 CAR-T 细胞，在增加疗效的同时也增加了 CRS 发生的风险，近期一些研究单位尝试应用低亲和力 CAR，初步结果显示在不影响疗效的基础上降低了 CRS 的发生。

2. 共刺激分子　已经被应用的共刺激分子包括 CD28、4-1BB、CD40 等，目前最常用的分别为 CD28 和 4-1BB。CD28 作为共刺激分子的 CAR-T 细胞接触靶细胞抗原后扩增迅速，杀伤肿瘤细胞的同时可能伴更重的 CRS。相比于 CD28 共刺激分子，4-1BB 的 CAR-T 细胞体内扩增则相对缓和，而且在体内维持的时间较长。此外，第三代 CAR-T 细胞采用了双共刺激分子，不仅能够加强 CAR-T 细胞特异性识别肿瘤抗原及结合等能力，更能显著扩大由胞外区传递的细胞信号，相比于二代 CAR-T 细胞可能有更强的被激活和扩增能力，引起下级细胞杀伤作用的级联放大，可能会引起更重的 CRS。

3. CAR-T 细胞输注的剂量　由于目前 CAR-T 细胞制备尚无统一的标准和规范，各机构制备的 CAR-T 细胞质量可能有很大差别，CAR-T 细胞输注量从 $10^4 \sim 10^9$ 不等，无法进行相互比较，但从有限病例的剂量爬升试验提示 CAR-T 细胞输注的剂量与疗效相关，高剂量输

注 CAR-T 细胞可能获得更高的治疗反应,但同时增加了治疗毒性反应,尤其对于基线肿瘤负荷较高的患者。

4. 疾病的种类　临床实践发现,针对不同的靶点或不同的原发疾病,其 CRS 发生的严重程度也有所不同,一般而言,急性 B 淋巴细胞白血病发生重度 CRS 风险最高,其次是 B 细胞淋巴瘤,BCMA-CAR-T 细胞治疗多发性骨髓瘤相对最轻。但是,不同疾病间 CRS 的发生率未见明显差别。

5. 其他　CAR-T 细胞体内扩增的峰值和速度与 CRS 和 ICANS 的发生、发展和严重程度均密切相关。通常情况下,扩增速度越快、峰值越高,重度 CRS 发生的可能越大。

二、CRS 的诊断、鉴别诊断和严重程度分级

(一) CRS 诊断

CRS 的诊断主要依赖患者的临床表现、体征变化和器官功能损伤,因此 CRS 的诊断和评估必须遵循动态监测的原则。CAR-T 细胞治疗后应每天至少进行 2 次患者症状、体征和主要器官功能的监测,并随时观察记录患者状态的变化。如果 3 周内出现以下 4 种症状或体征之一,即应考虑 CRS:①发热,体温≥38℃;②低血压,收缩压<90mmHg;③动脉血氧饱和度<90%;④出现器官毒性。这些临床表现均为非特异性,因此,诊断 CRS 必须排除其他并发症。

(二) 鉴别诊断

CRS 与感染、肿瘤溶解综合征、巨噬细胞活化综合征、过敏反应有相似的临床表现,对早期 CRS 诊断带来较大的困难,临床中需要综合患者的症状、体征、实验室检查和其他辅助性检查综合进行评估。

1. 感染　感染是 CAR-T 细胞治疗后常见和重要的并发症之一,也可与 CRS 同时发生,患者可表现为寒战、发热、缺氧、低血压,器官功能损伤,甚至感染性休克。血 CRP、PCT、IL-6 等均可以出现升高,但是相比与重度 CRS,炎性细胞因子升高的幅度相对低。常见的感染部位包括肺部、消化道、泌尿道等。因此,患者除了感染的一般表现外,同时有感染部位的特殊表现,如咳嗽、腹泻、尿路刺激征等。实验室检查血培养可监测到病原菌,真菌感染的患者可检查到 β-D-葡聚糖试验(简称"G 试验")或半乳甘露聚糖抗原试验(简称"GM 试验")阳性。肺部感染的患者胸部 CT 可见炎症表现,如有条件可行 NGS 检测。

2. 肿瘤溶解综合征　肿瘤溶解综合征可表现为与 CRS 相似的发热、炎性细胞因子升高和器官功能损伤(主要见于肾脏),主要见于肿瘤负荷高的 ALL 或大肿块的淋巴瘤。患者表现为典型的"三高一低",鉴别相对容易,但是,CRS 并发肿瘤溶解时给鉴别带来巨大的挑战。

3. 巨噬细胞活化综合征　巨噬细胞活化综合征多发生于重度 CRS 的患者,与感染、肿瘤并发的巨噬细胞活化综合征表现相似。由于原发性、继发性和 CRS 相关的巨噬细胞活化综合征诱发起始和加重的机制不同,炎性细胞因子变化有助于鉴别。

4. 过敏反应　由于制备的 CAR-T 细胞均包含有异源蛋白质和细胞因子,输注开始后患者即可出现发热、寒战、皮疹、呼吸困难等过敏表现,与输注 CAR-T 细胞有明显的相关性,经抗过敏治疗后即可缓解,可没有明显的细胞因子升高。目前认为,单纯发热,且持续时间小于 24 小时不能诊断 CRS。

(三) CRS 分级

目前 CRS 有多个分级标准,包括:CTCAE、Lee et al. 2014、Penn 分级系统、MSKCC 分级系统、CARTOX 工作组分级系统、ASBMT 共识等(表4-2-3-1)。其中 CTCAE 分级主要基于抗

体或免疫监测点抑制剂而制定的,因此,在 1~2 级中包括停药反应,而 CAR-T 细胞治疗均为单次或分次快速输入,不存在给药与反应的直接联系,因此,CTCAE 更适用于 CRS 中器官毒性的评估而不适于 CRS 总体危险度的评估。Lee et al. 2014 的 CRS 分级标准是专门针对 CAR-T 细胞治疗而制定,是后续分级系统的基础,不同的分级系统几乎均以一般症状、生命体征和器官损伤为基础,但是各个分级系统略有差异,对同一个患者采用不同的分级系统可能会有不同的分级;同时,不同患者对同一症状自我感受和临床医生治疗把握度的不同,也会给分级带来很大的差异。目前,较常用的 CRS 分级方法是 Lee et al. 2014 分级标准,以及在此基础上形成的 ASBMT 共识。该标准基于 4 项临床参数进行分级,包括体温、血压和动脉血氧饱和度等体征和器官毒性分级(依据为美国国家癌症研究所制定的《常见不良事件评估标准》)。

表 4-2-3-1 不同的 CRS 分级体系

分级方法	1 级	2 级	3 级	4 级
CTCAE version 4.03	轻度反应,无停止用药和干预指征	需停止治疗,但是对对症治疗反应好(如,抗组胺药、NSAID、麻醉品、补液);预防性干预 <24h	持续时间较长(例如,对对症治疗药物和/或短暂中断输液反应不敏感);症状好转后再次恶化,需要住院治疗相关并发症(如肾功能不全、肺浸润)	危及生命,需要升压药或呼吸支持
CTCAE version 5.0	发热伴或不伴全身症状	低血压对补液有反应,缺氧(FiO_2<40%)	低血压需要 1 种升压药,缺氧(FiO_2≥40%)	危及生命,需要紧急干预
Lee et al. 2014	症状不会危及生命,只需要对症治疗(如发热、恶心、疲劳、头痛、肌肉酸痛和不适)	症状需要适度干预且对干预有效。FiO_2<40% 或低血压对补液或低剂量升压药有效,或伴 2 级器官毒性	症状需要积极的干预对干预有反应。FiO_2≥40% 或低血压需要大剂量,或多种升压药或 3 级器官毒性,或 4 级肝转氨酶升高	危及生命的症状,需要呼吸机支持或 4 级器官毒性毒性(不包括肝转氨酶)
Penn 分级系统	轻度反应,给予退热、止吐等支持性治疗	中度反应,存在一些与 CRS 相关(需排除其他原因)的器官功能障碍迹象(如 2 级肌酐升高或 3 级肝转氨酶升高),需要住院治疗 CRS 相关症状,包括伴有相关中性粒细胞减少的发热和需要静脉注射治疗(不包括低血压液体复苏)	更严重的反应,因处理与器官功能障碍有关的症状(不包括发热或其他一般症状的处理)而需要住院治疗,包括:与 CRS 相关的 4 级肝转氨酶升高或 3 级肌酐升高,需要排除其他原因引起器官毒性;静脉输液治疗的低血压(定义为多种大量输液维持血压)或低剂量血管升压药、需要新鲜冷冻血浆或冷沉淀或纤维蛋白原浓缩物纠正凝血异常,以及纠正缺氧(鼻导管氧、高流量氧、CPAP 或 BiPAP)。2 级 CRS 患者,因发热和/或中性粒细胞减少疑似感染而入院治疗	危及生命的并发症:如低血压需要大剂量的血管升压药和缺氧需要机械通气

续表

分级方法	1级	2级	3级	4级
MSKCC 分级系统	轻度症状,仅需要观察或症状处理(如退热、止吐或镇痛)	中度症状,低血压(应用升压药<24 小时)或低氧血症或呼吸困难需要吸氧(FiO$_2$<40%,鼻导管吸氧最高不超过6L)	重度症状,低血压(应用升压药≥24 小时),或低氧血症或呼吸困难需要吸氧(FiO$_2$≥40%)	危及生命的症状,低血压对升压药反应差,缺氧或呼吸困难需要机械性通气
CARTOX 工作组分级系统	发热(体温>38℃)伴1级器官损伤	低血压(收缩压<90mmHg)对静脉补液或低剂量升压药有效和或低血氧(SaO$_2$>90%时,FiO$_2$<40%)或2级器官毒性	收缩压≤90mmHg(低血压),需要大剂量或多剂量的血管升压药,或需要氧气(SaO$_2$≥90%时,FiO$_2$≥40%),或3级器官毒性,或4级肝转氨酶升高	危及生命的低血压,或需要呼吸机支持,或4级氧毒性(不包括转氨酶升高)
ASBMT 共识	发热(体温>38℃,伴或不伴其他体征),且排除其他发热原因	发热伴低血压(不需应用升压药)和/或低血氧(需要低流量吸氧)	发热伴低血压(需要一种或不需应用升压药)和/或低血氧(需要高流量鼻导管、面罩吸氧,但不需要借助机械通气)	发热伴低血压(需要多种升压药,但不包括血管升压素)和/或低血氧(需正压通气,包括:CPAP、BiPAP、气管插管和机械性通气)

三、CRS 的预防与监测

CRS 的预防包括治疗前、治疗中和治疗后的常规准备、临床监测和提前干预。

(一) CAR-T 细胞输注

CAR-T 细胞输注之前,为确保接受 CAR-T 细胞治疗的患者能够耐受 CRS 反应,须对患者机体的一般情况、体能评分和脏器功能进行充分评估。ECOG 评分对于评估患者的一般状态有非常重要的参考价值,目前,大多数 CAR-T 细胞治疗的临床试验均推荐 ECOG 评分<2 分,但是,对于发生严重 CRS 风险低、且无更好治疗手段的患者,经慎重评估后,ECOG 评分≥2 分并非绝对禁忌。建议推荐的评估内容包括:

1. 完整的病史和体检。

2. 心电图和 MUGA 扫描或心脏 ECHO 评估心脏功能。

3. 末梢血氧饱和度和肺呼气换气功能。

4. 全面血生化 Na$^+$、K$^+$、Cl$^-$、Ca^{2+}、Mg^{2+}、血清磷、BUN、肌酐、胆红素、PO$_4$、CO$_2$、LDH、ALT、AST、尿酸,全血细胞计数,触珠蛋白,直接和间接 Coombs 测试,β$_2$ 微球蛋白,SPEP,β-HCG(对于绝经前女性),免疫球蛋白水平(IgG、IgM 和 IgA),游离轻链,PT/APTT 和 INR。

5. 骨髓形态学、微小残留(包括 PCR 法、NGS、FISH 或流式细胞技术检测)和细胞遗传学。

6. 外周血淋巴细胞,包括 T 细胞数和 CD4∶CD8比率。

7. 血病毒学检测,包括但不限于 HIV、CMV、EBV、乙型肝炎病毒(Hep Bs Ab、Hep Bs Ag、Hep Be Ab、Hep Be Ag 和 Hep Bc Ab)和丙型肝炎病毒(Hep C Ab)检测。

8. 对淋巴瘤、多发性骨髓瘤存在髓外病变或多发骨质破坏和 ALL 患者伴淋巴结或其他部位受累的患者需进行影像学评估(包括 PET-CT)。

9. 将获得的人抗小鼠的血清,血液和骨髓样本抗体(human anti-mouse antibody,HAMA)测试,DNA 提取和归档,以便将来进行分析。

对肿瘤负荷大、增殖率高且病理组织学提示为侵袭性高的患者采取降低肿瘤负荷以预防肿瘤溶解综合征,如提前小剂量化疗降低肿瘤负荷。CAR-T 细胞制备过程一般需要 10~14 天,在此期间,对肿瘤细胞生长过快的患者可桥接化疗以控制疾病进展,直到 CAR-T 细胞制备完成。在 CAR-T 细胞输注前若存在感染,CAR-T 细胞治疗后可能感染进一步加重和与CRS 叠加而加重 CRS 反应,建议先进行积极的抗感染治疗直至感染得到有效控制,再进行CAR-T 细胞回输;对于真菌感染或者存在真菌感染高危因素的患者(粒细胞缺乏、长期使用抗生素或糖皮质激素),需要进行真菌预防;既往有中枢神经系统疾病或并发症的患者发生神经系统不良事件的风险会增高,在治疗前须完善头颅影像学及脑脊液检查;若发现患有中枢神经系统白血病,建议待疾病控制后再行 CAR-T 细胞输注。对既往有中枢神经系统白血病或合并症的患者,可口服左乙拉西坦(750mg,每 12 小时 1 次)等药物以预防癫痫的发生。

(二) CAR-T 细胞输注后

推荐在开始输注 CAR-T 细胞产品前即开通患者的中心静脉通路,以便能及时输注治疗CRS 的药物。由于 CAR-T 细胞输注中和输注后发生心律失常的风险高,建议在自开始输注CAR-T 细胞产品至 CRS 症状消失前这段时间内对患者进行心电监护,尤其发生 2 级或以上CRS 时,监护直至 CRS 分级降至≤1 级或者根据患者的一般情况而定。CAR-T 细胞输注后的患者,最好住院观察。建议对 CAR-T 细胞治疗患者至少在医院密切监测 7 天,并至少每 4小时评估 1 次生命体征,每天予以体格检查,血常规、生化和凝血指标值检测,以及血清 C 反应蛋白和铁蛋白水平检测。若门诊观察,必须提前做好患者教育工作,除了每周至少两次门诊复查,让患者和家属对 CRS 有初步的识别能力,且居住地在医院附近或在短时间能够来到医院并接受治疗。一旦考虑 CRS,患者必须住院治疗。

CRS 通常发生于开始 CAR-T 细胞治疗后的第 1 周内,但是不同的疾病和患者存在个体差异,一般 ALL 最早,多发性骨髓瘤最晚;其严重程度多在开始 CAR-T 细胞治疗后的第 1~2周达到最高。与接受第一代 CAR-T 细胞比,接受第二代 CAR-T 细胞(同时通过 CD3 ζ 链和CD28 传导信号)产品治疗患者发生的 CRS 更严重。对严重 CRS、ICANS 高危或可能发生肿瘤溶解的患者,血常规和生化等指标值建议需每天至少检测 1 次。在 CAR-T 细胞治疗过程中,还应根据需要对患者进行胸片、心电图、心脏彩超和脑电图等检查,并密切监测其液体平衡和体重变化。

若患者血红蛋白水平<70g/L 或血红蛋白水平>70g/L 但存在心肺功能不全的患者,应及时输注红细胞以纠正;血小板计数<20×10^9/L、存在出血倾向或已经并发重要器官出血的患者,应输注血小板并注意凝血功能;中性粒细胞减少,可使用粒细胞集落刺激因子。对发热患者须作病原学检查,包括血培养、尿液培养、痰及其他排泄物检查,并进行胸部影像学(X 线或 CT)检查以评估是否并发感染及严重程度。鉴于病原学检查的延迟、感染与 CRS 协同促进恶化以及延迟 CRS 处理可能导致严重不良后果,一旦怀疑患者感染或未排除 CRS,立

即给予广谱性抗感染。对于 CAR-T 细胞治疗患者并发发热和低血压,考虑到因为脓毒症和 CRS 有部分症状相似,故对发热患者应经验性使用能覆盖革兰氏阴性菌的广谱抗生素治疗。为避免可能影响 CAR-T 细胞治疗的疗效,在未有明确指征的情况下须避免使用糖皮质激素来治疗发热。

(三) CRS 发生时需监测的生化指标

未发生 CRS 的患者,每周至少两次检测血常规、生化谱全套、IL-6、CRP、血清铁蛋白(稀释后),一旦发生 CRS,血常规、生化全套和凝血功能每周至少检测 2 次,但是 IL-6、CRP、血清铁蛋白(稀释后)每天至少查 1 次。

1. 炎性细胞因子　CRS 的本质是相当数量的淋巴细胞(B 细胞、T 细胞、NK 细胞)和/或髓细胞(巨噬细胞、树突状细胞、单核细胞)被激活并释放多类炎性细胞因子而引发的临床综合征,故细胞因子水平可准确反映 CRS 的状态。其中,TNF-α、IL-6 为最常检测到的上升指标,推荐作为常规检测项。若有条件建议同时检测 CAR-T 细胞活化和免疫反应相关的其他细胞因子,包括 IFN、IL-1、IL-2、可溶性 IL-2Rα、IL-4、IL-8、IL-10、TNF-α、颗粒酶 B、GM-CSF、可溶性 gp130、MIP-1α 和 MCP-1。应该注意的是,由于患者个体细胞因子基础水平不同,细胞输注后细胞因子增长倍数、净增长数值或增长率比细胞因子绝对水平更能反映 CRS 严重程度。

2. CRP　多项临床试验发现 CRP 与 CRS 关系紧密,出现 CRS 的患者中 CRP 水平也相应升高,且其水平高低与 CRS 严重程度相关,CRP 可以辅助细胞因子来反映 CRS 的严重程度。然而,由于 CRP 水平升高也见于感染,应综合患者其他相关生化指标及具体临床症状加以鉴别。

3. 血清铁蛋白　临床试验中发现铁蛋白在严重 CRS 患者中也有明显升高,尽管还未证明铁蛋白水平能够预测 CRS 严重程度,但是血清铁蛋白的变化趋势与 CRS 的转归一致。由于铁蛋白代谢相对慢,且多个因素均可以影响铁蛋白水平,铁蛋白单位时间内升高的幅度、与基线的比值或增加值比绝对值更有意义。

4. 凝血功能谱　在 CAR-T 细胞治疗的临床试验中,部分受试者出现凝血功能异常伴 D-二聚体升高、FIB 降低、APTT 升高,且其变化与 IL-6、IL-10 等一致,且可作为 CID 和 HLH 的重要监测指标。

四、临床管理

患者一旦考虑发生 CRS,需立刻进行密切监视并进一步确诊、危险度分级及治疗,其中治疗包括一般治疗,针对 CRS 的治疗,以及 CRS 导致器官损伤、内环境紊乱和其他并发症的处理。

(一) CRS 动态监测和危险度分级再评估

CRS 的临床表现和严重程度从轻度流感样症状到危及生命的严重毒性有很大差异。及时观察记录患者的体温、心率、血压、血氧饱和度等。适时给予临床干预能够减少或降低患者的死亡率。系统的体格检查,尤其是肺、心血管和神经系统,并应及时排除隐匿感染。准确、及时的评估和患者管理可以避免可能出现的不良后果。

CRS 发生中需动态评估严重程度的变化以及时调整治疗。输液后 2 周,每周至少检查 3 次,考虑在 CRS 期间进行每日检查。在神经毒性风险高峰期期间,应至少每天两次或在患者状态变化时进行神经毒性评估。如果出现神经系统问题,至少每 8 小时进行一次评估,包括认知评估和运动能力。除了临床表现外,炎性细胞因子的变化可作为严重 CRS 的临床诊断参考指标,包括:①连续发热至少 3 天,与基线相比;②两个细胞因子最大倍数至少升高 75 倍或一个细胞因子最大倍数至少升高 250 倍;③出现至少以下一种临床毒性表现:低血压(至少需要一种静脉升压药)或缺氧(血氧饱和度<90%)或神经系统症状(包括心理状态改变、迟钝和癫痫发作)。一旦发生上述情况,建议尽早介入干预。

（二）CRS 出现以下情况需要积极干预

1. 低血压　去甲肾上腺素或等效血管加压药>5μg/min,去甲肾上腺素>3μg/min 或等效持续>36 小时的低血压。

2. 低氧血症　$FiO_2 \geqslant 40\%$,呼吸频率>25 次/min 的呼吸困难时间≥2 小时。

3. 心功能不全　左心室射血分数<45%。

4. 肾功能不全　肌酸酐比基线增加 2 倍。

5. 凝血功能异常　PT 或 INR>正常上限的两倍。

6. 肌源性损伤　CPK 升高>正常上限的 5 倍。

（三）CRS 治疗

免疫治疗毒性的治疗大多基于单克隆抗体和免疫检测点抑制剂而制定,CAR-T 细胞治疗是近年免疫治疗的新领域,如何更好地管理 CAR-T 细胞治疗相关 CRS 仍存在许多未解决的问题。因此,有关 CAR-T 细胞相关 CRS 管理的建议和经验仍在不断发展。目前,针对 CRS 的治疗是基于专家意见和各个临床试验机构的经验。由于不同分级的 CRS 对患者预后不同。当前 CRS 的治疗均推荐根据不同严重程度的分级进行管理。

1. 1 级 CRS　1 级 CRS 以对症支持治疗为主,重点监测患者生命体征和器官功能及毒性,预防新的并发症出现,包括预防感染、出入量平衡管理,以及不良反应。对于持续>3 天或难治性发热可考虑应用托珠单抗 8mg/kg 或 Siltuximab 11mg/kg。

2. 2 级 CRS　2 级 CRS 的处理原则除了一般对症处理外,关键要预防 CRS 向更高级转化和并发严重的器官毒性,处理主要包括以下方面:

（1）缺氧:首先评估缺氧的程度和类型。对缺氧程度轻的患者,首选鼻导管吸氧,小儿 1~2L/min,成人 2~3L/min,严重缺氧者 4~6L/min,最大不得超过 7L/min,氧流量调节以动脉血氧饱和度>90% 为依据;对于鼻导管吸氧无法改善缺氧、张口呼吸伴过度通气,以及较重缺氧需尽快提高氧浓度的患者,首选面罩吸氧。面罩分为普通面罩、文丘里面罩和储氧面罩。普通面罩吸氧能提供>5L/min 的高浓度氧,主要适用于Ⅰ型呼吸衰竭,但是可能导致二氧化碳潴留;对缺氧伴高碳酸血症的患者首选文丘里面罩,对呼吸频率不稳定的患者能够提供相对稳定的氧浓度,并可以湿化氧气,减轻对鼻黏膜的刺激;对于缺氧较重,鼻导管和面罩吸氧对缺氧改善不明显、需要呼吸机辅助,但是无法立刻应用呼吸机的患者,可考虑应用储氧面罩,但是需警惕二氧化碳潴留。对缺氧较重的患者可考虑应用托珠单抗或 Siltuiximab± 皮质类固醇和支持治疗。

（2）低血压:遵循低血压的常规处理原则,首先确定低血压的原因:心源性、有效循环血量不足(包括入液量不足、持续高热致体液丢失和渗漏综合征致液体外渗)。心源性见于各种原因导致心脏收缩功能降低,CRS 相关心肌炎是较为严重的心功能不全(见本节"六、特殊器官损伤的管理"),积极补液将进一步加重心功能不全,一般认为将血压维持于保持重要器官灌注的基础上,防治心功能进一步损伤并尽快逆转。对于有效循环血量不足引起的低血压,应立即经静脉滴注生理盐水进行升压治疗,并评估对补液的反应。补液无效的难治性低血压推荐使用托珠单抗 8mg/kg 或 Siltuximab 11mg/kg,如果需要,托珠单抗可以在 6 小时后重复使用。如果两次静脉补液和抗 IL-6 治疗后低血压持续存在。使用小剂量血管升压药治疗,使之收缩压>90mmHg(见本节"五、CRS 处理中注意的问题"),并考虑将其转入重症监护室予以密切监测,行超声心动图,并启动其他血液动力学监测方法。高风险患者或 1~2 次抗 IL-6 治疗后低血压仍持续存在,可以每 6 小时使用 10mg 地塞米松。对存在非心源性肺水肿或胸腔积液相关的缺氧的患者,给予吸氧、利尿或胸腔穿刺(必要时)进行治疗。对持续缺氧、血压低和/或出现其他器官毒性的患者也应给予抗 IL-6 药物治疗。

(3) 器官毒性管理:详见本节"六、特殊器官损伤的管理"。

3. 3 级 CRS 3 级 CRS 的管理原则为维持生命体征、尽快中止炎症反应,挽救和维持系统和器官功能,转移到 ICU,行超声心动图,并进行血液动力学监测;按照 1 级 CRS 处理发热;按照 2 级 CRS 的治疗建议处理低血压,根据需要静脉补液、使用托珠单抗或 Siltuximab 和使用升压药;立即给予地塞米松 10mg/6h,如果反应不佳,可增加至 20mg/6h。缺氧的处理包括高流量氧气输送和非侵入性正压通气,尽早使用托珠单抗或 Siltuximab 加皮质类固醇和支持治疗。

4. 4 级 CRS 4 级 CRS 处理原则主要为借助有效的生命支持体系维持生命体征。在 3 级 CRS 处理的基础上,顽固性低血压患者可考虑应用甲泼尼龙冲击治疗,缺氧的患者尽快应用机械性辅助通气。

五、CRS 处理中注意的问题

(一) 发热的处理

发热是大多 CRS 患者的主要和首发症状,大多表现为稽留热,发热前可有畏寒,但一般无寒战。发热时首先需要与感染进行鉴别,详细询问发热及相关症状(如有无咳嗽、咽痛、腹泻、腹痛、尿路刺激征等)、全面进行体格检查(尤其注意口腔、咽部、肺部有无感染或黏膜破溃表现)和各种检测寻找病原菌(包括对各种体液病原学的检查、感染相关生物学标志物的检测及影像学检查)。如果明确发热为感染导致,根据病原学检查积极广谱性抗感染,并密切检测生命体征,警惕发生感染性休克或 DIC;如果明确为 CRS,则参照 CRS 的不同分级进行相应的治疗。轻中度发热的患者可考虑物理降温,对于重度发热的患者在物理降温的基础上可加用非甾体抗炎药(尤其伴有头痛或全身酸痛的患者),对乙酰氨基酚可用于治疗肝功能正常患者的发热,但在患者血小板减少的情况下必须谨慎使用,避免引发出血、急性胃炎和肾功能不全风险。然而,很多患者可能 CRS 和感染同时存在,需密切监测患者生命体征,并同时针对两者进行治疗。

(二) 抗 IL-6 的治疗

目前认为 IL-6 升高是 CRS 发生的重要环节,临床中已经证实,以 IL-6 为靶点的抗细胞因子治疗可有效改善 CRS 症状。托珠单抗(Tocilizumab)是一种抗 IL-6R 的人源化单克隆抗体(mAb),目前认为其不会影响 CAR-T 细胞近期治疗效果,能阻断 IL-6 与细胞膜上可溶性 IL-6R(gp130)结合,已被 FDA 批准为用于 CAR-T 细胞诱导的严重或危及生命的 CRS 相关毒性的一线药物。FDA 批准的给药方案包括:如果首次应用后 CRS 的临床症状和体征没有改善,则最多可再给药三次,连续给药间隔至少 8 小时。如果患者对治疗有反应并且 CRS 症状没有复发,则不需要继续应用。到目前为止,最佳的应用时机尚未达成共识。具体的使用方法基于 CRS 分级评估。对于 3 级或以上 CRS 患者和 2 级 CRS 合并症患者,推荐给药剂量:CRS 为 1 级的患者若持续>3 天或难治性发热可考虑托珠单抗 8mg/kg。CRS 为 2 级的患者伴低血压,托珠单抗 8mg/kg;伴有缺氧或器官毒性的患者,建议托珠单抗±皮质类固醇和支持治疗,如果需要,托珠单抗可以在 6 小时后重复。3 级 CRS 的患者建议参考 2 级 CRS 的方案应用托珠单抗,但同时要加用糖皮质激素。托珠单抗输注时间应大于 60 分钟。

（三）糖皮质激素

糖皮质激素有显著的抑制炎症反应的能力,临床已经证实可明显改善 CRS。对糖皮质激素使用是否影响 CAR-T 细胞治疗的疗效,目前观点不一,早期发表的研究表明,糖皮质激素能够抑制 CD19 CAR-T 细胞输注后在体内的扩增和抗肿瘤作用。但是,来自 ZUMA-1 研究的数据表明,糖皮质激素用于治疗与 CAR-T 细胞相关的毒性不会影响客观反应率。由于担心对 CAR-T 细胞的抑制,糖皮质激素仍然是治疗对托珠单抗不敏感的 CRS 的二线疗法,但在严重 CRS 快速发作的病例中除外,并且不应用于其他非危及生命的指征。糖皮质激素使用的时机和剂量并未形成统一的共识。目前推荐,如果患者的 CRS 症状在最初应用托珠单抗的 24 小时内没有改善或稳定,应考虑再次应用托珠单抗或糖皮质激素。尤其适用于 3 级及以上 CRS 的患者或者老年患者或与 2 级 CRS 有明显合并症的患者。使用的剂量推荐为地塞米松 10mg/6h。4 级 CRS 或并发肺部、肝脏、心脏严重毒性的患者,建议应用大剂量甲泼尼龙快速控制相关毒性。

（四）Siltuximab（抗 IL-6 嵌合单克隆抗体）

Siltuximab（司妥昔单抗）是另一个被美国 FDA 批准用于治疗 CRS 的抗 IL-6 生物制剂,它与 IL-6 直接结合,亲和力高,理论上比托珠单抗更能阻断 IL-6 的活性,尤其适用于托珠单抗和类固醇难治性病例中。Siltuximab 与托珠单抗的机制不同,IL-6 以约 1nmol/L 的亲和力与 IL-6R 结合,而托珠单抗以 2.54nmol/L 的亲和力与 IL-6R 结合。因此,IL-6 可能与托珠单抗竞争性地结合 IL-6R。相反,司妥昔单抗以约 1pmol/L 的亲和力抑制 IL-6,故 IL-6R 不太可能与司妥昔单抗竞争性地结合 IL-6。因此,司妥昔单抗可能较托珠单抗治疗 CRS 更有效。此外,托珠单抗治疗患者的血清 IL-6 水平升高的原因可能是托珠单抗阻止了 IL-6 通过 IL-6R 介导进入外周组织,理论上这种效应可能会增加 IL-6 向中枢神经系统被动扩散的概率,提高神经毒性发生风险。由于司妥昔单抗直接与 IL-6 结合,可能避免这种风险。当然,仍需要前瞻性临床对照试验比较托珠单抗和司妥昔单抗治疗 CRS 的有效性。

（五）低血压的处理

目前推荐 CRS 2 级以上患者需加用升压药物维持血压稳定,高剂量的升压素定义为以下任一种:去甲肾上腺素≥20μg/min,多巴胺≥10μg/(kg·min),去氧肾上腺素≥200μg/min,肾上腺素≥10μg/min。如果使用升压素,则升压素加上去甲肾上腺素当量≥10μg/min;如果使用联合升压素(不包括升压素),去甲肾上腺素当量≥20μg/min。去甲肾上腺素当量剂量采用 VASST trial56 升压素当量公式计算:去甲肾上腺素(μg/min)+[多巴胺(μg/(kg·min)]/2+肾上腺素(μg/min)+[去氧肾上腺素(μg/min)]/10。

（六）低血氧等治疗

患者自输注 CAR-T 细胞后应持续监测末梢氧分压,一旦并发缺氧立即进行动脉血气检查,同时给予吸氧纠正缺氧,保持血压饱和度 90% 以上,必要时行机械通气。

（七）肾功能不全的治疗

每周至少两次监测肾功能,并每天记录出入量,维持体液平衡,每日补液量应为显性失液量加上非显性失液量减去内生水量,维持体内酸碱电解质平衡。对严重的 CRS 可行血液透析治疗。

六、特殊器官损伤的管理

CRS 发生中常伴有重要脏器功能受累和损伤,包括心脏、消化道、肝脏、肌肉、胰腺等,其中以心脏受损和消化道出血风险最大。但是,到目前为止未形成处理的共识,部分处理参考其他免疫治疗中重要脏器损伤的处理。

(一) 心脏毒性

CRS 中的心脏相关毒性有潜在致命性。可有多种潜在表现,包括心律不齐、心肌炎、心肌病、心脏纤维化、心力衰竭和心搏骤停。血清学检查可见心肌酶谱和肌钙蛋白升高,但发生的比例目前未有相关报道。一旦发生心脏毒性,建议立即进行心脏病学评估和住院治疗。评估应包括遥测心电监护、ECG 和心脏 MRI。实验室测试包括心脏生物标志物(肌酸激酶和肌钙蛋白)和炎性生物标志物(ESR、CRP 和 WBC 计数)。同时应进行病毒学检测以排除病毒性心肌炎。在严重心脏毒性的情况下,患者可表现为心律不齐、明显的超声心动图改变和心脏生物标志物升高而无低血压。心律不齐、血流动力学不稳定和心脏生物标记物超过基线 3 倍等心脏毒性表现均可威胁生命。建议应用甲泼尼龙 1.0g/d,3~5d,直至心脏功能恢复至基线,然后在 4~6 周内逐渐减量。对于生命受到威胁的病例,如果在 24 小时内未发现改善,请考虑添加英夫利西单抗或兔抗人胸腺细胞免疫球蛋白。

(二) 胃肠道毒性

胃肠道毒性可以表现为纳差、恶心、呕吐、腹痛、腹泻,甚至便血等症状,出现和持续的时间目前暂无报道。一旦考虑患者出现胃肠道毒性,首先了解患者的既往排便习惯,并进行病原学(包括大便、血液病原学、肠道菌群等)检查及消化道检查(如内镜)以排除感染或其他原因,如消化性溃疡疾病(peptic ulcer disease,PUD)和疾病本身导致的出血。对于轻度腹泻的患者,建议进行密切监测,并根据症状变化进行相应的检查,可使用洛哌丁胺或苯海拉明/阿托品并补充水分,并考虑进行干预。中度(G2)或重度(G3/4)腹泻和结肠炎需要评估粪便以排除感染病因,进行腹部/骨盆 CT 检查和肠道其他检查[例如,结肠镜检查或柔性乙状结肠镜检查+食管胃十二指肠镜(EGD)活检]。在等待检测结果的同时开始治疗。对于中度腹泻/结肠炎(G2),请进行免疫治疗并给予泼尼松/甲泼尼龙[1mg/(kg·d)]。如果在 2 至 3 天内未发现任何改善,将皮质类固醇剂量增加至 2mg/(kg·d),并考虑应用英夫利西单抗。如果为重症结肠炎(G3/4)需要积极支持治疗,同时应用甲泼尼龙 2mg/(kg·d)。如果治疗 2 天无好转,继续使用类固醇并加英夫利西单抗。

(三) 肝毒性

肝毒性主要表现为肝转氨酶 ALT 和 AST 及胆红素升高,提示存在肝脏损害,患者可能会出现不同等级的肝损伤。建议首先排除其他潜在因素,例如病毒病因,与疾病相关的肝功能障碍或药物引起的肝酶升高。尽量限制或停用任何肝毒性药物,包括针对反复发热应用的对乙酰氨基酚。根据是否伴有胆红素升高采取不同治疗措施。对于胆红素水平不高的患者,治疗的选择主要取决于转氨酶升高的水平。对于轻度转氨酶(G1),可以密切观察转氨酶和胆红素的变化;对于转氨酶(G2)中度升高的患者,每周至少查 1~2 次肝功能,并考虑应用泼尼松 0.5~1mg/(kg·d)。严重或危及生命的肝损伤(G3/4),如果没有禁忌证,可以考虑进行肝活检。以泼尼松 1~2mg/(kg·d)(G3)或 2mg/(kg·d)(G4)起始治疗,目前不建议将英夫利西单抗用于肝炎患者。对于胆红素水平高于 1.5 倍基线且≥G2 肝损伤,治疗方法与无胆红素升高的严重肝炎相似,以 2mg/(kg·d) 的剂量开始泼尼松治疗。每天监测转氨酶和胆红素水平,当肝酶持续改善或恢复到 G1 以下时,开始逐渐减少药物剂量至 1 个月减停。

(四) 肌肉毒性

肌肉骨骼毒性主要表现为肌炎和肌肉痛(单块肌肉或一组肌肉的明显不适或酸痛),目前报道的肌肉不良反应虽然发生率很高,但是症状相对较轻,无需特殊处理,但是需警惕严重的肌炎。

(五) 胰腺毒性

目前 CAR-T 细胞治疗中未见胰腺毒性的相关报道,但是理论上存在胰腺毒性的可能,对于在临床中怀疑胰腺炎的患者,需进行动态检测淀粉酶和脂肪酶进行评估。对于淀粉酶和/或脂肪酶的持续中度/重度升高,建议对胰腺炎进行评估,包括临床评估和影像学检查。影像学检查包括腹部 CT 造影或磁共振胰胆管造影(MRCP),同时要排除其他引起胰腺酶升高的潜在原因。如果临床评估和/或影像学发现支持中度/重度急性胰腺炎的需要积极治疗。对于中度(G2)胰腺炎,应用甲泼尼龙/泼尼松 0.5~1mg/(kg·d) 的剂量开始;对于重度(G3/4)胰腺炎,并以甲泼尼龙/泼尼松 1~2mg/(kg·d),治疗直至症状改善至 ≤G1,然后在 4 至 6 周内逐渐减量。

(闫志凌　张焕新　徐开林)

参考文献

1. 梁爱斌,李萍. 我如何诊疗 CAR-T 治疗相关细胞因子释放综合征[J]. 中华血液学杂志,2018,39(6):441-447.
2. 江慧雯,梅恒,胡豫. 嵌合抗原受体 T 细胞治疗相关细胞因子释放综合征的管理[J]. 中华血液学杂志,2017,38(10):907-912.
3. 肖毅,周剑峰. 嵌合抗原受体 T 细胞治疗的并发症及其处理[J]. 临床内科杂志,2018,35(5):313-315.
4. NEELAPU SS,TUMMALA S,KEBRIAEI P,et al. Chimeric antigen receptor T-cell therapy-assessment and management of toxicities[J]. Nat Rev Clin Oncol,2018,15(1):47-62.
5. LEE DW,SANTOMASSO BD,LOCKE FL,et al. ASTCT consensus grading for cytokine release syndrome and neurologic toxicity associated with immune effector cells[J]. Biol Blood Marrow Transplant,2019,25(4):625-638.
6. WANG Y,QI K,CHENG H,et al. Coagulation disorders after chimeric antigen receptor T cell therapy:Analysis of 100 patients with relapsed and refractory hematologic malignancies[J]. Biology of blood and marrow transplantation,2020,26:865-875.
7. SACHDEVA M,DUCHATEAU P,DEPIL S,et al. Granulocyte-macrophage colony-stimulating factor inactivation in CAR-T-cells prevents monocyte-dependent release of key cytokine release syndrome mediators[J]. J Biol Chem,2019,294(14):5430-5437.
8. SINGH N,HOFMANN TJ,GERSHENSON Z,et al. Monocyte lineage-derived IL-6 does not affect chimeric antigen receptor T-cell function[J]. Cytotherapy,2017,19(7):867-880.
9. NORELLI M,CAMISA B,BARBIERA G,et al. Monocyte-derived IL-1 and IL-6 are differentially required for cytokine-release syndrome and neurotoxicity due to CAR-T cells[J]. Nat Med,2018,24(6):739-748.
10. SHIMABUKURO-VORNHAGEN A,GöDEL P,SUBKLEWE M,et al. Cytokine release syndrome[J]. J Immunother Cancer,2018,6(1):56.
11. HAY KA,HANAFI LA,LI D,et al. Kinetics and biomarkers of severe cytokine release syndrome after CD19

chimeric antigen receptor-modified T-cell therapy[J]. Blood,2017,130(21):2295-2306.

12. FRIED S,AVIGDOR A,BIELORAI B,et al. Early and late hematologic toxicity following CD19 CAR-T cells [J]. Bone Marrow Transplant,2019,54(10):1643-1650.

13. WANG Z,HAN W. Biomarkers of cytokine release syndrome and neurotoxicity related to CAR-T cell therapy [J]. Biomark Res,2018,6:4.

14. RIEGLER LL,JONES GP,LEE DW. Current approaches in the grading and management of cytokine release syndrome after chimeric antigen receptor T-cell therapy[J]. Ther Clin Risk Manag,2019,15:323-335.

15. FREY N,PORTER D. Cytokine release syndrome with chimeric antigen receptor T cell therapy[J]. Biol Blood Marrow Transplant,2019,25(4):e123-e127.

16. THOMPSON JA,SCHNEIDER BJ,BRAHMER J,et al. NCCN guidelines insights:Management of immunotherapy-related toxicities,version 1. 2020[J]. J Natl Compr Canc Netw,2020,18(3):230-241.

17. GANATRA S,PARIKH R,NEILAN TG. Cardiotoxicity of immune therapy[J]. Cardiol Clin,2019,37(4):385-397.

第三章

CAR-T 细胞相关神经系统毒性

CAR-T 细胞治疗引起的神经系统毒性是 CAR-T 细胞治疗相关的另一常见不良反应,包括精神状态的改变、失语、不同程度的意识丧失和癫痫等。2017 年 Neelapu SS 团队提出 CAR-T 细胞相关性脑病综合征(CAR-T cell related encephalopathy syndrome,CRES)的定义,用来描述 CAR-T 细胞治疗相关的中毒性脑病症状。随着研究深入开展,发现类似神经症状也存在于其他免疫相关治疗过程中。因此 2019 年美国移植和细胞治疗学会(The American Society for Transplantation and Cellular Therapy,ASTCT)发表共识,提出免疫效应细胞相关神经毒性综合征(immune effector cell-associated neurotoxicity syndrome,ICANS)的概念,即免疫治疗后,由内源性或外源性 T 细胞和/或其他免疫效应细胞激活或参与,引起的一系列神经系统异常的临床症状。ICANS 一般出现在 CAR-T 细胞输注后 1 天至 4 周,可伴随 CRS 或单独发生,其发生率可能与靶抗原选择、CAR-T 细胞制备过程、输注细胞剂量和肿瘤类型等因素有关,表现形式多样,严重时可危及生命。

第一节 CAR-T 细胞相关的神经系统毒性临床表现

(一) 临床表现

ICANS 的临床表现通常为中毒性脑病,其早期的症状可表现为注意力减弱、语言障碍、书写能力减退等;可进一步发展为意识模糊、定向力障碍、情绪异常、失语、嗜睡和震颤等。在严重的 ICANS 中,可出现癫痫发作、肌力下降、尿失禁、精神错乱、颅内压增高、视乳头水肿和脑水肿等。头痛是一种非特异性症状,对 ICANS 的诊断价值有限。

ICANS 可伴随 CRS 同时发生,或在 CRS 症状改善后发生,大约有 10% 的患者在 CAR-T 细胞治疗后第 3 周或第 4 周发生癫痫或谵妄等延迟性神经毒性症状。ICANS 的持续时间可从几小时到几周不等,大多持续 2~4 天。通常情况下 ICANS 是可逆的。与 CRS 同时发生的 ICANS 往往持续时间较短,严重程度较低,但 ICANS 的病情变化常常比较迅速,因此需要密切监测。严重的 ICANS 通常发生在 CRS 症状改善阶段,其中急性脑水肿发生率较高,且症状会在数小时内从轻度的嗜睡进展为神志不清。已有多项临床试验报道了 CAR-T 细胞治疗后因发生脑水肿而最终死亡的病例。ICANS 其他严重的神经系统病变还包括脑皮质坏死、脑出血、脑干水肿、多灶性血栓性微血管病等。

CAR-T 细胞的靶点或结构不同,ICANS 发生率也有差异。以癫痫发作为例,在靶向 CD19 CAR-T 细胞治疗急性淋巴白血病的研究报道中,CD28 共刺激域的 CAR-T 细胞治疗后,患者癫痫发作的发生率为 0~30%;4-1BB 共刺激域的 CAR-T 细胞治疗后,癫痫发作的发生率为 3%~14%。靶向 BCMA CAR-T 细胞治疗的 57 例患者中 1 例发生癫痫;靶向 EGFRvⅢ

CAR-T 细胞治疗的 10 例胶质母细胞瘤患者中 1 例发生癫痫。表 4-3-1-1 简要列举了部分临床试验数据,具体如下。

表 4-3-1-1　不同 CAR-T 细胞治疗患者相关神经系统毒性的发生率

临床试验号	靶抗原 & 共刺激域	疾病类型	入组人数/例	疗效	神经系统毒性发生率
NCT01593696	CD19 CD28	ALL	$n=21$	CR:95% OS:51.6% at 10 months follow up	CRS:76% (G3 ~ 4: 28%) Neurotoxicity:28%
NCT02435849	CD19 4-1BB	ALL	$n=75$	CR:81% OS 率:76% at 12 months follow up	CRS:77% (G3 ~ 4: 47%) Neurotoxicity:40%
NCT01044069	CD19 CD28	ALL	$n=53$	CR:83%	CRS:85% (G3 ~ 4: 26%) Neurotoxicity:73%
ChiCTR-OCC-15007008	CD19 4-1BB	ALL	$n=15$	CR:80%	CRS:66.7% Neurotoxicity:33%
NCT02315612	CD22 4-1BB	ALL	$n=21$	CR:73%	CRS:76% Neurotoxicity:28%
NCT02348216	CD19 CD28	Lymphoma	$n=101$	CR:58%	CRS:92% (G≥3:11%) Neurotoxicity:67% (G≥3:32%)
NCT02445248	CD19 4-1BB	Lymphoma	$n=111$	CR:40%	CRS:58% (G≥3:22%) Neurotoxicity:21% (G≥3:12%)
NCT02658929	BCMA 4-1BB	Multiple Myeloma	$n=33$	ORR:85% CR:45%	CRS:76% (G≥3: 6%) Neurotoxicity: 42% (G≥3:3%)
NCT03090659	BCMA 4-1BB	Multiple Myeloma	$n=57$	ORR:88% CR:68%	CRS:90% (G3 ~ 4): 7% Neurotoxicity:2% (G3~4):0
ChiCTR-OIC-17011272	CD19& BCMA 4-BB&4-1BB	Multiple Myeloma	$n=21$	ORR:95% CR:57%	CRS:90% (G3 ~ 4): 4% Neurotoxicity:0

（二）辅助检查

CAR-T 细胞治疗过程中,建议对患者每天进行 2 次神经系统评估(具体评估标准见下节),考虑 ICANS 发生时应及时增加评估次数。需密切监测患者常规、血生化、凝血功能、铁蛋白、细胞因子水平等指标变化。此外还需重点关注以下几点:

1. 脑脊液检查　在患者一般情况稳定,排除禁忌证后,可行脑脊液检查。发生 ICANS 时,可有颅压升高,脑脊液(cerebrospinal fluid,CSF)中的蛋白质水平升高,偶尔可超过 1g/dl,

但这种变化往往是短暂的,在神经症状消失后很快恢复正常。CSF 细胞计数通常会有所增加,以淋巴细胞为主,部分患者 CSF 中可检测到 CAR-T 细胞。大量中性粒细胞存在时应考虑其他原因引起的神经系统功能障碍,如感染等。应及时给予经验性抗细菌和/或抗病毒治疗,并行脑脊液培养、NGS 检测等进一步寻找病原学依据。

2. 头颅磁共振 考虑 ICANS 发生时,磁共振成像(MRI)是首选的影像学检查。轻度 ICANS 患者的影像学表现通常无明显异常,严重 ICANS 患者可出现对称性的 T_2 高信号和丘脑及其他深层灰质结构肿胀,常提示组织间水肿,部分患者可表现为弥漫性软脑膜强化信号,个别患者表现出多种 MRI 改变,但上述改变需与其他多种神经系统疾病鉴别,例如在低氧血症、缺血性脑损伤、多种毒性代谢性疾病、可逆性后部白质脑病综合征(PRES)、急性弥漫性脑脊髓炎和急性坏死性脑病中,也可能出现类似的对称性深灰质水肿伴或不伴有弥散受限。目前尚未明确特定的影像学改变与特定的临床症状的相互关系。及时的影像学检查有助于鉴别诊断,同时也可对患者的神经系统毒性症状进行动态的观察。

3. 脑电图 脑电图也有助于 ICANS 的评估,在 ICANS 患者中,脑电图最常见的改变是弥漫性慢波,是重症患者常见的非特异性表现。

(三)鉴别诊断

ICANS 的诊断主要依据症状与体征,结合脑脊液检查、MRI、脑电图等。临床上需要对一些非特异性症状进行鉴别诊断,如因长期卧床所致肌肉质量下降引起的虚弱和平衡异常,感染引起的神经系统功能障碍,颅内出血等。

(邵谧 付珊 胡永仙 黄河)

第二节 CAR-T 细胞相关的神经系统毒性的临床管理

一、CAR-T 细胞相关的神经系统毒性分级

与 CRS 类似,目前国内外有多种分级量表用于评估 CAR-T 细胞相关的神经毒性(表 4-3-2-1~表 4-3-2-4)。最为常见的是应用常见不良反应事件评价标准(Common Terminology Criteria Adverse Event,CTCAE)对患者的临床症状进行评分,包括意识水平、定向力、日常生活、活动能力、语言能力、有无震颤、癫痫发作、尿失禁等。但是 CTCAE 分级系统没有充分量化 CAR-T 细胞疗法特有的急性神经毒性相应的临床症状。因此,2018 年,美国德州大学 MD 安德森癌症中心牵头制定了一项新的针对成人的分级系统,即 CARTOX(CAR-T-cell-therapy-associated toxicity,CAR-T 细胞治疗相关毒性)标准。CARTOX 评分标准结合了简易智力状态检查(Mini-mental State Examination,MMSE)系统中的一些关键指标,包括注意力、言语和写作能力的变化等以评估 CAR-T 细胞治疗患者的急性神经毒性症状。该分级系统还包括视乳头水肿、脑脊液压力和影像学等参数,以判断颅内压升高和脑水肿的严重程度。与 CTCAE 不同,在 CARTOX 分级系统中,癫痫发作升级为 3 级或 4 级不良事件,因此,目前一般认为 CARTOX 分级系统较 CTCAE 更为客观,且应用更加广泛。CARTOX 评估采用 10 分制,认知功能正常为 10 分,该系统使用简单,可随时进行评估。CARTOX 中的具体项目可以根据患者的教育水平进行调整,但需要在 CAR-T 细胞输注之前记录基线评分,以确保后续评估的可靠性和一致性。

表 4-3-2-1　CRES/ICANS 分级量表

	1级	2级	3级	4级
CTCAE 5.0	轻微症状(短暂部分性癫痫发作伴/不伴意识丧失)	复杂日常活动受限制(短暂全身性癫痫发作)	一般日常活动受限制(多次癫痫发作,治疗无效);新发脑水肿	危及生命的症状
CARTOX	CARTOX7~9分(轻度损伤)	CARTOX3~6分(中度损伤)	CARTOX0~2分(重度损伤);癫痫发作但对苯二氮䓬类药物治疗有反应;1~2级视神经乳头水肿或脑脊液压力<20mmHg(272mmH₂O)	危重/昏迷状态,无法评估;全身性癫痫发作或非惊厥性癫痫持续状态;3~5级视神经乳头水肿或脑脊液压力 ≥ 20mmHg(272mmH₂O),或脑水肿
ASTCT(成人,及大于12岁儿童)	ICE 7~9分;自主苏醒	ICE 3~6分;通过声音唤醒	ICE0~2分;疼痛刺激唤醒;通过干预可治疗的癫痫发作;影像学上的局灶性脑水肿	ICE 0分;不可唤醒或需要反复的疼痛刺激唤醒;危及生命的不可逆的癫痫发作;严重运动功能障碍,如偏瘫或瘫痪;影像学上弥漫性脑水肿
ASTCT(儿童,<12岁)	CAPD 1~8分	CAPD 1~8分	CAPD≥9;疼痛刺激唤醒;通过干预可治疗的癫痫发作;神经影像学上的局灶性脑水肿	无法执行 CAPD;不可唤醒或需要反复的疼痛刺激唤醒;危及生命的不可逆的癫痫发作;严重运动功能障碍,如偏瘫或瘫痪;神经影像学上弥漫性脑水肿

注:ICE:免疫效应细胞相关的脑病;CAPD:康奈尔儿童谵妄量表(the Cornell assessment of pediatric delirium,CAPD);ASTCT:美国移植和细胞治疗学会。

表 4-3-2-2　CTCAE 分级评估指标

分级系统	症状/体征	1级	2级	3级	4级
CTCAE v5.0	脑病	轻度症状	中度症状,工具性日常活动受限	重度症状;自理性日常生活活动受限	危及生命,需紧急治疗
	癫痫	短暂的部分性发作,不影响意识	短暂的全身性发作	新发癫痫发作(局部或全身),经医学干预后,仍出现反复性发作	危及生命,延长反复发作时间
	言语障碍	能接收信息或表达信息,不影响交流的能力	接收信息或表达信息能力中度受损,自主交流能力减弱	接收信息或表达信息重度受损,读、写或表达的能力减弱	/
	震颤	轻度症状	中度症状,影响工具性日常生活活动	重度症状,影响自理性日常生活活动	/
	头痛	轻度疼痛	中度疼痛,影响工具性日常生活活动	重度疼痛,影响自理性日常生活活动	/
	认知障碍	轻度症状	中度症状,影响工具性日常生活活动	重度症状;影响自性日常生活活动	/

续表

分级系统	症状/体征	1 级	2 级	3 级	4 级
CTCAE v5.0	意识水平降低	警觉性降低	镇静:对刺激反应迟钝,影响工具性日常生活活动	很难唤醒	危及生命,昏迷,需紧急治疗
	脑水肿	/	/	新发病,从基线期进行性加重	危及生命,需紧急治疗

表 4-3-2-3　CARTOX-10 及 ICE 计分标准

CARTOX-10	ICE
• 定向力:年,月,城市,医院和居住国领导人(5 分) • 命名:命名三个对象,如时钟、笔、纽扣(3 分) • 书写:写一个标准句子(1 分) • 注意力:从 100 开始倒着以 10 为单位数数(1 分)	• 定向力:年,月,城市,医院(4 分) • 命名:命名三个对象,如时钟、笔、纽扣(3 分) • 执行命令:可执行简单命令(如展示 2 根手指、闭眼、伸舌)(1 分) • 书写:写一个标准句子(1 分) • 注意力:从 100 开始倒着以 10 为单位数数(1 分)

表 4-3-2-4　12 岁以下儿童的评估标准 CAPD

根据与孩子的互动回答以下问题				
	从不,4	很少,3	有时,2	经常,1　几乎是,0
患儿是否与看护者有眼神接触				
患儿是否有目的性动作				
患儿是否能够察觉周围环境的变化				
患儿是否能表达需求				
	从不,0	很少,1	有时,2	经常,3　几乎是,4
患儿是否烦躁不安				
患儿是否无法被安抚				
患儿是否活动过少醒时几乎不动				
患儿是否对互动反应过慢				

二、CAR-T 细胞相关的神经系统毒性治疗

与 CRS 类似,ICANS 的治疗基于毒性等级(表 4-3-2-5),主要是支持性治疗。但无论患者等级如何,应尽可能对患者进行全面的神经系统评估,包括头颅影像学、脑脊液检查、脑电图等。当前国内外针对 CAR-T 细胞相关神经毒性的治疗尚无统一标准,2017 年 Neelapu SS 在 *Nature* 上提出的 CRES 管理建议,予以参考。

表 4-3-2-5　CAR-T 细胞相关脑病综合征的管理建议

1 级

- 支持治疗;防止误吸;吸氧补液;
- 禁食、禁饮,评估吞咽功能,若吞咽能力受损,将所有口服药物和/或营养物质转换为静脉注射;
- 避免使用抑制中枢神经系统的药物;对于烦躁不安的患者,可以使用低剂量的劳拉西泮(每 8 小时静脉滴注 0.25~0.5mg)或氟哌啶醇(每 6 小时静脉滴注 0.5mg),密切监测,必要时请神经内科会诊;
- 眼底镜检查以评估视乳头水肿程度;头颅平扫/增强 MRI;诊断性腰椎穿刺,测量脑脊液压力;如果患者有局灶性周围神经功能缺损,则行相关椎体 MRI;若不适合行 MRI 检查,可选择 CT;
- 每日脑电图检查,直至神经毒性症状改善;如果在脑电图上未检测到癫痫发作,可继续左乙拉西坦 750mg 每 12 小时口服;
- 如果 EEG 显示非惊厥性癫痫持续状态,按照表 4-3-2-6 进行治疗;
- 如果 CRES 同时并发细胞因子释放综合征,则考虑使用托珠单抗 8mg/kg 或司妥昔单抗(Siltuximab)11mg/kg 静脉滴注进行抗 IL-6 治疗

2 级

- 按照 CRES 1 级继续支持治疗和神经系统检查;
- 若并发 CRS,托珠单抗 8mg/kg 或司妥昔单抗 11mg/kg 静脉滴注进行抗 IL-6 治疗;
- 若抗 IL-6 疗法无效或未并发 CRS 时,可每 6 小时静脉滴注地塞米松 10mg,或每 12 小时静脉滴注甲泼尼龙 1mg/kg;
- 若伴随≥2 级的 CRS,则考虑将患者转入重症监护病房

3 级

- 按照 CRES 1 级继续支持治疗和神经系统检查;
- 建议转移患者至重症监护病房;
- 若并发 CRS,且之前未使用过抗 IL-6,则采取抗 IL-6 治疗(剂量方法同 2 级处理);
- 若抗 IL-6 治疗后症状恶化或未并发 CRS,则使用为皮质类固醇(剂量方法同 2 级),直至 CRES 降至 1 级,然后逐渐减量;
- 对于无颅内压升高的 1 级或 2 级乳头水肿,应根据表 4-3-2-7 进行处理;
- 如果患者 CRES 分级持续≥3 级,则考虑每 2~3 天重复神经影像学检查

4 级

- 按照 CRES 1 级继续支持治疗和神经系统检查;
- ICU 重症监测;必要时可考虑机械通气以保护气道;
- 同 3 级处理,采取抗 IL-6 治疗和神经影像学;
- 应用大剂量皮质类固醇,直至降为 1 级,后逐渐减量;
- 对于惊厥性癫痫持续状态,按照表 4-3-2-6 进行治疗;
- ≥3 级的视乳头水肿伴有颅内压升高或脑水肿,可根据表 4-3-2-7 进行处理

注:托珠单抗最大剂量为 800mg;所示的所有药物剂量仅适用于成人,具体使用请结合临床。

表 4-3-2-6　CAR-T 细胞治疗后癫痫持续状态的管理建议

非惊厥性癫痫持续状态

- 评估气道,呼吸和循环系统;测血糖;
- 劳拉西泮 0.5mg 静脉注射,根据需要可每 5 分钟追加 0.5mg 静脉注射(最高剂量 2mg),以控制癫痫发作;
- 静脉推注左乙拉西坦 500mg,并以此作为维持剂量;
- 若癫痫持续发作,静脉注射苯巴比妥负荷剂量 60mg;
- 非惊厥性癫痫持续状态缓解后维持剂量如下:每 8 小时静脉注射劳拉西泮 0.5mg,共 3 次;每 12 小时静脉注射左乙拉西坦 1 000mg;每 12 小时静脉注射苯巴比妥 30mg

续表

惊厥性癫痫持续状态

- 评估气道,呼吸和循环系统;测血糖;
- 转入重症监护病房;
- 静脉注射劳拉西泮 2mg,根据需要可追加注射 2mg 至总量达 4mg,以控制癫痫发作;
- 静脉注射左乙拉西坦 500mg,并以此作为维持剂量;
- 若癫痫持续存在,以负荷剂量 15mg/kg 静脉注射苯巴比妥治疗;
- 惊厥性癫痫持续状态缓解后的维持剂量为:每 8 小时静脉注射劳拉西泮 0.5mg,共 3 次;每 12 小时静脉注射左乙拉西坦 1 000mg;每 12 小时静脉注射苯巴比妥 1～3mg/kg;
- 若为难治性癫痫,应持续脑电图监测

注:所有指定剂量的药物均适用于成年患者,具体使用请结合临床。

表 4-3-2-7　CAR-T 细胞治疗后颅内压升高(ICP)的管理建议

---

1 级或 2 级视乳头水肿*,脑脊液(CSF)压力小于 20mmHg(272mmH$_2$O),且无脑水肿的患者

- 静脉滴注乙酰唑胺 1 000mg,后每 12h 静脉滴注 250～1 000mg(根据肾功能、酸碱平衡调整剂量,每日监测 1～2 次);

3 级,4 级或 5 级视乳头水肿*,伴影像学上任何脑水肿征象,或 CSF 压力≥20mmHg(272mmH$_2$O)的患者

- 使用大剂量皮质类固醇如甲泼尼龙 1g/d,参照 CAR-T 细胞相关神经系统毒性 4 级管理建议(表 4-3-2-5);
- 将患者床头端抬高至 30°;
- 维持过度通气使动脉二氧化碳分压(PaCO$_2$)目标值达到 28～30mmHg,但维持时间不超过 24 小时;
- 高渗治疗:使用甘露醇(20g/dl 溶液)或高渗盐水(3% 或 23.4%,如下详述)进行高渗治疗:
  甘露醇:初始剂量 0.5～1g/kg;维持剂量每 6 小时 0.25～1g/kg,同时每 6 小时监测代谢指标和血清渗透压,如果血清渗透压≥320mOsm/kg,或者渗透压差≥40,则停用甘露醇
  高渗盐水:初始剂量 3% 高渗盐水 250ml;维持剂量每小时 50～75ml,同时每 4 小时监测电解质,如果血清钠离子水平达到≥155mEq/L,则停止输注
  对于即将发生脑疝的患者:初始给予 30ml、23.4% 高渗盐水;如有需要,15 分钟后重复给药
- 如果患者装有 ommaya 囊,引流脑脊液至脑脊液压力<20mmHg(272mmH$_2$O)
- 脑电图上显示暴发抑制活动时,请神经外科会诊协同诊治
- 每 6 小时监测代谢指标,每日行头部 CT,并根据临床情况调整上述药物的使用,以防止脑水肿复发,肾功能衰竭,电解质紊乱,血容量不足和低血压等

注:*视乳头水肿分级按照修改后的 Frisén 标度,所示的所有药物剂量均适用于成人,具体使用请结合临床。

　　简而言之,对于 CRES 级别≥1 级且并发 CRS 的患者,推荐使用抗 IL-6 治疗;如果不合并 CRS,皮质类固醇是 CRES≥2 级患者的优选治疗方法,在症状改善至 1 级后可逐渐减量(表 4-3-2-5)。皮质类固醇治疗的最佳使用时间尚未有定论,有文献报道,短期使用激素能降低神经毒性,且不会影响抗肿瘤反应。但在皮质类固醇使用及逐渐减量期间,应密切监测患者的神经毒性症状。

　　目前,多种靶向药物在治疗神经毒性方面也展现出一定疗效。Anakinra(IL-1 受体拮抗剂)和 Lenzilumab(GM-CSF 抑制剂)在小鼠模型中都显示出显著的 CRS 和神经毒性治疗效果。鞘内阻断 IL-6 或 IL-6R,靶向 IL-2、IL-15 的药物等也正在研究中,此外,有研究发现可溶性肿瘤坏死因子受体-1(sTNFR-1)和可溶性 CD30 与神经系统毒性发生发展有关,有望成为潜在的治疗靶点。

（邵谧　付珊　胡永仙　黄河）

第三节　CAR-T 细胞相关的神经系统毒性机制研究进展

CAR-T 细胞相关神经系统毒性的发生机制尚不明确,目前认为,炎症因子大量释放和血脑屏障(blood brain barrier,BBB)通透性改变在这一过程中发挥重要作用(图 4-3-3-1),主要有以下几个方面。

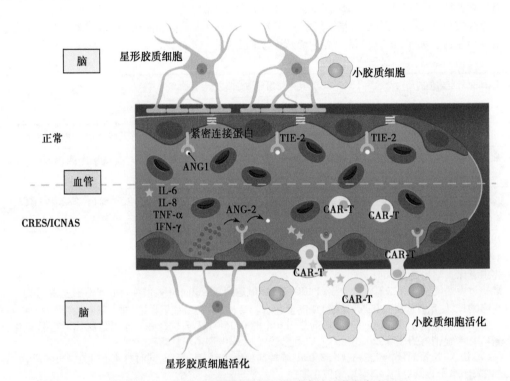

图 4-3-3-1　CAR-T 细胞相关神经系统毒性的潜在发生机制

正常条件下,毛细血管内皮细胞保持紧密连接状态,与星形胶质细胞等维持血脑屏障的完整性,在 CAR-T 细胞治疗过程中,血清及脑脊液中多种炎症因子水平升高,引起的内皮细胞功能障碍,ANG2 释放增加,同时可能存在星形胶质细胞和小胶质细胞的活化,导致血脑屏障通透性增加,参与神经系统毒性的发生。

一、血清及脑脊液中炎症因子水平升高

炎症因子大量释放被认为是 ICANS 的始动环节,IL-6、IFN-γ 和 TNF-α 等细胞因子可以跨过血脑屏障。因 ICANS 常与 CRS 同时存在,神经系统症状发生时,血清中持续升高的细胞因子包括:IL-6、IL-10、IFN-γ、TNF-α 等。鉴别神经毒性特异性细胞因子比较困难,在一项单独分析神经毒性和 CRS 的研究中发现,血清 IL-2、sIL-4R 和肝细胞生长因子的升高只与神经毒性有关,而与 CRS 无关。

神经系统毒性发生时脑脊液中的细胞因子升高通常与血清中一致,这很可能是血脑屏障通透性增强所致,在某些严重神经毒性患者的脑脊液中有部分细胞因子水平高于血清,如 IL-8、IL-10 和 MCP-1 等,提示发生神经毒性时中枢神经系统可能产生特定的细胞因子,但这种关联迄今尚未得到证实。

二、内皮细胞功能障碍

大量炎症因子可直接作用于血管内皮细胞,导致内皮细胞功能障碍,改变其紧密连接状态,破坏血管完整性,增加其通透性。血管生成素 1(angiopoietin 1,ANG1)-TIE2 信号通路在维持正常内皮细胞功能中有重要作用,炎症状态下,血管生成素 2(angiopoietin 2,ANG2)释放增加,体内 ANG2∶ANG1 比例增高,ANG2 竞争性结合 TIE2,激活内皮细胞,破坏血管内皮微环境稳定状态。临床数据表明,在进行 CAR-T 细胞治疗前已存在 ANG2∶ANG1 比值偏高的患者,更易发展为 4 级神经毒性,提示已有血管内皮细胞激活的患者,在接受 CAR-T 细胞治疗后更易发生神经系统毒性反应。另有研究表明,4 级神经毒性反应与 ANG2 的高表达、ANG2∶ANG1 比值和血清血管性血友病因子(vWF)浓度升高有关,提示重度神经系统毒性反应与血管内皮细胞的激活存在相关性。

三、中枢神经系统炎症细胞浸润

尽管大多数 ICANS 患者的脑脊液中能检测到 CAR-T 细胞,但在没有神经毒性的患者或在神经毒性症状消失后的脑脊液中也能检测到 CAR-T 细胞,提示脑脊液中的 CAR-T 细胞并不是诱发神经功能障碍的唯一原因。与血液中相比,神经毒性患者的脑脊液中 CD4$^+$ CAR-T 细胞比例较高,可能与 CNS 中 CAR-T 细胞亚群的迁移特点不同有关。致命性神经毒性患者尸检的病理学研究尚未显示 CAR-T 细胞侵袭脑实质的确切证据,但存在血管周围巨噬细胞的浸润。在一些严重 CRS 和神经毒性的患者中,血清铁蛋白浓度显著升高,类似于 HLA/MAS,提示巨噬细胞活化在这一过程中可能有重要作用。

四、星形胶质细胞与小胶质细胞活化

星形胶质细胞是血脑屏障的关键成分,在调控血脑屏障通透性、参与中枢神经系统炎症反应等方面有关键作用。已发现星形胶质细胞活化与癫痫等多种神经系统损伤有关。在 CD19 CAR-T 细胞治疗的儿童和年轻患者中发现,患者治疗前脑脊液中星形胶质细胞活化标记物 GFAP 水平无明显差异,而发生神经毒性症状时,脑脊液中 GFAP 水平显著增加,考虑存在星形胶质细胞的活化。

小胶质细胞是驻留在大脑中的巨噬细胞,可对炎症刺激做出反应,从静息状态转变为效应状态,释放出促炎性介质,从而导致神经功能紊乱,表现为精神错乱等,如果不加以控制,会导致不可逆的神经元损伤。在对因 ICANS 而死亡的患者的脑部病理组织中也发现了小胶质细胞的活化,但尚不清楚其是否也同样起到关键作用。

(邵谧　付珊　胡永仙　黄河)

参考文献

1. NEELAPU SS,TUMMALA S,KEBRIAEI P,et al. Chimeric antigen receptor T-cell therapy-assessment and management of toxicities[J]. Nat Rev Clin Oncol,2018,15(1):47-62.

2. LEE DW,SANTOMASSO BD,LOCKE FL,et al. ASTCT consensus grading for cytokine release syndrome and neurologic toxicity associated with immune effector cells[J]. Biol Blood Marrow Transplant,2019,25(4):625-638.

3. SANTOMASSO BD,PARK JH,SALLOUM D,et al. Clinical and biological correlates of neurotoxicity associated with CAR-T-cell therapy in patients with B-cell acute lymphoblastic leukemia[J]. Cancer Discov,2018,8:958-971.

4. TURTLE CJ, HAY KA, HANAFI LA, et al. Durable Molecular remissions in chronic lymphocytic leukemia treated with CD19-specific chimeric antigen receptor-modified T cells after failure of Ibrutinib[J]. J Clin Oncol, 2017, 35(26):3010-3020.

5. KOCHENDERFER JN, DUDLEY ME, KASSIM SH, et al. Chemotherapy-refractory diffuse large B-cell lymphoma and indolent B-cell malignancies can be effectively treated with autologous T cells expressing an anti-CD19 chimeric antigen receptor[J]. J Clin Oncol, 2015, 33(6):540-549.

6. TURTLE CJ, HANAFI LA, BERGER C, et al. CD19 CAR-T cells of defined CD4$^+$:CD8$^+$ composition in adult B cell ALL patients[J]. J Clin Invest, 2016, 126(6):2123-2138.

7. TURTLE CJ, HANAFI LA, BERGER C, et al. Immunotherapy of non-Hodgkin's lymphoma with a defined ratio of CD8$^+$ and CD4$^+$ CD19-specific chimeric antigen receptor-modified T cells[J]. Sci Transl Med, 2016, 8(355):355ra116.

8. KOCHENDERFER JN, SOMERVILLE RPT, LU T, et al. Lymphoma remissions caused by anti-CD19 chimeric antigen receptor T cells are associated with high serum interleukin-15 levels[J]. J Clin Oncol, 2017, 35(16):1803-1813.

9. LOCKE FL, NEELAPU SS, BARTLETT NL, et al. Phase 1 results of ZUMA-1:A multicenter study of KTE-C19 Anti-CD19 CAR-Tcell therapy in refractory aggressive lymphoma[J]. Mol Ther, 2017, 25:285-295.

10. NEELAPU SS, LOCKE FL, BARTLETT NL, et al. Axicabtagene ciloleucel CAR-T-cell therapy in refractory large B-cell lymphoma[J]. N Engl J Med, 2017, 377(26):2531-2544.

11. JOHNSON LA, JUNE CH. Driving gene-engineered T cell immunotherapy of cancer[J]. Cell Res, 2017, 27(1):38-58.

12. GUST J, HAY KA, HANAFI LA, et al. Endothelial activation and blood-brain barrier disruption in neurotoxicity after adoptive immunotherapy with CD19 CAR-T cells[J]. Cancer Discov, 2017, 7(12):1404-1419.

13. SCHUSTER SJ, SVOBODA J, CHONG EA, et al. Chimeric antigen receptor T cells in refractory B-cell lymphomas[J]. N Engl J Med, 2017, 377(26):2545-2554.

14. TORRE M, SOLOMON IH, SUTHERLAND CL, et al. Neuropathology of a case with fatal CAR-T-cell-associated cerebral edema[J]. J Neuropathol Exp Neurol, 2018, 77(10):877-882.

15. MAUDE SL, LAETSCH TW, BUECHNER J, et al. Tisagenlecleucel in children and young adults with B-cell lymphoblastic leukemia[J]. N Engl J Med, 2018, 378(5):439-448.

16. GARDNER RA, FINNEY O, ANNESLEY C, et al. Intent-to-treat leukemia remission by CD19 CAR-T cells of defined formulation and dose in children and young adults[J]. Blood, 2017, 129(25):3322-3331.

17. MAUDE SL, FREY N, SHAW PA, et al. Chimeric antigen receptor T cells for sustained remissions in leukemia[J]. N Engl J Med, 2014, 371(16):1507-1517.

18. GUST J, FINNEY OC, LI D, et al. Glial injury in neurotoxicity after pediatric CD19-directed chimeric antigen receptor T cell therapy[J]. Ann Neurol, 2019, 86(1):42-54.

19. GOFSHTEYN JS, SHAW PA, TEACHEY DT, et al. Neurotoxicity after CTL019 in a pediatric and young adult cohort[J]. Ann Neurol, 2018, 84(4):537-546.

20. ZHAO WH, LIU J, WANG BY, et al. A phase 1, open-label study of LCAR-B38M, a chimeric antigen receptor T cell therapy directed against B cell maturation antigen, in patients with relapsed or refractory multiple myeloma[J]. J Hematol Oncol, 2018, 11(1):141.

21. O'ROURKE DM, NASRALLAH MP, DESAI A, et al. A single dose of peripherally infused EGFRvⅢ-directed CAR-Tcells mediates antigen loss and induces adaptive resistance in patients with recurrent glioblastoma[J]. Sci Transl Med, 2017, 9(399):eaaa0984.

22. LEE DW, KOCHENDERFER JN, STETLER-STEVENSON M, et al. T cells expressing CD19 chimeric antigen receptors for acute lymphoblastic leukaemia in children and young adults:a phase 1 dose-escalation trial[J]. Lancet, 2015, 385(9967):517-528.

23. PARK JH, RIVIEREÌ, GONEN M, et al. Long-term follow-up of CD19 CAR-T therapy in acute lymphoblastic

leukemia［J］. N Engl J Med,2018,378(5):449-459.

24. HU YH,WU Z,LUO Y,SHI JM,YU J,PU C,et al. Potent anti-leukemia activities of chimeric antigen receptor-modified T cells against CD19 in Chinese patients with relapsed/refractory acute lymphocytic leukemia［J］. Clin Cancer Res,2017,3:3297-3306.

25. FRY TJ,SHAH NN,ORENTAS RJ,et al. CD22-targeted CAR-T cells induce remission in B-ALL that is naive or resistant to CD19-targeted CAR immunotherapy［J］. Nat Med,2018,24(1):20-28.

26. LOCKE FL,GHOBADI A,JACOBSON CA,et al. Long-term safety and activity of axicabtagene ciloleucel in re-fractory large B-cell lymphoma (ZUMA-1):a single-arm,multicentre,phase 1-2 trial［J］. Lancet Oncol,2019, 20(1):31-42.

27. SCHUSTER SJ,BISHOP MR,TAM CS,et al. Tisagenlecleucel in adult relapsed or refractory diffuse large B-cell lymphoma［J］. N Engl J Med,2019,380(1):45-56.

28. RAJE N,BERDEJA J,LIN Y,et al. Anti-BCMA CAR-T-cell therapy bb2121 in relapsed or refractory multiple myeloma［J］. N Engl J Med,2019,380(18):1726-1737.

29. YAN Z,CAO J,CHENG H,et al. A combination of humanised anti-CD19 and anti-BCMA CAR-T cells in pa-tients with relapsed or refractory multiple myeloma:a single-arm,phase 2 trial［J］. Lancet Haematol,2019,6 (10):e521-e529.

30. NEILSON DE. The interplay of infection and genetics in acute necrotizing encephalopathy［J］. Curr Opin Pedi-atr,2010,22(6):751-757.

31. MCKINNEY AM,SHORT J,TRUWIT CL,et al. Posterior reversible encephalopathy syndrome:incidence of atypical regions of involvement and imaging findings［J］. AJR Am J Roentgenol,2007,189(4):904-912.

32. FUGATE JE,RABINSTEIN AA. Posterior reversible encephalopathy syndrome:clinical and radiological mani-festations,pathophysiology,and outstanding questions［J］. Lancet Neurol,2015,14(9):914-925.

33. OVED JH,BARRETT DM,TEACHEY DT. Cellular therapy:Immune-related complications［J］. Immunol Rev, 2019,290(1):114-126.

34. NORELLI M,CAMISA B,BARBIERA G,et al. Monocyte-derived IL-1 and IL-6 are differentially required for cytokine-release syndrome and neurotoxicity due to CAR-T cells［J］. Nat Med,2018,24(6):739-748.

35. STERNER RM,SAKEMURA R,COX MJ,et al. GM-CSF inhibition reduces cytokine release syndrome and neuroinflammation but enhances CAR-T cell function in xenografts［J］. Blood,2019,133(7):697-709.

36. SAVAGE B,SALDÍVAR E,RUGGERI ZM. Initiation of platelet adhesion by arrest onto fibrinogen or transloca-tion on von Willebrand factor［J］. Cell,1996,84(2):289-297.

37. ENGELHARDT B,RANSOHOFF RM. Capture,crawl,cross:the T cell code to breach the blood-brain barriers ［J］. Trends Immunol,2012,33(12):579-589.

38. POTOKAR M,JORGAČEVSKI J,ZOREC R. Astrocyte Aquaporin Dynamics in Health and Disease［J］. Int J Mol Sci,2016,17(7):1121.

39. EID T,LEE TS,THOMAS MJ,et al. Loss of perivascular aquaporin 4 may underlie deficient water and K$^+$ ho-meostasis in the human epileptogenic hippocampus［J］. Proc Natl Acad Sci U S A,2005,102(4):1193-1198.

40. SOFRONIEW MV. Astrocyte barriers to neurotoxic inflammation［J］. Nat Rev Neurosci,2015,16(5):249-263.

41. DAS A,ARIFUZZAMAN S,YOON T,et al. RNA sequencing reveals resistance of TLR4 ligand-activated micro-glial cells to inflammation mediated by the selective jumonji H3K27 demethylase inhibitor［J］. Sci Rep,2017, 7(1):6554.

42. GLASS CK,SAIJO K,WINNER B,et al. Mechanisms underlying inflammation in neurodegeneration［J］. Cell, 2010,140(6):918-934.

第四章

骨髓抑制及感染

第一节 骨髓抑制

骨髓抑制是恶性血液病患者接受 CAR-T 细胞治疗的常见并发症之一，临床症状表现为贫血、血小板及白细胞减少。既往文献报道 B 淋巴细胞恶性疾病接受 CD19 CAR-T 细胞治疗后 3~4 级中性粒细胞、血小板减少及贫血发生率分别为 32%~94%、24%~53%、46%~68%，3~4 级贫血发生率为 46%~68%，3~4 级血小板减少发生率为 24%~53%。复发/难治多发性骨髓瘤患者接受 BCMA CAR-T 细胞治疗后骨髓抑制并发症非常常见。Kochenderfer 等人报道了 33 例接受了 BCMA CAR-T 细胞治疗的复发/难治多发性骨髓瘤患者，其中 3 级及以上的不良事件中最常见的是血液学毒性。中性粒细胞、血小板减少及贫血发生率分别为 85%、45%、45%。目前，具有较大型病例数的 CAR-T 细胞临床研究并发骨髓抑制情况详见表 4-4-1-1。

（一）骨髓抑制的可能原因

恶性血液病患者接受 CAR-T 细胞治疗后发生骨髓抑制的机制尚未明确，可能原因如下：

1. 前期的预处理化疗 预处理化疗方案常包含氟达拉滨和环磷酰胺等药物，虽然预处理化疗可通过多种机制提高 CAR-T 细胞疗效，但化疗药物作用于造血干细胞可带来不同程度的血液学毒性。然而，有文献报道未接受预处理化疗的患者在 CAR-T 细胞输注后也会发生骨髓抑制。因此，除前期的预处理化疗外，CAR-T 细胞回输后骨髓抑制有其他机制参与。

2. CRS 过程中释放高水平细胞因子 Lekakis 团队在 CD19 CAR-T 细胞治疗复发/难治 B 细胞淋巴瘤的研究中发现，CAR-T 细胞回输当天或次日发生严重 CRS 是预测 CAR-T 细胞治疗后骨髓抑制的独立危险因素。其发生机制可能与 CRS 期间高水平的细胞因子，如 IFN-γs、TNF-a、IL-6 等对骨髓的炎症损害有关。除白介素外，CRS 过程中铁蛋白的异常升高也可能与骨髓抑制相关。有研究报道铁蛋白升高会导致过量的铁过载，通过活性氧（reactive oxygen species，ROS）激活 p38MAPK 和 JNK 途径导致未成熟造血细胞的生长停滞和凋亡。

3. CAR-T 细胞脱靶效应 CAR-T 细胞脱靶效应可能参与骨髓抑制的发生，主要与抗原靶点同时表达于正常造血干、祖细胞有关。

4. 病毒感染 有文献报道巨细胞病毒可以通过感染基质细胞从而干扰生长因子的产生，或直接感染骨髓细胞影响正常造血过程。此外，人类细小病毒 B19 已被证实可抑制骨髓造血，尤其破坏或抑制红系祖细胞。Turtle 团队报道，在 133 例接受 CD19 CAR-T 细胞治疗

表 4-4-1-1 CAR-T 细胞治疗血液系统恶性疾病的骨髓抑制情况

研究团队	靶点	研究例数/例	疾病	中性粒细胞减少			贫血			血小板减少		
				发生率/例(%)	严重程度	持续时间/d	发生率/例(%)	严重程度	持续时间/d	发生率/例(%)	严重程度	持续时间/d
Mackall, et al	CD19	21	急性 B 淋巴细胞白血病	17(89%)	4级	≥14	13(68%)	3级	—	10(53%)	≥3级	—
Grupp, et al	CD19	75	急性 B 淋巴细胞白血病	40(53%)	3~4级	—	—	—	—	31(41%)	3~4级	—
Jacoby, et al	CD19	35	急性 B 淋巴细胞白血病和非霍奇金淋巴瘤	33(94.3%)	3级	19.5	18(51.4%)	—	—	28(80%)	—	24
Neelapu, et al	CD19	108	非霍奇金淋巴瘤	35(32%)	3~4级	—	49(46%)	3~4级	—	26(24%)	3~4级	—
Kochenderfer, et al	BCMA	33	多发性骨髓瘤	28(85%)	≥3级	30	15(45%)	3级	—	15(45%)	≥3级	30
Milone, et al	BCMA	25	多发性骨髓瘤	11(44%)	≥3级	—	5(20%)	≥3级	—	7(28%)	≥3级	—
Zhang, et al	BCMA	57	多发性骨髓瘤	—	—	—	17(30%)	各个级别均有	—	28(49%)	各个级别均有	—
Kochenderfer, et al	BCMA	12	多发性骨髓瘤	12(100%)	3~4级	—	11(91.7%)	2~3级	—	8(66.7%)	2~4级	—

的恶性血液病患者中,有 11 例发生病毒感染;其中呼吸道病毒感染 9 例,巨细胞病毒和 EB 病毒感染各 1 例。

5. CRS 相关噬血细胞综合征　严重 CRS 可继发噬血细胞综合征,其主要机制主要为单核巨噬细胞系统过度激活导致大量炎性细胞因子分泌,最终表现为血细胞减少。

6. 原发病未缓解　在接受 CAR-T 细胞治疗后未达缓解的少数血液恶性疾病患者中,骨髓中白血病细胞或淋巴瘤细胞大量增殖,抑制正常造血进而导致严重且持久的骨髓抑制。因此 CAR-T 细胞治疗后发生血细胞减少的患者还应密切监测原发病缓解情况。

（二）骨髓抑制的临床表现

1. 贫血　主要表现为面色苍白、乏力、头晕或心悸和胸闷等症状。Mackall 团队在《柳叶刀》杂志报道,在 21 例接受 CD19 CAR-T 细胞治疗急性 B 淋巴细胞白血病患者的 I 期剂量爬坡试验中,68% 患者发生 3 级贫血。而在难治性大 B 细胞淋巴瘤患者接受 CD19 CAR-T 细胞治疗的 I ~ II 期单臂多中心研究(ZUMA-1)中,3~4 级贫血发生率为 46%。此外,Jacoby 团队报道接受 CD19 CAR-T 细胞治疗的 35 例恶性血液病患者中(ALL 19 例,NHL 16 例),16 例患者因贫血接受了红细胞输注治疗。多发性骨髓瘤患者接受 BCMA CAR-T 细胞治疗后各级别的贫血发生率在 20% ~92% 之间。

2. 感染　多表现为发热,伴或不伴畏寒及寒战,常与 CRS 所致发热同时发生,较难以鉴别。严重感染可致感染性休克。CAR-T 细胞输注早期以细菌感染为主,有文献报道,CAR-T 细胞回输后 28 天内发生细菌感染占 17%。感染最常见的革兰氏阳性细菌为凝固酶阴性的金黄色葡萄球菌、链球菌属和粪肠球菌;革兰氏阴性细菌以大肠杆菌属、不动杆菌属和嗜麦芽窄食单胞菌最常见。晚期以病毒感染为主,最常见为上呼吸道病毒和巨细胞病毒感染。

3. 血小板减少或出血　CAR-T 细胞治疗后血小板减少发生率较高。在一项 II 期、单队列、全球多中心的 CD19 CAR-T 细胞(Tisagenlecleucel)治疗复发/难治急性 B 淋巴细胞白血病的研究中,41% 患者出现 3 级或 4 级血小板减少,至 CAR-T 细胞回输后 28 天仍未恢复。而在 ZUMA-1 研究中,接受 CD19 CAR-T 细胞治疗的难治性大 B 细胞淋巴瘤患者 3 级或 4 级血小板减少发生率为 24%。Jacoby 团队报道 35 例恶性血液病患者(ALL 19 例,NHL 16 例)接受 CD 19 CAR-T 细胞治疗,28 例患者出现血小板计数低于 $150×10^9/L$,发生严重血小板减少(血小板计数低于 $50×10^9/L$)的中位时间为 5.5 天(范围 0~28 天),中位持续时间为 24 天(范围 3~61 天)。此外,有文献报道复发/难治多发性骨髓瘤患者接受 BCMA CAR-T 细胞治疗后血小板减少发生率为 20% ~92% 不等,且严重程度以 3 级为主。

4. 实验室检查　外周血象常表现为全血细胞减少,可根据常见不良反应事件评价标准 5.0 版(CTCAE v5.0)对恶性血液病患者接受 CAR-T 细胞治疗后骨髓抑制的严重程度进行分级,详见表 4-4-1-2。患者骨髓象常表现为骨髓小粒空虚,有核细胞量明显减少。粒系、红系和巨核细胞显著减少,成熟淋巴细胞比例明显增高,形态无特殊。

（三）骨髓抑制的治疗

可参考恶性血液病放化疗后骨髓抑制的处理方案,具体治疗措施需充分考虑 CAR-T 细胞治疗的特殊性。

1. 预防性措施　接受 CAR-T 细胞治疗的患者原则上应尽量做到全环境保护,有条件者建议在无菌层流设施中接受 CAR-T 细胞治疗;注意保持口腔、消化道、生殖道清洁;同时避免剧烈运动,防止外伤出血。

表 4-4-1-2　CAR-T 细胞治疗血液系统恶性疾病的骨髓抑制分级量表

	1 级	2 级	3 级	4 级	5 级
贫血	血红蛋白介于正常值下限至100g/L 之间	血红蛋白介于 80 ~ 100g/L 之间	血红蛋白<80g/L,有输血指征	危及生命的症状,需要紧急干预	死亡
白细胞减少	介于正常值下限至3.0×10⁹/L 之间	介于（2.0 ~ 3.0）×10⁹/L 之间	介于（1.0 ~ 2.0）×10⁹/L 之间	小于1.0×10⁹/L	—
中性粒细胞减少	介于正常值下限至1.5×10⁹/L 之间	介于（1.0 ~ 1.5）×10⁹/L 之间	介于（0.5 ~ 1.0）×10⁹/L 之间	小于0.5×10⁹/L	—
淋巴细胞减少	介于正常值下限至0.8×10⁹/L 之间	介于（0.5 ~ 0.8）×10⁹/L 之间	介于（0.2 ~ 0.5）×10⁹/L 之间	小于0.2×10⁹/L	—
血小板减少	介于正常值下限至 75×10⁹/L 之间	介于(50~75)×10⁹/L 之间	介于(25~50)×10⁹/L 之间	小于25×10⁹/L	—

2. 成分血输注　原则上患者贫血症状明显、血红蛋白低于 60g/L 应及时输注红细胞。对血红蛋白 60g/L 以上而体能状况较弱、耐受性较差的患者也应根据临床情况及时输血。CAR-T 细胞治疗预处理方案中包含的氟达拉滨,或多发性骨髓瘤患者既往使用抗 CD38 单抗等药物可能会导致配血交叉试验阳性,在严密监测情况下可考虑输注洗涤红细胞。当血小板计数小于 $20×10^9$/L 或有出血症状时可输注辐照血小板,对于血小板抗体阳性的患者可输注交叉配型相合的血小板。合并有凝血功能异常时应及时输注凝血酶原复合物、新鲜冰冻血浆或纤维蛋白原改善凝血功能。

3. 促进粒细胞生成　当外周血白细胞计数小于 $2.0×10^9$/L 或中性粒细胞绝对计数小于 $1.0×10^9$/L 时,可应用粒细胞集落刺激因子(granulocyte colony-stimulating factor,G-CSF)来促进粒细胞生成。有文献报道,通过细胞因子谱分析发现 GM-CSF(granulocyte-macrophage colony stimulating factor,GM-CSF)是 CRS 发生过程中关键的促进因子。因此,在临床 CAR-T 细胞治疗后使用粒细胞-巨噬细胞集落刺激因子需要慎重,以免加重 CRS 反应。

4. 控制感染　详见本章第二节。

（倪芳　杨露欣　胡永仙　黄河）

第二节　感染的预防及处理

感染是 CAR-T 细胞治疗中的重要并发症,常与 CRS 同时发生。目前复发/难治恶性血液病患者接受 CAR-T 细胞治疗早期和晚期感染的定义尚不明确。目前,将 CAR-T 细胞输注后 28 天内发生的感染(CAR-T 细胞回输当天记为第 0 天)定义为早期感染;CAR-T 细胞输注后第 29 天至第 180 天发生的感染定义为晚期感染。Park 等人报道急性 B 淋巴细胞白血病患者接受 CD19 CAR-T 细胞输注后发生细菌感染的中位时间为 18 天,真菌感染中位发生时间为 23 天和病毒感染中位发生时间为 48 天。Hill 等人报道 133 例恶性淋巴细胞肿瘤患者接受 CD19 CAR-T 细胞治疗，在 CAR-T 细胞输注后的 28 天内，23% 的患者发生感染；其中细菌感染占 56%，病毒感染占 30%，真菌感染占 14%。此外，80% 的感染发生在 CAR-T 细胞输注后 10 天内。CAR-T 细胞输注后的 28 天内感染发生率为 1.19%，输注后第 29 天至第 90 天每百天感染风险率为 0.67，晚期感染以病毒为主，包括上呼吸道病毒和巨细胞病毒感染。

此外，在 CD19 CAR-T 细胞产品（Axicabtagene ciloleucel）治疗复发/难治弥漫大 B 细胞淋巴瘤的真实世界研究中，275 例患者中有 8 例死于感染（细菌感染 5 例，真菌感染 3 例），非复发死亡率为 4.4%。这些数据表明恶性血液病患者接受 CD19 CAR-T 细胞治疗后的感染大部分为轻中度且临床可控，致死性感染并不常见。

（一）感染发生的高危因素

1. 接受 CAR-T 细胞治疗前的基线特征　Turtle 团队发现 ALL、先前接受过大于等于 4 线抗肿瘤治疗方案、接受高剂量 CAR-T 细胞输注（每公斤体重输注剂量为 2×10^7 细胞）的患者 28 天内感染发生率更高。

2. CRS 的严重程度　Seo 团队发现大于等于 3 级 CRS 是 CD19 CAR-T 细胞输注后感染发生的独立危险因素，尤其是血流感染。Turtle 团队在 *Blood* 中也报道了 CRS 的严重程度是 CAR-T 细胞输注后感染的唯一独立危险因素。

3. 糖皮质激素的使用　2019 年黄河团队在 ASH 会议上报道了接受 CAR-T 细胞治疗的 92 例复发/难治恶性淋巴细胞肿瘤患者，CAR-T 细胞输注时患者处于粒细胞缺乏状态及因 CRS 应用糖皮质激素是导致 CAR-T 细胞治疗后 28 天内发生感染的 2 个独立危险因素。

（二）感染发生的机制研究

如本章第一节所述，前期的预处理化疗、CRS 过程中释放高水平的细胞因子、CAR-T 细胞的脱靶效应等因素均可引起骨髓抑制。而中性粒细胞下降的速度和持续时间是决定细菌感染风险的重要因素。皮肤、黏膜屏障的破坏，如口腔、胃肠道黏膜完整性破坏促进了感染的发生和发展。此外，CAR-T 细胞治疗后 B 细胞缺乏导致免疫缺陷也是感染发生发展的重要原因。

（三）感染的临床表现

多数患者以发热为早期表现，可为低热，也可达 39~40℃，伴有畏寒、寒战，严重者可发生感染性休克。感染可发生在各个部位，血流性感染较为常见，肺部、腹腔及皮肤软组织感染也可见。可表现为咳嗽、咳痰等呼吸道症状，腹痛、腹泻等消化道症状，泌尿道感染表现为尿路刺激征。实验室检查可表现为一系或多系血细胞减少，CRP、PCT 等炎症指标可明显升高。血生化可见转氨酶、胆红素、乳酸脱氢酶升高。肺部感染时胸片和肺部 CT 可见肺内炎性渗出、斑片影等影像学表现。

（四）感染的诊断和鉴别诊断

1. 感染的诊断　当临床出现感染症状及体征时需要完善病原学检查，如血培养、分泌物培养、导管内腔或支气管肺泡灌洗培养。分离培养出病原菌是诊断感染的金标准。既往文献报道了 53 例复发/难治 B-ALL 患者接受 CD19 CAR-T 细胞治疗，其中 22 例患者发生了 26 例次早期感染，其中包括 17 例次细菌感染（8 例血流感染、1 例腹腔内感染、4 例艰难梭状芽孢杆菌性肠炎、2 例肺炎、1 例肾盂肾炎和 1 例胸壁脓肿），病原体包括梭状芽孢杆菌、耐碳青霉烯类肠杆菌、肺炎克雷伯菌、铜绿假单胞菌、嗜麦芽窄食单胞菌等;4 例真菌感染(1 例酵母真菌血症、2 例疑似侵袭性肺曲霉菌病和 1 例已证实的肺毛霉菌病);5 例病毒感染(1 例单纯疱疹病毒和 1 例水痘带状疱疹病毒、其余 3 例为上呼吸道病毒感染)。10 例患者出现晚期感染,大多数由呼吸道病毒引起。

2. 鉴别诊断

(1) CRS:发热是 CRS 最常见的临床症状,CRS 的早期表现与感染相似,给临床医生鉴别带来困难。目前研究认为,CRS 的发生机制为 CAR-T 细胞活化后诱导大量细胞因子释放。实验室检查表现为 IL-6 明显升高,铁蛋白升高、出凝血指标异常,其对于 IL-6 受体拮抗剂托珠单抗治疗反应效果良好。周剑峰团队基于"IL-8、IL-1β 和 IFN-γ"三个生物标志物建立了 CAR-T 细胞治疗后重症感染的预测模型,此模型具有高灵敏度(100.0%)和高特异度(97.6%),对临床降低感染相关死亡风险具有重要指导作用。

(2) 噬血细胞综合征:各种原因导致的淋巴细胞、单核细胞和巨噬细胞系统异常过度激活,分泌大量炎性细胞因子而引起炎症反应。可出现发热,全血细胞减少,肝脾肿大。实验室检查可表现为全血细胞减少、骨髓常规可见噬血现象。

(3) 肿瘤溶解综合征:发生机制为肿瘤细胞大量溶解破坏,细胞内物质快速释放。可表现为与 CRS 相似的发热,细胞因子升高和脏器功能损伤。患者典型表现为"三高一低",即高尿酸、高钾、低钙和高磷血症,鉴别相对容易,但应警惕 CRS 合并肿瘤溶解同时发生。

(五) 感染的预防和治疗

CAR-T 细胞治疗所致的感染大多为轻至中度。在充分的全环境保护、对症支持治疗以及合理抗生素应用的情况下,患者很少发生危及生命的严重感染。感染常与 CRS 同时发生,且两者临床表现类似,鉴别诊断上存在一定困难。因此,需充分理解 CAR-T 细胞治疗后早晚期感染发生的机制及常见病原体,以制定有效的抗菌预防及治疗策略。

1. 细菌感染的预防和治疗 恶性血液病患者接受 CAR-T 细胞治疗引起的粒细胞缺乏与血液系统恶性肿瘤患者化疗后粒细胞缺乏的临床特征具有一致性,输注 CAR-T 细胞后中性粒细胞缺乏(简称粒缺)伴发热患者可以参考《中国中性粒细胞缺乏伴发热患者抗菌药物临床应用指南》进行管理。此外,恶性血液病患者接受 CAR-T 细胞治疗常发生重度粒缺,应采取无菌隔离保护措施,同时进行严格无菌操作并注意个人卫生预防感染。CAR-T 细胞回输后,患者发生粒缺、体温≥38℃时应及时进行病原学采集培养。在未明确致病菌前,可经验性的采用覆盖革兰氏阴性菌和革兰氏阳性菌的广谱抗生素治疗,之后根据病原学和药敏试验结果及时调整用药。

2. 真菌感染的预防和治疗 CAR-T 细胞治疗后中性粒细胞减少持续时间长,真菌感染发生率增加,当经验性使用抗细菌药物治疗 3 天后仍有发热应考虑联合抗真菌治疗,临床上常使用唑类抗真菌药物如氟康唑/伏立康唑、棘白菌素类抗真菌药物。

3. 病毒感染的预防和治疗 如前文所述,CAR-T 细胞治疗后晚期感染并发症以病毒感染为主,包括上呼吸道病毒感染和巨细胞病毒感染,也可有单纯疱疹病毒、水痘带状疱疹病毒再激活。阿昔洛韦对单纯疱疹病毒感染治疗有效,伐昔洛韦对单纯疱疹病毒和水痘带状疱疹病毒有效。利巴韦林可用于治疗上呼吸道病毒感染,更昔洛韦和膦甲酸钠可用于巨细胞病毒感染。由于病毒感染的治疗手段比较有限,静脉用丙种免疫球蛋白可用于提高患者的免疫力。

4. 其他 从中性粒细胞恢复开始即预防性服用复方磺胺甲噁唑(Sulfamethoxazole,

SMZ)直至 CAR-T 细胞输注后 3 个月可有效预防卡氏肺孢子虫病。对于 T-SPOT 阳性恶性血液病患者可在 CAR-T 细胞治疗前预防性应用异烟肼。

（六）乙型肝炎病毒的激活

乙型肝炎病毒（简称乙肝病毒，HBV）激活是恶性血液病患者接受化疗或免疫抑制治疗的常见并发症，尤其是在接受造血干细胞移植或使用 CD20 单克隆抗体——利妥昔单抗时更为常见。CAR-T 细胞在特异性杀伤表达靶抗原的肿瘤细胞同时，其引起的长期 B 细胞缺陷使 HBV 感染及携带 HBV 的恶性血液病患者接受 CAR-T 细胞治疗后面临较高的乙肝病毒激活风险。为了避免 HBV 在治疗后激活危及生命，几乎所有的早期 CAR-T 细胞临床研究都将 HBV 感染患者排除在外。

Paolo Strati 等人于 2019 年在 *Blood* 报道了 2 例合并慢性 HBV 感染或乙型肝炎康复的弥漫性大 B 细胞淋巴瘤患者接受了 CD19 CAR-T 细胞治疗，同时预防性应用抗乙肝病毒药物，患者未出现 HBV 激活。中国学者也陆续报道了合并 HBV 感染的恶性淋巴瘤患者接受 CAR-T 细胞治疗的安全性及有效性研究。钱文斌团队对 15 例合并慢性 HBV 感染的复发/难治弥漫大 B 细胞淋巴瘤患者进行预防性抗 HBV 治疗后予 CD19 CAR-T 细胞输注，3 例患者分别在 CAR-T 细胞治疗后 1 个月（2 例）和 5 个月（1 例）出现 HBV 再激活。周剑锋团队报道了 19 例合并慢性 HBV 感染的淋巴系统恶性疾病患者在恩替卡韦预防下接受了 CD19/CD22 双靶点 CAR-T 细胞治疗，1 例患者在 CAR-T 细胞治疗后 4 个月因 HBV 再激活死亡。此研究中，37 例乙型肝炎康复患者中仅 2 例接受预防性抗病毒治疗，无患者在 CAR-T 细胞治疗后发生乙肝病毒激活。与无 HBV 感染患者相比，HBV 感染者 CAR-T 细胞治疗后 CRS 及 CRES 发生率无增加，疾病长期生存率相似。徐开林团队报道了 12 例慢性 HBV 感染者在预防性抗病毒治疗同时进行 CAR-T 细胞治疗，2 例（16.7%）出现 HBV 再激活。29 例乙肝康复患者在无预防性抗病毒治疗情况下接受 CAR-T 细胞治疗，1 例出现 HBV 再激活。CAR-T 细胞治疗后 CD4/CD8 比例倒置恢复较慢、长期 B 细胞缺乏及持久的低丙种球蛋白血症；免疫功能恢复缓慢是否增加 CAR-T 细胞治疗后 HBV 再激活的风险值得进一步研究。此研究还分析了在慢性 HBV 感染者、HBV 康复者及无 HBV 感染患者中 CAR-T 细胞治疗疗效无显著差异，各组间 CRS 的发生率、严重程度，以及神经毒性无显著差异（表 4-4-2-1）。

表 4-4-2-1　HBV 感染或康复患者接受 CAR-T 细胞治疗报道汇总

研究团队	靶点	原发病	例数/例	乙肝表面抗原	乙肝核心抗体	预防性抗病毒方案	乙肝病毒再激活情况
钱文斌团队	CD19	DLBCL	5	阳性		恩替卡韦，替诺福韦，拉米夫定，阿德福韦酯	3 例
周剑锋团队	CD19 及 CD22 双靶点	B-ALL/B-NHL	9	阳性		恩替卡韦	1 例
			7	阴性	阳性	恩替卡韦	无
徐开林团队	CD19/CD20/BCMA	B-ALL/B-NHL/PCM	2	阳性		恩替卡韦，替诺福韦，拉米夫定	2 例
			9	阴性	阳性	无	1 例

以上研究初步提示,慢性 HBV 感染或康复患者不是 CAR-T 细胞治疗的禁忌证,但抗病毒治疗及监测策略需要进一步探索。另外,乙肝患者在 CAR-T 细胞制备过程中存在的交叉感染风险也需要谨慎对待。

(倪芳 杨露欣 胡永仙 黄河)

参考文献

1. BRUDNO JN, KOCHENDERFER JN. Toxicities of chimeric antigen receptor T cells: recognition and management[J]. Blood, 2016, 127(26): 3321-3330.

2. GRUPP SA, KALOS M, BARRETT D, et al. Chimeric antigen receptor-modified T cells for acute lymphoid leukemia[J]. N Engl J Med, 2013, 368(16): 1509-1518.

3. MAUDE SL, FREY N, SHAW PA, et al. Chimeric antigen receptor T cells for sustained remissions in leukemia[J]. N Engl J Med, 2014, 371(16): 1507-1517.

4. KOCHENDERFER JN, DUDLEY ME, FELDMAN SA, et al. B-cell depletion and remissions of malignancy along with cytokine-associated toxicity in a clinical trial of anti-CD19 chimeric-antigen-receptor-transduced T cells[J]. Blood, 2012, 119(12): 2709-2720.

5. LOCKE FL, GHOBADI A, JACOBSON CA, et al. Long-term safety and activity of axicabtagene ciloleucel in refractory large B-cell lymphoma (ZUMA-1): a single-arm, multicentre, phase 1-2 trial[J]. Lancet Oncol, 2019, 20(1): 31-42.

6. FRIED S, AVIGDOR A, BIELORAI B, et al. Early and late hematologic toxicity following CD19 CAR-T cells[J]. Bone Marrow Transplant, 2019, 54(10): 1643-1650.

7. LEE DW, KOCHENDERFER JN, STETLER-STEVENSON M, et al. T cells expressing CD19 chimeric antigen receptors for acute lymphoblastic leukaemia in children and young adults: a phase 1 dose-escalation trial[J]. Lancet, 2015, 385(9967): 517-528.

8. MAUDE SL, LAETSCH TW, BUECHNER J, et al. Tisagenlecleucel in Children and Young Adults with B-Cell Lymphoblastic Leukemia[J]. N Engl J Med, 2018, 378(5): 439-448.

9. RAJE N, BERDEJA J, LIN Y, et al. Anti-BCMA CAR-T-cell therapy bb2121 in relapsed or refractory multiple myeloma[J]. N Engl J Med, 2019, 380(18): 1726-1737.

10. XU J, CHEN LJ, YANG SS, et al. Exploratory trial of a biepitopic CAR-T-targeting B cell maturation antigen in relapsed/refractory multiple myeloma[J]. Proc Natl Acad Sci U S A, 2019, 116(19): 9543-9551.

11. YAN Z, CAO J, CHENG H, et al. A combination of humanised anti-CD19 and anti-BCMA CAR-T cells in patients with relapsed or refractory multiple myeloma: a single-arm, phase 2 trial[J]. Lancet Haematol, 2019, 6(10): e521-e529.

12. ZHAO WH, LIU J, WANG BY, et al. A phase 1, open-label study of LCAR-B38M, a chimeric antigen receptor T cell therapy directed against B cell maturation antigen, in patients with relapsed or refractory multiple myeloma[J]. J Hematol Oncol, 2018, 11(1): 141.

13. COHEN AD, GARFALL AL, STADTMAUER EA, et al. B cell maturation antigen-specific CAR-T cells are clinically active in multiple myeloma[J]. J Clin Invest, 2019, 129(6): 2210-2221.

14. ALI SA, SHI V, MARIC I, et al. T cells expressing an anti-B-cell maturation antigen chimeric antigen receptor cause remissions of multiple myeloma[J]. Blood, 2016, 128(13): 1688-1700.

15. KOCHENDERFER JN, DUDLEY ME, CARPENTER RO, et al. Donor-derived CD19-targeted T cells cause regression of malignancy persisting after allogeneic hematopoietic stem cell transplantation[J]. Blood, 2013, 122(25): 4129-4139.

16. NAHAS GR, KOMANDURI KV, PEREIRA D, et al. Incidence and risk factors associated with a syndrome of

persistent cytopenias after CAR-T cell therapy (PCTT) [J]. Leuk Lymphoma,2020,61(4):940-943.

17. TANAKA H,ESPINOZA JL,FUJIWARA R,et al. Excessive reactive iron impairs hematopoiesis by affecting both immature hematopoietic cells and stromal cells[J]. Cells,2019,8(3):226.

18. EHNINGER A,KRAMER M,ROLLIG C,et al. Distribution and levels of cell surface expression of CD33 and CD123 in acute myeloid leukemia[J]. Blood Cancer J,2014,4:e218.

19. SIMMONS P,KAUSHANSKY K,TOROK-STORB B. Mechanisms of cytomegalovirus-mediated myelosuppression:perturbation of stromal cell function versus direct infection of myeloid cells[J]. Proc Natl Acad Sci U S A,1990,87(4):1386-1390.

20. MACIEJEWSKI JP,O'KEEFE C,GONDEK L,TIU R. Immune-mediated bone marrow failure syndromes of progenitor and stem cells:molecular analysis of cytotoxic T cell clones[J]. Folia Histochem Cytobiol,2007,45(1):5-14.

21. HILL JA,LI D,HAY KA,et al. Infectious complications of CD19-targeted chimeric antigen receptor-modified T-cell immunotherapy[J]. Blood,2018,131(1):121-130.

22. SACHDEVA M,DUCHATEAU P,DEPIL S,et al. Granulocyte-macrophage colony-stimulating factor inactivation in CAR-T-cells prevents monocyte-dependent release of key cytokine release syndrome mediators[J]. J Biol Chem,2019,294(14):5430-5437.

23. PARK JH,ROMERO FA,TAUR Y,et al. Cytokine release syndrome grade as a predictive marker for infections in patients with relapsed or refractory B-cell acute lymphoblastic leukemia treated with chimeric antigen receptor T cells[J]. Clin Infect Dis,2018,67(4):533-540.

24. NASTOUPIL LJ,JAIN MD,FENG L,et al. Standard-of-care Axicabtagene Ciloleucel for relapsed or refractory large B-cell lymphoma:Results from the US lymphoma CAR-T consortium[J]. J Clin Oncol,2020,38(27):3119-3128.

25. ZHU F,WEI G,ZHANG M,et al. Factors associated with costs in chimeric antigen receptor T-cell therapy for patients with relapsed/refractory B-cell malignancies[J]. Cell Transplant,2020,29:963689720919434.

26. LUO H,WANG N,HUANG L,et al. Inflammatory signatures for quick diagnosis of life-threatening infection during the CAR-T-cell therapy[J]. J Immunother Cancer,2019,7(1):271.

27. JAIN T,BAR M,KANSAGRA AJ,et al. Use of chimeric antigen receptor T cell therapy in clinical practice for relapsed/refractory aggressive B cell non-Hodgkin lymphoma:An expert panel opinion from the American society for transplantation and cellular therapy[J]. Biol Blood Marrow Transplant,2019,25(12):2305-2321.

28. KUSUMOTO S,ARCAINI L,HONG X,et al. Risk of HBV reactivation in patients with B-cell lymphomas receiving obinutuzumab or rituximab immunochemotherapy[J]. Blood,2019,133(2):137-146.

29. KUSUMOTO S,TANAKA Y,MIZOKAMI M,et al. Reactivation of hepatitis B virus following systemic chemotherapy for malignant lymphoma[J]. Int J Hematol,2009,90(1):13-23.

30. HAMMOND SP,BORCHELT AM,UKOMADU C,et al. Hepatitis B virus reactivation following allogeneic hematopoietic stem cell transplantation[J]. Biol Blood Marrow Transplant,2009,15(9):1049-1059.

31. STRATI P,NASTOUPIL LJ,FAYAD LE,et al. Safety of CAR-T-cell therapy in patients with B-cell lymphoma and chronic hepatitis B or C virus infection[J]. Blood,2019,133(26):2800-2802.

32. YANG C,XIE M,ZHANG K,et al. Risk of HBV reactivation post CD19-CAR-T cell therapy in DLBCL patients with concomitant chronic HBV infection[J]. Leukemia,2020,34(11):3055-3059.

33. CAO W,WEI J,WANG N,et al. Entecavir prophylaxis for hepatitis B virus reactivation in patients with CAR-T-cell therapy[J]. Blood,2020,136(4):516-519.

34. WANG Y,LIU Y,TAN X,et al. Safety and efficacy of chimeric antigen receptor (CAR)-T-cell therapy in persons with advanced B-cell cancers and hepatitis B virus-infection[J]. Leukemia,2020,34(10):2704-2707.

第五章

B 细胞免疫缺陷

第一节　B 细胞缺陷

B 细胞缺陷是由于靶向 CD19、CD20、CD22 的 CAR-T 细胞对正常 B 细胞或 B 细胞前体细胞发动免疫攻击引发的免疫缺陷,以持续性的 B 细胞缺乏和免疫球蛋白缺陷为特征。目前共有两款靶向 CD19 的 CAR-T 细胞产品:Novartis 公司的 Tisagenlecleucel 和 Kite Pharma 公司的 Axicabtagene ciloleucel 批准上市。在 Tisagenlecleucel 治疗成人和儿童复发/难治 ALL 的全球多中心 Ⅱ 期临床试验中,治疗后 6 个月时 B 细胞缺乏的发生率为 83%。CAR-T 细胞治疗后 B 细胞缺陷的持续时间从 2 个月到两年不等,其长短取决于 CAR-T 细胞在患者体内存活时间的长短。由于以 4-1BB 为共刺激结构域的 CAR-T 细胞(4-1BBz CAR-T 细胞)在体内的持续时间长于以 CD28 为共刺激结构域的 CAR-T 细胞(CD28z CAR-T 细胞),所以接受 4-1BBz CAR-T 细胞治疗的患者 B 细胞缺乏的持续时间长于接受 CD28z CAR-T 细胞治疗的患者。B 细胞缺乏持续时间长短可作为衡量 CAR-T 细胞在体内持久性的另一指标。

(王修健　叶逸山　胡永仙　黄河)

第二节　免疫球蛋白缺陷

免疫球蛋白缺陷是指血清中一种或多种免疫球蛋白水平低于正常值下限的情况。由于血清中含量最高的免疫球蛋白为 IgG,所以 CAR-T 细胞治疗所导致的免疫球蛋白缺陷以血清中 IgG 的降低最显著。目前各个临床研究报道的免疫球蛋白缺陷发生率有不同报道。一般而言,儿童较成人可以产生抗体的浆细胞克隆少,所以更加容易出现免疫球蛋白缺陷。表 4-5-2-1 总结了 Tisagenlecleucel 和 Axicabtagene ciloleucel 这两款产品在上市前临床研究中 IgG 替代治疗的情况。

由于 CD19 并不在分化成熟的浆细胞上表达,故靶向 CD19 的 CAR-T 细胞并不会清除患者体内既往存在的针对病原体或疫苗的浆细胞。Bhoj 等人发现在靶向 CD19 的 CAR-T 细胞治疗后虽然血液中 CD19$^+$/CD20$^+$ B 细胞数量和血清总免疫球蛋白水平显著降低,血清中疫苗或病原体诱导产生的 IgG 和 IgA 的滴度却可以维持稳定至少 6 到 12 个月,有部分患者在 CAR-T 细胞治疗后 25 个月骨髓中仍可检测到分泌抗体的浆细胞。免疫球蛋白缺陷导致的体液免疫受损增加了患者的感染风险。

目前针对免疫球蛋白缺陷的治疗主要是 IgG 替代。IgG 替代治疗的给药方式分为静脉注射和皮下注射两种。由于缺乏随机对照临床研究的数据,在 CAR-T 细胞治疗中应用 IgG 替代治疗的指征并不明确。Joshua A. Hill 等人根据其他疾病中 IgG 替代治疗的指征和临床实践的经验,在 *Blood Reviews* 中建议 CAR-T 细胞治疗后 3 个月内应每月监测患者血清 IgG

表 4-5-2-1　Tisagenlecleucel 和 Axicabtagene ciloleucel 在临床研究中的 IgG 替代治疗概况

病种和样本量	产品名称	IgG 替代治疗的目标	进行 IgG 替代治疗的比例
成人和儿童 ALL			
Maude 等, 单中心 n=30	Tisagenlecleuce	维持 IgG>500mg/dl	100%
Maude 等, 多中心 n=75	Tisagenlecleuce	根据当地指南	几乎所有 (most)
成人淋巴瘤			
Schuster 等, 单中心, n=28	Tisagen lecleucel	未报道	64%
Neelapu 等和 Locke 等, n=108	Axicabtagene ciloleucel	维持 IgG>400mg/dl	31%
Shuster 等	Tisagenlecleucel	根据当地指南	未报道

水平,对血清 IgG<400mg/dl 或出现严重感染的患者应输注 IgG,3 个月后若患者血清 IgG 仍 <400mg/dl 或出现严重感染,则继续进行 IgG 替代治疗。具体推荐用法为先静脉注射 IgG (400~800mg/kg,3~4 周/次) 以使血清 IgG 浓度迅速上升到 400mg/dl,而后改为皮下注射 IgG(100~200mg/kg,1~2 周/次) 以确保血清 IgG 浓度的平稳。极少数患者接受 IgG 治疗时会出现头痛、恶心、呕吐等不良反应,大多出现在用药开始一小时内,因此需要在输注全过程中观察生命体征。大部分 IgG 输注的副反应可通过暂停输注或减慢输注速度后缓解,必要时可适当应用非甾体抗炎药和抗组胺药。考虑到糖皮质激素可能影响 CAR-T 细胞的功能,一般情况下不推荐使用糖皮质激素。

目前关于 CAR-T 细胞治疗后如何进行免疫接种尚缺乏足够的研究证据。欧洲血液与骨髓移植协会(EBMT)和美国血液与骨髓移植协会(ASBMT)2018 年发布的专家共识建议在患者接受 CAR-T 细胞治疗后至少 6 个月再行预防接种。应优先给患者接种灭活流感疫苗、13 价肺炎链球菌疫苗和流感嗜血杆菌疫苗。

2020 年 *Blood* 发表的专家共识则建议在 CAR-T 细胞治疗前 2 周给患者接种流感疫苗。对于 CAR-T 细胞治疗后无需进行化疗和造血干细胞移植的患者,应在 CAR-T 细胞治疗 6 个月后进行预防接种,优先考虑接种肺炎链球菌疫苗、甲肝和乙肝疫苗、破伤风疫苗、白喉疫苗和百日咳疫苗。对于有水痘或带状疱疹病史且年龄 ≥50 岁的患者,还应考虑接种水痘-带状疱疹疫苗。CAR-T 细胞治疗后疫苗接种的流程图(图 4-5-2-1)修改自 *Blood* 发表的专家共识。

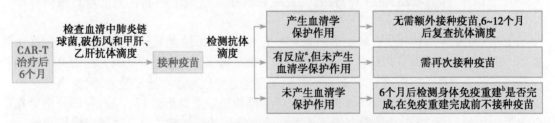

图 4-5-2-1　CAR-T 细胞治疗后疫苗接种流程

[a]有反应的定义是:对于非肺炎链球菌疫苗:在疫苗接种后 1~2 个月血清中 IgG 滴度相比接种前增加 ≥2 倍或者在疫苗接种后 1~2 个月血清中 IgG 水平可以起到保护作用。对于肺炎链球菌疫苗:疫苗接种后 1 个月血清中 IgG 滴度相比接种前增加 ≥2 倍或者由当地实验室定义。[b] 免疫重建成功的判断标准是:血清 IgA >6mg/dl 并且 CD19 或 CD20 阳性 B 细胞数>20 个细胞/mm³,并且 CD4[+] T 细胞数>200 个细胞/mm³。

(王修健　叶逸山　胡永仙　黄河)

参考文献

1. KOCHENDERFER JN, WILSON WH, JANIK JE, et al. Eradication of B-lineage cells and regression of lymphoma in a patient treated with autologous T cells genetically engineered to recognize CD19[J]. Blood, 2010, 116 (20): 4099-4102.

2. KOCHENDERFER JN, DUDLEY ME, FELDMAN SA, et al. B-cell depletion and remissions of malignancy along with cytokine-associated toxicity in a clinical trial of anti-CD19 chimeric-antigen-receptor-transduced T cells [J]. Blood, The Journal of the American Society of Hematology, 2012, 119(12): 2709-2720.

3. RIAZ IB, ZAHID U, KAMAL MU, et al. Anti-CD 19 and anti-CD 20 CAR-modified T cells for B-cell malignancies: a systematic review and meta-analysis[J]. Immunotherapy, 2017, 9(12): 979-993.

4. ZENG C, CHENG J, LI T, et al. Efficacy and toxicity for CD22/CD19 chimeric antigen receptor T-cell therapy in patients with relapsed/refractory aggressive B-cell lymphoma involving the gastrointestinal tract[J]. Cytotherapy, 2020, 22(3): 166-171.

5. MAUDE SL, LAETSCH TW, BUECHNER J, et al. Tisagenlecleucel in Children and Young Adults with B-Cell Lymphoblastic Leukemia[J]. N Engl J Med, 2018, 378(5): 439-448.

6. GRUPP SA, KALOS M, BARRETT D, et al. Chimeric antigen receptor-modified T cells for acute lymphoid leukemia[J]. N Engl J Med, 2013, 368(16): 1509-1518.

7. MAUDE SL, FREY N, SHAW PA, et al. Chimeric antigen receptor T cells for sustained remissions in leukemia [J]. N Engl J Med, 2014, 371(16): 1507-1517.

8. KOCHENDERFER JN, SOMERVILLE RPT, LU T, et al. Lymphoma remissions caused by anti-CD19 chimeric antigen receptor T cells are associated with high serum interleukin-15 levels[J]. J Clin Oncol, 2017, 35(16): 1803-1813.

9. TOMBLYN M, CHILLER T, EINSELE H, et al. Guidelines for preventing infectious complications among hematopoietic cell transplantation recipients: A global perspective[J]. Biology of Blood and Marrow Transplantation, 2009, 15(10): 1143-1238.

10. PIHLGREN M, SCHALLERT N, TOUGNE C, et al. Delayed and deficient establishment of the long-term bone marrow plasma cell pool during early life[J]. Eur J Immunol, 2001, 31(3): 939-946.

11. HILL JA, GIRALT S, TORGERSON TR, LAZARUS HM. CAR-T-and a side order of IgG, to go? -Immunoglobulin replacement in patients receiving CAR-T cell therapy[J]. Blood Rev, 2019, 38: 100596.

12. SCHUSTER SJ, SVOBODA J, CHONG EA, et al. Chimeric antigen receptor T cells in refractory B-cell lymphomas[J]. N Engl J Med, 2017, 377(26): 2545-2554.

13. NEELAPU SS, LOCKE FL, BARTLETT NL, et al. Axicabtagene ciloleucel CAR-T-cell therapy in refractory large B-cell lymphoma[J]. N Engl J Med, 2017, 377(26): 2531-2544.

14. LOCKE FL, GHOBADI A, JACOBSON CA, et al. Long-term safety and activity of axicabtagene ciloleucel in refractory large B-cell lymphoma (ZUMA-1): a single-arm, multicentre, phase 1-2 trial[J]. Lancet Oncol, 2019, 20(1): 31-42.

15. SCHUSTER SJ, BISHOP MR, TAM CS, et al. Tisagenlecleucel in adult relapsed or refractory diffuse large B-cell lymphoma[J]. N Engl J Med, 2019, 380(1): 45-56.

16. JESSICA, CHRISTOPHER, LIESVELD J, et al. Long-lived plasma cells are contained within the CD19-CD38hiCD138+ subset in human bone marrow[J]. Immunity, 2015, 43(1): 132-145.

17. BHOJ VG, ARHONTOULIS D, WERTHEIM G, et al. Persistence of long-lived plasma cells and humoral immunity in individuals responding to CD19-directed CAR-T-cell therapy[J]. Blood, 2016, 128(3): 360-370.

18. ARNOLD DE, MAUDE SL, CALLAHAN CA, et al. Subcutaneous immunoglobulin replacement following CD19-specific chimeric antigen receptor T-cell therapy for B-cell acute lymphoblastic leukemia in pediatric patients

［J］. Pediatr Blood Cancer,2020,67(3):e28092.

19. HILL JA,SEO SK. How I prevent infections in patients receiving CD19-targeted chimeric antigen receptor T cells for B-cell malignancies［J］. Blood,2020,136(8):925-935.

20. KANSAGRA AJ,FREY NV,BAR M,et al. Clinical utilization of Chimeric Antigen Receptor T-cells (CAR-T) in B-cell acute lymphoblastic leukemia (ALL)-an expert opinion from the European Society for Blood and Marrow Transplantation (EBMT) and the American Society for Blood and Marrow Transplantation (ASBMT)［J］. Bone Marrow Transplant,2019,54(11):1868-1880.

21. MAHADEO KM,KHAZAL SJ,ABDEL-AZIM H,et al. Management guidelines for paediatric patients receiving chimeric antigen receptor T cell therapy［J］. Nat Rev Clin Oncol,2019,16(1):45-63.

22. YAKOUB-AGHA I,CHABANNON C,BADER P,et al. Management of adults and children undergoing chimeric antigen receptor T-cell therapy:best practice recommendations of the European Society for Blood and Marrow Transplantation (EBMT) and the Joint Accreditation Committee of ISCT and EBMT (JACIE)［J］. Haematologica,2020,105(2):297-316.

第六章

其他并发症

第一节　肿瘤溶解综合征

肿瘤溶解综合征(tumor lysis syndrome,TLS)是由大量肿瘤细胞自发或经过肿瘤治疗后快速裂解,细胞内组分突然释放到血液中引起的急症。磷、钾、核酸等细胞内容物的释放破坏了人体内环境的平衡,导致高钾血症、高磷血症、高尿酸血症和继发性低钙血症。未经治疗的肿瘤溶解综合征患者可发生急性肾功能衰竭、心律失常、神经系统并发症和癫痫发作。肿瘤溶解综合征通常在肿瘤治疗的早期发生,并且肾功能不全的患者有更高的发生风险,同时也可能在一些高增殖率的肿瘤中自发发生,如弥漫大 B 细胞淋巴瘤、ALL、伯基特淋巴瘤等。由于接受 CAR-T 细胞治疗的患者存在肿瘤难治复发和肿瘤负荷高的特点,且 CAR-T 细胞对肿瘤的杀伤速度快,在短时间内可出现大量肿瘤细胞溶解,故接受 CAR-T 细胞治疗的血液系统恶性肿瘤患者,需特别关注是否发生肿瘤溶解综合征。目前已有多个临床研究观察到 CAR-T 细胞治疗可诱发肿瘤溶解综合征。在一项针对慢性淋巴细胞白血病的 CAR-T 细胞治疗的临床研究中,肿瘤溶解综合征的发生率为 14.3%(2/14)。而在另一项针对异基因造血干细胞移植后复发输注 CAR-T 细胞治疗的临床研究中,肿瘤溶解综合征的发生率为 10%(1/10)。根据目前已有的报道,肿瘤溶解综合征一般发生于 CAR-T 细胞治疗后 8~22 天,此阶段常为 CAR-T 细胞增殖、细胞因子释放及肿瘤负荷快速降低的高峰期。CAR-T 细胞治疗诱发的肿瘤溶解综合征与 CAR-T 细胞治疗前的预处理化疗无明显相关性,有文献报道即使在 CAR-T 细胞输注前没有施行预处理化疗,CAR-T 细胞治疗仍可引起肿瘤溶解综合征。目前 CAR-T 细胞治疗所引发的肿瘤溶解综合征的临床表现从仅有实验室异常到出现明显的症状、体征均有见诸报道。

（一）病理生理

1. 电解质紊乱　肿瘤细胞裂解时可释放出钾、磷和核酸等。高钾血症可导致致命的心律失常。高磷血症可导致继发性低钙血症,从而引发神经肌肉兴奋(手足抽搐)、心律失常和癫痫发作。此外,磷酸盐还可与钙离子结合形成磷酸钙晶体沉积在各器官中对机体造成损害,例如在肾脏中沉积的磷酸钙晶体可引起急性肾损伤,在心脏中沉积时,可能会诱发严重的心律失常。

2. 高尿酸血症　尿酸除可通过形成晶体的方式引发急性肾损伤外,还可通过诱发肾血管收缩、肾血流减少、氧化反应和炎症等不依赖晶体沉积的方式引发急性肾损伤。

3. 免疫功能异常　肿瘤溶解还会诱导免疫系统释放大量细胞因子,进一步诱发全身炎症反应综合征和多器官功能衰竭。在 CAR-T 细胞治疗中,需警惕肿瘤溶解所导致的细胞因子释放可能加剧细胞因子释放综合征的临床严重程度。

（二）临床表现

肿瘤溶解综合征可分为仅有实验室指标异常和具有临床症状两种，前者更为常见。在治疗前三天至治疗后七天，一例无症状患者在 24 小时内出现两种及以上的电解质紊乱（高钾血症、高磷血症、低钙血症、高尿酸血症），则可判断为具有实验室指标异常的肿瘤溶解综合征。具有临床症状的肿瘤溶解综合征除了出现上述的电解质紊乱外，还伴有相应的临床症状，包括恶心、呕吐、嗜睡、水肿、肾功能衰竭、充血性心力衰竭等，并可能引发猝死。其临床症状与电解质紊乱密切相关。

1. 高钾血症　肿瘤细胞溶解可导致细胞内钾释放到细胞外而引起高钾血症。患者可出现心脏收缩功能障碍甚至心搏骤停，常伴随严重的肌无力或肌肉麻痹。

2. 高磷酸血症　肿瘤细胞溶解可导致细胞内磷酸盐释放到细胞外而出现高磷酸血症，磷酸盐可以与血清中钙离子结合形成磷酸钙结晶沉积在肾实质，导致急性肾衰竭。

3. 低钙血症　常为继发性，钙离子可与磷酸盐结合而形成磷酸钙沉积而导致低钙血症。低钙血症的症状包括手足抽搐、情感障碍、帕金森病（锥体外系障碍）、视神经乳头水肿、肌病等。

4. 高尿酸血症　细胞核分解产生的大量嘌呤（包括腺嘌呤和鸟嘌呤）可以通过嘌呤代谢途径转变为尿酸并通过尿液排泄。当肿瘤大量溶解产生过量尿酸时，尿酸可形成尿酸结晶而沉积在肾实质。

（三）诊断和鉴别诊断

1. 肿瘤溶解综合征有两组常用的诊断标准　Cairo-Bishop 和 Howard 标准（表 4-6-1-1）。

表 4-6-1-1　肿瘤溶解综合征常用的诊断标准

肿瘤溶解综合征类别	Cairo-Bishop 标准	Howard 标准	howard 标准相比 Cairo-bishop 标准的主要不同点
实验室指标异常肿瘤溶解综合征	在治疗开始前 3 天至治疗开始后 7 天内，血清中电解质含量变化超过基线值的 25% 或 ≥2 项电解质含量不在正常范围	在治疗开始前 3 天至治疗开始后 7 天内，24 小时内出现 2 项及以上代谢指标异常	取消了 25% 的定义标准并增加了 24 小时内出现 2 项及以上代谢指标异常的要求
尿酸	≥476μmol/L 或超过基线值的 25%	≥475.8μmol/L（成人）或超过相应年龄的 ULN[b]（儿童）	降低阈值并取消了超过基线值 25% 的定义标准
钾	≥6.0mmol/L 或超过基线值 25%	≥6.0mmol/L	取消了超过基线值 25% 的定义标准
磷	≥2.1mmol/L（儿童），≥1.45mmol/L（成人），或超过基线值 25%	≥2.1mmol/L（儿童），≥1.5mmol/L（成人）	提高了成人阈值并取消超过基线值 25% 的定义标准
钙	≤1.75mmol/L 或低于基线值 25%	校正钙[a] <1.75mmol/L 或离子钙<0.3mmol/L	将定义值分为校正钙和离子钙

肿瘤溶解综合征类别	Cairo-Bishop 标准	Howard 标准	howard 标准相比 Cairo-bishop 标准的主要不同点
具有临床症状的肿瘤溶解综合征	出现新陈代谢异常以及需要干预的临床表现	实验室肿瘤溶解综合征,以及肌酐水平升高、癫痫、心律失常或猝死	/
肌酐	≥1.5ULN(年龄>12 岁或年龄标化)需排除药物导致的肌酐水平升高	升高 0.3mg/dl 或单个值>1.5×相应年龄的 ULN(在没有肌酐测定标准的情况下)或出现少尿症状[6 小时内平均尿量<0.5ml/(kg·h)]	细化了肌酐水平标准
心律失常或猝死	需排除药物导致的心律失常或猝死	可能或确定由高钾血症或低钙血症引起	增加高钾血症或低钙血症为诱因
癫痫	需排除药物导致的癫痫	可能或确定由低钙血症引起	增加低钙血症为诱因
神经肌肉兴奋,低血压或心力衰竭	无此标准	可能或确定由低钙血症引起	增加低钙血症为诱因

缩写:ULN. upper limit of normal,正常值上限。

[a]校正钙(mg/dl)=测量钙(mg/dl)+0.8×[4-白蛋白(g/dl)];

[b]ULN 由机构制定;如果没有指定标准,各年龄段对应性别肌酐的 ULN 为:年龄>1 岁且<12 岁,男性或女性,61.6μmol/L;≥12 岁且<16 岁,男性或女性,88μmol/L;≥16 岁,女性,105.6μmol/L;≥16 岁,男性,114.4μmol/L。

2. 鉴别诊断

(1) 肿瘤快速增殖:CAR-T 细胞杀伤肿瘤所引发的肿瘤溶解综合征需与肿瘤自发溶解导致的肿瘤溶解综合征进行鉴别,肿瘤自发溶解所导致的肿瘤溶解综合征一般发生于化疗或 CAR-T 细胞输注前,不伴有 CAR-T 细胞扩增和肿瘤负荷的下降,一般见于肿瘤负荷较大,肿瘤增殖较快的淋巴瘤和白血病患者。另外,自发性肿瘤溶解综合征一般不会导致高磷酸血症和低钙血症,因为自发性肿瘤溶解综合征一般见于肿瘤增殖速率较快的患者,这些患者体内快速增殖的肿瘤会重新使用肿瘤溶解释放的磷酸盐生成新的肿瘤细胞。

(2) CRS 和 ICANS:肿瘤溶解综合征发生时所出现的发热、急性肾功能衰竭、心律失常和惊厥的临床表现与 CRS 和 ICANS 的临床表现相似,且由于肿瘤溶解本身可诱导免疫系统释放大量细胞因子而可能诱发或加重 CRS 与 ICANS,所以在 CAR-T 细胞治疗中,肿瘤溶解综合征与 CRS 和 ICANS 可能重叠发生,有时不易鉴别。单纯的 CRS 与 ICANS 若不合并其他脏器的损害,一般不会伴有肿瘤溶解综合征特有的电解质紊乱。当出现相关电解质紊乱(高钾血症、高磷血症、低钙血症、高尿酸血症),尤其伴随 CAR-T 细胞大量扩增,肿瘤负荷快速下降时,需警惕肿瘤溶解综合征的发生。

(四) 预防和治疗

识别具有肿瘤溶解综合征风险的患者有助于采取更适当的预防措施。肿瘤溶解综合征在患有肾病的患者中更为常见。当细胞裂解过程中释放的钾、磷、核酸和细胞因子超过身体稳态机制的承受范围时,就会发生肿瘤溶解综合征。尿酸、黄嘌呤和磷酸盐可在肾脏集合系统的任何部位沉积,而肾脏排泄是它们排出体外的主要途径。具有临床症状的肿瘤溶解综合征只可能在患者肾功能障碍,无法及时排出细胞释放的代谢产物的情况下发生。

在开始治疗前评估患者风险是预防肿瘤溶解综合征的关键。预防肿瘤溶解综合征的方法包括实验室监测、使用降尿酸药物和保证充足的水化。在治疗的初始给药期间监测尿量和液体平衡、电解质(钾、磷酸盐、钙)、肌酐和尿酸以帮助评估患者发生肿瘤溶解综合征的风险,迅速发现新陈代谢异常并采取必要措施(图 4-6-1-1)。一般建议对高风险患者每隔 4~6 小时进行检测,对中度风险患者每 8~12 小时进行检测,低风险患者每天进行检测。一般建议在治疗结束后对患者继续进行至少 24 小时的监测,直到电解质恢复至正常。

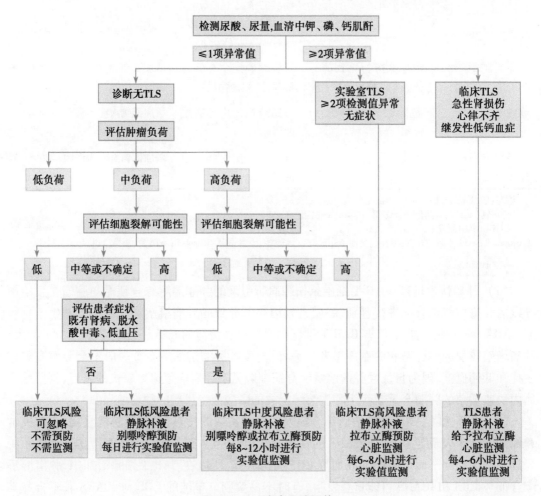

图 4-6-1-1　患者风险评估

充足的水化对于预防肿瘤溶解综合征、促进尿酸和磷酸盐的排泄至关重要。口服补水适用于肿瘤溶解综合征低风险和一些中度风险患者,对于部分中度风险患者及高度风险患者应考虑静脉输液。患者在治疗前 2 天以及治疗后 2~3 天,每小时尿量应保持在 100ml 以上。由于噻嗪类利尿剂可能会增加尿酸水平,应该尽量避免使用。对尿量较少的患者可考虑使用呋塞米。

监测并及时调电解质至关重要。无症状时通常不需要治疗低钙血症。高磷血症通常用磷酸盐结合剂来控制,严重的高磷血症可能需要透析。

口服降低尿酸的药物,包括别嘌醇或其他新药(如非黄嘌呤氧化酶抑制剂非布司他),通常给予别嘌醇每日300mg或非布索坦每日120mg。美国国家综合癌症网络(National Comprehensive Cancer Network,NCCN)建议在治疗前2~3天给予别嘌醇并持续10~14天。有研究表明,对于中度风险和高风险的患者,使用非布司他预防肿瘤溶解综合征的效果优于别嘌醇。目前已有研究组在CAR-T细胞治疗的临床研究中应用别嘌醇预防肿瘤溶解综合征。

NCCN建议对肿瘤溶解综合征高风险患者(如无法补充充足水分、别嘌醇对其无效或急性肾功能衰竭患者)使用拉布立海。拉布立海的推荐量为每天0.2mg/kg,最多给药5天。目前在CAR-T细胞临床研究中亦有报道应用拉布立海治疗肿瘤溶解综合征。

碱化尿液一般不再用于预防肿瘤溶解综合征,因为它可能与代谢性碱中毒和磷酸钙沉积有关。对于急性肾损伤患者可能危及生命的电解质紊乱,应考虑透析。

由于CAR-T细胞治疗中发生肿瘤溶解综合征时可能合并CRS或ICANS,从而增加治疗难度。当患者出现常规药物无法纠正的内环境紊乱时应考虑行透析或连续性肾脏替代治疗(continuous renal replacement therapy,CRRT)以帮助患者恢复内环境稳态。透析的指征如下:①急性肺水肿,对利尿剂无反应;②血钾≥6.5mmol/L;③动脉血pH<7.2;④血肌酐≥442μmol/L。CRRT的指征如下:①急性肾损伤伴低血压、心力衰竭等血流动力学不稳定情况;②常规透析不能纠正的内环境紊乱;③三级或三级以上CRS,对药物治疗反应不佳。

(王修健　叶逸山　胡永仙　黄河)

参考文献

1. WILSON F P,BERNS J S. Tumor lysis syndrome:new challenges and recent advances[J]. Adv Chronic Kidney Dis,2014,21(1):18-26.

2. MCBRIDE A,WESTERVELT P. Recognizing and managing the expanded risk of tumor lysis syndrome in hematologic and solid malignancies[J]. J Hematol Oncol,2012,5:75.

3. CAIRO M S,COIFFIER B,REITER A,et al. Recommendations for the evaluation of risk and prophylaxis of tumour lysis syndrome(TLS)in adults and children with malignant diseases:an expert TLS panel consensus[J]. Br J Haematol,2010,149(4):578-586.

4. SARNO J. Prevention and management of tumor lysis syndrome in adults with malignancy[J]. J Adv Pract Oncol,2013,4(2):101-106.

5. HOWARD S C,JONES D P,PUI C H. The tumor lysis syndrome[J]. N Engl J Med,2011,364(19):1844-1854.

6. PORTER D L,HWANG W T,FREY N V,et al. Chimeric antigen receptor T cells persist and induce sustained remissions in relapsed refractory chronic lymphocytic leukemia[J]. Sci Transl Med,2015,7(303):139r-303r.

7. KOCHENDERFER J N,DUDLEY M E,CARPENTER R O,et al. Donor-derived CD19-targeted T cells cause regression of malignancy persisting after allogeneic hematopoietic stem cell transplantation[J]. Blood,2013,122(25):4129-4139.

8. GRUPP S A,KALOS M,BARRETT D,et al. Chimeric antigen receptor-modified T cells for acute lymphoid leukemia[J]. N Engl J Med,2013,368(16):1509-1518.

9. PORTER D L,LEVINE B L,KALOS M,et al. Chimeric antigen receptor-modified T cells in chronic lymphoid leukemia[J]. N Engl J Med,2011,365(8):725-733.

10. SHANK B R,DO B,SEVIN A,et al. Chimeric antigen receptor t cells in hematologic malignancies[J]. Pharmacotherapy,2017,37(3):334-345.

11. HOCHBERG J,CAIRO M S. Rasburicase:future directions in tumor lysis management[J]. Expert Opin Biol Ther,2008,8(10):1595-1604.

12. SHIMADA M,JOHNSON R J,MAY W J,et al. A novel role for uric acid in acute kidney injury associated with tumour lysis syndrome[J]. Nephrol Dial Transplant,2009,24(10):2960-2964.

13. FEIG D I,KANG D H,JOHNSON R J. Uric acid and cardiovascular risk[J]. N Engl J Med,2008,359(17): 1811-1821.

14. EJAZ A A,MU W,KANG D H,et al. Could uric acid have a role in acute renal failure? [J]. Clin J Am Soc Nephrol,2007,2(1):16-21.

15. NAKAMURA M,ODA S,SADAHIRO T,et al. The role of hypercytokinemia in the pathophysiology of tumor lysis syndrome(TLS) and the treatment with continuous hemodiafiltration using a polymethylmethacrylate membrane hemofilter (PMMA-CHDF) [J]. Transfus Apher Sci,2009,40(1):41-47.

16. SOARES M,FERES G A,SALLUH J I. Systemic inflammatory response syndrome and multiple organ dysfunction in patients with acute tumor lysis syndrome[J]. Clinics (Sao Paulo),2009,64(5):479-481.

17. HIJIYA N,METZGER M L,POUNDS S,et al. Severe cardiopulmonary complications consistent with systemic inflammatory response syndrome caused by leukemia cell lysis in childhood acute myelomonocytic or monocytic leukemia[J]. Pediatr Blood Cancer,2005,44(1):63-69.

18. CAIRO M S,BISHOP M. Tumour lysis syndrome:new therapeutic strategies and classification[J]. Br J Haematol,2004,127(1):3-11.

19. CHESON B D,HEITNER E S,CERRI E,et al. Tumor lysis syndrome in chronic lymphocytic leukemia with novel targeted agents[J]. Oncologist,2017,22(11):1283-1291.

20. WEEKS A C,KIMPLE M E. Spontaneous tumor lysis syndrome:A case report and critical evaluation of current diagnostic criteria and optimal treatment regimens [J]. J Investig Med High Impact Case Rep, 2015, 3 (3):1562898945.

21. SHIMABUKURO-VORNHAGEN A,GODEL P,SUBKLEWE M,et al. Cytokine release syndrome[J]. J Immunother Cancer,2018,6(1):56.

22. COIFFIER B,ALTMAN A,PUI C H,et al. Guidelines for the management of pediatric and adult tumor lysis syndrome:an evidence-based review[J]. J Clin Oncol,2008,26(16):2767-2778.

23. CHESON B D. Etiology and management of tumor lysis syndrome in patients with chronic lymphocytic leukemia [J]. Clin Adv Hematol Oncol,2009,7(4):263-271.

24. TAMURA K,KAWAI Y,KIGUCHI T,et al. Efficacy and safety of febuxostat for prevention of tumor lysis syndrome in patients with malignant tumors receiving chemotherapy:a phase Ⅲ, randomized, multi-center trial comparing febuxostat and allopurinol[J]. Int J Clin Oncol,2016,21(5):996-1003.

25. SPINA M,NAGY Z,RIBERA J M,et al. FLORENCE:a randomized,double-blind,phase Ⅲ pivotal study of febuxostat versus allopurinol for the prevention of tumor lysis syndrome (TLS) in patients with hematologic malignancies at intermediate to high TLS risk[J]. Ann Oncol,2015,26(10):2155-2161.

26. ZELENETZ A D,GORDON L I,WIERDA W G,et al. Non-Hodgkin's lymphomas,version 4. 2014[J]. J Natl Compr Canc Netw,2014,12(9):1282-1303.

27. BRUDNO J N,KOCHENDERFER J N. Toxicities of chimeric antigen receptor T cells:recognition and management[J]. Blood,2016,127(26):3321-3330.

28. WILSON F P,BERNS J S. Onco-nephrology:tumor lysis syndrome[J]. Clin J Am Soc Nephrol,2012,7(10): 1730-1739.

29. GOLPER T A. Indications,technical considerations,and strategies for renal replacement therapy in the intensive

care unit[J]. J Intensive Care Med,1992,7(6):310-317.

30. RONCO C. Continuous renal replacement therapies for the treatment of acute renal failure in intensive care patients[J]. Clin Nephrol,1993,40(4):187-198.

31. MANNS M,SIGLER M H,TEEHAN B P. Continuous renal replacement therapies:an update[J]. Am J Kidney Dis,1998,32(2):185-207.

32. WANG H J,WANG P,LI N,et al. Effects of continuous renal replacement therapy on serum cytokines,neutrophil gelatinase-associated lipocalin,and prognosis in patients with severe acute kidney injury after cardiac surgery[J]. Oncotarget,2017,8(6):10628-10636.

33. LIU Y,CHEN X,WANG D,et al. Hemofiltration Successfully Eliminates Severe Cytokine Release Syndrome Following CD19 CAR-T-Cell Therapy[J]. J Immunother,2018,41(9):406-410.

第二节 毛细血管渗漏综合征

一、概述

血液系统恶性疾病治疗过程中的毛细血管渗漏综合征(capillary leak syndrome,CLS)通常与 CRS 有关,有部分文献也将二者等同。Cristina 根据美国德州大学 MD 安德森癌症中心患者的资料观察到,CAR-T 细胞治疗患者只要同时发生 CRS 及内皮损伤,基本都可观察到 CLS,其中尤以肺部毛细血管渗漏综合征值得重视。CAR-T 细胞患者中的呼吸衰竭通常在毛细血管渗漏的情况下发生,可导致胸腔积液、肺水肿和呼吸衰竭,部分患者进展为急性呼吸窘迫综合征(ARDS)。

CLS 包括特发性 CLS 及继发性 CLS,特发性毛细血管渗漏综合征又称 Clarkson 综合征,是一种罕见的特发性疾病,原因尚不明确,其特征为液体和大分子物质渗漏到组织中,导致短暂、严重、可逆的低血压、血液浓缩和低白蛋白血症三联征。继发性 CLS 可由多种疾病引起,包括恶性血液病(淋巴瘤、骨髓增生性疾病、噬血细胞性淋巴组织细胞增多症),感染性疾病(虫媒病毒感染、出血热、布鲁氏菌病及各种严重感染引起的脓毒症),药物(IL-2、粒细胞集落刺激因子、粒细胞巨噬细胞集落刺激因子、吉西他滨、硼替佐米、紫杉醇),急性坏死性胰腺炎,各种创伤、烧伤、手术,以及新兴的免疫疗法。研究表明,多种炎性介质均参与 CLS 的病理过程,包括脂多糖(LPS)、TNF、白介素家族(IL-1、IL-6、IL-8、IL-10、IL-12、IL-13)、氧自由基、花生四烯酸代谢产物、血小板活化因子、肽类炎性介质(弹性蛋白酶、胶原酶、组织蛋白酶)、血管内皮细胞生长因子(VEGF)等。

二、CAR-T 细胞治疗中毛细血管渗漏综合征临床表现

CLS 特点在于血管通透性增加,导致富含蛋白质的液体从血管内转移至间质中,一方面导致血管内容量不足,有效循环血量下降,临床上可表现为低血压、低中心静脉压、血液浓缩、低蛋白血症、休克及急性肾损伤;另一方面,间质中液体可引起胸腔、心包、腹腔积液,引起非心源性肺水肿、肠水肿、肌肉水肿、少尿及体重增加等。因此患者可同时表现为全身严重水肿及有效循环血容量不足,常规补液仅可短暂升压,但又进一步加重全身水肿,从而形成恶性循环,若未及时控制,可继发多器官功能衰竭从而导致死亡。表 4-6-2-1 总结了毛细血管渗漏综合征在人体各系统中的症状表现。

表 4-6-2-1 毛细血管渗漏综合征症状

呼吸系统	非心源性肺水肿急性呼吸窘迫综合征
循环系统	低血压 心动过速 分布性和低血容量性休克
血液系统	血液浓缩 低白蛋白血症
泌尿系统	急性肾损伤 少尿
消化系统	肠水肿
运动系统	肌肉水肿
浆膜腔积液	胸腔积液 心包积液 腹腔积液
其他	缺血性脑损伤 缺血性肝炎 皮肤湿冷 体重增加

毛细血管渗漏综合征常常累及全身多器官、组织(图 4-6-2-1)。

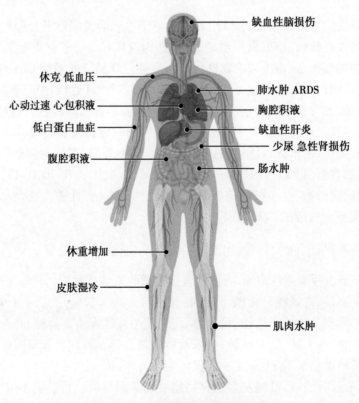

图 4-6-2-1 渗漏综合征全身表现图

表 4-6-2-2 总结了两种已被 FDA 批准的商业化 CAR-T 细胞产品 Tisagenlecleucel 及 Axi-cabtagene ciloleucel 所进行的临床试验中报道 CLS 相关症状发生率。

表 4-6-2-2　商业化 CAR-T 细胞产品中毛细血管渗漏综合征相关症状发生率

临床试验	低血压	水肿	肺水肿
CD19 CAR-T 细胞治疗儿童及青少年 R/R 急性 B 淋巴细胞白血病(Tisagenlecleucel)	31%	21%	16%
CD19 CAR-T 细胞治疗 R/R 弥漫大 B 淋巴瘤(Tisagenlecleucel)	26%	23%	3%
CD19 CAR-T 细胞治疗 R/R 弥漫大 B 淋巴瘤(Axicabtagene Ciloleucel)	57%	19%	9%

浙江大学医学院附属第一医院骨髓移植中心对参与 CAR-T 细胞治疗临床试验的 42 例 ALL 患者毛细血管渗漏综合征及相关信息的统计表示(表 4-6-2-3),接受 CD19 CAR-T 细胞或 CD19/CD22 CAR-T 细胞治疗后有 11 例(11/42,26.2%)患者发生 CLS。观察发现,CLS 在重度 CRS 患者中较为常见。CLS 患者血清 IL-6 的峰浓度远高于非 CLS 患者,血清总蛋白和血清白蛋白可能是帮助 CAR-T 细胞治疗中 CLS 诊断的较好指标。此外,CLS 与无 CLS 两组患者在死亡比例方面无显著差异。

表 4-6-2-3　接受 CAR-T 细胞治疗患者基本信息图

患者信息		无 CLS/例(%)	CLS/例(%)	χ^2	P
人数		31	11		
年龄				0.521	0.47
	≤30	18(58.1%)	5(45.5%)		
	>30	13(41.9%)	6(54.5%)		
性别				1.942	0.163
	男	16(51.6%)	3(27.3%)		
	女	15(48.4%)	8(72.7%)		
Ph 染色体类型				0.616	0.433
	Ph⁻ALL	25(80.6%)	0(90.9%)		
	Ph⁺ALL	6(19.4%)	1(9.1%)		
CAR 类型				0.113	0.737
	CD19		10(90.9%)		
	CD19CD22	4(12.9%)	1(9.1%)		
CRS 级别				22.9	<0.001
	0	8(25.8%)	0(0)		
	1	7(22.6%)	0(0)		
	2	12(38.7%)	1(9.1%)		
	3	4(12.9%)	9(81.8%)		
	4	0(0)	1(9.1%)		

续表

患者信息		无 CLS/例(%)	CLS/例(%)	χ^2	P
生存状况				0.094	0.759
	存活	21(67.7%)	8(72.7%)		
	死亡	10(32.3%)	3(27.3%)		
血压				4.404	0.036
	收缩压>100mmHg	17(54.8%)	2(18.2%)		
	收缩压≤100mmHg	14(45.2%)	9(81.8%)		
丙种球蛋白				6.938	0.008
	未使用丙种球蛋白		1(9.1%)		
	使用丙种球蛋白	14(45.2%)	10(90.9%)		

三、毛细血管渗漏综合征的诊断

目前无统一评价标准,也无特异性指标,主要根据临床症状及实验室检查:出现全身性水肿、严重的低血容量性低血压(低血压一般定义为收缩压小于 90mmHg、平均血压小于65mmHg 或收缩压较基线值下降超过 40mmHg)、休克等症状,血常规提示血液高度浓缩,非蛋白尿性的低白蛋白血症,感染相关指标正常或轻度增高,仅凭感染无法解释的休克状态时临床可诊断为 CLS。

四、毛细血管渗漏综合征的治疗

目前尚无 CLS 的治疗指南,也无特异性的 CLS 预防、治疗方法。包括静脉注射免疫球蛋白(IVIG)在内的预防性治疗,可能会降低特发性 CLS 的病死率。然而,对于继发性 CLS 目前暂无有效的治疗方法,支持性治疗配合液体管理可能是最重要的方法,治疗目标为控制CRS,减轻应激程度,减少炎性介质激活,防止毛细血管进一步渗漏,恢复血容量,改善循环功能,维持氧供、纠正低氧血症。特发性与继发性毛细血管渗漏综合征的治疗药物及措施包括皮质类固醇、茶碱、螺内酯、正性肌力药、免疫抑制剂、免疫球蛋白、沙利度胺、托珠单抗、血浆置换等。

(一)稳定气道和呼吸

应给予所有患者辅助供氧,并使用脉搏血氧测定持续监测氧合情况,必要时予以机械辅助呼吸。

(二)心血管评估

若患者出现休克症状,应立即进行超声心动图检查以评估射血分数并排除其他休克原因,评估和优化液体状态和心输出量。

(三)容量评估及补液

补液前后均需动态评估患者容量状态、组织灌注、血压,以及有无肺水肿。有条件时可使用中心静脉导管(central venous catheter,CVC)检测血流动力学。常用的容量及灌注检测指标包括平均动脉压、中心静脉血氧饱和度(central venous oxygen saturation,ScvO$_2$)、中心静脉压(central venous pressure,CVP)和尿量。

补液的目标为恢复血容量、改善血流动力学,以保证器官灌注。措施包括连续多次快速输液(首选晶体液)和血管加压药(去甲肾上腺素、多巴胺等),若补液效果不佳可加用红细胞输注及正性肌力药。如果发生低血压,应谨慎使用液体复苏。几乎所有患者均需使用袢利尿剂,以避免血管内容量超负荷。伴有肾功能不全或者 CRS 较严重的患者可选用连续肾脏替代疗法(continuous renal replacement therapy,CRRT),一方面可帮助排出水分及减轻肾脏负荷,另一方面也可降低细胞因子浓度,减轻 CRS。部分患者可能出现难治性低血压,甚至严重休克,需进行重症监护,给予高剂量的血管活性药物支持以维持组织灌注,以及使用托珠单抗。

(四) 药物治疗

托珠单抗可控制 CRS,以遏制继发性 CLS。对于药物的初始应用时间尚有争议,但由于此药物半衰期较长(11~14 天),早期注射可在 IL-6 达到较高浓度造成较严重后果前起到刹车作用。对于体重小于 30kg 的患者,托珠单抗剂量为 12mg/kg,对于体重大于 30kg 的患者,剂量为 8mg/kg,最大剂量为 800mg。在开始的 24 小时内,可以每 8 小时重复给药,最多可以给药 4 次。除非输注托珠单抗后 24 小时 CRS 恶化,否则通常不使用类固醇激素。

类固醇激素控制 CRS 严重程度。存在争议,部分研究认为激素可抑制 CAR-T 细胞活性,降低 CAR-T 细胞抗肿瘤效果,也有部分研究认为目前激素对 CAR-T 细胞的影响尚无明确结论,因此应谨慎使用类固醇激素。激素在 CAR-T 细胞治疗中 CLS 的作用尚无研究,因此需进一步研究以寻找控制 CLS 而保留 CAR-T 细胞杀伤作用的激素使用平衡点。

静脉注射免疫球蛋白(IVIG)是治疗特发性 CLS 的有效方法。在 CAR-T 细胞治疗中,IVIG 的作用机制可能涉及多条通路,如调节 Fc 受体,干扰补体网络和细胞因子的产生;调节细胞黏附过程;调节抗原提呈细胞或 T 细胞、B 细胞活化。对于自身免疫性特发性 CLS,IVIG 可以有效地控制和预防病情恶化,以及复发。对于部分继发性 CLS 的报道表明,越早使用 IVIG 可能治疗效果越好。但也有研究提示 IVIG 无法提高 CLS 患者生存率,因此需要进一步研究。

五、小结与展望

CAR-T 细胞治疗过程中 CLS 的病理生理学机制尚无研究,其可能的病理生理过程为全身细胞因子(包括 IFN-γ、IL-6、IL-1、IL-2RA 等)激增后,激活前列腺素系统,导致内皮细胞损伤,毛细血管通透性增加,继而发生低蛋白血症、低血压、心动过速和水肿,最终导致肝脏、肾脏、心脏和肺脏等多种器官损害。①利用血清细胞因子和其他炎症标志物作为辅助诊断、治疗或识别高危 CLS 患者的参照物;②进一步了解 CAR-T 细胞治疗中 CLS 的病理生理过程以优化管理,并了解如何利用生化指标及生命体征来与普通 CRS、中毒性休克等鉴别;③使用其他策略来调控 CAR-T 细胞活性,如具备自杀功能的 CAR-T 细胞,解决免疫介导的毒性反应。

CLS 为 CAR-T 细胞治疗中严重的并发症,具有潜在的致命风险,"早诊断、早治疗"是改善预后的关键因素。虽然目前大部分研究将 CLS 归纳为 CRS 的表现,但 CAR-T 细胞治疗中的 CLS 具有其特殊表现,与 CRS 及特发性 CLS 不尽相同,因此有必要进一步研究 CAR-T 细胞治疗中 CLS 以期为及早诊断、准确治疗提供进一步指导方案。

(冯晶晶 叶逸山 胡永仙 黄河)

参考文献

1. FREY, NOELLE. Cytokine release syndrome: Who is at risk and how to treat[J]. Best Practice & Research Clinical Haematology, 2017, 30(4): 336-340.

2. HAY KA, HANAFI LL-AC, LI D, et al. Kinetics and biomarkers of severe cytokine release syndrome after CD19 chimeric antigen receptor-modified T cell therapy[J]. Blood, 2017, 130(21): 2295-2306.

3. GUTIERREZ C. A Growing problem of critical illness due to chimeric antigen receptor T-cell therapy reply[J]. Critical Care Medicine, 2018, 46 (11): E1086-E1087.

4. SCHUSTER SJ, SVOBODA J, CHONG EA, et al. Chimeric antigen receptor T cells in refractory B-cell lymphomas[J]. New England Journal of Medicine, 2017, 377(26): 2545-2554.

5. LEE DW, GARDNER R, PORTER DL, et al. Current concepts in the diagnosis and management of cytokine release syndrome[J]. Blood, The Journal of the American Society of Hematology, 2014, 124 (2): 188-195.

6. BRUDNO JN, KOCHENDERFER JN. Toxicities of chimeric antigen receptor T cells: recognition and management[J]. Blood, 2016, 127(26): 3321-3330.

7. CLARKSON B, THOMPSON D, HORWITH M, et al. Cyclical edema and shock due to increased capillary permeability[J]. The American journal of medicine, 1960, 29(2): 193-216.

8. KERKETTA J, LODH M, MANDAL K. Clarkson disease—systemic capillary leak syndrome in a 6-year-old girl: case report[J]. Paediatrics and international child health, 2015, 35(2): 160-163.

9. DAGDEMIR A, ALBAYRAK D, DILBER C, et al. G-CSF related capillary leak syndrome in a child with leukemia[J]. Leuk Lymphoma, 2001, 42(6): 1445-1447.

10. HSIAO S-C, WANG M-C, CHANG H, et al. Recurrent capillary leak syndrome following bortezomib therapy in a patient with relapsed myeloma[J]. Annals of Pharmacotherapy, 2010, 44(3): 587-589.

11. MCCANN S, AKILOV OE, GESKIN L. Adverse effects of denileukin diftitox and their management in patients with cutaneous T-cell lymphoma[J]. Clinical journal of oncology nursing, 2012, 16 (5): E164-172.

12. Kymriah (tisagenlecleucel), [2020-05-01]. http://www.fda.gov/media/107296/download.

13. YESCARTA(axicabtagene ciloleucel), [2020-05-01]. https://www.fda.gov/media/108377/download.

14. HU Y, FENG J, SHAO M, et al. Profile of Capillary-Leak Syndrome in Patients Received Chimeric Antigen Receptor T Cell Therapy[J]. Blood, 2018, 132: 5204-5204.

15. EO TS, CHUN KJ, HONG SJ, et al. Clinical presentation, management, and prognostic factors of idiopathic systemic capillary leak syndrome: a systematic review[J]. The Journal of Allergy and Clinical Immunology: In Practice, 2018, 6(2): 609-618.

16. GOUSSEFF M, ARNAUD L, LAMBERT M, et al. The systemic capillary leak syndrome: a case series of 28 patients from a European registry[J]. Annals of internal medicine, 2011, 154(7): 464-471.

17. SIDDALL E, KHATRI M, RADHAKRISHNAN J. Capillary leak syndrome: etiologies, pathophysiology, and management[J]. Kidney international, 2017, 92(1): 37-46.

18. TAHIRKHELI NK, GREIPP PR. Treatment of the systemic capillary leak syndrome with terbutaline and theophylline: a case series[J]. Annals of internal medicine, 1999, 130(11): 905-909.

19. STAAK JO, GLOSSMANN J-P, ESSER JM, et al. Thalidomide for systemic capillary leak syndrome[J]. The American journal of medicine, 2003, 115(4): 332-334.

20. NISHIMOTO N, TERAO K, MIMA T, et al. Mechanisms and pathologic significances in increase in serum interleukin-6(IL-6) and soluble IL-6 receptor after administration of an anti-IL-6 receptor antibody, tocilizumab, in patients with rheumatoid arthritis and Castleman disease[J]. Blood, The Journal of the American Society of Hematology, 2008, 112(10): 3959-3964.

21. LE RQ, LI L, YUAN W, et al. FDA approval summary: tocilizumab for treatment of chimeric antigen receptor T

cell-induced severe or life-threatening cytokine release syndrome[J]. The oncologist,2018,23(8):943-947.

22. Tocilizumab drug labeling, [2020-05-01]. https://www. accessdata. fda. gov/drugsatfda _ docs/label/2017/125276s114lbl. pdf.

23. GARDINI AC,AQUILINA M,OBOLDI D,et al. Separate episodes of capillary leak syndrome and pulmonary hypertension after adjuvant gemcitabine and three years later after nab-paclitaxel for metastatic disease[J]. Bmc Cancer,2013,13(1):542.

24. XIE Z,CHAN EC,LONG LM,et al. High-dose intravenous immunoglobulin therapy for systemic capillary leak syndrome (Clarkson disease) [J]. The American journal of medicine,2015,128(1):91-95.

25. MATUCCI A,MAGGI E,VULTAGGIO A. Mechanisms of action of Ig preparations:immunomodulatory and anti-inflammatory effects[J]. Frontiers in immunology,2015,5:690.

26. PRETE M,URSO L,FATONE MC,et al. Antiphospholipids syndrome complicated by a systemic capillary leak-like syndrome treated with steroids and intravenous immunoglobulins:a case report[J]. Medicine,2016,95(5):e2648.

27. NATTERER J,PEREZ M-H,DI BERNARDO S. Capillary leak leading to shock in Kawasaki disease without myocardial dysfunction[J]. Cardiology in the Young,2012,22(3):349-352.

28. PINETON DE CHAMBRUN M,LUYT C-E,BELONCLE F,et al. The clinical picture of severe systemic capillary-leak syndrome episodes requiring ICU admission[J]. Critical Care Medicine,2017,45(7):1216-1223.

第三节　噬血细胞性淋巴组织细胞增多症/巨噬细胞活化综合征

一、概述

噬血细胞性淋巴组织细胞增多症/巨噬细胞活化综合征(hemophagocytic lymphohistiocytosis,HLH/macrophage activation syndrome,MAS)是一种由遗传性或获得性免疫调节异常导致的过度炎症反应综合征,以巨噬细胞和淋巴细胞的过度活化、促炎性细胞因子大量释放、淋巴组织细胞浸润和免疫介导多器官功能衰竭等免疫系统调节异常为特征。临床表现为持续性发热、肝脾肿大、全血细胞减少,以及骨髓、肝、脾、淋巴组织发现噬血现象等。在 CAR-T 细胞治疗过程中,HLH/MAS 多继发于重度 CRS,且两者在临床表现上有明显的重叠,其发生率小于 1%,由于其可能危及生命,临床中必须予以重视。

二、HLH/MAS 发生机制

按照是否存在遗传学突变,分为原发型和继发型 HLH/MAS。原发型 HLH/MAS 多见于儿童,约30%的患者存在与诱发细胞溶解相关基因的突变(*PRF1*),其他包括与颗粒酶 B 和穿孔素转运有关的基因突变(*MUNC13-4*、*STX11* 和 *STXBP2*)。继发型 HLH/MAS 可发生于任何年龄,常见于肿瘤、病毒感染和风湿性疾病等,具体发病机制尚不明确。近期研究认为,继发型患者可能存在某些基因亚型的突变,如 *NLRC4* 突变的患者 IL-1β 和 IL-18 产生过多、IL-6 的过表达是 MAS 发生的重要因素。颗粒酶介导的细胞毒性作用缺失是原发型和继发型 HLH/MAS 共同的特点,而穿孔素和 Fas 途径在维持树突状细胞稳态和限制抗原提呈激活效应性 T 细胞中发挥作用。CAR-T 细胞治疗相关的 HLH/MAS 多继发于重度 CRS,部分学者认为是 CRS 的延续,属于继发型 HLH/MAS,但并未证实继发 HLH/MAS 的患者是否存在基因的缺陷。固有免疫的非抗原特异性刺激可能是 HLH 的触发因素,抗原提呈增强和反复 γ-干扰素依赖性激活 Toll 样受体是抗原提呈细胞和 T 细胞过度激活的机制。过度活化的免疫系统产生大量的 INF-γ、TNF-α、IL-1、IL-4、IL-6、IL-8、IL-10 和 IL-18,形成炎性因子风暴,导致淋巴细胞和组织细胞浸润和多器官功能衰竭(图 4-6-3-1)。

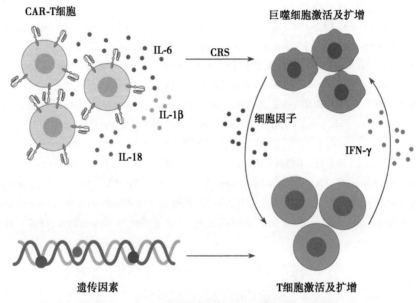

图 4-6-3-1　CAR-T 细胞相关 HLH/MAS 的可能机制

三、HLH/MAS 临床表现

CAR-T 细胞治疗相关 HLH/MAS 的临床表现类似 CRS,如高热、多器官功能障碍、高血清铁蛋白、高乳酸脱氢酶、可溶性 CD25 和细胞因子(IFN-γ 和 IL-6 等)升高、凝血功能异常等。

四、HLH/MAS 的诊断

传统的诊断标准并不完全适合 CAR-T 细胞治疗相关的 HLH/MAS,部分学者建议,CRS 发生期间铁蛋白峰值水平>10 000ng/ml(通常在第一次细胞输注后 5 天),且同时并发以下任何两项者需考虑 CAR-T 细胞相关的 HLH/MAS:①≥3 级血清胆红素、谷草转氨酶或谷丙转氨酶升高;②≥3 级少尿或血清肌酐水平升高;③≥3 级肺水肿;④骨髓或组织中见到噬血现象。

如果患者既往有 HLH/MAS 的病史或表现为难治性 CRS,应考虑是否存在遗传学因素。另外也有学者认为,CRS 发生中 IFN-γ>75pg/ml 和 IL-10>60pg/ml 的患者具有潜在发展为 HLH/MAS 的风险。

五、HLH/MAS 的鉴别诊断

CAR-T 细胞相关性 HLH/MAS 的临床表现与 CRS 有明显的重叠,尤其对于 3 级及以上 CRS,给 HLH/MAS 的诊断带来极大的挑战;其中,CRS 伴多器官功能障碍时更应警惕 HLH/MAS。另外,考虑到患者可能同时存在感染、肿瘤及遗传学异常,需要进一步鉴别 HLH/MAS 的性质(表 4-6-3-1)。

表 4-6-3-1 原发性 HLA/MAS、继发性 HLA/MAS、CAR-T 细胞治疗相关 HLA/MAS 鉴别

内容	原发性 HLA/MAS	继发性 HLA/MAS	CRS 相关 HLA/MAS
遗传学改变	纯合突变	部分患者存在等位异基因突变	不确定
年龄	儿童或青少年多见	所有年龄组	所有年龄组
IL-6	↑	↑	↑↑↑
铁蛋白	↑↑↑	↑↑↑	↑↑↑
IL-10	↑↑↑	↑↑↑	↑
IFN-γ	↑↑↑	↑↑↑	↑↑↑
CD163	↑↑↑	↑↑↑	

六、HLH/MAS 的治疗

CAR-T 细胞治疗相关 HLH/MAS 的治疗原则为积极控制 CRS,阻滞和逆转器官功能障碍,主要包括以下几个方面:①控制 CRS 相关的细胞因子释放综合征;②阻止 T 细胞增殖和活化;③阻止细胞因子的过度产生。

传统 HLH/MAS 的治疗目前仍推荐 HLH-94 方案,CAR-T 细胞相关的 HLH/MAS 治疗主要针对 CAR-T 细胞活化和细胞因子释放综合征,治疗方案同 CRS,包括应用糖皮质激素、IL-6 受体阻断剂。部分中心尝试应用血浆置换、炎性因子吸附等治疗也取得一定效果。对于治疗 48~72 小时无改善的患者,可考虑使用 HLH-94 方案:依托泊苷 50~100mg/m²,根据临床和血清学检查,4~7 天后可重复使用。但目前缺乏直接证据支持 HLH-94 方案可使 CAR-T 细胞相关 HLH 患者获益。并发 HLH 相关的神经毒性患者可考虑给予鞘内注射阿糖胞苷。芦可替尼是治疗 CRS 很有潜力的药物,在有效控制 CRS 的同时可能并不影响 CAR-T 细胞的增殖活性,但可能加重血液学毒性。在未来,新的靶向药物,如人源化的抗 IFN-γ mAb NI-0501、IL-1 受体拮抗剂等可能被用于临床上 HLH/MAS 的治疗。

(闫志凌 徐开林)

参考文献

1. CETICA V,SIENI E,PENDE D,et al. Genetic predisposition to hemophagocytic lymphohistiocytosis:Report on 500 patients from the Italian registry[J]. Immunol,2016,137(1):188-196.

2. LA ROSÉE P,HORNE A,HINES M,et al. Recommendations for the management of hemophagocytic lymphohistiocytosis in adults[J]. Blood,2019,133(23):2465-2477.

3. NEELAPU SS,TUMMALA S,KEBRIAEI P,et al. Chimeric antigen receptor T-cell therapy-assessment and management of toxicities[J]. Nat Rev Clin Oncol,2018,15(1):47-62.

4. LEE DW,SANTOMASSO BD,LOCKE FL,et al. ASTCT consensus grading for cytokine release syndrome and neurologic toxicity associated with immune effector cells[J]. Biol Blood Marrow Transplant,2019,25(4):625-638.

5. 梁爱斌,李萍. 我如何诊疗 CAR-T 细胞治疗相关细胞因子释放综合征[J]. 中华血液学杂志,2018,39(6):441-447.

6. 江慧雯,梅恒,胡豫. 嵌合抗原受体 T 细胞治疗相关细胞因子释放综合征的管理[J]. 中华血液学杂志,2017,38(10):907-912.

第四节　脱 靶 效 应

脱靶效应是由于正常组织表达 CAR-T 细胞靶向的特异性抗原而使 CAR-T 细胞对正常组织发动免疫攻击所引起，又称在靶脱肿瘤效应（on-target/off-tumor effect），这种毒副反应可累及全身多个器官和系统。除了脱靶效应以外，在临床实践中还观察到不明原因的 CAR-T 细胞对正常组织发动免疫攻击的现象，由于这类效应机制不明，所以本书将其统称为其他毒副反应。

一、发病机制和临床表现

发生恶性转化的 B 细胞和健康的 B 细胞均表达 CD19 和 CD20，因此两者均会被 CD19 特异性或 CD20 特异性 CAR-T 细胞杀伤。此外，由于在一些非 B 细胞组织（如肺组织）中 CD20 也有低水平表达，CD20 特异性 CAR-T 细胞会针对肺组织发动免疫攻击，导致呼吸困难，甚至是呼吸窘迫。除 CD19、CD20 外，血液系统中靶向 CD33、CD123 等髓系抗原的 CAR-T 细胞可针对正常髓系细胞产生在靶脱肿瘤效应造成粒细胞缺乏。

CAR-T 细胞疗法在实体瘤治疗中发生在靶脱肿瘤效应的报道有限。跨膜碳氢化物 IX（CAIX）是一种在透明细胞肾细胞癌中高度表达，同时也在正常胰腺上皮、胃黏膜和小肠隐窝基部表达的蛋白。在透明细胞肾细胞癌患者进行的抗 CAIX 的 CAR-T 细胞临床试验中，CAR-T 细胞对其发动攻击引起肝酶异常和自身免疫性胆管炎的严重副反应。在靶向癌胚抗原的 CAR-T 细胞治疗结肠癌的临床试验中，CAR-T 细胞对其发动攻击引发了结肠炎。在靶向人类表皮生长因子受体 2（ErbB2）的 CAR-T 细胞治疗肺癌的临床试验中出现了非常严重的在靶脱肿瘤效应，由于 ErbB2 在肺组织表达，CAR-T 细胞导致一名患者因发生急性呼吸窘迫综合征、多器官功能衰竭而死亡。临床研究发现，CAR-T 细胞在静脉注射后的几小时内便会从血液迁徙到各组织器官。在输注后 30 分钟左右肺部可以检测到 CAR-T 细胞，然后是肝脏和脾脏中。

CAR-T 细胞治疗的候选抗原可以根据组织分布，以及是否会在正常细胞上表达进行分类。真正的肿瘤特异性抗原罕见，其他的一些抗原可能在肿瘤与非必需健康组织上共表达或在组织学上与 CAR-T 细胞隔离，以它们为 CAR-T 细胞靶点并不会造成生命危险。然而，许多肿瘤抗原在重要组织的正常细胞上以不同水平表达，因此需要采取特定措施来消除 CAR-T 细胞攻击这些细胞而产生的潜在毒性。表 4-6-4-1 列举了一系列已完成或正在进行的 CAR-T 细胞临床试验的靶抗原，并总结了它们在健康组织中的分布，以及可能由此引发的在靶脱肿瘤效应。

表 4-6-4-1　CAR-T 细胞在靶脱肿瘤效应

恶性肿瘤类型	抗原	肿瘤分型	脱靶效应目标	临床表现	参考文献
血液系统恶性肿瘤	CD19	ALL,CLL,NHL,HL,PLL	正常 B 细胞	B 细胞缺乏，低丙种球蛋白	Leuk Lymphoma, 54（2）：255-260. OncoImmunology, 1（9）：1577-1583. Nat Rev Clin Oncol,10(5)：267-276. Expert Opin Biol Ther, 14（1）:37-49.

续表

恶性肿瘤类型	抗原	肿瘤分型	脱靶效应目标	临床表现	参考文献
血液系统恶性肿瘤	CD20	CLL,NHL	正常 B 细胞		Blood,112(6):2261-2271. Blood,119(17):3940-3950.
	Igκ	CLL,NHL,MM	正常 B 细胞		Blood,108(12):3890-3897.
	CD22	ALL,NHL	正常 B 细胞		OncoImmunology,2(4):e23621. Blood,121(7):1165-1171.
	ROR1	CLL,NHL	胰腺,脂肪细胞	胰腺炎	Blood,116(22):4532-4541. Clin Cancer Res,19(12):3153-3164.
	CD30	NHL,TCL,HL	静息 CD8 T 细胞,活化 B 细胞和 Th2 细胞	T 细胞缺乏	J Immunother,22(6):473-480. Gene Ther,8(11):891-895. Blood,110(7):2620-2630. Blood,113(25):6392-6402.
	NKG2D-L	AML,MM	胃肠上皮,内皮细胞,成纤维细胞	急性胃肠炎血管炎	Exp Hematol,36(10):1318-1328. Gene Ther,18(5):509-516. Cancer J,20(4):156-159.
	LewisY	AML,MM	早期骨髓祖细胞	再生障碍贫血	Mol Ther,21(11):2122-2129.
	CD33	AML	造血祖细胞,骨髓单核细胞前体,单核细胞		Mol Ther,23(1):184-191. Leukemia,28(8):1596-1605. Adv Hematol,2012:683065.
	CD38	CLL,NHL,MM	PBMC,骨髓,脑,眼,前列腺,肠,胰腺,肌肉,骨骼,肾脏	粒细胞缺乏,急性胃肠炎	Leukemia,26(2):365-367. J Immunother,32(7):737-743. Blood Cancer J,2(6):e75.
	CD123	AML	骨髓髓样祖细胞,DC,B 细胞,肥大细胞,单核细胞,巨噬细胞,巨核细胞,内皮细胞	粒细胞缺乏	Blood,122(18):3138-3148. Leukemia,28(8):1596-1605. Blood,123(15):2343-2354.
	CS1	MM	PC,NK,NK 样 T 细胞,CD8⁺ T 细胞,活化单核细胞,DC	T 细胞缺乏	Leukemia,28(4):917-927.
	CD138	MM	前体和血浆 B 细胞,上皮细胞	浆细胞缺乏	Mol Oncol,8(2):297-310.
	BCMA	MM	B 细胞		Clin Cancer Res,19(8):2048-2060.

续表

恶性肿瘤类型	抗原	肿瘤分型	脱靶效应目标	临床表现	参考文献
实体瘤	L1-CAM	神经母细胞瘤	中枢神经系统，交感神经节，肾上腺髓质	脑炎	Mol Ther,15(4):825-33. J Immunother,37(2):93-104.
	GD2	神经母细胞瘤，肉瘤,实体瘤	皮肤,神经元		Nat Med,14(11):1264-1270. Blood,118(23):6050-6056.
	IL-13Rα2	脑、中枢神经系统胶质瘤,多形性成胶质细胞瘤	星形胶质细胞,脑,H&N 组织		Cancer Res,64(24):9160-9166.
	EGFRvⅢ	脑、中枢神经系统胶质瘤,多形性成胶质细胞瘤	无	无	J Clin Neurosci,21(1):189-190. Clin Cancer Res,20(4):972-984. JHO,6(1):33. PLoS ONE,9(4):e94281.
	ErbB2	脑、中枢神经系统胶质瘤,多形性成胶质细胞瘤,头颈部实体瘤	胃肠道、呼吸道、生殖道和泌尿道上皮,皮肤,乳房和胎盘,造血细胞	急性胃肠炎	J Immunol,151(11):6577-6582. Cancer Res,63(10):2470-2476. J Urol,172(4):1644-1648. J Clin Invest, 114 (12):1774-1781. Mol Ther,18(4):843-851.
	CEA	结直肠癌和乳腺癌,实体瘤	结肠,胃,食管和舌头的顶端上皮表面		Gastroenterology, 143 (4):1092-1095. Mol Ther,19(3):620-626. Gene Ther,6(2):300-304.
	MUC1	结肠癌,肺癌,胰腺癌,乳腺癌,卵巢癌,前列腺癌,肾癌,胃癌和头颈部癌症	大多数腺上皮的顶端表面	急性胃肠炎,胰腺炎,肾炎	J Immunol,180(7):4901-4909.
	IL-11Rα	结肠癌,胃癌,乳腺癌和前列腺癌,骨肉瘤	胃肠道,内皮细胞,表面和腺上皮,肝脏的基质组织	急性胃肠炎,肝炎	Cancer Res,72(1):271-281.

恶性肿瘤类型	抗原	肿瘤分型	脱靶效应目标	临床表现	参考文献
实体瘤	CAIX	肾细胞癌，缺氧情况下的肿瘤	胰胆管上皮，胃黏膜和小肠隐窝基部	急性胰腺炎，胆管炎	Cancer Immunol Immunother，56(12)：1875-1883. JCO，24(13)：e20-e22. Mol Ther，21(4)：904-912.
	VEGFR-2	实体瘤	血管和淋巴内皮细胞	血管炎	Clin Invest，120(11)：3953-3968. Gene Ther，20(10)：970-978. Clin Cancer Res，18(6)：1672-1683.
	EphA2	胶质瘤，乳腺癌，结肠癌，卵巢癌，前列腺癌和胰腺癌	内皮		Mol Ther，21(3)：629-637.
	CSPG4	黑色素瘤，三阴乳腺癌，多形性成胶质细胞瘤，间皮瘤，头颈部癌	表皮基底细胞，内皮细胞，活化周细胞	皮肤炎	J Immunother Cancer，2(1)：25. Cancer Res，70(8)：3027-3033. PNAS，108(6)：2474-2479.
	EGFR	实体瘤	上皮，间充质和神经元起源的组织		Neoplasia，15(5)：521-544.
	CD44v6	头颈部肿瘤，肝脏，胰腺，胃癌，乳腺癌和结肠癌；AML，NHL，MM	皮肤角质形成细胞，单核细胞，活化T细胞		Blood，122(20)：3461-3472.
	CD44v7/8	乳腺癌和宫颈癌	正常上皮细胞		Cancer Immunol Immunother，54(1)：51-60.
	FAP	间皮瘤	慢性炎症，伤口愈合和组织重塑中的成纤维细胞	结缔组织炎症	Clin Cancer Res，18(21)：5949-5960. J Transl Med，11(1)：1-11. J Exp Med，210(6)：1125-1135.

续表

恶性肿瘤类型	抗原	肿瘤分型	脱靶效应目标	临床表现	参考文献
实体瘤	FR-α	卵巢癌	肺，甲状腺，肾和乳腺上皮	肺炎，甲状腺功能减退	Clin Cancer Res, 12（20）：6106-6115.
	间皮素	间皮瘤，胰腺癌和卵巢癌	腹膜，胸膜和心包间皮表面	胸膜炎，腹膜炎	Cancer Immunol Res, 2（2）：112-120. Sci Transl Med, 6（261）：151r-261r.
	PSCA	前列腺癌，膀胱癌和胰腺癌	正常前列腺	前列腺炎	HPB, 13（9）：643-650. The Prostate, 67（10）：1121-1131. Nat Biotechnol, 31（1）：71-75.
	PSMA	前列腺癌	正常前列腺的端表面，肠上皮，肾近端小管细胞		Nat Biotechnol, 20（1）：70-75. Neoplasia, 1（2）：123-127. The Prostate, 61（1）：12-25. Cancer Res, 65（19）：9080-9088. The Prostate, 74（3）：286-296.

注：ALL. 急性淋巴细胞白血病；AML. 急性髓细胞白血病；CLL. 慢性淋巴细胞白血病；HL. 霍奇金淋巴瘤；NHL. 非霍奇金淋巴瘤；PLL. 前淋巴细胞白血病；TCL. T 细胞白血病/淋巴瘤；MM. 多发性骨髓瘤。

二、预防和治疗

为了增加 CAR-T 细胞结合靶组织的机会并限制 CAR-T 细胞向非肿瘤组织的播散，一些临床前研究尝试在实体肿瘤中进行 CAR-T 细胞肿瘤内注射，发现该方式可以使大部分 CAR-T 细胞停留在肿瘤内进而减少在靶脱肿瘤效应的发生。在小鼠胰腺癌原位异种移植动物模型中，胰腺内原位注射靶向 CEA 的 CAR-T 细胞可以使 CAR-T 细胞在肿瘤部位积累，且没有引起在靶脱肿瘤效应；在小鼠间皮瘤异种移植模型中，相较静脉注射，腹腔内注射靶向间皮素的 CAR-T 细胞的疗效优于静脉注射，且注射剂量为静脉注射量的 1/30 即可诱导肿瘤达长期缓解。另外，研究人员还在胶质瘤异种移植模型中进行了靶向 IL-13Rα2 的 CAR-T 细胞颅内注射，结果显示该治疗方式可有效延长荷瘤小鼠的生存期，目前已有临床试验（NCT01082926，NCT02208362）开始测试该治疗方式的有效性和安全性。另有肿瘤内注射靶向 ErbB2 的 CAR-T 细胞以治疗头颈部肿瘤的临床试验也正在进行（NCT01818323）。

此外，预防性阻断肿瘤外器官中 CAR-T 细胞靶向的抗原位点有望降低在靶脱肿瘤效应的发生。在发现 CAIX 的 CAR-T 细胞的毒性后，为了预防 CAR-T 细胞的在靶脱肿瘤效应，特异性结合 CAIX 的单克隆抗体（mAb）G250 预处理了 4 例患者，他们在 CAR-T 细胞输注后均未发生肝脏毒性。除此之外，寻找更特异性的治疗靶点，在 CAR-T 细胞中导入药物诱导表达的自杀基因，以及利用抗体进行选择性 CAR-T 细胞清除也是减轻在靶脱肿瘤效应的有效手段。

三、其他毒副反应

除了脱靶效应以外,在临床实践中还观察到不明原因的 CAR-T 细胞对正常组织发动免疫攻击的现象,由于这类效应机制不明,所以这里将其统称为其他毒副反应。目前观察到的此类毒副反应多发生于皮肤,推测可能是由于皮肤表达的抗原与 CAR-T 细胞靶向的抗原在结构上存在类似,CAR-T 细胞与皮肤的正常抗原发生交叉反应引发。Misha Rosenbach 团队于 2016 年报道了两例 CD19 CAR-T 细胞输注后由淋巴细胞浸润引起的皮肤损害,主要表现为红斑丘疹。该团队认为这一皮肤损害与 CD19 CAR-T 细胞输注相关,但并未对皮肤浸润的淋巴细胞是否表达 CAR 分子进行鉴定。黄河团队最近报道了一例 CAR-T 细胞治疗后皮肤损害的病例,在 CAR-T 细胞输注后出现四肢和躯干的疼痛性斑丘疹和水疱,伴有指端发绀和肿胀,在患者皮肤活检中发现 CAR-T 细胞浸润,考虑该患者的皮肤损害与 CAR-T 细胞治疗相关。此类并发症的临床表现和处理有待进一步探索。

四、小结

随着 CAR-T 细胞治疗在临床上的应用变得更加广泛,我们需要进行更为全面的研究以明确 CAR-T 细胞脱靶效应的风险因素,评估其发生的可能性,还可以采用多种策略预防脱靶效应以提高 CAR-T 细胞治疗的安全性。其中开发更加精准杀伤的 CAR-T 细胞产品可能是关键之一。

(王修健　叶逸山　胡永仙　黄河)

参考文献

1. CURRAN KJ, PEGRAM HJ, BRENTJENS RJ. Chimeric antigen receptors for T cell immunotherapy: current understanding and future directions: CARs for T cell Immunotherapy[J]. The Journal of Gene Medicine, 2012, 14 (6): 405-415.

2. KOCHENDERFER JN, DUDLEY ME, CARPENTER RO, et al. Donor-derived CD19-targeted T cells cause regression of malignancy persisting after allogeneic hematopoietic stem cell transplantation[J]. Blood, 2013, 122 (25): 4129-4139.

3. MAUDE SL, FREY N, SHAW PA, et al. Chimeric antigen receptor T cells for sustained remissions in leukemia [J]. The New England Journal of Medicine, 2014, 371(16): 1507-1517.

4. TURTLE CJ, HANAFI L, BERGER C, et al. CD19 CAR-T cells of defined CD4+: CD8+ composition in adult B cell ALL patients[J]. Journal of Clinical Investigation, 2016, 126(6): 2123-2138.

5. WANG Y, ZHANG W, HAN Q, et al. Effective response and delayed toxicities of refractory advanced diffuse large B-cell lymphoma treated by CD20-directed chimeric antigen receptor-modified T cells[J]. Clinical Immunology, 2014, 155(2): 160-175.

6. WANG QS, WANG Y, LV HY, et al. Treatment of CD33-directed chimeric antigen receptor-modified T cells in one patient with relapsed and refractory acute myeloid leukemia[J]. Mol Ther, 2015, 23(1): 184-191.

7. MARDIROS A, DOS SANTOS C, MCDONALD T, et al. T cells expressing CD123-specific chimeric antigen receptors exhibit specific cytolytic effector functions and antitumor effects against human acute myeloid leukemia [J]. Blood, 2013, 122(18): 3138-3148.

8. LAMERS CH, SLEIJFER S, VAN STEENBERGEN S, et al. Treatment of metastatic renal cell carcinoma with CAIX CAR-engineered T cells: clinical evaluation and management of on-target toxicity[J]. Molecular Therapy, 2013, 21(4): 904-912.

9. LAMERS C, LANGEVELD S, GROOT-VAN RUIJVEN C, et al. Gene-modified T cells for adoptive immunotherapy of renal cell cancer maintain transgene-specific immune functions in vivo[J]. Cancer Immunol Immunother, 2007,56(12):1875-1883.

10. LAMERS CH, SLEIJFER S, VULTO AG, et al. Treatment of metastatic renal cell carcinoma with autologous T-lymphocytes genetically retargeted against carbonic anhydrase IX:first clinical experience[J]. Journal of Clinical Oncology,2006,24(13):e20-e22.

11. PARKHURST MR, YANG JC, LANGAN RC, et al. T cells targeting carcinoembryonic antigen can mediate regression of metastatic colorectal cancer but induce severe transient colitis[J]. Molecular Therapy. 2011, 19(3):620-626.

12. MORGAN RA, YANG JC, KITANO M, et al. Case report of a serious adverse event following the administration of T cells transduced with a chimeric antigen receptor recognizing ERBB2. [J]. Molecular Therapy, 2010, 18(4):843-851.

13. RITCHIE DS, NEESON PJ, KHOT A, et al. Persistence and efficacy of second generation CAR-T cell against the ley antigen in acute myeloid leukemia[J]. Molecular Therapy,2013,21(11):2122-2129.

14. KERSHAW MH, WESTWOOD JA, PARKER LL, et al. A phase i study on adoptive immunotherapy using gene-modified T cells for ovarian cancer[J]. Clinical Cancer Research,2006,12(20):6106-6115.

15. XU X, ZHAO H, TANG Y. Efficacy and safety of adoptive immunotherapy using anti-CD19 chimeric antigen receptor transduced T-cells:a systematic review of phase I clinical trials[J]. Leukemia & Lymphoma,2013,54(2):255-260.

16. DAVILA ML, BRENTJENS R, WANG X, et al. How do CARs work?:Early insights from recent clinical studies targeting CD19[J]. Oncoimmunology,2012,1(9):1577-1583.

17. KOCHENDERFER JN, ROSENBERG SA. Treating B-cell cancer with T cells expressing anti-CD19 chimeric antigen receptors[J]. Nature Reviews Clinical Oncology,2013,10(5):267-276.

18. GILL S, PORTER DL. CAR-modified anti-CD19 T cells for the treatment of B-cell malignancies:rules of the road[J]. Expert Opinion on Biological Therapy,2014,14(1):37-49.

19. TILL BG, JENSEN MC, WANG J, et al. Adoptive immunotherapy for indolent non-hodgkin lymphoma and mantle cell lymphoma using genetically modified autologous CD20-specific T cells[J]. Blood,2008,112(6):2261-2271.

20. TILL BG, JENSEN MC, WANG J, et al. CD20-specific adoptive immunotherapy for lymphoma using a chimeric antigen receptor with both CD28 and 4-1BB domains:Pilot clinical trial results[J]. Blood,2012,119(17):3940-3950.

21. VERA J, SAVOLDO B, VIGOUROUX S, et al. T lymphocytes redirected against the κ light chain of human immunoglobulin efficiently kill mature B lymphocyte-derived malignant cells[J]. Blood, 2006, 108(12):3890-3897.

22. LONG AH, HASO WM, ORENTAS RJ. Lessons learned from a highly-active CD22-specific chimeric antigen receptor[J]. Oncoimmunology,2013,2(4):e23621.

23. HASO W, LEE DW, SHAH NN, et al. Anti-CD22-chimeric antigen receptors targeting B-cell precursor acute lymphoblastic leukemia[J]. Blood,2013,121(7):1165-1171.

24. HUDECEK M, SCHMITT TM, BASKAR S, et al. The B-cell tumor-associated antigen ROR1 can be targeted with T cells modified to express a ROR1-specific chimeric antigen receptor[J]. Blood, 2010, 116(22):4532-4541.

25. HUDECEK M, LUPO-STANGHELLINI M, KOSASIH PL, et al. Receptor affinity and extracellular domain modifications affect tumor recognition by ROR1-specific chimeric antigen receptor T cells[J]. Clinical Cancer Research,2013,19(12):3153-3164.

26. HOMBACH A,HEUSER C,SIRCAR R,et al. Characterization of a chimeric T-cell receptor with specificity for the Hodgkin's lymphoma-associated CD30 antigen[J]. J Immunother,1999,22(6):473-480.

27. HOMBACH A,MUCHE JM,GERKEN M,et al. T cells engrafted with a recombinant anti-CD30 receptor target autologous CD30+ cutaneous lymphoma cells[J]. Gene Therapy,2001,8(11):891-895.

28. SAVOLDO B,ROONEY CM,DI STASI A,et al. Epstein Barr virus specific cytotoxic T lymphocytes expressing the anti-CD30zeta artificial chimeric T-cell receptor for immunotherapy of Hodgkin disease[J]. Blood,2007, 110(7):2620-2630.

29. DI STASI A,DE ANGELIS B,ROONEY CM,et al. T lymphocytes coexpressing CCR4 and a chimeric antigen receptor targeting CD30 have improved homing and antitumor activity in a Hodgkin tumor model[J]. Blood, 2009,113(25):6392-6402.

30. BARBER A,ZHANG T,MEGLI CJ,et al. Chimeric NKG2D receptor-expressing T cells as an immunotherapy for multiple myeloma[J]. Experimental Hematology,2008,36(10):1318-1328.

31. BARBER A,MEEHAN KR,SENTMAN CL. Treatment of multiple myeloma with adoptively transferred chimeric NKG2D receptor-expressing T cells[J]. Gene Therapy,2011,18(5):509-516.

32. SENTMAN CL,MEEHAN KR. NKG2D CARs as cell therapy for cancer[J]. Cancer Journal (United States), 2014,20(2):156-159.

33. RITCHIE DS,NEESON PJ,KHOT A,et al. Persistence and efficacy of second generation CAR-T cell against the LeY antigen in acute myeloid leukemia[J]. Molecular Therapy,2013,21(11):2122-2129.

34. WANG Y,WANG L,WANG Q,et al. Treatment of CD33-directed chimeric antigen receptor-modified T cells in one patient with relapsed and refractory acute myeloid leukemia[J]. Molecular Therapy,2015,23(1): 184-191.

35. PIZZITOLA I,ANJOS-AFONSO F,ROUAULT-PIERRE K,et al. Chimeric antigen receptors against CD33/ CD123 antigens efficiently target primary acute myeloid leukemia cells in vivo[J]. Leukemia,2014,28(8): 1596-1605.

36. DUTOUR A,MARIN V,PIZZITOLA I,et al. In vitro and in vivo antitumor effect of anti-CD33 chimeric receptor-expressing EBV-CTL against CD33+ acute myeloid leukemia[J]. Advances in Hematology,2012,2012:68-3065.

37. MIHARA K,BHATTACHARYYA J,KITANAKA A,et al. T-cell immunotherapy with a chimeric receptor against CD38 is effective in eliminating myeloma cells[J]. Leukemia,2012,26(2):365-367.

38. MIHARA K,YANAGIHARA K,TAKIGAHIRA M,et al. Activated T-cell-mediated immunotherapy with a chimeric receptor against CD38 in b-cell non-hodgkin lymphoma[J]. Journal of Immunotherapy,2009,32(7): 737-743.

39. BHATTACHARYYA J,MIHARA K,KITANAKA A,et al. T-cell immunotherapy with a chimeric receptor against CD38 is effective in eradicating chemotherapy-resistant B-cell lymphoma cells overexpressing survivin induced by BMI-1[J]. Blood Cancer Journal,2012,2(6):e75.

40. PIZZITOLA I,ANJOS-AFONSO F,ROUAULT-PIERRE K,et al. Chimeric antigen receptors against CD33/ CD123 antigens efficiently target primary acute myeloid leukemia cells in vivo[J]. Leukemia,2014,28(8): 1596-1605.

41. GILL S,TASIAN S K,RUELLA M,et al. Preclinical targeting of human acute myeloid leukemia and myeloablation using chimeric antigen receptor-modified T cells[J]. Blood,2014,123(15):2343-2354.

42. CHU J,DENG Y,BENSON D M,et al. CS1-specific chimeric antigen receptor (CAR)-engineered natural killer cells enhance in vitro and in vivo antitumor activity against human multiple myeloma[J]. Leukemia,2014,28 (4):917-927.

43. JIANG H,ZHANG X,ZHANG H,et al. Transfection of chimeric anti-CD138 gene enhances natural killer cell

activation and killing of multiple myeloma cells[J]. Molecular Oncology,2014,8(2):297-310.

44. CARPENTER RO,EVBUOMWAN MO,PITTALUGA S,et al. B-cell maturation antigen is a promising target for adoptive T-cell therapy of multiple myeloma[J]. Clinical Cancer Research,2013,19(8):2048-2060.

45. PARK JR,DIGIUSTO DL,SLOVAK M,et al. Adoptive transfer of chimeric antigen receptor re-directed cytolytic T lymphocyte clones in patients with neuroblastoma[J]. Molecular Therapy,2007,15(4):825-833.

46. HONG H,STASTNY M,BROWN C,et al. Diverse solid tumors expressing a restricted epitope of L1-CAM can be targeted by chimeric antigen receptor redirected T lymphocytes[J]. Journal of Immunotherapy,2014,37(2):93-104.

47. HULS MH,LIU E,MYERS GD,et al. Virus-specific T cells engineered to coexpress tumor-specific receptors: persistence and antitumor activity in individuals with neuroblastoma[J]. Nature Medicine,2008,14(11):1264-1270.

48. LOUIS CU,SAVOLDO B,DOTTI G,et al. Antitumor activity and long-term fate of chimeric antigen receptor-positive T cells in patients with neuroblastoma[J]. Blood,2011,118(23):6050-6056.

49. KAHLON KS,BROWN C,COOPER LJ,et al. Specific recognition and killing of glioblastoma multiforme by interleukin 13-zetakine redirected cytolytic T cells[J]. Cancer Research,2004,64(24):9160-9166.

50. CHOI BD,SURYADEVARA CM,GEDEON PC,et al. Intracerebral delivery of a third generation EGFRvⅢ-specific chimeric antigen receptor is efficacious against human glioma[J]. Journal of Clinical Neuroscience,2013,21(1):189-190.

51. SAMPSON JH,CHOI BD,SANCHEZ-PEREZ L,et al. EGFRvⅢ mCAR-modified T-cell therapy cures mice with established intracerebral glioma and generates host immunity against tumor-antigen loss[J]. Clinical Cancer Research,2014,20(4):972-984.

52. SHEN C,YANG Y,HAN EQ,et al. Chimeric antigen receptor containing ICOS signaling domain mediates specific and efficient antitumor effect of T cells against EGFRvⅢ expressing glioma[J]. Journal of Hematology and Oncology,2013,6(1):33.

53. MIAO H,CHOI BD,SURYADEVARA CM,et al. EGFRvⅢ-specific chimeric antigen receptor T cells migrate to and kill tumor deposits infiltrating the brain parenchyma in an invasive xenograft model of glioblastoma[J]. PLoS ONE,2014,9(4):e94281.

54. STANCOVSKI I,SCHINDLER DG,WAKS T,et al. Targeting of T lymphocytes to Neu/HER2-expressing cells using chimeric single chain Fv receptors[J]. The Journal of Immunology,1993,151(11):6577-6582.

55. PINTHUS JH,WAKS T,KAUFMAN-FRANCIS K,et al. Immuno-gene therapy of established prostate tumors using chimeric receptor-redirected human lymphocytes[J]. Cancer Research,2003,63(10):2470-2476.

56. PINTHUS JH,FRIDMAN E,DEKEL B,et al. ErbB2 is a tumor associated antigen and a suitable therapeutic target in Wilms tumor[J]. The Journal of Urology,2004,172(4):1644-1648.

57. PINTHUS JH,WAKS T,MALINA V,et al. Adoptive immunotherapy of prostate cancer bone lesions using redirected effector lymphocytes[J]. Journal of Clinical Investigation,2004,114(12):1774-1781.

58. MORGAN RA,YANG JC,KITANO M,et al. Case report of a serious adverse event following the administration of T cells transduced with a chimeric antigen receptor recognizing ERBB2[J]. Molecular Therapy,2010,18(4):843-851.

59. CHMIELEWSKI M,HAHN O,RAPPL G,et al. T cells that target carcinoembryonic antigen eradicate orthotopic pancreatic carcinomas without inducing autoimmune colitis in mice[J]. Gastroenterology,2012,143(4):1092-1095.

60. PARKHURST MR,YANG JC,LANGAN RC,et al. T Cells Targeting Carcinoembryonic Antigen Can Mediate Regression of Metastatic Colorectal Cancer but Induce Severe Transient Colitis[J]. Molecular Therapy,2011,19(3):620-626.

61. HOMBACH A, KOCH D, SIRCAR R, et al. A chimeric receptor that selectively targets membrane-bound carcinoembryonic antigen (mCEA) in the presence of soluble CEA[J]. Gene Therapy, 1999, 6(2):300-304.

62. WILKIE S, PICCO G, FOSTER J, et al. Retargeting of human T cells to tumor-associated MUC1:the evolution of a chimeric antigen receptor[J]. The Journal of Immunology, 2008, 180(7):4901-4909.

63. HUANG G, YU L, COOPER L JN, et al. Genetically modified T cells targeting interleukin-11 receptor α-chain kill human osteosarcoma cells and induce the regression of established osteosarcoma lung metastases[J]. Cancer Research, 2012, 72(1):271-281.

64. LAMERS C, LANGEVELD S, GROOT-VAN RUIJVEN C, et al. Gene-modified T cells for adoptive immunotherapy of renal cell cancer maintain transgene-specific immune functions in vivo[J]. Cancer Immunology, Immunotherapy:other biological response modifications, 2007, 56(12):1875-1883.

65. LAMERS CH, SLEIJFER S, VULTO AG, et al. Treatment of metastatic renal cell carcinoma with autologous T-lymphocytes genetically retargeted against carbonic anhydrase IX:first clinical experience[J]. Journal of Clinical Oncology, 2006, 24(13):e20-e22.

66. LAMERS CH, SLEIJFER S, VAN STEENBERGEN S, et al. Treatment of metastatic renal cell carcinoma with CAIX CAR-engineered T cells:clinical evaluation and management of on-target toxicity[J]. Molecular Therapy, 2013, 21(4):904-912.

67. CHINNASAMY D, YU Z, THEORET MR, et al. Gene therapy using genetically modified lymphocytes targeting VEGFR-2 inhibits the growth of vascularized syngenic tumors in mice[J]. Journal of Clinical Investigation, 2010, 120(11):3953-3968.

68. WANG W, MA Y, LI J, et al. Specificity redirection by CAR with human VEGFR-1 affinity endows T lymphocytes with tumor-killing ability and anti-angiogenic potency[J]. Gene Therapy, 2013, 20(10):970-978.

69. CHINNASAMY D, YU Z, KERKAR SP, et al. Local delivery of interleukin-12 using T cells targeting VEGF receptor-2 eradicates multiple vascularized tumors in mice[J]. Clinical Cancer Research, 2012, 18(6):1672-1683.

70. CHOW KK, NAIK S, KAKARLA S, et al. T Cells Redirected to EphA2 for the Immunotherapy of Glioblastoma[J]. Molecular Therapy, 2013, 21(3):629-637.

71. BEARD RE, ZHENG Z, LAGISETTY KH, et al. Multiple chimeric antigen receptors successfully target chondroitin sulfate proteoglycan 4 in several different cancer histologies and cancer stem cells[J]. Journal for Immuno Therapy of Cancer, 2014, 2(1):25.

72. BURNS WR, ZHAO Y, FRANKEL TL, et al. A high molecular weight melanoma-associated antigen-Specific chimeric antigen receptor redirects lymphocytes to target human melanomas[J]. Cancer Research, 2010, 70(8):3027-3033.

73. SCHMIDT P, KOPECKY C, HOMBACH A, et al. Eradication of melanomas by targeted elimination of a minor subset of tumor cells[J]. Proceedings of the National Academy of Sciences of the United States of America, 2011, 108(6):2474-2479.

74. ZHOU X, LI J, WANG Z, et al. Cellular Immunotherapy for Carcinoma Using Genetically Modified EGFR-Specific T Lymphocytes[J]. Neoplasia, 2013, 15(5):521-544.

75. CASUCCI M, CASUCCI M, NICOLIS DI ROBILANT B, et al. CD44v6-targeted T cells mediate potent antitumor effects against acute myeloid leukemia and multiple myeloma[J]. Blood, 2013, 122(20):3461-3472.

76. DALL P, HERRMANN I, DURST B, et al. In vivo cervical cancer growth inhibition by genetically engineered cytotoxic T cells[J]. Cancer Immunology, Immunotherapy, 2005, 54(1):51-60.

77. KONG S, SENGUPTA S, TYLER B, et al. Suppression of human glioma xenografts with second-generation IL13R-specific chimeric antigen receptor-modified T cells[J]. Clinical Cancer Research, 2012, 18(21):5949-5960.

78. SCHUBERTH PC, HAGEDORN C, JENSEN SM, et al. Treatment of malignant pleural mesothelioma by fibroblast activation protein-specific re-directed T cells[J]. Journal of Translational Medicine, 2013, 11(1):1-11.

79. TRAN E, CHINNASAMY D, YU Z, et al. Immune targeting of fibroblast activation protein triggers recognition of multipotent bone marrow stromal cells and cachexia[J]. Journal of Experimental Medicine, 2013, 210(6): 1125-1135.

80. KERSHAW MH, WESTWOOD JA, PARKER LL, et al. A Phase I Study on Adoptive Immunotherapy Using Gene-Modified T Cells for Ovarian Cancer[J]. Clinical Cancer Research, 2006, 12(20):6106-6115.

81. BEATTY GL, HAAS AR, MAUS MV, et al. Mesothelin-specific chimeric antigen receptor mRNA-engineered T cells induce anti-tumor activity in solid malignancies[J]. Cancer immunology research, 2014, 2(2):112-120.

82. ADUSUMILLI PS, CHERKASSKY L, VILLENA-VARGAS J, et al. Regional delivery of mesothelin-targeted CAR-T cell therapy generates potent and long-lasting CD4-dependent tumor immunity[J]. Science Translational Medicine, 2014, 6(261):151r-261r.

83. KATARI UL, KEIRNAN JM, WORTH AC, et al. Engineered T cells for pancreatic cancer treatment[J]. HPB, 2011, 13(9):643-650.

84. MORGENROTH A, CARTELLIERI M, SCHMITZ M, et al. Targeting of tumor cells expressing the prostate stem cell antigen (PSCA) using genetically engineered T-cells[J]. The Prostate, 2007, 67(10):1121-1131.

85. KLOSS CC, CONDOMINES M, CARTELLIERI M, et al. Combinatorial antigen recognition with balanced signaling promotes selective tumor eradication by engineered T cells[J]. Nature Biotechnology, 2013, 31(1):71-75.

86. BRENTJENS RJ, MAHER J, GUNSET G, et al. Human T-lymphocyte cytotoxicity and proliferation directed by a single chimeric TCRζ/CD28 receptor[J]. Nature Biotechnology, 2002, 20(1):70-75.

87. GONG MC, LATOUCHE J, KRAUSE A, et al. Cancer patient t cells genetically targeted to prostate-specific membrane antigen specifically lyse prostate cancer cells and release cytokines in response to prostate-specific membrane antigen[J]. Neoplasia, 1999, 1(2):123-127.

88. MA Q, SAFAR M, HOLMES E, et al. Anti-prostate specific membrane antigen designer T cells for prostate cancer therapy[J]. The Prostate, 2004, 61(1):12-25.

89. GADE TP, HASSEN W, SANTOS E, et al. Targeted elimination of prostate cancer by genetically directed human T lymphocytes[J]. Cancer Research, 2005, 65(19):9080-9088.

90. MA Q, GOMES EM, LO AS, et al. Advanced generation anti-prostate specific membrane antigen designer T Cells for prostate cancer immunotherapy[J]. The Prostate, 2014, 74(3):286-296.

91. PARENTE-PEREIRA AC, BURNET J, ELLISON D, et al. Trafficking of CAR-Engineered Human T Cells Following Regional or Systemic Adoptive Transfer in SCID Beige Mice[J]. Journal of Clinical Immunology, 2011, 31(4):710-718.

92. MALIAR A, SERVAIS C, WAKS T, et al. Redirected T cells that target pancreatic adenocarcinoma antigens eliminate tumors and metastases in mice[J]. Gastroenterology, 2012, 143(5):1375.

93. CHMIELEWSKI M, HAHN O, RAPPL G, et al. T cells that target carcinoembryonic antigen eradicate orthotopic pancreatic carcinomas without inducing autoimmune colitis in mice[J]. Gastroenterology, 2012, 143(4):1092-1095.

94. ADUSUMILLI PS, CHERKASSKY L, VILLENA-VARGAS J, et al. Regional delivery of mesothelin-targeted CAR-T cell therapy generates potent and long-lasting CD4-dependent tumor immunity[J]. Science Translational Medicine, 2014, 6(261):151r-261r.

95. KONG S, SENGUPTA S, TYLER B, et al. Suppression of human glioma xenografts with second-generation IL13R-specific chimeric antigen receptor-modified T cells[J]. Clinical Cancer Research, 2012, 18(21): 5949-5960.

96. KREBS S, CHOW KK, YI Z, et al. T cells redirected to interleukin-13Rα2 with interleukin-13 mutein-chimeric

antigen receptors have anti-glioma activity but also recognize interleukin-13Rα1 [J]. Cytotherapy, 2014, 16 (8):1121-1131.

97. VAN SCHALKWYK MC, PAPA SE, JEANNON J, et al. Design of a phase I clinical trial to evaluate intratumoral delivery of ErbB-targeted chimeric antigen receptor t-cells in locally advanced or recurrent head and neck cancer[J]. Human Gene Therapy Clinical Development, 2013, 24(3):134-142.

98. RUBIN CB, ELENITSAS R, TAYLOR L, et al. Evaluating the skin in patients undergoing chimeric antigen receptor modified T-cell therapy [J]. Journal of the American Academy of Dermatology, 2016, 75 (5): 1054-1057.

99. HU Y, ZHENG W, QIAO J, et al. Bullous and exanthematous lesions associated with chimeric antigen receptor T-cell therapy in a patient with diffuse large B-cell lymphoma [J]. JAMA dermatology, 2020, 156 (9): 1026-1028.

100. ROSENBERG S A. Finding suitable targets is the major obstacle to cancer gene therapy[J]. Cancer Gene Therapy, 2014, 21(2):45-47.

第五节 移植物抗宿主病

一、概述

移植物抗宿主病(graft versus host disease, GVHD)是由移植物中具有免疫活性的 T 细胞识别、攻击宿主组织所致,是异基因造血干细胞移植后最常见的并发症之一。随着供者来源 CAR-T 细胞与通用型 CAR-T 细胞的开发与应用,CAR-T 细胞治疗后 GVHD 逐渐成为不可忽视的并发症。根据 T 细胞来源及制备技术的不同,CAR-T 细胞治疗后 GVHD 主要见于以下三类 CAR-T 细胞产品:①异基因造血干细胞移植后采用供者来源或受者自身的 T 细胞制备的 CAR-T 细胞;②第三方健康供者来源的 T 细胞制备的 CAR-T 细胞;③健康供者来源的 T 细胞经基因编辑技术改造后制备的通用型 CAR-T 细胞(图 4-6-5-1)。CAR-T 细胞产品中 T 细胞对宿主的主要或次要组织相容性抗原差异的识别是 GVHD 发生的重要机制。目前关于 CAR-T 细胞治疗后 GVHD 的报道有限,已有研究提示 GVHD 发生率较低且可控。

二、CAR-T 细胞输注后 GVHD 的临床表现

自体来源 CAR-T 细胞在复发/难治性血液系统恶性肿瘤治疗中取得了显著的临床疗效,但患者常因处于疾病进展状态导致自体 T 细胞采集数量不足、质量欠佳,存在 CAR-T 细胞制备失败而延误治疗等风险,复发/难治患者疾病前期反复治疗也是影响自体 T 细胞质量的一个重要因素。对于该类患者,采集异体淋巴细胞制备异基因 CAR-T 细胞将有效弥补其不足,为更多患者提供适时且高质量的 CAR-T 细胞。此外,对于异基因造血干细胞移植后复发的患者,供者来源或患者自身的 CAR-T 细胞已被证明可达到与自体 CAR-T 细胞相似的临床疗效。通用型 CAR-T 细胞的临床应用是细胞免疫治疗技术发展的新趋势,采用健康供者 T 细胞制备的 CAR-T 细胞或联合基因编辑技术开发的通用型 CAR-T 细胞已逐渐应用于临床。由于供受者 HLA 不合,异基因 CAR-T 细胞介导的 GVHD 是 CAR-T 细胞治疗中需要警惕的并发症。急性移植物抗宿主病(aGVHD)主要累及皮肤、肝脏、肠道。现有报道表明: CAR-T 细胞治疗后 aGVHD 的临床表现以皮疹为主(发生率约 20%),肝功能异常、腹泻的发生率约为 7%。

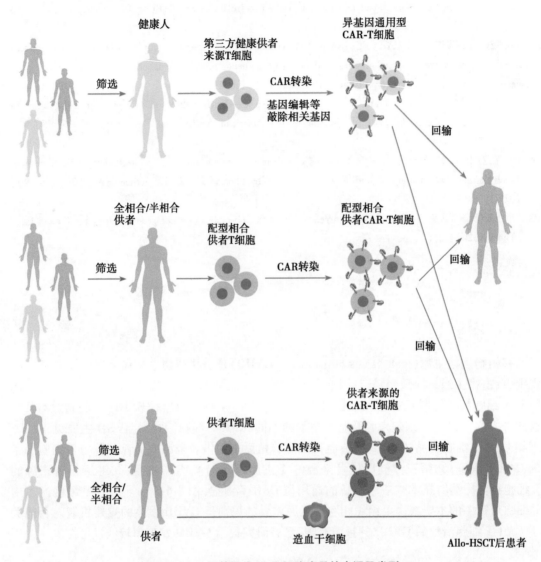

图 4-6-5-1　异基因 CAR-T 细胞产品的来源及类型

异基因造血干细胞移植后复发患者接受 CAR-T 细胞治疗包括以下两种细胞来源：①来源于造血干细胞移植供者的 T 细胞［供者来源的供者细胞（donor-derived donor cells，DD）］，以及来源于移植后患者自身的 T 细胞［受者来源的供者细胞（recipient-derived donor cells，RD）］。后者由于造血细胞为完全供者植入，此时分离的 T 细胞也为供者来源。在经 DD 与 RD 两种来源制备的 CAR-T 细胞治疗的患者中 aGVHD 的发生率分别为 33%～50% 和 18%～25%。国内单倍体异基因造血干细胞移植的应用较为广泛，移植后复发患者输注的 CAR-T 细胞也多为单倍体供者来源，因此并发 GVHD 的风险较高。Chen YH 等的一项采用 DD CD19 CAR-T 细胞治疗移植后急性 B 淋巴细胞白血病复发患者的研究表明：5/6 例患者达 MRD 阴性的完全缓解，3/6 例患者并发Ⅱ～Ⅲ度 aGVHD，1 例为Ⅱ度 aGVHD（累及皮肤和肝脏），1 例为Ⅱ度 aGVHD（累及皮肤、肠道），另 1 例为Ⅲ度 aGVHD（累及皮肤、肠道和肝脏）。2 例Ⅱ度 aGVHD 患者经激素治疗后缓解；1 例Ⅲ度 aGVHD 患者经激素、环孢素联合抗 CD25 单克隆抗体治疗后皮疹及腹泻缓解，但总胆红素水平未改善。Jia HJ 等报道了 1 例采用 DD CD19 CAR-T 细胞治疗移植后复发的急性 B 淋巴细胞白血病患者,在 CAR-T 细胞输注后 1 个月达 MRD 阴性的完全缓解,其间患者并发Ⅲ度皮肤 aGVHD,经甲泼尼龙联合环孢素治疗后缓解。在 CD19 CAR-T 细胞输注后 1.5 个月,患者因再次出现复发(流式检测提示 CD19$^+$CD22$^+$)而接受了 DD CD19/CD22 CAR-T 细胞治疗,在输注后 28 天达 MRD 阴性的完全缓解。在此期间患者先后出现Ⅳ度皮肤 aGVHD 和Ⅲ度肠道及肝脏 aGVHD,经甲泼尼龙治疗后缓解。Hu YX 等的一项对比异基因或自体 CD19 CAR-T 细胞治疗异基因造血干细胞移植后复发/难治 ALL 患者的回顾性研究表明:3 例接受 DD CAR-T 细胞治疗患者中,1 例出现以分泌型腹泻为表现的肠道 aGVHD,经激素、环孢素联合吗替麦考酚酯类药物治疗后缓解;11 例接受 RD CAR-T 细胞治疗的患者中 2 例出现轻度皮肤 aGVHD。Tania J 等报道了 4 例复发/难治 B 细胞淋巴瘤患者在异基因造血干细胞移植后接受患者 RD CAR-T 细胞治疗,其中 1 例出现以转氨酶升高为表现的肝脏 aGVHD,经他克莫司治疗后缓解。

采用第三方健康供者的 T 细胞在未经基因编辑技术情况下制备的 CAR-T 细胞输注后亦需警惕 GVHD 的发生,通常筛选 HLA 全相合或 HLA 半相合亲缘供者作为 CAR-T 细胞制备提供者。Jin X 等报告了 8 例既往无移植经历的复发/难治 ALL 患者接受 HLA 全相合或半相合供者来源 CAR-T 细胞治疗,结果显示上述两类供者来源的 CAR-T 细胞具有一定的安全性和有效性,8 例患者均无确切的 GVHD 发生的证据。因第三方供者来源 CAR-T 细胞的临床应用极其有限,其是否影响移植物抗宿主病的发生尚有待更多例数的多中心临床研究提供证据。

来源于健康供者的通用型 CAR-T 细胞(UCART)治疗为避免或减轻移植物抗宿主病,通常采用基因编辑技术敲除 TCRα 亚基恒定区(TRAC)基因或 HLA 相关基因位点。Benjamin R 等开展了一项 UCART19 治疗儿童/成人复发/难治 ALL 的临床研究,结果表明:20 例患者中有 2 例患者在 CAR-T 细胞输注后发生 aGVHD,经激素治疗后缓解。Waseem Q 等采用 UCART19 治疗儿童复发/难治 ALL,2 例接受治疗的患儿均在输注后 28 天达到 MRD 阴性的完全缓解,其中 1 例患者出现Ⅱ度皮肤 GVHD,经激素治疗后缓解。通用型 CAR-T 细胞治疗后 GVHD 的发生机制尚不明确,有研究提示异基因造血干细胞移植过程中,输注去除 TCRαβ 的造血干细胞剂量超过 $5×10^4$/kg 是引发 GVHD 的危险因素,推测 UCART 细胞的输注剂量可能是导致输注后 GVHD 的潜在原因。此外,CAR-T 细胞亚型(如 CD4$^+$CAR-T 细胞)及共刺激域等因素与 GVHD 的相关性也在进一步研究中。目前研究表明通用型 CAR-T 细胞治疗后 GVHD 有一定的发生率但多数可控。

三、CAR-T 细胞输注后 GVHD 的预防

随着 CAR-T 细胞疗法在恶性血液系统疾病、实体瘤等治疗中的广泛应用,异基因 CAR-T 细胞产品的需求量将日益增加,建立异基因 CAR-T 细胞相关 GVHD 的预防策略很有必要。

(一) γδ-T 细胞的应用

γδ-T 细胞是一种先天免疫细胞,其 TCR 活化为非 MHC 限制性,因而不易引发 GVHD。γδ-T 细胞在外周血淋巴细胞中仅占 1%~5%,但在某些上皮组织(如肠道、生殖器官、舌头和皮肤)中含量较高,且体外培养扩增率较高,有研究认为 γδ-T 细胞具有良好的细胞毒性反应和抗肿瘤效应,是有望用于 CAR-T 细胞制备的另一细胞亚群。Capsomidis A 等的一项靶

向二酰神经节苷 GD2(GD2 在胶质瘤和其他神经外胚层来源的肿瘤中过表达)的 CAR γδ-T 细胞的研究中 CAR γδ-T 细胞展现了较强的抗 GD2 细胞系的细胞毒性作用和扩增水平。

（二）基因编辑技术的应用

基因编辑技术可精确定位目标基因位点，实现对基因组的定点修饰。αβ-TCR 是介导 T 细胞活化的重要环节，基因编辑是抑制 αβ-T 细胞表面功能性 TCR 表达的方法之一。αβ-T 细胞中的 TCR 由 α 链、β 链和 CD3 蛋白组成，且 α 链仅有一个恒定区，因此采用基因编辑技术干扰 *TRAC* 编码基因的表达是阻断 αβ-TCR 功能的可行方法。Torikai H 等的研究表明通过锌指核酸酶(ZFN)技术抑制 TCR 的表达并不影响 CD19 CAR-T 细胞的抗肿瘤效应。Poirot L 等通过转录激活因子样效应物核酸酶(TALENs)基因编辑技术同时敲除供者 T 细胞 *TCR* 和 *CD52* 基因，发现采用这类 T 细胞制备的 CAR-T 细胞在小鼠模型中未引发 GVHD。此外，Eyquem J 等采用 CRISPR/Cas9 技术靶向敲除 T 细胞 *TRAC* 基因，动物实验表明这类 T 细胞制备的 CD19 CAR-T 细胞具有较强的抗肿瘤效能且无 GVHD 发生。

四、CAR-T 细胞输注后 GVHD 的治疗

目前尚无针对 CAR-T 细胞输注后 GVHD 的标准治疗方案，激素可有效控制大部分 CAR-T 细胞输注后 GVHD。对于糖皮质激素耐药的患者，可换用或加用免疫抑制剂(如他克莫司、吗替麦考酚酯等)或单克隆抗体(如 CD25 单抗等)。Chen YH 等的研究报道采用甲泼尼龙[1~2mg/(kg·d)]治疗 CAR-T 细胞相关 aGVHD，若未控制可加用环孢素，具体用药疗程视病情变化而定。Jia HJ 等人在异基因造血干细胞移植后行供者来源 CD19/CD22 CAR-T 细胞治疗的患者中发现，甲泼尼龙(20mg/d)可有效控制 aGVHD 进展或新发 aGVHD。此外，Yang YY 等报道在 1 例异基因造血干细胞移植后行 DD CD19 CAR-T 细胞治疗的急性 B 淋巴细胞白血病患者中发生激素耐药的 aGVHD(steroid-refractory aGVHD，SR-aGVHD)，采用芦可替尼(10mg/d)治疗后缓解。

此外，T 细胞受体通路抑制剂的应用也是治疗异基因 CAR-T 细胞治疗后 GVHD 的潜在可行方案。近期研究表明，丙种球蛋白可抑制 T 细胞受体介导的信号通路而减轻 GVHD。溶血磷脂酸抑制剂和钙离子通道阻滞剂可能减轻 T 细胞受体信号通路激活介导的 GVHD。此外，神经酰胺合成酶 6(CERS6)为 T 细胞活化、增殖和分泌细胞因子的必要因素，CERS6 抑制剂显著降低小鼠和人 T 细胞活性，提示 CERS6 抑制剂在治疗 GVHD 中有一定应用前景。

五、小结与展望

异基因 CAR-T 细胞治疗相关 GVHD 的发生率较低。随着异基因造血干细胞移植后供者来源 CAR-T 细胞、第三方健康供者来源 CAR-T 细胞和通用型 CAR-T 细胞更广泛地开发与应用，GVHD 将成为 CAR-T 细胞输注后需要关注的并发症。现有报道表明 CAR-T 细胞输注后 GVHD 多为轻度且可控，糖皮质激素单药或联合免疫抑制剂可有效治疗 CAR-T 细胞治疗相关 GVHD。基因编辑技术通过敲除 *TRAC* 基因抑制 TCR 的表达可有效预防 GVHD，但尚需进一步的临床试验和机制研究为其防治提供依据。

（洪睿敏 叶逸山 胡永仙 黄河）

参考文献

1. YANG Y, JACOBY E, FRY TJ. Challenges and opportunities of allogeneic donor-derived CAR-T cells[J]. Curr Opin Hematol, 2015, 22(6): 509-515.

2. ANWER F, SHAUKAT AA, ZAHID U, et al. Donor origin CAR-T cells: graft versus malignancy effect without GVHD, a systematic review[J]. Immunotherapy, 2017, 9(2): 123-130.

3. LIU J, ZHONG JF, ZHANG X, ZHANG C. Allogeneic CD19-CAR-T cell infusion after allogeneic hematopoietic stem cell transplantation in B cell malignancies[J]. J Hematol Oncol, 2017, 10(1): 35.

4. BRUDNO JN, SOMERVILLE RP, SHI V, et al. allogeneic T Cells that express an anti-CD19 chimeric antigen receptor induce remissions of B-cell malignancies that progress after allogeneic hematopoietic stem-cell transplantation without causing graft-versus-host disease[J]. J Clin Oncol, 2016, 34(10): 1112-1121.

5. KOCHENDERFER JN, DUDLEY ME, CARPENTER RO, et al. Donor-derived CD19-targeted T cells cause regression of malignancy persisting after allogeneic hematopoietic stem cell transplantation[J]. Blood, 2013, 122(25): 4129-4139.

6. DEPIL S, DUCHATEAU P, GRUPP SA, et al. 'Off-the-shelf' allogeneic CAR-T cells: development and challenges[J]. Nat Rev Drug Discov. 2020, 19(3): 185-199.

7. KIM DW, CHO JY. Recent advances in allogeneic CAR-T cells[J]. Biomolecules, 2020, 10(2): 263.

8. YAN LZ, SHANG JJ, SHI XL, et al. Allogeneic CAR-T for treatment of relapsed and/or refractory multiple myeloma: four cases report and literatures review[J]. Zhonghua Xue Ye Xue Za Zhi, 2019, 40(8): 650-655.

9. GRAHAM C BENJAMIN R, YALLOP D. Preliminary data on safety, cellular kinetics and anti-leukemic activity of UCART19, an allogeneic anti-CD19 CAR-T-cell product, in a pool of adult and pediatric patients with high-risk CD19+ relapsed/refractory B-cell acute lymphoblastic leukemia[J]. Blood, 2018, 132(suppl 1): 896.

10. QASIM W, ZHAN H, SAMARASINGHE S, et al. Molecular remission of infant B-ALL after infusion of universal TALEN gene-edited CAR-T cells[J]. Sci Transl Med, 2017, 9(374): eaaj2013.

11. HU Y, WANG J, WEI G, et al. A retrospective comparison of allogenic and autologous chimeric antigen receptor T cell therapy targeting CD19 in patients with relapsed/refractory acute lymphoblastic leukemia[J]. Bone Marrow Transplant, 2019, 54(8): 1208-1217.

12. JAIN T, SAUTER CS, SHAH GL, et al. Safety and feasibility of chimeric antigen receptor T cell therapy after allogeneic hematopoietic cell transplantation in relapsed/ refractory B cell non-Hodgkin lymphoma[J]. Leukemia, 2019, 33(10): 2540-2544.

13. CHEN Y, CHENG Y, SUO P, et al. Donor-derived CD19-targeted T cell infusion induces minimal residual disease-negative remission in relapsed B-cell acute lymphoblastic leukaemia with no response to donor lymphocyte infusions after haploidentical haematopoietic stem cell transplantation[J]. Br J Haematol, 2017, 179(4): 598-605.

14. JIA H, WANG Z, WANG Y, et al. Haploidentical CD19/CD22 bispecific CAR-T cells induced MRD-negative remission in a patient with relapsed and refractory adult B-ALL after haploidentical hematopoietic stem cell transplantation[J]. J Hematol Oncol, 2019, 12(1): 57.

15. JIN X, CAO Y, WANG L, et al. HLA-matched and HLA-haploidentical allogeneic CD19-directed chimeric antigen receptor T-cell infusions are feasible in relapsed or refractory B-cell acute lymphoblastic leukemia before hematopoietic stem cell transplantation[J]. Leukemia, 2020, 34(3): 909-913.

16. BERTAINA A, MERLI P, RUTELLA S, et al. HLA-haploidentical stem cell transplantation after removal of αβ+ T and B cells in children with nonmalignant disorders[J]. Blood, 2014, 124(5): 822-826.

17. KATO Y, TANAKA Y, MIYAGAWA F, et al. Targeting of tumor cells for human γdelta T cells by nonpeptide antigens[J]. J Immunol, 2001, 167(9): 5092-5098.

18. NAGAMINE I, YAMAGUCHI Y, OHARA M, et al. Induction of γ delta T cells using zoledronate plus interleukin-2 in patients with metastatic cancer[J]. Hiroshima J Med Sci, 2009, 58(1): 37-44.

19. CAPSOMIDIS A, BENTHALL G, VAN ACKER HH, et al. chimeric antigen receptor-engineered human γ delta T cells: enhanced cytotoxicity with retention of cross presentation[J]. Mol Ther, 2018, 26(2): 354-365.

20. TORIKAI H, REIK A, LIU PQ, et al. A foundation for universal T-cell based immunotherapy: T cells engineered to express a CD19-specific chimeric-antigen-receptor and eliminate expression of endogenous TCR[J]. Blood, 2012, 119(24): 5697-5705.

21. POIROT L, PHILIP B, SCHIFFER-MANNIOUI C, et al. Multiplex genome-edited T-cell manufacturing platform for "off-the-shelf" adoptive T-cell immunotherapies. Cancer Res. 2015, 75(18): 3853-3864.

22. EYQUEM J, MANSILLA-SOTO J, GIAVRIDIS T, et al. Targeting a CAR-To the TRAC locus with CRISPR/Cas9 enhances tumour rejection[J]. Nature, 2017, 543(7643): 113-117.

23. CHEN Y, CHENG Y, SUO P, et al. Donor-derived CD19-targeted T cell infusion induces minimal residual disease-negative remission in relapsed B-cell acute lymphoblastic leukaemia with no response to donor lymphocyte infusions after haploidentical haematopoietic stem cell transplantation[J]. Br J Haematol, 2017, 179(4): 598-605.

24. JIA H, WANG Z, WANG Y, et al. Haploidentical CD19/CD22 bispecific CAR-T cells induced MRD-negative remission in a patient with relapsed and refractory adult B-ALL after haploidentical hematopoietic stem cell transplantation[J]. J Hematol Oncol, 2019, 12(1): 57.

25. YANG Y, HU Y, HUANG H. Ruxolitinib treatment for acute gastrointestinal graft-versus-host disease caused by donor-derived CD19-Chimeric antigen receptor T-Cell infusion in a patient with B-ALL relapsed after Allo-HSCT[J]. Regen Ther, 2019, 11: 139-142.

26. HORI A, FUJIMURA T, MURAKAMI M, et al. Intravenous immunoglobulin (IVIg) acts directly on conventional T cells to suppress T cell receptor signaling[J]. Biochem Biophys Res Commun, 2020, 522(3): 792-798.

27. MATHEW D, KREMER KN, STRAUCH P, et al. LPA is an inhibitory receptor that suppresses CD8 T-cell cytotoxic function via disruption of early TCR signaling[J]. Front Immunol, 2019, 10: 1159.

28. KUME H, TSUKIMOTO M. TRPM8 channel inhibitor AMTB suppresses murine T-cell activation induced by T-cell receptor stimulation, concanavalin A, or external antigen re-stimulation[J]. Biochem Biophys Res Commun, 2019, 509(4): 918-924.

29. SOFI MH, HEINRICHS J, DANY M, et al. Ceramide synthesis regulates T cell activity and GVHD development[J]. JCI Insight, 2017, 2(10): e91701.

第七章

疾 病 复 发

第一节 概 述

随着分子免疫学技术的迅速发展,CAR-T细胞疗法在血液系统恶性肿瘤中的应用已经受到了全世界的关注并给患者带来了希望。许多血液系统恶性肿瘤患者应用CAR-T细胞治疗获得了缓解。不仅如此,CAR-T细胞疗法在恶性实体肿瘤治疗中也进入临床试验,尽管CAR-T细胞疗法在血液系统肿瘤已经取得显著疗效,但是治疗后复发已成为该疗法临床应用面临的主要问题之一。

一、CAR-T 细胞治疗后原发病复发的现状

(一) ALL CAR-T 细胞治疗后的复发

CAR-T细胞治疗在急性B淋巴细胞白血病(B-ALL)临床研究中取得了革命性成功,改变了传统的肿瘤治疗模式,为难治性患者提供了潜在的治疗选择。然而,越来越多的临床数据表明,接受CAR-T细胞治疗的患者在临床上只能获得短暂缓解。长期随访发现,在接受CD19或CD22 CAR-T细胞治疗的患者中,大约有50%的患者在1年内复发。Novartis公司公布的ELIANA数据显示,75名儿童和青少年复发/难治B-ALL(R/R B-ALL)患者在输入CTL019的3个月后,完全缓解(complete remission, CR)率达82%,6个月的无事件生存(event free survival, EFS)率为73%,12个月时下降到50%。

(二) 多发性骨髓瘤 CAR-T 细胞治疗后的复发

B细胞成熟抗原(BCMA)的发现为复发/难治多发性骨髓瘤(R/R MM)患者的治疗带来了新的希望。BCMA是肿瘤坏死因子超家族的成员,其主要由恶性和正常浆细胞和一些成熟B细胞表达,使其成为CAR-T细胞治疗R/R MM的较理想靶点。在一项针对16例R/R MM患者的BCMA CAR-T细胞治疗的研究中,CAR-T细胞治疗后的中位无事件生存期仅为7.1个月。另一项BCMA CAR-T细胞临床试验的结果显示,总体反应率(ORR)达到了88%,68%的患者达到CR,其中11例患者在8个月内复发,复发率为28.2%。最近,Raje等报道了BCMA CAR-T细胞治疗R/R MM最新临床试验的结果,33例R/R MM患者输注了不同剂量的CAR-T细胞,45%的患者达到CR,其中40%的患者在一年内复发。缓解时间短,早期复发显然是MM患者CAR-T细胞治疗后面临的主要问题之一。

(三) 非霍奇金淋巴瘤 CAR-T 细胞治疗后的复发

非霍奇金淋巴瘤(NHL)是一组起源于淋巴结和/或结外组织的免疫系统恶性肿瘤,包括弥漫大B细胞淋巴瘤(DLBCL)、滤泡性淋巴瘤(FL)、边缘区淋巴瘤(MZL)、套细胞淋巴瘤

（MCL）等,其中以 DLBCL 最为常见。Kite Pharma 公司报道了 CD19 CAR-T 细胞治疗复发/难治 DLBCL（R/R DLBCL）的随访数据,中位随访时间 27.1 个月,58% 的患者达到了 CR。Novartis 公司报道 R/R DLBCL 的临床数据,93 例患者中 40% 达到了 CR,但 35% 的患者在输注 CAR-T 细胞后 1 年内复发或进展。2017 年,Locker 等首次报道了 CD19 CAR-T 细胞治疗 R/R DLBCL 的多中心临床研究结果,7 例患者中 4 例获得了 CR,复发率 75%。2008 年 Till 等首次报道了 CD20 CAR-T 细胞治疗了 7 例复发/难治 FL 患者,仅有 2 名患者达到 CR,但均在半年内复发。虽然后续有关 FL、MZL 等临床试验仍有报道,但总体例数较少且疗效不理想。除了 CD19 外,针对 CD22 和 CD79b 等新的靶点的临床试验正在进行中。

相较于血液系统恶性肿瘤的治疗靶点,目前针对实体肿瘤的 CAR-T 细胞的理想靶点有限,有潜力用于临床的靶点包括表皮生长因子受体（epidermal growth factor receptor,EGFR）、人表皮生长因子受体-2（human epidermal growth factor receptor 2,HER2）和间皮素（mesothelin,MSLN）等。众所周知,实体肿瘤的微环境以酸性、低氧和免疫抑制为特点,这就造成 T 细胞难以浸润并持续驻留于实体肿瘤。正是由于上述原因,目前为止,有关 CAR-T 细胞治疗实体肿瘤应用还很少,疗效不佳。因此,CAR-T 细胞治疗实体肿瘤后复发情况尚无资料积累。

二、CAR-T 细胞治疗后原发病复发研究的意义

上述临床试验数据显示,CAR-T 细胞治疗血液系统恶性肿瘤可获得较高的缓解率,其中治疗 R/R ALL 最长的缓解时间已经达到 8 年之久,但是复发是不同疾病要面临的共同问题。随着新的理想靶点的开发和 CAR 结构的改造和优化,CRS 等并发症发生率得以降低、程度得以减轻,CAR-T 细胞治疗过程中的副作用将逐渐减少和减轻。而 CAR-T 细胞治疗后原发病复发将更加突显为主要问题。因此,揭示 CAR-T 细胞治疗后复发与疗效不良的机制,争取减少复发,对提高患者无进展生存及总的远期存活率具有重要意义。

（程海　王雪　徐开林）

参考文献

1. GRUPP SA,KALOS M,BARRETT D,et al. Chimeric antigen receptor-modified T cells for acute lymphoid leukemia[J]. N Engl J Med,2013,368(16):1509-1518.

2. PORTER DL,LEVINE BL,KALOS M,et al. Chimeric antigen receptor-modified T cells chronic lymphoid leukemia[J]. N Engl J Med,2011,365(8):725-733.

3. PARK JH,RIVIÈRE I,GONEN M,et al. Long-term follow-up of CD19 CAR-Therapy in acute lymphoblastic leukemia[J]. N Engl J Med,2018,378(5):449-459.

4. MAUDE SL,LAETSCH TW,BUECHNER J,et al. Tisagenlecleucel in children and young adults with B-cell lymphoblastic leukemia[J]. N Engl J Med,2018,378(5):439-448.

5. BRUDNO JN,MARIC I,HARTMAN SD,et al. T cells genetically modified to express an anti-B-cell maturation antigen chimeric antigen receptor cause remission of poor-prognosis relapsed multiple myeloma[J]. J Clin Oncol,2018,36(22):2267-2280.

6. RAJE N,BERDEJA J,LIN Y,et al. Anti-BCMA CAR-T-Cell therapy bb2121 in relapsed or refractory multiple myeloma[J]. N Engl J Med,2019,380 (18):1726-1737.

7. NEELAPU SS,LOCKE FL,BARTLETT NL,et al. Axicabtagene ciloleucel CAR-T-Cell therapy in refractory

large B-cell lymphoma [J]. N Engl J Med,2017,377(26):2531-2544.

8. LOCKE FL,GHOBADI A,JACOBSON C A,et al. Long-term safety and activity of axicabtagene ciloleucel in refractory large B-cell lymphoma (ZUMA-1):a single-arm,multicentre,phase 1-2 trial[J]. Lancet Oncol,2019, 20(1):31-42.

9. SCHUSTER SJ,BISHOP MR,TAM CS,et al. Tisagenlecleucel in adult relapsed or refractory diffuse large B-cell lymphoma[J]. N Engl J Med,2019,380(1):45-56.

10. LOCKE FL,NEELAPU SS,BARTLETT NL,et al. Phase 1 results of ZUMA-1:a multicenter study of KTE-C19 anti-CD19 CAR-T cell therapy in refractory aggressive lymphoma[J]. Mol Ther,2017,25(1):285-295.

11. TILL BG,JENSEN MC,WANG J,et a1. Adoptive immunotherapy for indolent non—Hodgkin lymphoma and mantle cell lymphoma using genetically modified autologous CD20-specific T cells [J]. Blood,2008,112(6): 2261-2271.

第二节 影响 CAR-T 细胞疗效的因素和原发病复发的机制

近年来,尽管影响 CAR-T 细胞疗效的因素和原发病复发的机制备受关注,但这方面的研究尚需深入,影响疗效的因素和原发病复发的机制尚未完全清楚。CAR 结构的设计、CAR-T 细胞制备流程和 CAR-T 细胞在体内功能的衰减,肿瘤细胞表面抗原的改变,肿瘤细胞微环境保护靶细胞的免疫逃逸等均有可能与之相关(图 4-7-2-1)。本节就近年来该领域的研究进展进行逐一阐述。

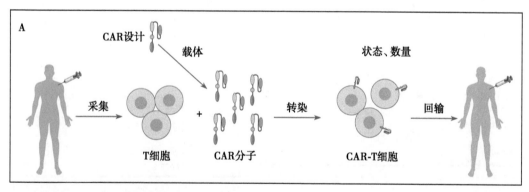

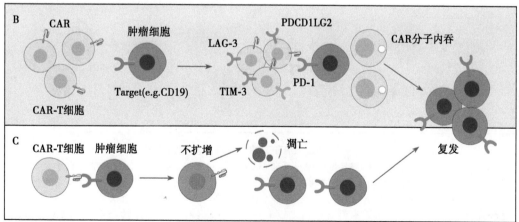

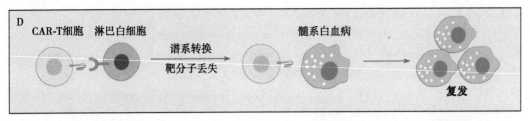

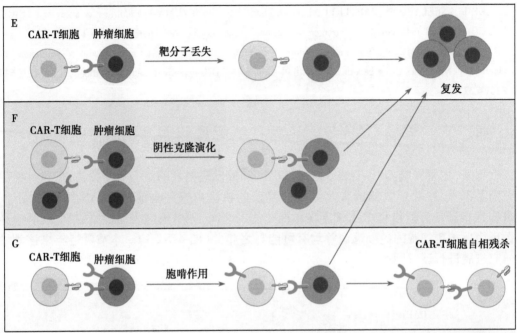

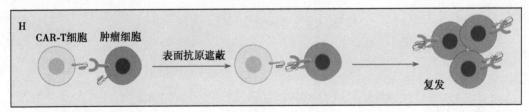

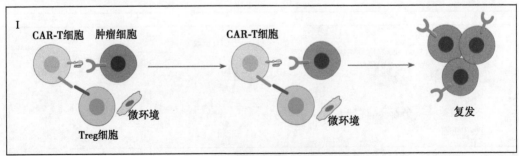

图 4-7-2-1 ALL CAR-T 细胞治疗后复发的机制

A. CAR-T 细胞治疗的流程;B. CAR-T 细胞耗竭与 CAR 结构的内化。CAR-T 细胞持续暴露于靶抗原时,可出现 T 细胞耗竭相关的生物标志物表达增高;C. CAR-T 细胞的体内扩增能力下降及存活时间缩短;D. 白血病的谱系转换;E. 靶分子丢失。CD19 基因第 2 外显子的移码和错义突变引起 CD19 的选择性剪切,以及调控 CD19 基因表达的 PAX5 异常等;F. 固有阴性克隆的存在;G. 胞啃作用;CAR-T 细胞获得白血病靶抗原,从而被其他 CAR-T 细胞清除;H. 表面抗原遮蔽,白血病 B 细胞获得 CAR 基因并表达,与 CD19 结合后实现免疫逃逸;I. 肿瘤细胞微环境保护靶细胞的免疫逃逸。

一、采集的 T 细胞数量和质量对 CAR-T 细胞疗效的影响

CAR-T 细胞治疗的第一步是采集足够数量的 T 细胞并保证其质量,由于 CAR-T 细胞的制备是以人作为供体,供体可以是自体也可以是同种异体。由于每个个体,特别是患者,所接受过的治疗、采集样本时的身体状况或与上一次治疗的间隔时间,以及每个患者的 T 细胞的各亚群的比例等有明显差异,使得采集后的 T 细胞无论在数量还是质量上存在着较大差异,影响 CAR-T 细胞在体内的扩增和杀伤能力。目前就采集的 T 细胞的数量和质量的认定尚无规范和共识,缺乏客观的评价指标对准备接受 CAR-T 细胞治疗的患者进行有效的评估,也没有一套完整的体系对采集的 T 细胞的质量进行评价,这就直接导致了后续的很多问题,比如说转导效率低下,扩增时间延长甚至扩增的失败。

(一) T 细胞数量和输注的 CAR-T 细胞量

有观点认为接受 CAR-T 细胞治疗的患者在采集外周血前中位淋巴细胞绝对计数(ALC)应当高于 1 228 个/μl(168~4 488 个/μl),但是这样的标准在临床上过于严格,会将大量近期接受过治疗处于骨髓抑制期的患者排除在外。也有些中心将外周血 CD3$^+$T 细胞计数作为单采的指标,美国国家癌症研究所(NCI)的经验表明,当 CD3$^+$T 细胞计数大于 150 个/μl 时可以成功制备 CAR-T 细胞。

临床研究表明实际上有效的治疗所需要的 CAR-T 细胞量并不大,目前常用的治疗方案 CAR-T 细胞输注量为(2~5)×10^6/kg 或者每次输注 CAR-T 细胞总量为(1~2.5)×10^8,输注后细胞激活以及扩增尤为重要。

(二) 采集 T 细胞的质量

患者所患疾病种类、机体的免疫状态、既往接受的化疗药物及采集的技术水平都有可能对采集物的质量产生影响。比如化疗方案中含有多柔比星,将会影响 CAR-T 细胞的制备及 CAR-T 细胞产品的质量。此外,临床数据表明先前使用环磷酰胺和阿糖胞苷治疗可选择性地减少发育早期 T 细胞的数量,降低 CAR-T 细胞产品体内扩增效率。

T 细胞亚群的比例会影响制备的 CAR-T 细胞的生物学特性,几乎所有的 CAR-T 细胞产品都包含 CD4$^+$ T 细胞和 CD8$^+$ T 细胞,这两群细胞都有可能在治疗中发挥作用。在一些临床试验中,分别制备 CD4$^+$和 CD8$^+$ CAR-T 细胞,并按照固定的比例输注给患者,结果发现疗效与输注的比例有关。目前有不少单位使用的 CAR-T 细胞产品 CD4$^+$和 CD8$^+$的细胞比例为 1:1。若采集物中含有的记忆性 T 细胞比例较高将有助于延长 CAR-T 细胞在体内存活的时间。此外,对 CD4$^+$和 CD8$^+$CAR-T 细胞亚群中各子亚群发挥持久的杀伤肿瘤细胞的作用的研究也值得期待。

总之,就国内目前的情况来讲,针对供者的筛选、采集流程的标准化方案、采集物的质量控制方面尚未建立起相对统一的规范。

二、制备工艺对 CAR-T 细胞功能的影响

CAR-T 细胞产品的获得可分为两个阶段:基因载体物质的制备和 CAR-T 细胞的制备。在制备的过程中所选择的质粒、培养基、病毒的包装和 CAR-T 细胞的培养等因素都会影响到 CAR-T 细胞产物的质量,临床疾病的缓解和远期疗效。

(一) 基因载体物质的制备对 CAR-T 细胞功能的影响

基因物质的制备包括质粒的制备和病毒的包装,在制备过程中所选择的原材料如质粒、

培养基、血清、病毒载体的种类等都可能对 CAR-T 细胞的质量产生影响。早期的研究者缺乏对原材料质量的认识，使得 CAR-T 细胞产品质量参差不齐。即使在同一中心，由于制备过程中使用的试剂的供应商和批号的差异，导致 CAR-T 细胞的质量极不稳定。目前 FDA 批准及已经用于临床试验的大部分 CAR-T 细胞产品多采用 γ-逆转录病毒载体，以及 HIV 衍生的慢病毒载体把 CAR 基因结构嵌入到 T 细胞染色体中。载体某些方面的设计很可能影响到基因转移的效能，甚至可能对 CAR-T 细胞生物学特性产生潜在影响。

就病毒载体而言，目前逆转录病毒载体介导的 CAR 的基因转导需要 T 细胞进入分裂周期，病毒本身的结构也会影响 CAR 在 T 细胞上的表达，如中央多嘌呤区（central polypurine tract，CPT）结构有助于提高基因转导的效率，而作为启动子的延长因子-1（elongation factors，EF-1）有助于提高 CAR 在细胞表面的表达水平。

RNA 转染也曾被用于植入 CAR 基因结构，但是由于 CAR 基因并未被嵌入 T 细胞染色体，所以以 RNA 为载体的 CAR 基因表达十分短暂。这些短暂表达 CAR 基因的 CAR-T 细胞在临床前期模型中存在时间很短，并没有观察到持久的作用。值得一提的是，通过非病毒载体转位子系统将 CAR 基因嵌入 T 细胞染色体目前已经实现，并且已有临床试验数据初步证实其安全性和可行性。

（二）CAR-T 细胞制备流程对 CAR-T 细胞功能的影响

CAR-T 细胞制备的流程包括 T 细胞分选、T 细胞激活、T 细胞转导、CAR-T 细胞扩增和收集。在这个过程中，除了外周血细胞的采集量、单核细胞的冻存条件及时间、T 细胞分选试剂和活化试剂的选择及用量优化、培养液的选择及优化以外，添加细胞因子的选择及优化、载体用量的选择和优化、CAR-T 细胞扩增条件的优化等值得关注。目前的制备方案包括通过 TCR 激活诱导的 T 细胞扩增。FDA 批准抗 CD3 和抗 CD28 磁珠用于体外扩增 CAR-T 细胞，也有的中心采用其他方法扩增 CAR-T 细胞，如将 CAR-T 细胞与抗原提呈细胞共培养。但是迄今为止，尚未确定哪一种 T 细胞扩增方法更具有优越性。CAR-T 细胞的扩增方案通常也包括使用细胞因子，如 IL-2、IL-7 和/或 IL-15。同样，任何一种方法的优越性尚未确定，这些细胞因子的不同作用和不同组合可能会影响所得的 CAR-T 细胞产物。缩短 CAR-T 细胞在体外扩增的时间，避免 T 细胞在体外过度分化和耗竭，也是保证 CAR-T 细胞产品质量的重要环节。

三、CAR 的结构设计对 CAR-T 细胞功能的影响

1989 年，Gross 和他的同事提出了嵌合抗原受体的概念，他们将抗体的抗原结合区 scFv 与 CD3-ζ 链或 FcεRIγ 的胞内部分融合形成嵌合抗原受体。CAR 的基本结构包括一个肿瘤相关抗原（tumor-associated antigen，TAA）结合区（通常来源于单克隆抗体抗原结合区域的 scFv 段），一个胞外铰链区（hinge area），一个跨膜区（transmembrane region）和一个胞内免疫受体酪氨酸活化基序（immunoreceptor tyrosine-based activation motif，ITAM）。

抗原识别结构域（scFv）赋予了 T 细胞特异性识别并结合靶抗原的能力，与未经修饰的天然 TCR-T 细胞相比，其对靶抗原的亲和力显著提高。目前大部分 CAR-T 细胞研究是靶向 TAA，包括 CD19、CD20、CD22、CD30、BCMA 等。但目前 CAR-T 细胞临床研究所用的 scFv 多源于小鼠，增加了宿主（人）对 CAR-T 细胞的免疫排斥反应，降低了 CAR-T 细胞在患者体内的持久性。因此，开发人源化或全人源的抗体来源的 scFv，降低 CAR-T 细胞的免疫原性，是提高 CAR-T 细胞持久性的重要策略之一。

铰链区(Hinge)的长度取决于靶细胞抗原表位的位置及暴露程度。多项研究表明，CAR-T 细胞活化与铰链区长度有关。调整铰链区的长度可以使 CAR-T 细胞和靶细胞处于最佳距离,在抗原抗体结合过程中避免大型磷酸酶的作用减弱 CAR 信号。然而,在某些情况下,抗原表位可能相对不可接近,需要使用更长的铰链区,使 scFv 可以克服空间位阻,有效结合抗原。因此,抗原表位不同,铰链区的最佳长度也不同,在靶向新抗原时,可能需要相应地调整铰链区的长度才能发挥有效的杀伤肿瘤细胞的作用。

共刺激域(costimulatory domain)通常来自 CD28 受体家族或肿瘤坏死因子受体家族(4-1BB 和 OX40)。共刺激域可实现协同刺激分子和细胞内信号的双重活化。目前对于哪个共刺激域更具有临床优势尚无定论。初步研究发现 CD28 表现出更快、更强的信号活动,而 4-1BB 则相对更慢、更温和;但是,4-1BB 有着延长 T 细胞寿命的作用。这些共刺激分子对抗肿瘤活性和原发病复发的潜在影响尚需深入研究。

四、CAR-T 细胞的功能衰减

(一) CAR-T 细胞耗竭

当 CAR-T 细胞持续暴露于 TAA 环境时,CAR-T 细胞亦可出现类似于 T 细胞耗竭的CAR-T 细胞耗竭,表现为 CAR-T 细胞功能的丧失。临床研究显示,T 细胞耗竭的相关生物标志物,如程序性细胞死亡因子 1 配体 2(programmed cell death 1 ligand 2,*PDCD1LG2*)、淋巴细胞活化基因 3(lymphocyte activation gene,*LAG-3*)、T 细胞免疫球蛋白黏液素 3(T cell immunoglobulin domain and mucin domain,*Tim-3*)、PD-1 等,在 R/R B-ALL 患者的 CD19 CAR-T 细胞表面表达增高。

(二) CAR 结构的内化

除 CD19 CAR-T 细胞耗竭引起的 CAR-T 细胞功能失常外,CD19 CAR-T 细胞表面 CAR 的内化亦与前者的功能失常相关。当患者的 CD19 CAR-T 细胞接触 CD19 抗原后,可诱导前者表面的 CAR 快速内化,CAR 的内化可进一步引起 CAR 降解,导致 CD19 CAR-T 细胞的功能减弱。

(三) CAR-T 细胞的体内扩增能力下降及存活时间缩短

多种原因可导致 CD19 CAR-T 细胞的体内扩增能力下降及存活时间缩短。①CAR 的免疫原性:CAR 转基因的免疫原性是影响 CAR-T 细胞体内存活的关键因素之一。由于 CD19 CAR-T 细胞表面的 CAR 分子由多个编码蛋白质的基因序列拼合翻译而来,导致 CAR 分子具有免疫原性。②CD19 CAR-T 细胞回输前的预处理方案:既往研究显示,R/R B-ALL 患者在接受 CD19 CAR-T 细胞回输前采用淋巴细胞清除性预处理方案能降低肿瘤负荷,延缓或者避免靶向 CAR 免疫反应的发生,并且促进 CAR-T 细胞扩增,延长存活时间。目前的临床试验中,应用较多的预处理方案为氟达拉滨联合环磷酰胺,但该方案对 CAR-T 细胞疗效影响的数据还不多。③共刺激域的不同:有研究表明,相较于 CD28 共刺激域,连接 4-1BB 共刺激域的二代 CD19 CAR-T 细胞在体外有着更强的存活能力,其机制与增加 CD19 CAR-T 细胞的氧化磷酸化及减少细胞的耗竭相关。④白血病负荷:低白血病负荷由于缺少 CD19 的刺激可影响 CD19 CAR-T 细胞的增殖,而高白血病负荷可导致 CD19 CAR-T 细胞的快速耗竭。⑤CAR 的亲和力:利用不同 scFv 构建的 CAR 与 CD19 靶抗原的亲合力不同,亲和力的不同显著影响了 CD19 CAR-T 细胞的杀伤及增殖能力。⑥药物因素:多项研究结果显示,在 R/R B-ALL 患者接受 CD19 CAR-T 细胞治疗过程中,应用糖皮质激素或酪氨酸激酶抑制剂可影响 CD19 CAR-T 细胞的增殖及扩增。

五、肿瘤细胞表面抗原的改变

(一) 白血病细胞的克隆性演化

对于 CD19 CAR-T 细胞治疗后复发的 R/R B-ALL 患者,其白血病细胞的来源仍无定论。研究显示,R/R B-ALL 患者接受 CAR-T 细胞治疗后复发的 CD19 阴性白血病细胞主要来源于疾病初期的原始细胞亚群,也可能来源于 CAR-T 细胞的制备过程中白血病细胞的污染,进一步研究发现在 CAR-T 细胞制备过程中,这些白血病细胞可下调 CD19 的表达,从而避免 CAR-T 细胞的杀伤。因此,应重视 CAR-T 细胞制备过程中可能存在的白血病细胞亚克隆问题。

(二) 白血病细胞 CD19 表达的缺失

CD19 基因的改变到蛋白质的翻译后修饰各个环节的异常,均影响 CD19 抗原的表达,最终导致 CD19 阴性 B-ALL 的复发。接受 CAR-T 细胞治疗后复发的 CD19 阴性 B-ALL 患者体内,可检测到 16 号染色体 CD19 位点的杂合子缺失。该研究进一步发现,复发的 B-ALL 患者存在 *CD19* 基因第 2 外显子的移码突变和错义突变;该突变可引起 *CD19* 基因的选择性剪接,从而产生 N 端截短型 CD19 同源异构体,后者可使白血病细胞逃避 CD19 CAR-T 细胞的杀伤。此外,还发现调控 *CD19* 基因表达的转录因子 PAX5 的异常可以导致 CD19 阴性 B-ALL 的复发。

(三) 固有 CD19 阴性克隆的存在

CD19 被认为在所有的前 B 细胞 ALL 克隆中广泛表达,在 CD19 靶向治疗后形成抗原阴性亚克隆;然而,由于少部分患者在诊断时存在 CD19 阴性的恶性细胞,特别是在 BCR-ABL1 阳性的 ALL 患者中更是如此。CD22 尽管亦在大部分前 B 细胞 ALL 中表达,但在细胞表面的表达具有明显的异质性,尤其是在 *KMT2A*(*MLL*)重排的婴幼儿 ALL 中,CD22 阴性 ALL 细胞亚群的检出频率更高,导致针对 CD22 靶向治疗后,出现 CD22 阴性或弱阳性表达的细胞群。

(四) 药物导致的阴性克隆的演变

先前靶向免疫疗法的累加效应可能进一步增加 CAR-T 细胞疗法后的免疫逃避。例如,抗 CD19 BiTE Blinatumomab 和抗 CD22 单抗-药物偶联新药 Inotuzumab Ozogamicin 是 FDA 批准用于治疗 ALL 的新药,在上市不久就出现了 CD19 阴性或 CD22 阴性变异体而使这部分接受治疗的患者无效。因此,在临床上接受过靶向性单克隆抗体治疗的患者更有可能出现 CD19 或者 CD22 阴性复发的情况,使得后续抗 CD19 CAR-T 细胞或抗 CD22 CAR-T 细胞治疗失败。

(五) 谱系转换

谱系转换是逃避 CAR-T 细胞攻击的另一种机制。这一现象在婴儿 *KMT2A* 重排白血病亚型背景下的靶向治疗时代之前就已被认识到,这一类白血病通常表现为混合谱系白血病,患者在针对 ALL 特异性治疗后转化为 AML。在临床前期和临床研究中均有发现,针对 CD19 的免疫治疗后出现了髓系亚群。已有报道证实,一些混合谱系白血病基因重排的 ALL 患者接受 CD19 CAR-T 细胞治疗后,可出现髓系白血病的复发。这些患者出现白血病系列转变的原因,除 CAR-T 细胞抗 CD19 的选择性压力外,*MLL* 基因的重排也起重要的作用。此外,在 ALL 模型中发现靶向作用于 FLT3 的 CAR-T 细胞可诱导 B 细胞到 T 细胞系的可逆性转换。

（六）白血病细胞诱导 CAR-T 细胞的自我清除

胞啃作用（trogocytosis）是指淋巴细胞通过免疫突触，从抗原提呈细胞上获得了一部分表面分子的过程。胞啃作用在免疫应答过程中的作用尚不十分明确，可能对免疫反应的诱导和调节有重要作用，但在 CAR-T 细胞治疗过程中，却成为癌细胞在免疫逃逸的同时引起 CAR-T 细胞自相残杀的原因。纪念斯隆-凯特林癌症中心（MSKCC）的 Michel Sadelain 团队发现白血病细胞也可通过胞啃作用将靶抗原转移至 CAR-T 细胞。该团队在 ALL 小鼠模型中输注了一定量的 CD19 CAR-T 细胞（19-BBζ），两周后，输注的 CAR-T 细胞已经在小鼠体内消耗殆尽，该团队发现小鼠白血病细胞上 CD19 的表达量从 11 000 个/细胞降至 4 500 个/细胞。在体外将白血病细胞与 CD19 CAR-T 细胞（19-BBζ）细胞进行共培养，结果显示，1 小时后白血病细胞上的 CD19 表达强度明显下降，而在 CD19 CAR-T 细胞（19-BBζ）上却出现了大量的 CD19 抗原。进一步研究发现，只有具有胞啃作用的 CAR-T 细胞，才会接受癌细胞上的靶抗原。

（七）白血病细胞表面抗原遮蔽

宾夕法尼亚大学的研究团队之前报告过一例接受 CD19 CAR-T 细胞治疗 9 个月后复发的 B-ALL 病例，其 CD19$^+$ 白血病细胞异常表达 CAR 元件，在制备 CAR-T 细胞的过程中，CAR 基因被稳定整合至单个白血病 B 细胞基因组中，并表达在 B 细胞膜上与 B 细胞表面的 CD19 结合后实现免疫逃避，躲过了 CAR-T 细胞的识别并使得白血病细胞获得了自身抵抗能力。利用免疫球蛋白重链测序（immunoglobulin heavy chain sequencing，IgH-seq）技术证实了复发疾病的免疫球蛋白重链重排，表明 CAR-B 白血病细胞是 CAR-T 细胞制备期间出现的副产品。

六、白血病细胞表达免疫抑制分子

当 CD19 CAR-T 细胞输入 B-ALL 患者体内被 CD19 靶抗原激活后，前者分泌的 γ 干扰素可引起 CAR-T 细胞表面 PD-L1、吲哚胺 2,3-双加氧酶（indoleamine 2,3-dioxygenase，IDO）、腺苷受体等免疫抑制分子的表达升高。这些免疫抑制分子在生理状态下，可限制人体免疫及炎症反应的过度放大，但白血病细胞则利用免疫抑制分子的上调逃脱 CAR-T 细胞的免疫杀伤，最终导致 B-ALL 的复发。

七、肿瘤细胞微环境保护靶细胞的免疫逃逸

骨髓微环境能够给白血病细胞提供保护，使其逃避化疗药物的杀伤，并获得耐药表型，最终导致疾病的复发。但是目前 B-ALL 患者接受 CAR-T 细胞治疗后复发是否与骨髓微环境的保护作用相关，所知甚少。研究显示，针对实体瘤的 CAR-T 细胞治疗中，骨髓微环境的多种免疫抑制细胞参与肿瘤的保护作用。例如，肝癌细胞可以介导髓系来源抑制性细胞表达 PD-L1，从而抑制癌胚抗原（carcinoembryonic antigen，CEA）CAR-T 细胞的杀伤作用。贝林妥欧单抗（Blinatumomab）治疗无效的 R/R B-ALL 患者外周血中调节性 T 细胞（Treg）的水平较治疗有效者显著增高，提示 Treg 可能参与白血病细胞耐药的过程。

CAR-T 细胞疗法在 R/R B-ALL 中缓解率可达到 80% 以上。尽管如此，CAR-T 细胞治疗后复发仍然是我们要面临的重要问题，在当今靶向药物和新的免疫疗法不断发展的背景下，CAR-T 细胞治疗后复发的机制也显得越来越复杂，凭单一的手段很难克服 CAR-T 细胞治疗

后复发的问题,采用多种方法联合可能是今后我们改善 CAR-T 细胞治疗效果,降低其复发率的努力方向。

（程海　王雪　徐开林）

参考文献

1. GARDNER RA, FINNEY O, ANNESLEY C, et al. Intent-to-treat leukemia remission by CD19 CAR-T cells of defined formulation and dose in children and young adults[J]. Blood, 2017, 129(25):3322-3331.

2. LEE DW, KOCHENDERFER JN, STETLER-STEVENSON M, et al. T cells expressing CD19 chimeric antigen receptors for acute lymphoblastic leukaemia in children and young adults:a phase 1 dose-escalation trial[J]. Lancet, 2015, 385(9967):517-528.

3. GARDNER RA, FINNEY O, ANNESLEY C, et al. Intent-to-treat leukemia remission by CD19 CAR-T cells of defined formulation and dose in children and young adults[J]. Blood, 2017, 129(25):3322-3331.

4. LEE DW, KOCHENDERFER JN, STETLER-STEVENSON M, et al. T cells expressing CD19 chimeric antigen receptors for acute lymphoblastic leukaemia in children and young adults:a phase 1 dose-escalation trial[J]. Lancet, 2015, 385(9967):517-528.

5. DAS RK, STORM J AND BARRETT DM. T cell dysfunction in pediatric cancer patients at diagnosis and after chemotherapy can limit chimeric antigen receptor potential[J]. Cancer Res, 2018, 78(13):1631.

6. SOMMERMEYER D, HUDECEK M, KOSASIH PL, et al. Chimeric antigen receptor-modified T cells derived from defined CD8 + and CD4 + subsets confer superior antitumor reactivity in vivo[J]. Leukemia, 2016, 30(2):492-500.

7. TURTLE CJ, HANAFI LA, BERGER C, et al. CD19 CAR-T cells of defined CD4 +:CD8 + composition in adult B cell ALL patients[J]. J Clin Invest, 2016, 126(6):2123-2138.

8. SERAFINI M, BONAMINO M, GOLAY J, et al. Elongation factor 1 (EF1alpha) promoter in a lentiviral backbone improves expression of the CD20 suicide gene in primary T-lymphocytes allowing efficient rituximab-mediated lysis[J]. Haematologica, 2004, 89(1):86-95.

9. DARDALHON V, HERPERS B, NORAZ N, et al. Lentivirus-mediated gene transfer in primary T cells is enhanced by a central DNA flap[J]. Gene Ther, 2001, 8(3):190-198.

10. BIRKHOLZ K, HOMBACH A, KRUG C, et al. Transfer of mRNA encoding recombinant immunoreceptors reprograms CD4[+] and CD8[+] T cells for use in the adoptive immunotherapy of cancer[J]. Gene Ther, 2009, 16(5):596-604.

11. SINGH H, HULS H, KEBRIAEI P, et al. A new approach to gene therapy using Sleeping Beauty to genetically modify clinical-grade T cells to target CD19[J]. Immunol Rev, 2014, 257(1):181-190.

12. LEVINE BL. Performance-enhancing drugs:design and production of redirected chimeric antigen receptor (CAR) T cells[J]. Cancer Gene Ther, 2015, 22(2):79-84.

13. LEVINE BL, MISKIN J, WONNACOTT K, et al. Global manufacturing of CAR-T cell therapy[J]. Mol Ther Methods Clin Dev, 2017, 31(4):92-101.

14. WANG X, RIVIèRE I. Clinical manufacturing of CAR-T cells:foundation of a promising therapy.[J]. Mol Ther Oncolyt, 2016, 15(3):16015.

15. TUMAINI B, LEE DW, LIN T, et al. Simplified process for the production of anti-CD19-CAR-engineered T cells[J]. Cytotherapy, 2013, 15(11):1406-1415.

16. KOCHENDERFER JN, FELDMAN SA, ZHAO Y, et al. Construction and preclinical evaluation of an anti-CD19 chimeric antigen receptor[J]. J Immunother, 2009, 32(7):689-702.

17. GARGETT T, BROWN MP. Different cytokine and stimulation conditions influence the expansion and immune

phenotype of third-generation chimeric antigen receptor T cells specific for tumor antigen GD2[J]. Cytotherapy,2015,17(4):487-495.

18. GROSS G,WAKS T,ESHHAR Z. Expression of immunoglobulin-T-cell receptor chimeric molecules as functional receptors with antibody-type specificity[J]. Proc Natl Acad Sci USA,1989,86(24):10024-10028.

19. MAUDE SH,BARRETT DM,RHEINGOLD SR,et al. Efficacy of humanized CD19-targeted chimeric antigen receptor (CAR)-modified T cells in children and young adults with relapsed/ refractory acute lymphoblastic leukemia[J]. Blood,2016,128(22):217.

20. SADELAIN M,BRENTJENS R,RIVIèRE I. The basic principles of chimeric antigen receptor design[J]. Cancer Discov,2013,3(4):388-398.

21. FINNEY HM,LAWSON AD,BEBBINGTON CR,et al. Chimeric receptors providing both primary and costimulatory signaling in T cells from a single gene product[J]. J Immunol,1998,161(6):2791-2797.

22. MAHER J,BRENTJENS RJ,GUNSET G,et al. Human T-lymphocyte cytotoxicity and proliferation directed by a single chimeric TCRzeta/CD28 receptor[J]. Nat Biotechnol,2002,20(1):70-75.

23. KEBRIAEI P,SINGH H,HULS MH,et al. Phase I trials using Sleeping Beauty to generate CD19-specific CAR-T cells[J]. J Clin Invest,2016,126(9):3363-3376.

24. KOCHENDERFER JN,DUDLEY ME,CARPENTER RO,et al. Donor-derived CD19-targeted T cells cause regression of malignancy persisting after allogeneic hematopoietic stem cell transplantation[J]. Blood,2013,122 (25):4129-4139.

25. GHOSH A,SMITH M,JAMES SE,et al. Donor CD19 CAR-T cells exert potent graft-versus-lymphoma activity with diminished graft-versus-host activity[J]. Nat Med,2017,23(2):242-249.

26. KALOS M,LEVINE BL,PORTER DL,et al. T cells with chimeric antigen receptors have potent antitumor effects and can establish memory in patients with advanced leukemia [J]. Sci Transl Med, 2011, 3 (95):95ra73.

27. CRUZ CR,MICKLETHWAITE KP,SAVOLDO B,et al. Infusion of donor-derived CD19-redirected virus-specific T cells for B-cell malignancies relapsed after allogeneic stem cell transplant:a phase 1 study[J]. Blood, 2013,122(17):2965-2973.

28. BRENTJENS RJ,DAVILA ML,RIVIERE I,et al. CD19-targeted T cells rapidly induce molecular remissions in adults with chemotherapy-refractory acute lymphoblastic leukemia[J]. Sci Transl Med,2013,5(177):177ra38.

29. DAI H,ZHANG W,LI X,et al. Tolerance and efficacy of autologous or donor-derived T cells expressing CD19 chimeric antigen receptors in adult B-ALL with extramedullary leukemia [J]. Oncoimmunology, 2015, 4 (11):e1027469.

30. LACEY SF,XU J,RUELLA M,et al. Cars in leukemia:relapse with antigen-negative leukemia originating from a single B cell expressing the leukemia-targeting CAR[J]. Blood,2016,128(22):281.

31. JACOBY E,NGUYEN SM,FOUNTAINE TJ,et al. CD19 CAR immune pressure induces B-precursor acute lymphoblastic leukaemia lineage switch exposing inherent leukaemic plasticity[J]. Nat Commun,2016,7:12320.

32. FRY TJ,SHAH NN,ORENTAS RJ,et al. CD22-targeted CAR-T cells induce remission in B-ALL that is naive or resistant to CD19-targeted CAR immunotherapy[J]. Nat Med,2018,24(1):20-28.

33. MEJSTRÍKOVÁ E,HRUSAK O,BOROWITZ MJ,et al. CD19-negative relapse of pediatric B cell precursor acute lymphoblastic leukemia following blinatumomab treatment[J]. Blood Cancer J,2017,7(12):659.

34. JABBOUR E,DÜLL J,YILMAZ M,et al. Outcome of patients with relapsed/ refractory acute lymphoblastic leukemia after blinatumomab failure:no change in the level of CD19 expression[J]. Am J Hematol,2018,93(3): 371-374.

35. BHOJWANI D,SPOSTO R,SHAH NN,et al. Inotuzumab ozogamicin in pediatric patients with relapsed/refractory acute lymphoblastic leukemia[J]. Leukemia,2019,33(4):884-892.

36. MITTERBAUER-HOHENDANNER G,MANNHALTER C. The biological and clinical significance of MLL abnormalities in haematological malignancies[J]. Eur J Clin Invest,2004,34（Suppl 2）:12-24.

37. CHIEN CD,YANG L L,NGUYENET SM,et al. FLT3 chimeric antigen receptor T cell therapy induces B to T cell lineage switch in infant acute lymphoblastic leukemia[J]. Cancer Res,2018,78（suppl 13）:1630.

38. HAMIEH M,DOBRIN A,CABRIOLU A,et al. CAR-T cell trogocytosis and cooperative killing regulate tumour antigen escape[J]. Nature,2019,568(7750):112-116.

39. RUELLA M,XU J,BARRETT DM,et al. Induction of resistance to chimeric antigen receptor T cell therapy by transduction of a single leukemic B cell[J]. Nature medicine,2018,24(10):1499-1503.

40. CHERKASSKY L,MORELLO A,VILLENA-VARGAS J,et al. Human CAR-T cells with cell-intrinsic PD-1 checkpoint blockade resist tumor-mediated inhibition[J]. J Clin Invest,2016,126(8):3130-3144.

41. JOHN LB,DEVAUD C,DUONG CP,et al. Anti-PD-1 antibody therapy potently enhances the eradication of established tumors by gene-modified T cells[J]. Clin Cancer Res,2013,19(20):5636-5646.

42. NINOMIYA S,NARALA N,HUYE L,et al. Tumor indoleamine 2,3-dioxygenase（IDO）inhibits CD19-CAR-T cells and is downregulated by lymphodepleting drugs[J]. Blood,2015,125(25):3905-3916.

43. BURGA RA,THORN M,POINT GR,et al. Liver myeloid-derived suppressor cells expand in response to liver metastases in mice and inhibit the anti-tumor efficacy of anti-CEA CAR-T[J]. Cancer Immunol Immunother,2015,64(7):817-829.

44. DUELL J,DITTRICH M,BEDKE T,et al. Frequency of regulatory T cells determines the outcome of the T-cell-engaging antibody blinatumomab in patients with B-precursor ALL[J]. Leukemia,2017,31(10):2181-2190.

第三节　减少复发和提高 CAR-T 细胞疗效的策略

前文已经就影响 CAR-T 细胞疗效的因素和原发病复发的机制进行了初步的阐述,随着 CAR-T 细胞制备技术的不断发展,针对提高 CAR-T 细胞疗效、减少复发的策略也在不断被推出。针对 CAR-T 细胞治疗后复发机制的各个环节采用多种方法的综合措施有望降低 CAR-T 细胞治疗后的复发率。

一、建立和完善 T 细胞供者筛选和采集后评价体系

（一）建立准确统一的供者评价体系

同其他类型的细胞免疫治疗一样,CAR-T 细胞的制备也是从供者采集 T 细胞开始。因此,为了获得高质量 T 细胞,在采集前应当对患者供者的身体状态和体能状况进行综合评价,有条件的中心可以通过对淋巴细胞亚群、免疫球蛋白的检测对患者的免疫状态进行初步评价,通过对 ESR、CRP、IL-6、PCT 等炎症指标的检测排除可能存在的感染对 T 细胞功能和活性的影响,其他指标还应当包括血常规、外周血淋巴细胞计数或某种特定表型细胞的数量等。

对临床适应证进行明确规定,如淋巴瘤、多发性骨髓瘤类别及分期、肿瘤负荷、采集初始样本前与现在治疗方案的间隔、组织及外周血中肿瘤细胞的表型及数量等。对于一些反复复发的患者,由于在接受 CAR-T 细胞治疗前进行过多次化疗难以采集到足够数量的 T 细胞,或者由于疾病本身进展迅速而没有机会采集 T 细胞,可考虑在开始治疗前冻存 T 细胞,或者采用第三方供者来源 T 细胞制备通用型 CAR-T 细胞从而让 CAR-T 细胞治疗细胞应用更加广泛,并及时获得现成的产品,以及解决 CAR-T 细胞数量不足和质量欠佳等问题。

（二）建立针对采集物的评价体系

用于制备 CAR-T 细胞的 T 细胞的获取包括以下的流程，外周血细胞的采集和单个核细胞的分离（冻存）、T 细胞的分选。每一个步骤均应开展深入研究和探索，力求建立统一的标准化方案，包括外周血细胞的采集量、单个核细胞分离试剂的选择及方法，外周血单个核细胞的冻存条件及时间、冻存试剂的选择和配方、T 细胞分选试剂和方法、采集物中细胞成分的分析、肿瘤细胞的检测，必要时应当对 T 淋巴细胞亚群的比例和绝对计数进行检测。

二、建立和完善标准化的 CAR-T 细胞制备流程和质量控制体系

CAR-T 细胞的制备包括质粒的制备、病毒的制备，细胞的采集、接收、处理，基因物质的转导/转染，细胞的体外扩增、检测和运输等众多环节。对各个环节涉及的人员、物料和操作环境等均需作详细的规定。

（一）对参与 CAR-T 细胞制备的人员要求

所有从业人员应当具有相应的资质，接受过相应的专业培训。能够熟练掌握相关的实验流程，具备载体构建、病毒包装和免疫细胞制备的经验。

（二）对制备 CAR-T 细胞的物料要求

用于 CAR-T 细胞制备的试剂应当符合国家的法律法规，建立健全监管和质量控制体系，对于不同批号的试剂和培养基要进行检测和更换，所有的试剂和耗材均应当具备相关的检测证明。

（三）病毒制备的质量控制

病毒的包装是基因物质能否成功转导的关键步骤。病毒的包装细胞系应当采用种子库系统，种子库的建立和管理应当符合药品 GMP 的标准，对于每一批包装的病毒都应当进行检测，保证其基因转导的效率，完善病毒制备的工艺流程，提高病毒产量，避免小规模制备造成 CAR-T 细胞质量的不稳定，采用发酵罐系统有希望实现病毒的大规模生产要求。

应避免病毒反复冻融。病毒的储存应当在适当的环境中并对病毒的稳定性进行检测，已经制备好的病毒应当在限定的期限内使用，以保证其基因转导的效率。

（四）CAR-T 细胞制备的质量控制

进行 CAR-T 细胞治疗的医疗中心应当具有细胞采集的资质，选择全自动血细胞分离机，按照单个核细胞的采集程序进行采集，按照制备的要求对 T 细胞进行分选和纯化，在进行基因转导/转染之前对分选纯化的细胞进行计数和活力的测定。活化 T 细胞所采用的包被抗体或磁珠抗体应符合相关质量要求。细胞在扩增的过程中要对其活性和细胞计数进行检测，每更换一次培养扩增的体系都要进行质量控制，以保证转导的成功率。CAR-T 细胞的冻存应当采取全封闭冻存袋或者气相液氮存储，存储的时间不宜过长。应当建立标准化的冻存和复苏程序，复苏后应对 CAR-T 细胞的生物学效力、纯度、活性等进行检测，检测合格后方可进行输注。

已有探索通过缩短 CAR-T 细胞制备时间提高符合治疗条件患者接受及时输注治疗的可能性，从而使更多患者受益于 CAR-T 细胞疗法。CAR-T 细胞治疗的商业化发展，以及制备程序的简便化将有希望减少 CAR-T 细胞制备问题导致的输注延迟。

（五）CAR 的阳性率的检测

CAR-T 细胞产品的有效成分 CAR 阳性的 T 细胞的比例和数量是关键的质量指标，因此必须对 CAR 的阳性率进行检测。采用流式细胞仪对 CAR 的阳性率进行检测，比较可靠的方法是检测 CAR 的靶抗原。至于说达到多少的比例是合格的，目前尚不清楚，从现有的临床资料来看，CAR 的阳性率在 20%~80% 之间都能在临床上看到疗效。笔者认为，除了 CAR-T 细胞的阳性率以外，其绝对计数也很关键，至少不能低于 10^6 数量级。

三、加强输注前 CAR-T 细胞产品的检测和质量控制

（一）细胞数量及活率检测

输入的细胞数及活率检测对 CAR-T 细胞治疗的疗效至关重要。与人工计数方法相比，自动计数仪更为准确快捷，且能有效减少不同操作者之间的个体误差，可重复性好。目前对输注前的活细胞绝对计数没有统一的规定，但是一般认为其存活率不能低于 70%，否则不但影响疗效，而且还会因为死细胞较多诱发机体强烈的免疫反应。

（二）明确 CAR-T 细胞产物的细胞成分

实际上临床使用的 CAR-T 细胞呈高度异质性，大多中心并未对 CAR-T 细胞的细胞产品进行纯化。应当采用流式细胞仪对 CAR-T 细胞的产物进行评价，一方面明确非 T 细胞成分，如 NK 细胞和 B 细胞等，特别是有条件的中心应当对残留的白血病细胞进行检测；另一方面应当对 CAR 阳性细胞及其亚群进行评估，特别重要的是包括 $CD4^+$ 与 $CD8^+$ 的 T 细胞的比例、中央记忆性 T 细胞、效应 T 细胞及耗竭 T 细胞，以有效分析输注后 CAR-T 细胞产物的细胞成分对疗效的影响。

四、增强 CD19 CAR-T 细胞的功能或延长其存活时间

（一）人源化和全人源 CAR-T 细胞的研发

鼠源 CAR 的免疫原性可导致 CAR-T 细胞过早失活，进而引起 B-ALL 复发。研发人源化或全人源 CAR-T 细胞将有望减少外源基因的免疫原性，从而延长 CAR-T 细胞的存活时间。徐州医科大学附属医院的血液科团队应用人源化 CD19 CAR-T 细胞（hCART19s）细胞治疗 R/R B-ALL 患者，结果 hCART19s 可有效治疗成人及儿童 R/R B-ALL 患者，CR 率达 90%，其治疗相关的 CRS 及神经系统不良反应临床可控。此外，包括徐州医科大学附属医院 CAR-T 治疗中心在内的多个中心已开展抗 CD19、抗 BCMA 和抗 CD30 等全人源 CAR-T 细胞的临床试验。

（二）新的基因编辑技术的应用

通过校准 CAR 活化潜能，可延长 CAR-T 细胞体内效应的持久性，并且与记忆性 T 细胞扩增保持相互平衡。相比传统转导 CAR-T 细胞方法而言，使用 CRISPR-Cas9 编辑器将特定 CAR 基因整合入 T 细胞基因组 TCRα 恒定区域（TRAC），可以使得 CAR-T 细胞具有更好的抗肿瘤效应。

（三）抗原提呈细胞的持续刺激

有临床试验旨在独立于 CAR-T 细胞设计和制订改善 CAR-T 细胞在体内的持久性的策略。例如，在患者缓解后定期输注 T 细胞抗原提呈细胞（T-APC），定期激活抗 CD19 CAR-T 细胞，以确定间断刺激是否可以重新激活和在数量上扩增 CAR-T 细胞并预防抗原阳性的复发（NCT03186118）。将 CAR-T 细胞转向中枢记忆或干细胞样记忆表型是另一种增强治疗反

应和延长细胞持久性的独特方法。

(四) 优化预处理方案

重复输注后免疫介导 CAR-T 细胞排斥具有普遍性,淋巴瘤的 CAR-T 细胞治疗后也存在同样的问题,在重新输注 CAR-T 细胞治疗 B 细胞 NHL 患者后出现类似的不良结果,但使用氟达拉滨联合环磷酰胺强化淋巴细胞清除后改善了再次输注反应,有利于初始 CAR-T 细胞的扩增和持久性。类似的输注方案也被应用于其他肿瘤 CAR-T 细胞治疗的二次输注,并取得了一定的疗效,但是使用的剂量和疗程目前尚无统一的认识。

五、监测肿瘤克隆及制备多抗原靶点 CAR-T 细胞

尽管抗原改变的出现是免疫逃逸的一种机制,但目前预测哪些患者具有高风险进展为抗原修饰的复发性疾病的能力有限,以流式细胞术为基础的微小残留病(MRD)监测手段对于鉴定是否在不适合针对单个抗原治疗的治疗前亚群至关重要,该手段担负着动态筛查抗原阴性疾病的重任;通过辅助的 PCR 和/或 VDJ 免疫球蛋白重链(IgH)重排的分子评估来追踪白血病克隆,可能通过识别未被 CAR-T 细胞疗法完全根除或流式细胞术不易识别的细胞群来提高预测疾病复发的能力。

作用于多抗原靶点的 CAR 构建物正在开发中,以解决固有的肿瘤异质性,从而降低白血病复发的风险。支持多靶点治疗的临床前数据包括使用抗 CD19 和抗 CD20 CAR 串联构建物、抗 CD19 和抗 CD123(也称为 IL-3Rα)组合措施,以及 CD19 和 CD22 靶向 CAR(使用一个 CAR 作用于两种抗原,或使用两种单独的 CARs 分别靶向作用于其每个抗原),针对这些策略的许多临床试验正在进行中(表 4-7-3-1)。在开发多抗原组合靶向策略时,确保对每种抗原的有效反应是至关重要的。此外,用抗 CD19-BCMA、抗 CD19-CD22 等双靶点 CAR-T 细胞分别治疗 R/R MM 和 R/R B-ALL 均取得较好疗效。

表 4-7-3-1 美国和英国多抗原 CAR-T 细胞的临床试验

靶点	疾病	CAR 的结构	临床中心	临床注册号
CD19+CD22	ALL NHL	CD3ζ-41BB	西雅图儿童医院(美国)	NCT03330691
	ALL	CD3ζ-41BB	斯坦福大学 露西尔·帕卡德儿童医院 (美国)	NCT03241940
	ALL DLBCL	CD3ζ-41BB	斯坦福大学(美国)	NCT03233854
	ALL NHL	CD3ζ-41BB	美国国家癌症研究所(美国)	NCT03448393
	ALL	CD3ζ-OX40(CD19) CD3ζ-41BB(CD22)	大奥蒙德街儿童医院(英国)	NCT03289455
CD19+CD20 CD20	NHL	CD3ζ-41BB	威斯康星医学院(美国)	NCT03019055
	CLL			

注:ALL. 急性淋巴细胞白血病;NHL. 非霍奇金淋巴瘤;DLBCL. 弥漫大 B 细胞淋巴瘤;CLL. 慢性淋巴细胞白血病。

六、打破肿瘤微环境的阻碍

（一）靶向清除肿瘤微环境中的基质细胞

据报道，AML 患者中骨髓来源的抑制性细胞（myeloid-derived suppressor cells，MDSCs）数量较高，从而抑制内源性免疫反应和 CAR-T 细胞杀伤肿瘤细胞的功能。临床前数据表明，CD33/CD3 BiTE 可以消除表达 CD33 的 MDSCs。此外，MDSCs 已被证明可以表达 PD-L1 并且可通过结合在 CAR-T 细胞表面表达的 PD-1 增强免疫逃逸。因此，用 PD-1/PD-L1 阻断剂对 CAR-T 细胞进行组合治疗可降低免疫逃逸的风险。神经母细胞瘤（neuroblastoma，NB）是最常见的颅内实体肿瘤，最近的一项研究着重于开发特异于基质细胞的 CAR-T 细胞。例如成纤维细胞活化蛋白（fibroblast activation protein，FAP），抑制 FAP 可导致肿瘤生长抑制。另一个令人关注的目标是血管内皮生长因子受体 2（vascular endothelial growth factor 2，VEGFR2）。VEGF 及其受体 VEGFR-2 对各种免疫细胞具有免疫抑制作用。总体而言，针对肿瘤微环境中的基质细胞和肿瘤本身的 CAR-T 细胞的联合治疗能够进一步增加疗效。

（二）促使 CAR-T 细胞分泌保护性因子

机体内源性免疫抑制活动使得 CAR-T 细胞功能可受到肿瘤微环境的影响。修饰 CAR-T 细胞使其分泌 IL-12、IL-18、CD40L 等，能保护 CAR-T 细胞免受肿瘤微环境的影响，从而提高 CAR-T 细胞治疗的有效率、延长其存活时间。表达人源化 CD19 的同源基因小鼠模型体内回输分泌 IL-12 的 CAR-T 细胞，在没有进行化疗预处理的情况下，肿瘤清除能力反而明显提高。有研究显示分泌免疫调节因子 IL-18 的 CAR-T 细胞的扩增活性增强、存活时间延长、抗肿瘤活性加强。同时，IL-18 通过其自分泌作用、耗竭巨噬细胞使其表型改变、加强内源性 T 细胞抗肿瘤活性来调节肿瘤微环境。因此 IL-18 可直接或通过内源性免疫系统加强 CAR-T 细胞的抗肿瘤活性。持续性表达 CD40L 的 CAR-T 细胞通过促进树突状细胞分泌 IL-12、IFN-γ 提高了 CAR-T 细胞抗肿瘤活性。

（三）联合放射性疗法突破肿瘤微环境的屏障

放疗能激活 NF-κB 和 IFN-γ、激发促炎细胞因子的释放、诱导树突状细胞的激活、使肿瘤细胞表面 MHC 类分子表达增多从而改善肿瘤微环境，因此，在输注 CAR-T 细胞前给予患者低剂量的放疗，以打破肿瘤微环境的屏障，随后输注 CAR-T 细胞，使得制备的 CAR-T 细胞更容易进入肿瘤组织中，增强 CAR-T 细胞的疗效。

七、清除体内的肿瘤干细胞

肿瘤干细胞（tumor stem cell，TSC）的存在被认为是包括白血病在内的恶性肿瘤复发的根源，根除肿瘤干细胞是彻底治愈肿瘤的重要手段。多发性骨髓瘤之所以难以治愈，是因为患者体内存在着多发性骨髓瘤的干细胞，尽管骨髓瘤 TSC 的免疫表型尚无定论，但目前大多数学者认为骨髓瘤 TSC 的免疫表型为 $CD19^+CD27^+CD138^-$。若能清除上述细胞，就有可能从根本上提高多发性骨髓瘤的治疗效果，减少复发。徐州医科大学附属医院血液科对此进行了尝试，采用人源化抗 CD19 CAR-T 细胞和鼠源抗 BCMA CAR-T 细胞联合输注，结果 21 例患者中 20 例有效，总体反应率 95%；其中 9 例（43%）达到 sCR，3 例（14%）达 CR。最长一例患者维持 sCR 已 2.5 年。

八、CAR-T 细胞治疗与新药联合

某些新药可能对提高 CAR-T 细胞活性有帮助。例如 BTK 抑制剂伊布替尼可显著增强

CAR-T 细胞的抗肿瘤作用。一项关于伊布替尼与人源化 CD19 靶向 CAR-T 细胞(CTL119)联合治疗伊布替尼单药无效的难治性慢性淋巴细胞白血病患者的临床研究中有 10 例可评估患者,8 例治疗 3 个月时骨髓微小残留病灶呈阴性。6 例淋巴结肿大的患者中,有 4 例淋巴结消退,只有 1 例患者出现疾病进展。以来那度胺为代表的免疫调节药物有助于 CAR-T 细胞与靶细胞之间形成稳定的免疫突触、促进 CAR-T 细胞在体内增殖和活化,延长 CAR-T 细胞在体内存活时间来增强 CAR-T 细胞的疗效。地西他滨在体外通过增加肿瘤细胞的免疫原性来增加 CD19 CAR-T 细胞的活性。在一项前瞻性研究中,对 2 例 CD19$^+$ 的淋巴瘤患者采用了包含地西他滨的预处理方案后进行 CAR-T 细胞治疗。2 例患者均获得 CR,由此证明了地西他滨联合 CAR-T 细胞疗法的安全性和可行性,但仍需要大规模的临床试验来进一步评估这种联合治疗的疗效。体外研究表明,地西他滨可提高 AML 细胞系细胞表面 CD33 的表达水平,并协同提高 CD33 CAR-T 细胞的杀伤能力。研究发现,使用抗 PD1 抗体中断 PD1/PD-L1 免疫检查点的功能,可以恢复 CAR-T 细胞的抗肿瘤效应。这些发现提示免疫检查点抑制剂的应用可以恢复或增强 CAR-T 细胞的抗肿瘤活性。宾夕法尼亚大学牵头的一项临床试验(NCT02650999),入组的复发/难治 NHL 患者在 CD19 CAR-T 细胞输注后接受免疫检查点抑制剂帕博利珠单抗(Pembrolizumab)治疗,旨在重新激活 CAR-T 细胞活性和功能。在 CAR-T 细胞输注后,应用 IL-15 可能会提高 CAR-T 细胞治疗患者的缓解率和延长患者缓解时间。CAR-T 细胞虽已成功应用于血液肿瘤的治疗,但其在实体肿瘤治疗中的抗肿瘤活性有限。由于 IL-12 增强 T 细胞免疫功能,研究者设计了 CEA 特异性 CAR-T 细胞(CEA CAR-T 细胞),并首次将其与重组人 IL-12(rhIL-12)联合应用于多种实体瘤的治疗。体外实验证实 rhIL-12 显著增强 CEA CAR-T 细胞的活化、增殖和细胞毒性。同样,体内发现,CEA CAR-T 细胞与 rhIL-12 联合应用对新定植的结直肠癌细胞 HT-29、胰腺癌细胞 AsPC-1 和胃癌细胞 MGC803 的生长抑制作用明显强于 CEA CAR-T 细胞。已有较为充分的临床前研究证实了联合免疫调节药物(immunomodulatory drug,IMiD)可增强 CAR-T 细胞的疗效。以来那度胺为代表的 IMiD 增强 CAR-T 细胞疗效的机制包括以下几个方面:①通过白细胞介素-2 依赖的机制促进 T 细胞增殖和效应性细胞因子如 IFN-γ 的产生;②增强 CAR-T 细胞与其靶细胞形成的免疫突触;③延长 CAR-T 细胞在体内存活时间。

九、CAR-T 细胞诱导缓解后巩固治疗的作用

考虑到抗原阳性或抗原阴性疾病的复发,CAR-T 细胞诱导缓解后巩固治疗是需要考虑的,但是如何联合、采用怎样的联合方式确实是现在争论的焦点。CAR-T 细胞疗法的首次临床成功应用是在白血病患者中,对他们来讲,异基因造血干细胞移植(allogeneic haemopoietic stem cell transplantation,allo-HSCT)是一种确证有效的治疗选择;因此,allo-HSCT 巩固治疗是一个非常有价值的讨论话题,特别是在以前没有进行过移植的情况下。目前有关 CAR-T 细胞治疗后是否桥接移植仍然存在着较大的争议,对于 ALL 患者在 CAR-T 细胞治疗后应该移植、移植的时机和适应证、预处理方案的选择等方面还没有统一的认识。对于淋巴瘤患者来讲,CAR-T 细胞治疗后进行自体造血干细胞移植可以明显地延长患者的无进展生存期。无论如何,减少对巩固治疗的依赖以达到治愈将是努力优化 CAR-T 细胞治疗的一个重要目标。

第四节　小结与展望

CAR-T 细胞疗法是最有前景的细胞免疫疗法之一,目前仍面临许多挑战。然而,我们正致力于改善 CAR-T 细胞治疗的疗效,力争从基因物质的制备到 CAR-T 细胞产品制备流程的各个环节入手,改进各个环节的制备工艺和质量控制,不断提高 CAR-T 细胞产品的质量;不断改进 CAR 的结构设计,探索更为有效的预处理方案,建立和健全 CAR-T 细胞从预处理、输注到体内监测各个环节的质控体系,探讨 CAR-T 细胞在体内的生物学特性和肿瘤免疫逃避的机制,以及不同细胞成分对临床疗效的影响,探索与临床疗效相关的监测指标,开发新的靶向性药物和联合治疗方案,进一步提高 CAR-T 细胞治疗的临床疗效,降低其副反应,并以血液系统肿瘤为突破口,扩展 CAR-T 细胞治疗的适应证,为更多的患者提供治疗的选择和希望。我们有理由相信,随着分子生物学和免疫学的不断进展,以 CAR-T 细胞为首的细胞免疫治疗必然会改变现有的治疗模式。

（程海　王雪　徐开林）

参考文献

1. ZHAO J,LIN Q,SONG Y,et al. Universal CARs,universal T cells,and universal CAR-T cells[J]. J Hematol Oncol,2018,11(1):132.

2. TORIKAI H,REIK A,SOLDNER F,et al. Toward eliminating HLA class I expression to generate universal cells from allogeneic donors[J]. Blood,2013,122(8):1341-1349.

3. POIROT L,PHILIP B,SCHIER-MANNIOUI C,et al. Multiplex genome-edited T-cell manufacturing platform for "on-the-shelf" adoptive T-cell immunotherapies[J]. Cancer Res,2015,75(18):3853-3864.

4. GEORGIADIS C,PREECE R,NICKOLAY L,et al. Long terminal repeat CRISPR-CAR-coupled "universal" T cells mediate potent anti-leukemic effects[J]. Mol Ther,2018,26(5):1215-1227.

5. KNOTT GJ,DOUDNA JA. CRISPR-Cas guides the future of genetic engineering[J]. Science,2018,361(6405): 866-869.

6. FDA CBER. Guidance for industry,supplemental guidance on testing for replication competent retrovirus in retroviral vector based gene therapy products and during follow-up of patients in clinical trials using retroviral vectors [J]. Hum Gene Ther,2001,12(3):315-320.

7. FDA(Guidance for Industry,Potency Tests for Cellular and Gene Therapy Products).[2011-01]. http://www. fda. gov/media/79856/download.

8. FDA (Guidance for Industry,Considerations for the Design of Early-Phase Clinical Trials of Cellular and Gene Therapy Products).[2015-06]. http://www. fda. gov/media/106369/download.

9. CAO J,WANG G,CHENG H,et al. Potent anti-leukemia activities of humanized CD19-targeted Chimeric antigen receptor T (CAR-T) cells in patients with relapsed refractory acute lymphoblastic leukemia[J]. Am J Hematol,2018,93(7):851-858.

10. TORIKAI H,REIK A,LIU PQ,et al. A foundation for universal T-cell based immunotherapy:T cells engineered to express a CD19-specific chimeric-antigen-receptor and eliminate expression of endogenous TCR[J]. Blood, 2012,119(24):5697-5705.

11. HASAN AN,SELVAKUMAR A,O'REILLY RJ. Artificial antigen presenting cells:an off the shelf approach for generation of desirable T-cell populations for broad application of adoptive immunotherapy[J]. Adv Genet Eng, 2015,4(3):130.

12. TURTLE CJ & RIDDELL SR. Artificial antigenpresenting cells for use in adoptive immunotherapy[J]. Cancer J,2010,16(4):374-381.

13. BLAESCHKE F,STENGER D,KAEUFERLE T,et al. Induction of a central memory and stem cell memory phenotype in functionally active CD4(+) and CD8(+) CAR-T cells produced in an automated good manufacturing practice system for the treatment of CD19(+) acute lymphoblastic leukemia[J]. Cancer Immunol Immunother,2018,67(7):1053-1066.

14. FRAIETTA JA,LACEY SF,ORLANDO EJ,et al. Determinants of response and resistance to CD19 chimeric antigen receptor (CAR) T cell therapy of chronic lymphocytic leukemia[J]. Nat. Med,2018,24(5):563-571.

15. TURTLE CJ,HANAFI LA,BERGER C,et al. Immunotherapy of non-Hodgkin's lymphoma with a defined ratio of CD8$^+$ and CD4$^+$ CD19$^-$ specific chimeric antigen receptor modified T cells[J]. Sci Transl Med,2016,8(355):355ra116.

16. SHALABI H,SHAH NN,FRYET TJ,et al. Intensification of lymphodepletion optimizes CAR re-treatment efficacy[J]. Blood,2017,130(Suppl 1):3889.

17. GARDNER RA,FINNEY O,ANNESLEY C,et al. Intent-to-treat leukemia remission by CD19 CAR-T cells of defined formulation and dose in children and young adults[J]. Blood,2017,129(25):3322-3331.

18. SCHNEIDER D,XIONG Y,WU D,et al. A tandem CD19/CD20 CAR lentiviral vector drives on-target and off-target antigen modulation in leukemia cell lines[J]. J Immunother Cancer,2017,5:42.

19. RUELLA M,BARRETT DM,KENDERIAN S S,et al. Dual CD19 and CD123 targeting prevents antigen-loss relapses after CD19-directed immunotherapies[J]. J Clin Invest,2016,126(10):3814-3826.

20. QIN H,RAMAKRISHNA S,NGUYEN S,et al. Preclinical development of bivalent chimeric antigen receptors targeting both CD19 and CD22[J]. Mol Ther Oncolytics,2018,11:127-137.

21. JITSCHIN R,SAUL D,BRAUN M,et al. CD33/CD3-bispecific T-cell engaging (BiTE®) antibody construct targets monocytic AML myeloid-derived suppressor cells[J]. J Immunother Cancer,2018,6(1):116.

22. RUPP LJ,SCHUMANN K,ROYBAL KT,et al. CRISPR/Cas9-mediated PD-1 disruption enhances anti-tumor efficacy of human chimeric antigen receptor T cells[J]. Sci Rep,2017,7(1):737.

23. WANG LC,LO A,SCHOLLER J,et al. Targeting fibroblast activation protein in tumor stroma with chimeric antigen receptor T cells can inhibit tumor growth and augment host immunity without severe toxicity[J]. Cancer Immunol Res,2014,2(2):154-166.

24. PEGRAM HJ,LEE JC,HAYMAN EG,et al. Tumor-targeted T cells modified to secrete IL-12 eradicate systemic tumors without need for prior conditioning [J]. Blood,2012,119(18):4133-4141.

25. AVANZI MP,YEKU O,LI X,et al. Engineered tumor-targeted T cells mediate enhanced anti-tumor efficacy both directly and through activation of the endogenous immune system [J]. Cell Rep, 2018, 23 (7): 2130-2141.

26. DESELM C,PALOMBA ML,YAHALOM J,et al. Low-dose radiation conditioning enables CAR-T cells to mitigate antigen escape [J]. Mol Ther,2018,26(11):2542-2552.

27. MATSUI W,WANG Q,BARBER JP,et al. Clonogenic multiple myeloma progenitors,stem cell properties,and drug resistance[J]. Cancer Res,2008,68(1):190-197.

28. YAN Z,CAO J,CHENG H,et al. A combination of Humanised anti-CD19 and anti-BCMA CAR-T cells in patients with relapsed or refractory multiple myeloma:a single-arm,phase 2 trial[J]. Lancet Haematol,2019,6(10):e521-e529.

29. GILL S,FREY NV,HEXNER EO,et al. CD19 CAR-T cells combined with ibrutinib to induce complete remission in CLL[J]. Journal of Clinical Oncology,2017,35(15_suppl):7509.

30. OTAHAL P,PRUKOVA D,KRAL V,et al. Lenalidomide enhances antitumor functions of chimeric antigen receptor modified T cells[J]. Oncoimmunology,2016,5(4):e1115940.

31. WANG X,WALTER M,URAK R,et al. Lenalidomide enhances the function of CS1 chimeric antigen receptor-redirected T cells against multiple myeloma[J]. Clin Cancer Res,2018,24(1):106-119.

32. LI S,XUE L,WANG M,et al. Decitabine enhances cytotoxic effect of T cells with an anti-CD19 chimeric antigen receptor in treatment of lymphoma[J]. Onco Targets Ther,2019,12:5627-5638.

33. XUE T,DEL REAL M,MARCUCCI E,et al. Checkpoint blockade in combination with CD33 chimeric antigen receptor T cell therapy and hypomethylating agent against acute myeloid leukemia[J]. Blood,2019,134(Supplement_1):1383.

34. MAUDE SL,HUCKS GE,SEIF AE,et al. The effect of pembrolizumab in combination with CD19-targeted chimeric antigen receptor (CAR) T cells in relapsed acute lymphoblastic leukemia (ALL)[J]. J Clin Oncol,2017,35:103.

35. ALIZADEH D,WONG RA,YANG X,et al. IL15 enhances CAR-T cell antitumor activity by reducing mTORC1 activity and preserving their stem cell memory phenotype[J]. Cancer Immunol Res,2019,7(5):759-772.

36. CHI XW,YANG PW,ZHANG EH,et al. Significantly increased anti-tumor activity of carcinoembryonic antigen-specific chimeric antigen receptor T cells in combination with recombinant human IL-12[J]. Cancer Med,2019,8(10):4753-4765.

37. SCHAFER PH,GANDHI AK,LOVELAND MA,et al. Enhancement of cytokine production and AP-1 transcriptional activity in T cells by thalidomide-related immunomodulatory drugs[J]. J Pharmacol Exp Ther,2003,305(3):1222-1232.

38. OTAHAL P,PRUKOVA D,KRAL V,et al. Lenalidomide enhances antitumor functions of chimeric antigen receptor modified T cells[J]. Oncoimmunology,2016,5(4):e1115940.

39. RAMSAY AG,JOHNSON AJ,LEE AM,et al. Chronic lymphocytic leukemia T cells show impaired immunological synapse formation that can be reversed with an immunomodulating drug[J]. J Clin Invest,2008,118(7):2427-2437.

40. WANG X,WALTER M,URAK R,et al. Lenalidomide enhances the function of CS1 chimeric antigen receptor-redirected T cells against multiple myeloma[J]. Clin Cancer Res,2018,24(1):106-119.

41. SHALABI H,DELBROOK C,STETLER-STEVENSON M,et al. Chimeric antigen receptor T-cell (CAR-T) therapy can render patients with ALL into PCR-negative remission and can be an effective bridge to transplant (HCT)[J]. Biol Blood Marrow Transplant,2018,24:S25-S26.

42. SUMMERS C,ANNESLEY,C,BLEAKLEY M,et al. Long term follow-up after SCRI-CAR19v1 reveals late recurrences as well as a survival advantage to consolidation with HCT after CAR-T cell induced remission[J]. Blood,2018,132(suppl 1):967.

43. SAUTER CS,SENECHAL B,RIVIÈRE I,et al. CD19 CAR-T cells following autologous transplantation in poor-risk relapsed and refractory B-cell non-Hodgkin lymphoma[J]. Blood,2019,134(7):626-635.

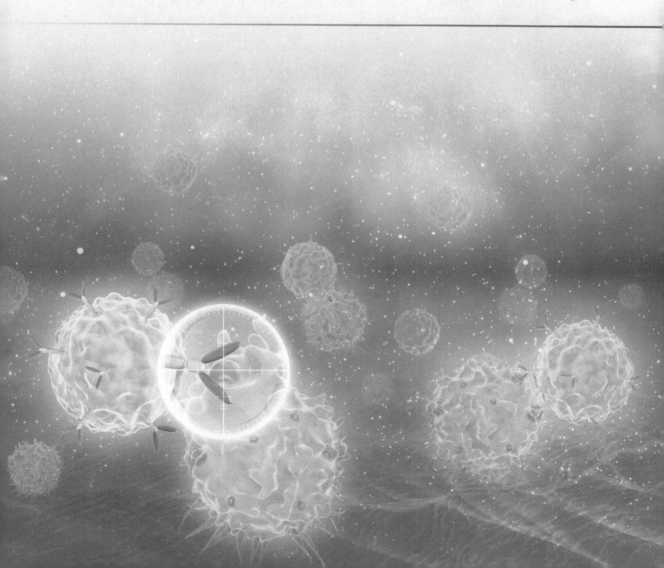

第五篇

CAR-T细胞治疗的
相关技术

第一章

单个核细胞的采集

单个核细胞采集是 CAR-T 细胞制备的第一步,外周血单个核细胞中富含 T 淋巴细胞,为 CAR-T 细胞的成功制备奠定了基础。单个核细胞采集效率的提高得益于血细胞分离机的研制及优化。第一台封闭式血细胞分离机问世于 20 世纪 50 年代,并在 60 年代到 80 年代之间掀起研究热潮。血细胞分离机不断更新、技术逐步成熟,分离采集人体血细胞的安全性、有效性大大提升,促进了造血干细胞移植、供者淋巴细胞输注、CAR-T 细胞治疗等新技术的推广应用。在当前的 CAR-T 细胞治疗临床研究中,T 淋巴细胞大多数来源于患者,但随着 CAR-T 细胞工业化制备理念的兴起,有越来越多的临床研究开始尝试采集健康志愿者的单个核细胞,制备通用型 CAR-T 细胞,以期缩短 CAR-T 细胞制备的时程。本章节将围绕血细胞分离机的工作原理、采集环境、采集的临床实践要点、采集细胞的质量检测及保存这四个方面展开论述。

第一节　血细胞分离设备

一、血细胞分离机的类型及基本工作原理

血细胞分离机因基本工作原理不同(图 5-1-1-1)分为滤膜式分离机、吸附式分离机、离心式分离机。滤膜式分离机多用于血浆置换及血小板采集,吸附式分离机多用于去除血液中免疫相关致病物,而单个核细胞的采集或分离以离心式血细胞分离机最为常用。离心式分离机根据血液收集与回输是否同步,可分间断式与连续式。连续式分离机需要建立两条

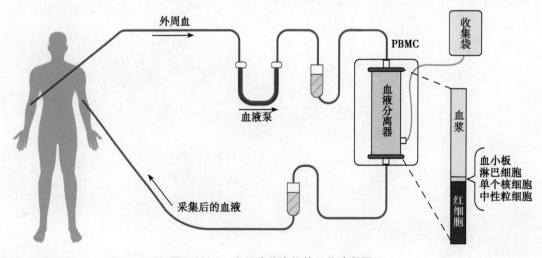

图 5-1-1-1　血细胞分离机的工作流程图

静脉通路分别用于抽血及回输,管路中血流连续且稳定,体外循环血量少,安全性高。

离心式分离机的基本原理:在离心过程中,外周血不同细胞成分因自身密度及体积存在差异导致在一定介质中各自的沉降速率不同而得以分离。沉降速率符合 Stokes 公式,在相同介质及离心力条件下,细胞的沉降速率与细胞半径、细胞密度呈正相关。

血细胞分离机在运转时,血液通过静脉导管从人体引出,建立的体外循环需要通过抗凝剂(常用枸橼酸盐)防止血凝块的形成。血液在分离过程中,基于自身比重及密度的差异,全血的各成分形成分层分布:红细胞位于离心杯的底层,血浆位于最上层,单个核细胞位于中间的白膜层(图 5-1-1-1)。采集获得外周血单个核细胞中包含淋巴细胞(60%)、单核细胞(20%)、粒细胞(15%)、红细胞(2%~3%),以及血小板。血细胞分离机并不能将各细胞组分完全分离,分离产物如需进一步纯化,则需要应用针对细胞表面特异抗原的磁珠分选系统或流式细胞术分选。

二、血细胞分离机的工作效率

血细胞分离机采集效果的评估一般包括以下内容:目标细胞的采集纯度以及采集效率(采集所得目标细胞所占循环细胞量比例)。

自 1980 年起,单个核细胞单采技术已陆续被应用于供者造血干细胞采集、供者淋巴细胞输注等。与之不同的是,自体 CAR-T 受试者外周血中单个核细胞较少,采集难度有所加大;此外,成熟的淋巴细胞体积比干细胞小,因此与红细胞、血小板等成分更难分离。

在健康供者中,未经动员的单个核细胞采集效率在 44%~62%。目前报道的自体 CAR-T 细胞治疗采集效率有所不同。淋巴细胞绝对数低的患者采集时程更长,红细胞及血小板的丢失更多,更容易出现枸橼酸盐相关毒性。

三、血细胞分离机采集参数的设定

目前医疗机构常用的血细胞分离机包括 COBE Spectra、Spectra Optia、Amicus Cell Separator、COM. TEC 等,以上均为连续式血细胞分离机。在运行过程中可同时采集与回输血液,血流波动小,采集过程平稳。以下以 COBE Spectra 为例介绍血细胞分离机的采集参数设定。

(一)单个核细胞采集参数

单个核细胞采集的基本参数包括操作程序的终点(即设定处理全血容量)、合适的抗凝剂比例及输注速度(默认值详见表 5-1-1-1)。输入采集对象的基本信息,包括性别、身高、体重、血细胞比容等数据,即可自动计算全血容量。在分离机管路与采集对象血管连接后,再次核对相关信息并正式启动机器。

表 5-1-1-1　单个核细胞采集程序的默认值

程序的项目	设定值
处理的血量	(2~4)×TBV*
收集速率	1.0ml/min
抗凝剂输入速率	0.8ml/(min·L)TBV
入血量:抗凝剂剂量#	12:1
离心分离因数	500

注: * TBV. total blood volume,全血容量。

#抗凝剂选用 ACD-A。

以上参数仅供参考,具体参数的设定应视采集设备、采集过程、采集对象具体状况等因素进行调整。

抗凝剂通常使用枸橼酸盐葡萄糖抗凝溶液(anticoagulant citrate dextrose solution,solution A;ACD-A),输注剂量一般为每分钟 1~1.8mg/kg,入血量与抗凝剂比例一般为 12:1,但可根据采集对象的具体情况适当调整比例。例如,Ceppi 等研究者对体重≤44kg 的采集对象调整比例至 22:1。由于 ACD-A 抗凝剂可螯合血液中的钙离子、镁离子等二价阳离子,因此常常需要预防性补充钙离子及镁离子。

为了采集足量的单个核细胞,血细胞分离机的处理的血量一般需要达 2~4 倍的总血容量,对于儿童而言,处理的血量甚至可高达 6 倍。

采集过程中,成人的血液流速多设定在 50~70ml/min,儿童通常设定在 30~50ml/min。血流收集速度并非固定不变,采集人员需根据收集管的色度(通过与比色卡比对)监测收集的产品。收集管色度过深表明收集管中红细胞较多,需降低收集速度;管路中颜色过浅提示收集管中血小板较多,需提高收集速度。收集管的色度反映收集物中血细胞比容(hematocrit,Hct)大小,通过调整血浆泵流速度使得管路中 Hct 控制在 1.5%~3.0% 之间,提高产物的纯度。

(二) 自体血浆采集参数

目前,Carl H. June 团队等在培养 CAR-T 细胞时使用含自体血浆的培养液,因而在采集自体单个核细胞的同时需要采集部分血浆。输入患者身高、体重、Hct 等参数,选择合适的平衡液体,分离机将自动计算出 TBV、总血浆容量(total plasma volume,TPV),以及抗凝剂的流速[默认为 0.8ml/(min · L) TBV]。在分离血浆的同时,可补充置换液,以维持患者体内液体量的平衡。常用的置换液包括(5%~20%)白蛋白、生理盐水与白蛋白混合液等。但单次制备 CAR-T 细胞所需的血浆采集量较少,因此可不常规补充置换液。

(王林钦 萧平难 胡永仙 黄河)

第二节 单个核细胞采集的环境

单个核细胞采集多在医疗机构设置的细胞分离间进行。细胞分离间最好设置在靠近其他临床设施的位置,需配备接受过专业训练的采集人员,熟练掌握采集可行性的评估、血管通路的建立、采集设备的操作、采集相关不良反应的处理、采集细胞的质量控制等专业技能。采集人员的工作站应设立在便于观察采集对象的位置。细胞分离间应具备充足的空间,可用于放置采集相关设备及抢救设施。细胞分离间需维持适宜的室内温度(22~25℃)与湿度(50%~60%)。

一、安全性

采集对象的血液成分、血流动力学及水电解质平衡发生变化时,可能突发晕厥、休克、心律失常等危及生命的事件。因此,细胞分离间应当具备足够的空间,配备完善的抢救器械、急救药品,以及专业的医务人员,以便及时展开抢救工作。

二、清洁度

细胞分离间的消毒要求比普通病房高,每日开窗通风及紫外线消毒需达 30 分钟以上。细胞分离间应该制定消毒的日计划及周计划,消毒范围包括细胞分离机、分离间的物品、地面、床位等。在临床操作中,采集人员也应遵循消毒原则,注重静脉穿刺前的消毒、操作前后的手消毒、一次性物品的更换等。

三、舒适性

细胞分离间需提供舒适的环境及家属陪护的空间,医护人员应给予人文关怀。分离室内合适的温度与湿度、药品器械的整齐摆放、操作前充分的告知以及必要的精神支持,均可以增加采集对象的信任感、依从性。

(王林钦 萧平难 胡永仙 黄河)

第三节 采集对象的评估及管理

一、采集对象的评估

采集前,医护人员应充分评估采集对象的健康状况,以期预防或减少采集相关不良反应。评估项目包括采集对象的原发病和全身基本情况,包括病史、症状、生命体征、静脉情况、药物过敏史等。生命体征的评估包括血压、呼吸、脉搏等。其中,血压多量取脚踝血压,综合考虑高血压病史及用药情况,细胞采集过程中需对血压进行动态监测。

(一) 自体单个核细胞采集对象的评估

国内外 CAR-T 细胞临床研究多应用于复发/难治性恶性肿瘤患者,患者平均年龄往往较大、病程较长,疾病本身或者相关治疗对机体影响较大,因此常伴有肿瘤或治疗相关并发症。因此,医务人员应同时评估患者基础状况及原发病状况(表 5-1-3-1)。若其身体条件不适宜,应暂缓自体细胞采集。

表 5-1-3-1 采集对象的评估项目

病史	年龄、心肝肾肺等疾病史、传染病史,肿瘤病史及治疗史
体格检查	身高、体重、四肢静脉情况、体能状况
血液学检查	血常规、血生化指标、凝血功能、血型等。综合考虑安全性与采集效率,采集前血小板计数一般需大于 $50 \times 10^9/L$,血红蛋白浓度需大于 $70 \sim 80 g/L$
生化及酶学检查	肝肾功能、血清蛋白、血糖、电解质、心肌酶谱、C 反应蛋白、降钙素原、细胞因子、铁蛋白等
微生物学检查	肝炎系列、梅毒、HIV、EBV、CMV、HTLV 等
各脏器功能	肝胆胰脾肾超声、心脏超声、心电图等
其他	尿常规、粪便常规、下肢血管超声等
原发病的评估(针对患者)	
原发病相关指标	β_2 微球蛋白(淋巴瘤、骨髓瘤患者)、免疫球蛋白、血清蛋白电泳、血免疫固定电泳、尿免疫固定电泳、游离血浆轻链、血轻链、尿轻链、24 小时尿蛋白等
骨髓检查	骨髓常规、免疫分型及染色体(判断肿瘤进展或缓解状况);基因突变检测(白血病及骨髓瘤);骨髓活检(淋巴瘤)
PET-CT	评估全身病灶浸润及分布情况

缩写:CMV.巨细胞病毒;EBV.EB 病毒;HTLV.人类嗜 T 细胞病毒(包括 I 型和 II 型)。

（二）异体单个核细胞采集对象的评估

异体 CAR-T 细胞治疗血液恶性疾病多见于以下情况：①异基因造血干细胞移植后复发拟行 CAR-T 细胞治疗的患者，选用移植供者作为 CAR-T 细胞制备的采集对象；②患者因疾病状态导致外周血单个核细胞采集或 CAR-T 细胞制备失败，需选择第三方供者作为 CAR-T 细胞制备的采集对象；③通用型 CAR-T 细胞制备中选择的正常供者。对于采集对象，一般需要综合考虑年龄、身高、体重、血压、脉搏、淋巴细胞计数、CD4 与 CD8 阳性 T 淋巴细胞比例、凝血功能、肝肾功能、有无基础疾病、有无传染性疾病等因素。

二、采集过程的管理（图 5-1-3-1）

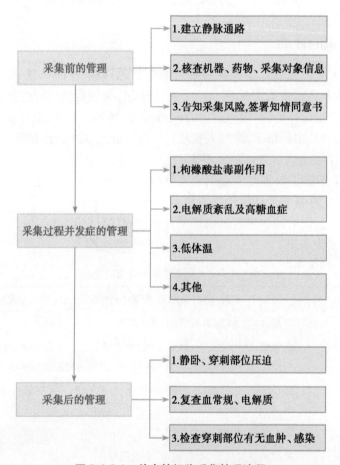

图 5-1-3-1 单个核细胞采集护理流程

（一）采集前的管理

1. 静脉通路的建立 连续式血细胞分离机需建立两条静脉通路，分别用于采集与回输。一般选用人体两侧的静脉，避免无效循环。为保证采集过程顺利，常选用人体相对较大的静脉，中心静脉可选用颈内静脉、锁骨下静脉、股静脉等，外周静脉可选用颈外静脉、肘正中静脉等。由于中心静脉通路的建立如有操作不当可能导致较重的损伤，如气胸、巨大血肿、动静脉瘘、血栓等，目前临床上更推荐建立外周静脉通路，肘部静脉易于充分暴露、穿刺安全性高、护理方便，因此最常选用。当肘部静脉循环不畅时，次选颈外静脉。

2. 其他准备工作　在机器运行前,采集人员需完成一系列核查,包括血细胞分离机是否可以正常运行,一次性物品及急救药品是否齐全,采集对象信息,拟实施的采集方案。此外,应充分向采集对象及家属告知采集过程中存在的风险及注意事项,签署知情同意书。

（二）采集过程的管理

在外周血单个核细胞采集过程中,采集人员需要密切关注机器运行,同时需警惕采集相关并发症。相较于健康供者,患者更容易出现采集相关不良反应,其发生率为 5% ~ 12%。常见的并发症包括枸橼酸毒副作用及低钙血症、其他电解质紊乱与高血糖症、低体温等。

1. 枸橼酸盐毒副作用及低钙血症　常用的抗凝剂包括枸橼酸盐葡萄糖抗凝溶液,属钙螯合剂,可降低外周血钙离子浓度,阻断血液凝固途径,保证管路通畅。在采集过程中,部分抗凝剂会随回输的血液进入人体,进入人体后主要经肝脏、肌肉和肾脏代谢。因此,枸橼酸盐毒性多发生于肝肾功能不全、低体重、女性、儿童、采集时间长的采集对象,主要表现为低钙血症。轻者可出现肌肉不自主震颤,口周、手指、足趾感觉异常或麻木等低钙综合征的表现,重者可出现喉痉挛、心率减慢、严重的心律失常,甚至心搏骤停等。

枸橼酸毒副作用及低钙血症的处理重在预防,一般在采集过程中予葡萄糖酸钙持续静脉滴注。若采集过程中采集对象出现口唇颜面部发麻等轻度中毒症状,采集人员应及时向主管医生汇报后予以 10% 葡萄糖酸钙缓慢推注,监测血钙浓度,必要时行动脉血气检查,排除其他电解质紊乱产生的影响;若中毒症状较重,需立刻停止操作,予以静脉补钙,通知主管医生启动相应急救流程。

2. 其他电解质紊乱与高血糖症　单个核细胞采集不可避免地伴有血浆成分的丢失或改变,出现血浆电解质的变化,除血钙降低外,常表现为血钾及血钠升高。采集过程中输注的 ACD-A 为酸性溶液,可使血浆 pH 下降,细胞内的钾离子转运至血液中,从而使血钾升高;此外,抗凝剂中含钠盐与葡萄糖,可使血钠浓度升高,以及血糖一过性升高。一般来说,由于血浆中存在生理性缓冲机制,采集对象电解质的波动往往较轻微,可仅表现为头晕恶心、精神软、四肢乏力、血压轻度下降等。对于血糖控制不佳的采集对象,可出现高糖血症,轻者表现为口渴、恶心、呕吐,严重者可出现脱水、酸中毒、周围循环衰竭,表现为口干、皮肤弹性减弱、眼球凹陷、尿量减少、脉搏细速、呼吸深快、血压下降甚至休克等。

若采集对象出现可疑症状,医护人员应予以急查电解质并纠正异常。此外,对于既往血糖控制不佳的采集对象,应预先咨询内分泌科意见,在采集前予胰岛素或降糖药提前干预,并在采集过程中多次测量血糖,若血糖异常升高,应予以胰岛素降糖并充分补液,避免酮症酸中毒的发生。

3. 低体温　细胞采集过程中,血液在体外循环的时间与血流速度、管路容量有关。管路内血液温度受室温影响,体外循环后往往会低于体温。在一次完整的细胞采集过程中,有 3~5 倍全血容量的低于体温的血液回输至体内,易引起人体低体温,尤其在老年人与儿童人群中多见。老年人体温调节功能减退,儿童的采集过程比成年人长。有报道称,体核温度降低 1℃,室性心律失常及心肌梗死的风险明显增加。此外,低体温也会影响血小板功能,进一步影响血液凝固。对于低体温,一般予以对症处理,加盖被子或者局部加热,对于存在冷凝集素综合征的患者需使用血液加热器。

4. 其他　体外循环的建立可引起低血容量,输液速度不当可引起急性循环负荷过重或肺水肿等。其中,急性循环负荷过重可表现为严重气急、喘憋、口唇发绀,大汗、不能平卧,可有咳嗽、咳痰,痰为白色或粉红色泡沫样,心率、脉搏增快。发作早期血压可有升高,而后下降至低于正常,甚至出现休克、晕厥等表现。操作人员在识别可疑症状后,应立即停止输液并通知医生配合抢救。协助采集对象取端坐位,两腿下垂以减少静脉回流,减轻心脏负荷;加压给氧,使肺泡内压力增加,减少肺泡内毛细血管渗出液的产生;按医嘱予以镇静剂、血管扩张剂等。必要时进行四肢轮流结扎止血带,以减少静脉血液回流。

(三) 采集后的管理

采集完毕后,采集人员应尽可能回输管路内剩余的血液,减少血细胞的损耗。迅速拔出穿刺针,对穿刺部位使用无菌棉球压迫、无菌敷料保护、绷带加压不少于 10 分钟。嘱采集对象静卧 15 分钟,记录不适主诉及生命体征变化,充分告知采集后可能出现的并发症及应对方式。

操作人员应及时与主管医生交接,详细填写操作记录。若采集对象一般情况平稳,主管医生评估后可予以出院,如有特殊情况可暂于病房观察。采集对象在采集后 1 周内应充分休息、高营养饮食、避免重体力劳动。建议采集对象于采集后 2~3 天至当地医院随访,复查血常规与血生化项目,检查穿刺部位有无感染及血肿形成,若有异常,则予以相应处理(表5-1-3-2)。

表 5-1-3-2　采集后并发症的管理

具体项目	观察指标	处理措施
枸橼酸盐相关副作用	有无手足麻木	复查电解质,处理低钙血症
穿刺部位的护理	有无感染、血肿	若存在感染及脓性分泌物,则需要取分泌物进行微生物培养,定期碘伏消毒;若出现穿刺后血肿,24 小时内采用局部冷敷,24 小时后采用局部热敷
血液学指标的复查	采集完成 2~3 天后复查血常规及血生化项目	若存在低钙血症,则予口服补钙;若存在高糖血症,则予以暂时调整降糖药或胰岛素剂量

(王林钦　萧平难　胡永仙　黄河)

第四节　采集细胞的质量控制、保存

上述采集的最终产物为 100ml 左右的细胞,如采用自体血浆作为 CAR-T 细胞培养体系的组成部分,则另需采集 200ml 左右自体血浆。采集完成后,CAR-T 细胞制备人员需对血细胞进行全面、严格的质控,主要包括外源因子污染的检测、细胞鉴定等。

一、微生物指标检测

根据国家颁布的《人体细胞治疗研究和制剂质量控制技术指导原则》和《细胞治疗产品研究与评价技术指导原则(试行)》文件,为排除制备材料在采集、储存、运输过程中受微生物污染,单个核细胞及自体血浆等采集物在运输至实验室后需对微生物指标进行检测,排除细菌、真菌、支原体、内毒素、病毒等污染。

二、淋巴细胞的检测

CAR-T 细胞制备人员需对外周血单个核细胞采集物中的细胞成分进行鉴定。目前主要检测 T 细胞亚群,包括 CD3 阳性细胞比例和计数、CD4 阳性 T 细胞亚群、CD8 阳性 T 细胞亚群。

(一) CD3 阳性细胞

单个核细胞采集完成后,制备人员于符合生产质量管理规范的 GMP 实验室分选外周血单个核细胞、富集 CD3 阳性 T 淋巴细胞,并通过流式细胞仪检测 T 淋巴细胞比例。细胞产物中 CD3 阳性细胞比例达到 10% 以上或富集后 CD3 阳性淋巴细胞绝对计数达 1×10^7,一般可满足 CAR-T 细胞的制备要求。

(二) 淋巴细胞活率和活化检测

细胞活性指活细胞数与总细胞数的比值。在使用 CD3/CD28 磁珠激活 T 细胞后,可检测 CD69 等标记物的表达率。CD69 是位于 T 淋巴细胞膜表面的早期激活标志,在细胞活化后 30~60 分钟内可检测到 RNA 转录水平增高,2~3 小时内可检测到蛋白的表达。

三、外周血单个核细胞的保存

目前国内 CAR-T 细胞的制备主要采用新鲜采集的外周血单个核细胞,但也可用冻存后复苏的单个核细胞。此外,当获取的淋巴细胞总量较高时,也可冻存部分未经活化的单个核细胞,用于治疗失败或疾病复发后 CAR-T 细胞的二次制备。冻存方法如下:在外周血单个核细胞采集物中加入冻存液,如人血清白蛋白、二甲亚砜等,然后采用含异丙醇的冻存盒或可控制冷冻速率的冷冻器进行梯度缓慢降温,冷冻后再将细胞转移在液氮相中保存。冻存保存时间一般不超过 9 个月。

由于新鲜采集的单个核细胞无法满足于全球 CAR-T 细胞产品规模化生产的趋势,细胞冻存技术在商业化 CAR-T 细胞产品制备中更显重要。部分中心将采集的单个核细胞冻存后运输,以最大程度地保持细胞复苏后的活性,冻存期限建议不超过 9 个月。有研究表明,新鲜采集与冷冻保存后的淋巴细胞在病毒转导效率、转导后 CAR 表达,以及 CAR-T 细胞产品的活性方面均未见明显差异。

(王林钦　萧平难　魏国庆　黄河)

参考文献

1. JUDSON G,JONES A,KELLOGG R,et al. Closed continous-flow centrifuge[J]. Nature,1968,217(5131):816.
2. PADMANABHAN A. Cellular collection by apheresis[J]. Transfusion,2018,58:598-604.
3. 尹德成. 血细胞分离机成分采集过程控制及程序实现[D]. 哈尔滨:哈尔滨工业大学,2014.
4. 温柏平,杨跃煌. 血细胞分离机[M]. 北京:人民卫生出版社,2007.
5. RODDIE C,O'REILLY M,PINTO J DA,et al. Manufacturing chimeric antigen receptor T cells:issues and challenges[J]. Cytotherapy,2019,21(3):327-340.
6. ALLEN E S,STRONCEK D F,REN J,et al. Autologous lymphapheresis for the production of chimeric antigen receptor T cells[J]. Transfusion,2017,57(5):1133-1141.
7. EVEN-OR E,DI MOLA M,ALI M,et al. Optimizing autologous nonmobilized mononuclear cell collections for cellular therapy in pediatric patients with high-risk leukemia[J]. Transfusion,2017,57(6):1536-1542.
8. CEPPI F,RIVERS J,ANNESLEY C,et al. Lymphocyte apheresis for chimeric antigen receptor T-cell manufacturing in children and young adults with leukemia and neuroblastoma[J]. Transfusion,2018,58(6):1414-1420.
9. TUAZON SA,LI A,GOOLEY T,et al. Factors affecting lymphocyte collection efficiency for the manufacture of chimeric antigen receptor T cells in adults with B-cell malignancies[J]. Transfusion,2019,59(5):1773-1780.
10. 姜博,相平,魏延民,等. 五种血细胞分离机采集外周血单个核细胞效率及产品纯度的比较[C]. 重庆:中国输血协会第九届输血大会,2018.

11. 朱燕双,郑墅婷. 治疗性血细胞分离采集的护理配合[J]. 中国实用医药,2012,7(3):210-211.

12. STENZINGER M,BONIG H. Risks of leukapheresis and how to manage them-A non-systematic review[J]. Transfus Apher Sci,2018,57(5):628-634.

13. LING ML,CHING P,WIDITAPUTRA A,et al. APSIC guidelines for disinfection and sterilization of instruments in health care facilities[J]. Antimicrob Resist Infect Control,2018,7:25.

14. CRUZ CR,MICKLETHWAITE KP,SAVOLDO B,et al. Infusion of donor-derived CD19-redirected virus-specific T cells for B-cell malignancies relapsed after allogeneic stem cell transplant:a phase 1 study[J]. Blood, 2013,122(17):2965-2973.

15. NEYRINCK MM,VRIELINK H. Performance of an apheresis procedure:The apheresis nurse-operator and nursing aspects[J]. Transfus Apher Sci,2019,58(3):296-299.

16. PAGLIARICCIO A,VAVIC N,BULAJIC M,et al. Emotional support to apheresis donors:effect and implication [J]. Transfus Apher Sci,2013,48(3):365-370.

17. PERICA K,CURRAN KJ,BRENTJENS RJ,et al. Building a CAR garage:preparing for the delivery of commercial CAR-T cell products at memorial sloan kettering cancer center[J]. Biol Blood Marrow Transplant,2018,24 (6):1135-1141.

18. MCGUIRK J,WALLER EK,QAYED M,et al. Building blocks for institutional preparation of CTL019 delivery [J]. Cytotherapy,2017,19(9):1015-1024.

19. SHAH NN,FRY TJ. Mechanisms of resistance to CAR-T cell therapy[J]. Nat Rev Clin Oncol,2019,16(6): 372-385.

20. 孟淑芳,王佑春,吴雪伶,等. CAR-T 细胞治疗产品质量控制检测研究及非临床研究考虑要点[J]. 中国 药事,2018,32(06):831-852.

21. STENZINGER M,BONIG H. Risks of leukapheresis and how to manage them—A non-systematic review[J]. Transfusion and Apheresis Science,2018,57(5):628-634.

22. OKAFOR C,WARD DM,MOKRZYCKI MH,et al. Introduction and overview of therapeutic apheresis[J]. J Clin Apher,2010,25(5):240-249.

23. LEBERFINGER DL,BADMAN KL,ROIG JM,et al. Improved planning of leukapheresis endpoint with customized prediction algorithm:minimizing collection days,volume of blood processed,procedure time,and citrate toxicity[J]. Transfusion,2017,57(3):685-693.

24. LEE G,AREPALLY GM. Anticoagulation techniques in apheresis:from heparin to citrate and beyond[J]. J Clin Apher,2012,27(3):117-125.

25. KANOLD J,HALLE P,BERGER M,et al. Large-volume leukapheresis procedure for peripheral blood progenitor cell collection in children weighing 15kg or less:efficacy and safety evaluation[J]. Med Pediatr Oncol, 1999,32(1):7-10.

26. FRANK SM,FLEISHER LA,BRESLOW MJ,et al. Perioperative maintenance of normothermia reduces the incidence of morbid cardiac events. A randomized clinical trial[J]. JAMA,1997,277(14):1127-1134.

27. SCHMIED H,KURZ A,SESSLER D,et al. Mild hypothermia increases blood loss and transfusion requirements during total hip arthroplasty[J]. Lancet,1996,347(8997):289-292.

28. GOLDMAN M,LAND K,ROBILLARD P,et al. Development of standard definitions for surveillance of complications related to blood donation[J]. Vox Sang,2016,110(2):185-188.

29. 李伟. CAR-T 细胞采集术的护理[J]. 当代护士(上旬刊),2017(03):52-53.

30. CIBRIAN D,SANCHEZ-MADRID F. CD69:from activation marker to metabolic gatekeeper[J]. Eur J Immunol,2017,47(6):946-953.

31. ZIEGLER SF,RAMSDELL F,ALDERSON MR. The activation antigen CD69[J]. Stem Cells,1994,12(5): 456-465.

32. PRATICO E,LIN M,GOLOVINA T,et al. Autologous cryopreserved leukapheresis cellular material for chimeric antigen receptor (CAR)-T cell manufacture[J]. Molecular Therapy,2018,261(5):290-291.

第二章

CAR-T 细胞的制备与质量控制

CAR-T 细胞在 ALL、淋巴瘤和多发性骨髓瘤等疾病获得了令人瞩目的疗效。2017 年以来，先后有三种 CAR-T 细胞治疗产品获美国 FDA 批准上市，随后欧洲、日本、加拿大等国家相继批准 CAR-T 细胞治疗产品上市。截至 2020 年 7 月，我国已有 22 种 CAR-T 细胞治疗产品通过国家药品监督管理局批准开展新药临床研究、375 项注册的 CAR-T 细胞治疗临床试验。2017 年我国先后颁布了《细胞治疗产品研究与评价技术指导原则（试行）》及《CAR-T 细胞治疗产品质量控制检测研究及非临床研究考虑要点》、2019 年 7 月国家药品监督管理局药品审评中心《免疫细胞治疗产品临床试验技术指导原则（征求意见稿）》指导临床级 CAR-T 细胞的制备。本章将结合国内外主要医疗单位的 CAR-T 细胞制备及临床治疗经验，围绕 CAR-T 细胞制备的实验室条件与设施、制备过程，质量控制、储存与运输等内容展开介绍，并对比目前主流制备方法间的优缺点，以期为临床机构及生物公司开展 CAR-T 细胞免疫治疗提供指导。

第一节　CAR-T 细胞制备的条件与设施

CAR-T 细胞需在具有 GMP 生产条件的洁净室中制备。

一、洁净室的条件

CAR-T 细胞的制备应具备 3 个独立洁净室：分别为质粒制备、病毒载体制备、CAR-T 细胞终产品制备洁净室。部分医疗机构或生物公司可向具有生产资质的单位购买病毒载体，则仅需 CAR-T 细胞终产品制备的洁净室。下图为 CAR-T 细胞终产品制备洁净室的平面图实例供参考（图 5-2-1-1）。

除了质粒制备区、病毒载体制备区、CAR-T 细胞终产品制备洁净室外，整体洁净室还应包括样本接收区、样本储存区（如菌种、病毒载体、细胞株等）、质控区（如无菌检测室、微生物限度室、细胞操作室等）、检测区（如流式细胞检测等）。各个区域需相互独立，其中病毒载体制备区应具有独立的空调净化系统。此外，留样室、办公室、资料档案室、物料储存室和气体储存室等区域不应与洁净区交叉。

各个区域的洁净室等级有所不同。根据我国现执行的《洁净室及相关受控环境》GB/T 25915.1—2010，洁净级别被划分为 9 个等级（表 5-2-1-1），其中以温度、湿度、微粒、微生物、压差为主要控制参数。CAR-T 细胞终产品制备洁净室需达到 ISO 5 级标准，配备空气处理系统、监控及报警系统、环境监测设备等。

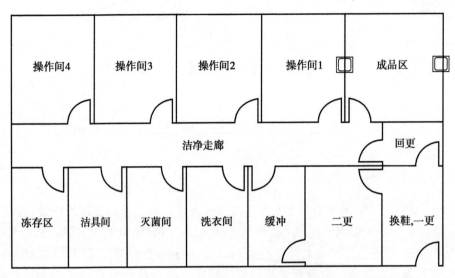

图 5-2-1-1　细胞制备洁净室平面图

表 5-2-1-1　洁净室及洁净区空气洁净度整数等级

ISO 等级	大于或等于关注粒径的粒子最大浓度限值/（个·m⁻³）			
	0.1μm	0.5μm	1μm	5.0μm
ISO 1 级	10	—	—	—
ISO 2 级	100	4	—	—
ISO 3 级	1 000	35	8	—
ISO 4 级	10 000	352	83	—
ISO 5 级	100 000	3 520	832	29
ISO 6 级	1 000 000	35 200	8 320	293
ISO 7 级	—	352 000	83 200	2 930
ISO 8 级	—	3 520 000	832 000	29 300
ISO 9 级	—	35 200 000	8 320 000	293 000

二、人员要求

开展 CAR-T 细胞制备的机构应配备相适应的专业技术人员。其中,关键人员应包括机构负责人、细胞制备负责人、质量管理负责人,要求其具有与职责相关的专业知识(细胞生物学、微生物学、生物化学或医药等相关专业),同时应具有三年以上的相关工作经验或接受过相应的专业培训。作业人员必须经过上岗培训,需穿戴满足洁净室等级要求的洁净服。应控制同时进入洁净室的人数,降低人员造成的污染风险。

三、设施要求

CAR-T 细胞制备目前一般在 Ⅱ 级生物安全柜中进行非全封闭式操作。洁净室中设备需置于适当地点以便操作、定期清洁和维护。

（一）生物安全柜

生物安全柜是箱型空气净化负压安全装置。通过将柜内空气向外抽吸并经 HEPA 过滤器处理后排出，使柜内保持负压状态。同时外界空气也经高效空气过滤器过滤后进入安全柜，使操作区域达到 ISO 5 级洁净度，保证生产对环境洁净度的要求。

（二）细胞培养箱

细胞培养箱通过提供一个类似细胞在生物体内的生长环境，包括恒定的温度和充足的气体条件，使细胞能够在体外环境中生长繁殖。细胞培养箱通过电热丝加热，以到达 37℃ 的培养温度，其内部设有温度传感器监测温度变化，使其维持在 37℃±0.2℃；培养气体浓度为 5% 二氧化碳和 95% 空气的混合气体，二氧化碳传感器监测气体浓度，控制电磁阀的开关。同时，气体混合泵将箱体底部的二氧化碳气体与空气充分混合均匀后再次注入箱内，避免二氧化碳的分层或不均匀现象；培养箱内相对湿度的控制是非常重要的，饱和湿度环境能够避免培养液中二氧化碳的逃逸，保持 pH 稳定，也能防止培养液中水分过度蒸发，从而增加细胞渗透压；污染物控制系统主要采用高效粒子空气（HEPA）滤器，培养箱内的空气经过 HEPA 滤器过滤，可除去 99.97% 的 0.3μm 以上的颗粒，同时有效过滤微生物颗粒。

（三）细胞计数仪

通过高分辨率的自动光学对焦对多个视野中细胞进行分析并统计，通常采用染料标记活细胞与死细胞，从而快速获得活细胞计数结果。

（四）低温高速离心机

利用不同密度或粒度的固体颗粒在液体中沉降速度不同的特点，通过离心力分离液体与固体颗粒或液体与液体混合物中各组分。

（五）流式细胞仪

包括液流系统、光学系统、检测系统及分析系统。结合使用细胞表面标记物特异性抗体，通过对鞘液中单个悬浮细胞标记的表面标志物表征及分群细胞。

（六）自动化细胞培养设备

自动化仪器可用于细胞分离、培养及最终培养基的浓缩和细胞富集。例如 G-Rex 悬浮细胞培养瓶与仪器配合使用，构成一种半自动化细胞培养与回收的装置，其瓶底有一层透气性膜，可以使细胞生长时不影响其气体交换，最终收集细胞时将细胞培养体积进行浓缩。CliniMACS Prodigy 是一个集细胞制备、富集激活、转导、培养为一体的设备，符合欧盟 GMP标准，全封闭操作系统，取代了传统方案中多个人工操作环节及相应的仪器设备。自动化生产设备能够降低细胞污染的发生概率，减少人力投入，但生产成本较高，对细胞制备过程的可控性较低，目前尚未被医疗单位或生物公司广泛采用。

四、试剂及耗材要求

CAR-T 细胞制备过程中涉及的试剂包括：淋巴细胞分离液、CD3/CD28 单克隆抗体包被的磁珠（CD3/CD28 磁珠）、杜氏磷酸盐缓冲液、细胞培养基、IL-2、抗生素、细胞冻存液、细胞基因工程改造的病毒载体等；制备所需耗材包括细胞培养瓶、细胞培养袋、离心管、移液管等。制备过程中使用的试剂及耗材应当符合相应的质量标准，明确并记录其来源信息、批号、质量检测报告。用于细胞基因工程改造的目的基因（CAR 基因）应有明确的序列信息与来源,需提供病毒包装所用细胞系的细胞培养液的详细成分并应具有溯源性,并确保成分中不含有特定动物源性病毒成分。

(王艺芸 张艳磊 萧平难 张鸿声 胡永仙)

第二节 CAR-T 细胞的制备流程

CAR-T 细胞的制备流程主要包括:单个核细胞的分离提取,T 细胞的分离与活化,T 细胞的基因修饰,CAR-T 细胞的质量控制及放行,CAR-T 细胞回输等环节(图 5-2-2-1),全程一般需要 6~14 天。本节将对具体的制备流程及制备实例逐一展开介绍。

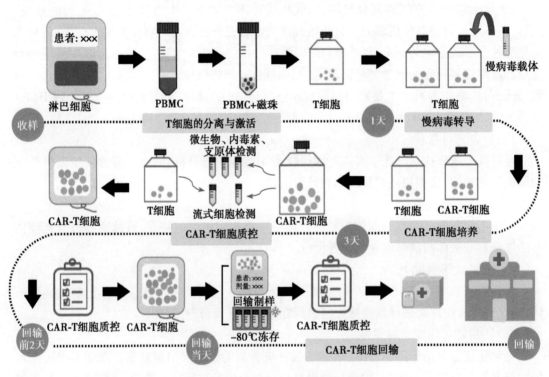

图 5-2-2-1 CAR-T 细胞制备流程图

一、单个核细胞的分离提取(第 0 天)

外周血单个核细胞(PBMC)的分离提取是 CAR-T 细胞制备的重要步骤,由于生产临床级病毒载体的成本很高,因此使用相对少量的高纯度 T 细胞开始制备显得尤为重要。目前各中心多采用密度梯度离心法分离 PBMC,该方法利用细胞比重差异,通过使用蔗糖多聚体(Ficoll)试剂对细胞进行分离,由于红细胞及粒细胞比重大,离心后沉于管底,淋巴细胞和单核细胞的比重小于或等于 Ficoll 的比重,离心后漂浮于 Ficoll 与淋巴细胞分离液交界面的白膜层上。

操作步骤示例:①将经血细胞分离机采集的单个核细胞样本与等体积的杜氏磷酸盐缓冲液(Dulbecco's phosphate buffer saline,DPBS)混匀后,分装于离心管中。②加入等体积的Ficoll 试剂,避免两种溶液混合。③800g 常温离心 20 分钟,缓慢升降速。④离心后可看到位于血浆层和淋巴细胞分离液交界面的白膜层,主要由 PBMC 组成,尽量收集该层全部的 PBMC,转移到新的离心管中。⑤用 DPBS 稀释,其与细胞悬液体积比应大于 3∶1,颠倒混匀,升速及降速制动调至最大,400g 离心 8 分钟以去除多余细胞悬液。

在实际工作中,部分患者采集的样本细胞比重较大,血液黏滞度较高,可适当增加 PBS 缓冲液的量,以较好地稀释样本。正常人淋巴细胞绝对值参考范围是 $(0.8\sim3.5)\times10^9/L$,部分患者淋巴细胞绝对值较低时,应尽可能吸尽 PBMC 白膜层避免细胞过少影响下游实验。许多患者红细胞性质发生改变,离心后与白膜层分界不清,造成单个核细胞分离不纯,此时可通过增加洗涤过程中 PBS 缓冲液的用量去除少量异常或破碎细胞,并采用细胞计数仪中高红细胞模式进行细胞计数。

二、T 细胞的富集与活化(第 0 天)

对于去除 PBMC 中的非 T 细胞成分,我们可以通过偶联磁珠的 CD3/CD28 单克隆抗体实现对 T 细胞及其亚群的有效富集,使分离提取的成分不受红细胞或血小板的污染。同时,CD3 是 T 细胞的表面标志物,CD28 是 T 细胞激活的第二信号,CD3/CD28 磁珠可有效激活 T 细胞。此外,也有仅使用单克隆抗体或使用白介素、人工抗原提呈细胞等方法实现 T 细胞活化。

操作步骤示例:

1. 用移液枪轻轻吹匀 CD3/CD28 磁珠,吸取一定量磁珠加入 DPBS 缓冲液中,用磁力架吸附管中磁珠 1 分钟后,吸弃缓冲液。

2. 按说明书推荐比例加入 PBMCs,吹匀磁珠及 PBMCs,室温摇床孵育 20~30 分钟。

3. 再次加入 DPBS 缓冲液,放置于磁力架上吸附 1 分钟后,吸弃缓冲液(此步骤可重复 1~2 次)。

4. 用培养基重悬后计数:加入细胞培养基,调整细胞密度为 $(1\sim3)\times10^6/ml$。

5. 将细胞置于 37℃,5% CO_2 培养箱中扩增培养。

T 细胞的富集与活化过程会影响后续 CAR-T 细胞的激活、转导及疗效。制备 CAR-T 细胞的原料大多来源于患者自体细胞,通过使用磁珠从中筛选和富集 T 细胞,可以尽可能地除去肿瘤细胞及无关细胞,以获得单一成分的 T 淋巴细胞。与单克隆抗体或 IL-2 刺激方法相比,使用抗 CD3/CD28 磁珠可减少 T 细胞的耗竭从而获得更多的记忆性 T 细胞,并在细胞扩增过程中持续产生刺激作用。

三、T 细胞的基因修饰(第 1 天)

CAR-T 细胞治疗主要依赖于 CAR 基因在 T 细胞内的稳定表达。导入编码 CAR 的基因片段与细胞基因重组后,永久地整合到患者 T 细胞的基因组,通过转录和翻译,表达于细胞表面。目前主要分为病毒载体型和非病毒载体型的基因转导方式。其中病毒载体型基因递送系统包括逆转录病毒载体、腺病毒载体、腺相关病毒载体等;非病毒载体型转染方式一般包括瞬时转染(如脂质体、电转等)、转座子依赖的基因转移、CRISPR/Cas 9 基因编辑系统等。目前广泛用于 CAR-T 细胞制备广泛使用的方法是慢病毒载体、γ-逆转录病毒载体及转座子系统。

(一)慢病毒载体

这类方法是通过携带 CAR 基因的病毒进入宿主细胞,从而将目的基因片段与宿主细胞基因整合。相较 γ-逆转录病毒而言,慢病毒基因组可以稳定整合在分裂和非分裂的细胞基因组中,并且其基因毒性较低,因此是目前使用最广泛的转导方式。简而言之,第三代慢病毒载体将 3 个或 4 个独立质粒转染到制备慢病毒载体的细胞系中,最常使用的是 HEK 293T 细胞系,如下图(图 5-2-2-2):质粒 1 包含 CAR 嵌合基因序列;质粒 2 包含慢病毒结构蛋白和逆转录酶等基因;质粒 3 包含包膜基因,例如 VSV-G。将 3 个质粒以 3∶2∶1 的比例瞬时转染到 HEK 293T 细胞中,48 小时后离心、过滤,收获含有转导能力的病毒颗粒,随后确定病毒载体的滴度,病毒载体经过慢性病毒复制能力检测(RCL)后可用于 CAR-T 细胞的制备。

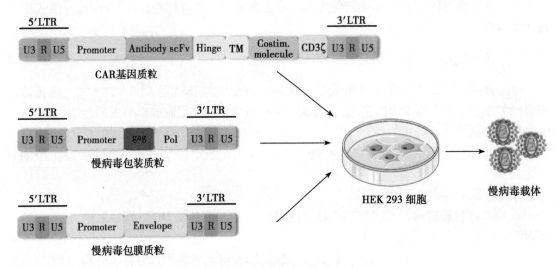

图 5-2-2-2 慢病毒载体制备示意图

操作步骤示例:

1. 显微镜下观察磁珠激活后的 T 细胞集落形成,吹匀后活细胞计数。

2. T 细胞的使用数量取决于需要制备 CAR-T 细胞的数量、慢病毒载体的转导效率等多种因素,各临床试验一般采用 $10^6 \sim 10^8$ 的 T 细胞进行慢病毒转导。

3. 次日,将细胞吹匀计数后,换液调整细胞密度为 $(1 \sim 5) \times 10^6$/ml,更换新的细胞培养瓶,置于 37℃,5% CO_2 培养箱中扩增培养。

4. 转导前需观察 CD3/CD28 磁珠刺激后细胞形成的集落现象和细胞活率,细胞在活化状态下能够提高慢病毒载体基因转导的有效率。慢病毒载体应避免反复冻融,一般在 T 细胞转导前解冻。

(二) 非病毒转导方法

1. 非整合性短期表达 含 CAR 基因的质粒 DNA 可以通过阳性脂质体材料或电转等方式进行基因递送,该类方法的优点是制备过程简单,成本相对较低且风险较小。不过其基因一般不整合到基因组中,CAR 基因表达量随机性较高。同时,CAR 基因表达时期维持时间较短,一般不超过 10 天。

2. 转座子依赖的基因转移 转座子系统由两个主要部分组成,一个为转座酶,另一个为被转座酶识别的 DNA。转座酶可识别特定的反向末端重复序列(inver tedterminal repeat, ITR)并将两个 ITR 序列中间的转基因非定向地随机整合到基因组中,实现 CAR 转基因的永久整合和稳定表达。可通过阳性脂质体材料或电转等方式将编码转座的质粒/mRNA/转座酶蛋白与需要转入细胞的含有 ITR 及 CAR 序列的质粒共同转入细胞,即可在成功转染的细胞中高效地插入 CAR 基因。目前较为成熟的睡美人 SB 系统和 PiggyBac 系统已经被开发用于制备 CAR-T 细胞。其中 CD19 CAR-T 细胞试验显示,该系统转染效率高,且制备的 CAR-T 细胞毒性较低。

3. CRISPR/Cas 9 基因编辑系统　CRISPR/Cas9 基因编辑系统可以在 T 细胞中进行特定基因的敲除,也可以在 T 细胞特定位点中进行转基因的插入,其在应用于 CAR-T 细胞的制备时具有其他方式不具有的优点。CRISPR/Cas9 技术能够精确地将 CAR 基因插入到 T 细胞基因组中的特定位点上,从而实现 CAR 基因更均一的表达和更一致的治疗效果,例如 Michel Sadelain 团队将 CD19 CAR 定向编辑到 T 细胞受体基因 *TRAC* 位点中,增强了 CAR-T 细胞的受体表达量,在 ALL 小鼠模型中,该种 CAR-T 细胞的抗肿瘤效果远远优于常规产生的 CAR-T 细胞。CRISPR/Cas9 也能够进行精确的基因敲除,以增加或者调节 CAR-T 细胞的功能。例如四川大学华西医院卢铀团队利用 CRISPR/Cas9 技术敲除患者 T 淋巴细胞上的程序性死亡受体-1(*PD-1*),截至 2020 年 1 月 31 日,该临床试验完成 12 例三线及以上治疗失败的晚期肺癌患者的基因编辑细胞治疗及为期 2 年的随访,入组受试者安全性和耐受性良好,无 3 级及以上细胞治疗相关毒性发生和治疗相关性死亡。

四、CAR-T 细胞的扩大培养与检测(转导后第 2 天)

(一) CAR-T 细胞的扩大培养

在细胞扩大培养阶段,使用细胞培养袋更为方便。细胞培养袋通过一根补液管道联通内部,可通过使用一次性无菌注射器联通管道向袋内添加细胞培养基和细胞因子及血浆。因此,与使用多个细胞培养瓶相比,极大地减少了细胞污染的概率。在培养体系方面,一般细胞培养采用含有 5%~10% 胎牛血清的培养基,但胎牛血清可能会造成潜在传染风险且细胞制剂中残留的胎牛蛋白可能会造成患者免疫反应,因此胎牛血清在临床级 CAR-T 细胞培养中已被患者自体灭活血浆或无需添加血清的商品化成分培养基所替代。此外,T 细胞培养还需要加入细胞因子刺激其生长,IL-2 是常用的细胞因子。此外,用于 T 细胞扩增的其他细胞因子还包括 IL-7、IL-15 和 IL-21 等。

(二) CAR-T 细胞的检测

基因转导后 48 小时,细胞稳定表达基因,可对 CAR-T 细胞行第一次流式检测其 CAR 基因的转导率并对细胞进行质检。

1. CAR-T 细胞的计数　总细胞中活细胞所占的百分比为细胞活力,该指标可以了解培养过程中细胞是否生长良好。一般要求细胞活力达 80% 以上,活力不足时需及时换液。细胞计数后需要将 CAR-T 细胞调整到合适的密度,通常为 $(0.8~1) \times 10^6/\text{ml}$。故培养体系将随着细胞数量的不断增加而扩大,目前常用的培养装置为 75cm^2、175cm^2 规格的 T 型瓶和细胞培养袋。培养袋因其可通过无菌管道与外界连接而广泛运用于 CAR-T 细胞的生产与制备。

2. CAR-T 细胞的转导率检测　慢病毒载体转导后 2 天 CAR-T 细胞的表达率较为稳定,通常在转导后 2 天通过流式细胞术分析 CAR 的转导比率。图为黄河团队制备实例,其 CAR-T 细胞的比例为 52.6%(图 5-2-2-3)。

3. CAR-T 细胞的安全性检测　在扩大培养 CAR-T 细胞之前,需对细胞进行一系列标准质控检测,包括细菌及真菌检测、内毒素检测、支原体检测等检测项目。

(1) 细菌及真菌检测:细菌及真菌检测采用微生物计数法,在胰蛋白胨大豆肉汤培养

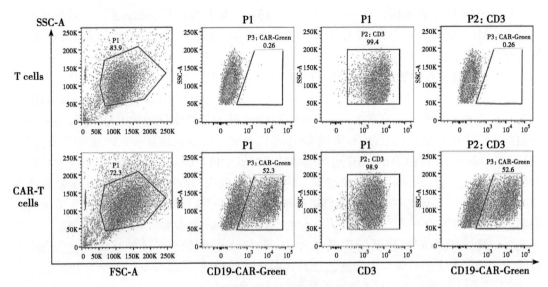

图 5-2-2-3　流式检测 CAR 的表达

基、胰蛋白胨大豆琼脂培养基中加入待检样本,在有氧条件下计数培养基中细菌或真菌的生长情况。参照 2015 年版《中华人民共和国药典》(简称《中国药典》),将菌种接种至培养基中,于 30~35℃培养 7 天,应无细菌和真菌检出。

(2) 内毒素检测:细菌内毒素可利用鲎试剂检测,鲎试剂中含有 C 因子、B 因子、凝血酶原、凝固蛋白原等。在适宜温度及 pH 下,细菌内毒素激活 C 因子,引起一些类酶促反应,使鲎试剂产生凝集反应形成凝胶。只有当阴性对照管结果均为阴性,阳性对照管结果均为阳性,实验有效,可以判读实验结果。

(3) 支原体检测:根据支原体高度保守的 16S rRNA 序列设计引物,PCR 反应液混合液中加入检测样品,进行 PCR 扩增反应。PCR 扩增产物经琼脂糖电泳染色判断,阳性样本将在 270bp 处出现特异性条带。

操作步骤示例:

①显微镜下观察 CAR-T 细胞的形态。将细胞吹匀,留取约 $2×10^6$ 的细胞行流式检测。

②留取少量 CAR-T 细胞或离心后的上清,行细菌、真菌、衣原体、支原体、内毒素等检测。

③行细胞计数,记录细胞的活率及数量。

④400g 常温离心 5 分钟。

⑤加入培养基,调整细胞密度为 $(0.8~1)×10^6/ml$,转移至 175cm² 培养瓶或培养袋中,置于 37℃、5% CO_2 培养箱中扩增培养。

五、CAR-T 细胞的放行方案

根据 cGMP 标准规定,需要对制备过程中每一个步骤进行质量控制并提供详细、规范的 CAR-T 细胞终产品的放行规则,其中包括细胞的活力、纯度、安全性和效力检测报告。放行规则要求细胞活力>70%,纯度要求 CD3⁺细胞>80%,并检测 CD3⁺CAR-T 细胞的比率;安全性要求 CAR-T 细胞中不得检出如细菌、真菌、内毒素、支原体、具有病毒复制能力的逆转录病毒或慢病毒,以及制备过程中的试剂或磁珠残留;效力检测包括体外杀伤实验及细胞因子释放水平。此外,在亚群检测方面,Tisagenlecleucel 每一批次产品都会检测 T 细胞亚群组成,但未作为放行标准;Juno 公司则控制 CD4$^+$T 细胞与 CD8$^+$T 细胞的比例为 1:1;我国多家中心目前对 T 细胞亚群也尚未作为放行标准,T 细胞亚群对于安全性和有效性的影响待进一步深入研究。

通过放行标准的 CAR-T 细胞即可包装为细胞制剂入库冻存或予患者回输。目前上市的 Tisagenlecleucel 及 Axicabtagene ciloleucel 通过质量控制后予以冻存;当患者需要回输时,CAR-T 细胞制剂通过干冰运输到医疗机构后复苏再回输到患者体内。此外,我国部分中心采用新鲜细胞回输的方案,除常规生产过程中的质量控制之外,在回输前 1~2 天补液完成后取出样本,24~48 小时后获得完整质量检查报告后对 CAR-T 细胞进行去磁珠处理并包装为细胞制剂,从终产品制剂包装中抽取样本再次行质量检查。

六、CAR-T 细胞的回输及储存

(一) CAR-T 细胞的回输

CAR-T 细胞回输当天,需对制备的 CAR-T 细胞进行去磁珠、洗涤等处理,检测 CAR-T 细胞的活率及转导率,记录输入细胞量和回输日期,由此得到用于治疗的 CAR-T 细胞终产品。

操作步骤示例:

1. 从细胞培养袋中收集细胞,400g 常温离心 8 分钟。

2. 弃上清,用残留体积混匀细胞,合并于 1 个离心管内,混匀后置于磁力架去磁珠三次;细胞 400g 常温离心 5 分钟。

3. 用生理盐水重悬后计数。

4. 计数后留取所需数量的细胞,用做 CAR-T 细胞回输制剂制备。

5. 留取部分 CAR-T 细胞样本完成细菌、真菌,分枝杆菌,内毒素,支原体等质量控制检测。

(二) CAR-T 细胞的储存及运输

大部分研究机构或医疗单位通常在 CAR-T 细胞制备完成后进行低温储存。将细胞洗涤并浓缩后,将其等分至适当剂量后加入冷冻保护剂保存。冷冻保护剂的目的是防止在冻融过程中形成冰晶对细胞造成损害,其主要成分为血浆电解质-A、右旋糖、NaCl、右旋糖酐葡萄糖、人血清白蛋白、二甲亚砜等。细胞冻存通常采用含异丙醇的冻存盒进行梯度缓慢降温或可控制冷冻速率的冷冻器。冷冻后再将细胞转移在液氮相中保存。液氮罐由专人负责,并对入库患者信息及其 CAR-T 细胞的信息,如培养天数、靶点等做完善登记。运输时,需仔细核对细胞标签内容,填写回输发放记录。低温储存的 CAR-T 细胞制剂需在液氮相中运输;未经冻存的 CAR-T 细胞制剂置于装有冰袋的医疗转运箱(箱内温度为 2~8℃)中运输。运输人员应严格填写交接记录表,并在运输过程中严禁剧烈振荡及安检辐照。

(王艺芸　张艳磊　徐惠君　萧平难　高杨滨　张鸿声　胡永仙)

第三节　CAR-T 细胞制备的质量控制体系

目前 CAR-T 细胞治疗在多家机构开展临床试验,机构应根据《CAR-T 细胞治疗产品质量控制检测研究及非临床研究考虑要点》建立与 CAR-T 细胞制剂相符的质量管理体系,并配备保证质量管理体系正常运行的对应条件。本节部分节选《CAR-T 细胞治疗产品质量控制检测研究及非临床研究考虑要点》,包括对 CAR-T 细胞制剂质量控制的影响因素,如制备物料、载体、细胞产品的质量控制等,确保制备的 CAR-T 细胞制剂符合预定用途。

一、制备材料的质量控制

原材料及辅助材料的质量控制是 CAR-T 细胞制备的源头环节。制备过程中所使用的材料均应符合无菌安全原则,并建立完善的制备材料登记、监控制度,设置相应安全性质及效用性质的检测项目,如细菌、真菌、支原体及外源性病毒污染的检测,及纯度、效价等对细胞活化、增殖相关的检测。

制备 CAR-T 细胞的原材料包括:人淋巴细胞分离液、CD3/CD28 磁珠、磷酸盐缓冲液、细胞培养基、细胞因子(如 IL-2、IL-15 等)、患者自体血浆、细胞培养相关耗材。根据《中国药典》中"生物制品生产用原材料及辅料质量控制规程"要求对原材料的风险等级进行评估并分类,同一种试剂或材料,优先选择低风险级别的,如药用无菌制剂优于药用制剂,药用级优先于非药用级、GMP 级优先于非 GMP 级、非动物源性优先于动物源性材料等。此外,细胞制备中辅助材料包括:人血白蛋白、冻存液。辅料是与 CAR-T 细胞一同进入患者体内或用于保存患者细胞的试剂,因此同样需要严格控制风险等级,以及完善辅料添加必要性的评估。

二、质粒载体及病毒载体的质量控制

(一) 质粒载体的质量控制

通过检测质粒序列、拷贝数及限制性酶切图谱证明菌种中的质粒含有目的元件及相应的拷贝数;通过检测质粒的保有率验证菌种的稳定性并限定菌种使用的传代水平;质粒的纯度控制包括两方面,一方面是质粒本身的质量,如可采用 OD260/OD280 的比值、电泳法或液相法等;另一方面是对工艺杂质的控制,如宿主菌蛋白残留、宿主菌 DNA 残留,以及工艺中添加的其他需要控制的成分。

(二) 病毒载体的质量控制

病毒载体需评价载体滴度,通常采用对细胞转导的能力作为病毒载体的滴度,即将病毒载体转导敏感细胞系(如 293T 细胞、K562 细胞、HT-1080 细胞等)或原代细胞(如 PBMC)后,检测细胞 CAR 表达阳性率或 CAR 基因拷贝数,计算其转导滴度(TU/ml)。滴度受生产工艺中条件影响,如不同质粒的比例、质粒转染方法及所用试剂、转染时间,以及病毒收获时间等。目前病毒载体制备中仍多采用含血清工艺,但为了降低牛血清的风险,在使用前按照《中国药典》中胎牛血清的质量要求进行牛血清的检测,在病毒载体的质量控制中进行牛血清白蛋白残留量的检测。此外,对于转染 T 细胞的病毒载体来说,外源因子污染是影响其安全性的重要因素,应对每批病毒载体进行外源因子污染的检测项目,具体包括细菌、真菌、支原体及外源病毒因子污染。

(三) 残留检测评估

由于生产 CAR-T 细胞病毒载体的细胞主要有稳转的 PG13-CAR 细胞、HEK293、293T 或 293T/17,它们是已知体内具有成瘤性的细胞,293T 细胞已有多种重组产品的研发经验,但在转染载体中要考虑细胞残留成分的检测,如宿主 DNA 及细胞蛋白的检测。但如果使用新的细胞时,作为细胞特性鉴别的特征之一,还是要考虑进行成瘤性检测。另外,当细胞转导中使用整合病毒载体时,需要检查细胞和培养基中复制型逆转录病毒/慢病毒(RCRs/

RCLs），以帮助确定最终 CAR-T 细胞产品对患者输液的安全性。目前 RCR/RCL 的检测方法主要包括针对特定基因(如 *VSVG* 基因)的 PCR 法或 QPCR 法和敏感细胞感染试验法。如果载体产物中存在 RCR/RCL,则可以增加致病潜力。FDA 建议对使用病毒载体的细胞和基因治疗进行长期安全性评估。

三、CAR-T 细胞的生产质量控制

CAR-T 细胞的质量控制及检测项目一般包括细胞数量、细胞活率、CAR 阳性率检测、纯度及表型、安全性检测、生物学效力检测。

(一) 细胞活率

制备的 CAR-T 细胞要求生长状态良好,参照 2018 年中国食品药品检定研究院发布的《CAR-T 细胞治疗产品质量控制检测研究及非临床研究考虑要点》,制备 CAR-T 细胞治疗产品所使用的细胞活率应不低于 70%。

(二) 细胞数量

对于 CAR-T 细胞来说,患者输入的细胞数及活率不仅与临床有效性及临床副反应密切相关,而且是设置 CAR-T 细胞产品包装规格及临床剂量的重要参数,因此需要建立准确的细胞计数和活率检测的方法。目前有多种方法用于 CAR-T 细胞治疗产品的细胞计数,包括传统血球计数板计数法及细胞自动计数仪计数法,相比传统计数法,细胞自动计数仪能够明显节省人工且有效减少不同操作者导致的误差。使用不同计数仪的检测结果间会有一定差异,这些差异可能来自染料的特性及其标记特性、仪器区分细胞不同活力状态(如活细胞、死亡、凋亡细胞)的能力及计数软件的设计等因素。因此,应在计数方法验证的基础上,建立实验室细胞计数及活力标准。

(三) CAR-T 细胞的阳性率检测

包括针对 CAR 抗原结合位点的,如 CD19 抗原或抗 scFv 抗体,或针对轻链或铰链区的抗 Fab 或 Protein L,与其他两种方法相比,针对抗原结合部位的 CAR 阳性率检测方法具有更好的特异性。因现有数据显示不同程度的 CAR 阳性率(20%~80%)在临床上均表现出了一定的有效性,建立统一的 CAR 阳性率的最低标准尚需更多的数据支持。

(四) CAR-T 细胞的纯度及表型鉴定

鉴别及纯度检测目前主要采用流式细胞法。所采用的细胞表面标记至少要包括两类,一类表面标记应用于检测 CAR-T 细胞中的非目标细胞成分并限定其比例,包括 NK 细胞、单核细胞等。另一类表面标记用于鉴别 CAR-T 细胞中目标 T 细胞的比例及不同 T 细胞表型的组成,如 CD4 与 CD8 的比例、中央记忆 T 细胞、效应记忆 T 细胞、效应 T 细胞,以及耗竭 T 细胞等。

(五) 安全性检测

安全性除了常规的内毒素、支原体及无菌外,主要是慢病毒载体的安全性检测。在生产工艺稳定的情况下,至少进行一次生产终末细胞的全面检测,检测项目至少包括细胞鉴别、无菌检查、支原体检查及病毒污染检查,其中病毒污染检查中应包括复制型病毒(RCR/RCL)的检测,而细胞种属特定病毒可不再重复检测。但如果生产工艺发生了变化,则需要重新进行生产终末细胞的检测。

(六) 生物效力检测

目前 CAR-T 细胞的效力检测有多种方法,如将 CAR-T 细胞与肿瘤靶细胞体外共同孵育

后通过检测肿瘤杀伤率或增殖抑制率、检测 IFN-γ 的表达量,或采用动物活体成像技术,检测标记的靶细胞肿瘤模型在体内的减少或动物生存期延长等体内效力检测方法。目前采用的一种方法是测定 CAR-T 细胞杀伤携带抗原表位的细胞系反映其杀伤效率。经典的测定效应细胞对靶细胞杀伤效率的方法包括酶释放法、核素法和化学发光法、荧光素酶报告基因系统。

(王艺芸 张艳磊 萧平难 张鸿声 胡永仙)

参考文献

1. 国家食品药品监督管理总局.细胞治疗产品研究与评价技术指导原则(试行)[A/OL].[2019-12-18]. https://wenku.baidu.com/view/24c66dec8ad63186bceb19e8b8f67c1cfad6ee7d.html.

2. 中华人民共和国国家质量监督检验检疫总局,中国国家标准化管理委员会.洁净室及相关受控环境:GB/T 25915.1—2010[S/OL].[2019-05-10].https://www.doc88.com/p-3357762286951.html.

3. 陈国笋.细胞治疗产品的工艺平面与厂房设施的设计[J].上海医药,2019,40(09):75-77.

4. LEVINE BL,MISKIN J,WONNACOTT K,et al. Global manufacturing of CAR-T cell therapy[J]. Mol Ther Methods Clin Dev,2017,4:92-101.

5. WANG X,RIVIERE I. Clinical manufacturing of CAR-T cells:foundation of a promising therapy[J]. Mol Ther Oncolytics,2016,3:16015.

6. EYQUEM J,MANSILLA-SOTO J,GIAVRIDIS T,et al. Targeting a CAR-T to the TRAC locus with CRISPR/Cas9 enhances tumour rejection[J]. Nature,2017,543(7643):113-117.

7. LU Y,XUE J,DENG T,et al. Safety and feasibility of CRISPR-edited T cells in patients with refractory non-small-cell lung cancer[J]. Nat Med,2020,26(5):732-740.

8. GHASSEMI S,NUNEZ-CRUZ S,O'CONNOR RS,et al. Reducing ex vivo culture improves the antileukemic activity of chimeric antigen receptor(CAR)T cells[J]. Cancer Immunol Res,2018,6(9):1100-1109.

9. 中国食品药品检定研究院.CAR-T 细胞治疗产品质量控制检测研究及非临床研究考虑要点[R/OL]. [2019-06-05].https://wenku.baidu.com/view/cc13e7b20342a8956bec0975f46527d3240ca6db.html.

10. 国家药品监督管理局药品审评中心.免疫细胞治疗产品临床试验技术指导原则(试行)[A/OL].[2021-02-12].http://www.cde.org.cn/news.do?method=largeInfo&id=9da2b313cd79f360.

第三章

CAR-T 细胞治疗的临床检测技术

第一节 CAR-T 细胞体内扩增及杀伤效率检测

一、CAR-T 细胞体内扩增的检测技术

CAR-T 细胞回输后可通过流式细胞术、定量 PCR 等方法检测其在体内的扩增情况,此外,细胞因子的水平也可间接指示 CAR-T 细胞的扩增丰度。

(一)流式细胞术

采用流式细胞术检测外周血或骨髓中 CAR-T 细胞的比率来评估 CAR-T 细胞在体内的扩增情况。目前有针对 CAR 不同结构区域的检测方法,包括针对 CAR 抗原结合位点的,或抗 scFv 抗体,或针对轻链或铰链区的抗 Fab 或 Protein L,与其他两种方法相比,针对抗原结合部位的 CAR 阳性率检测方法具有更好的特异性。流式细胞术的优势在于能够同时检测单个细胞上的多个参数,可以进一步观测 CAR-T 细胞的差异,比如活化、耗竭相关的标记。

(二)定量 PCR 方法

定量 PCR 是基于针对 CAR 基因序列的引物,扩增 CAR 基因编码的 DNA,选择 CAR 基因转染率高的细胞作为阳性对照,建立标准曲线,从而定量检测 CAR-T 细胞在体内的扩增。

(三)细胞因子及蛋白检测

通过酶联免疫吸附(ELISA)或化学发光检测等免疫学方法检测血清中与肿瘤相关的细胞因子的变化,如 IFN-γ、IL-6、TNF-α、IL-2Ra、C 反应蛋白、铁蛋白,从而间接反映其扩增结果(图 5-3-1-1)。

二、CAR-T 细胞体内杀伤效率的检测技术

(一)微小残留白血病细胞(MRD)检测

以多参数流式为手段检测患者经 CAR-T 细胞回输后不同时间点的骨髓 MRD,以及 CAR-T 细胞数量变化。了解白血病患者外周血、骨髓或脑脊液中 MRD 在疗效评估中具有重要价值。

(二)骨髓穿刺形态学检测

应用显微镜或自动化仪器针对骨髓中细胞形态与数量进行检查,在 CAR-T 细胞治疗后定期复查以评估疗效。

(三)免疫球蛋白检测

血清免疫球蛋白定量测定是检查体液免疫功能最常用的方法,能观测相应单克隆免疫球蛋白的变化。

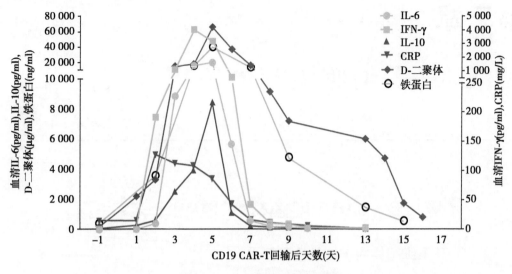

图 5-3-1-1 细胞因子检测实例

（四）影像学分析

正电子发射断层显像/X 线计算机体层成像仪是 PET 和 CT 的组合体，其将解剖图像和功能图像进行融合，不仅显著缩短采集数据的时间，更提高了诊断的特异度和灵敏度。可以显示肿瘤病灶及部位，是评估疗效的重要指标。

（五）肿瘤标记物

乳酸脱氢酶、铁蛋白等肿瘤标记物能够辅助评估肿瘤杀伤效果。

（王艺芸　萧平难　魏国庆　黄河）

参考文献

1. 中国食品药品检定研究院. CAR-T 细胞治疗产品质量控制检测研究及非临床研究考虑要点［R/OL］.［2018-06-09］. https://wenku. baidu. com/view/cc13e7b20342a8956bec0975f46527d3240ca6db. html.

2. MOHAMMED S,SUKUMARAN S,BAJGAIN P,et al. Improving chimeric antigen receptor-modified T cell function by reversing the immunosuppressive tumor microenvironment of pancreatic cancer［J］. Mol Ther,2017,25（1）:249-258.

3. JACKSON HJ,RAFIQ S,BRENTJENS RJ. Driving CAR-T-cells forward［J］. Nature reviews Clinical oncology,2016,13（6）:370-383.

第二节　CRS 或神经毒性的实验室检测

一、CRS 生物标志物的研究进展

回输的 CAR-T 细胞在患者体内与抗原结合后可快速增殖，持续杀伤肿瘤细胞并释放大量 IFN-γ、TNF-α、IL-6、IL-1，以及急性期反应物，如 C 反应蛋白等，可能导致 CRS 或 ICANS。目前 CRS 的诊断及分级管理，主要依据临床体征和症状，尚未有良好指示性的生物标记物。虽然已经建立了包括使用抗 IL-6 单克隆抗体、类固醇等药物处理此类毒副反应的指南，且大多数患者发生的毒副反应可控，但在某些情况下 CRS 或 ICANS 可能会危及患者生命。因此研究 CRS 或 ICANS 的有效生物标志物具有重大意义。

针对 CRS 的最佳预测生物标志物必须满足以下要求：①不仅与 CRS 的发生具有显著的关联性，且需要具备敏感性和特异性，能够预测严重 CRS 的发作。例如，CRP 和铁蛋白与 CRS 相关，但是这两种生物标志物都无法预测严重 CRS 的发展。②能够在 CRS 发生的早期实现预测至关重要，因为部分患者注入 CAR-T 细胞后 24 至 72 小时可能发生严重的 CRS，因此早期预测能极大减少 CRS 临床管理的难度。

（一）细胞因子

CAR-T 细胞与肿瘤细胞或非恶性细胞的靶抗原结合后，可迅速分泌大量的细胞因子（详见第四篇第二章）。已证明血清 IL-6 水平与 CRS 发生的严重程度相关，Hay 等人进行的 CRS 相关性研究中报道了重度 CRS 患者具有更高水平的 IFN-γ、IL-6、IL-8、IL-10、IL-15、单核细胞趋化蛋白（MCP-1）和 TNF-p55。在 CRS 过程中，患者具有明显的全身性炎症状态，因此血清细胞因子水平是合理的潜在生物标志物。目前正在研究细胞因子的早期改变是否能够有效预测 CRS 发生的严重程度，从而指导临床预防性使用抗细胞因子制剂。

Teachey 等人通过对 IFN-γ、IL-13、MIP1α 三种细胞因子建立 logistic 回归模型，能够准确预测哪些患者会发展为严重的 CRS。其中在 12 名儿童患者中，分析患者输注 CAR-T 细胞后 72 小时血中上述细胞因子的浓度，验证了该模型预测 CRS 发生率的灵敏度为 100%，特异度为 96%。此外，Hay 等人利用患者发热情况与 MCP-1 细胞因子建立模型，用于早期识别 4 级 CRS 的患者。并且提出了灵敏度和特异度最佳的分析样本是在 CAR-T 细胞输注后 36 小时内体温≥38.9℃的患者血清。这些预测模型需要等待进一步研究验证其可推广性。

（二）超敏 C 反应蛋白

CRP 是一种与 IL-6 反应相关的，由肝脏释放的急相反应蛋白。研究报道 CRP 峰值和变化程度可用于评估患者 CRS 的发生风险和概率。常规监控 CRP 对于 CRS 的发生及预防价值还需进一步验证。但需注意 CRP 作为一种急性感染性指标，无法鉴别感染性或 CAR-T 细胞治疗导致的非感染性炎症反应。

（三）血友病因子 vWF 和血管生成素

最近的两项临床研究表明，血管内皮细胞的激活或功能障碍与严重 CRS 相关。一项 133 例患者的研究数据表明 vWF 和 Ang-2 在严重 CRS 患者中升高，此外，本研究还表明在 CAR-T 细胞输注前存在内皮细胞活化的患者更容易发生严重的 CRS。

二、ICANS 生物标志物的研究进展

神经毒性是 CAR-T 细胞治疗的另一种显著的毒性，目前认为中枢神经系统内皮细胞激活是 CAR-T 细胞相关神经毒性的驱动因素（详见第四篇第三章）。最常见的症状包括头痛、谵妄、焦虑、震颤、失语，严重 ICANS 患者可能造成死亡，因此早期发现重度 ICANS 患者并对其进行预防治疗能显著减少并发症死亡率。

目前研究发现早期发热是严重神经毒性发生的预测性指标，在这项研究中所有发生≥4 级神经毒性的患者都在回输 CAR-T 细胞后 36 小时内表现≥38.9℃的高热症状。在另一项研究中显示：当在回输前 3 天发热达到 38℃以上，合并血小板计数小于 50 000 个细胞/μl 的患者，其中 74% 发展为 3 级以上的神经毒性。此外，也有算法模型预测严重 ICANS 的发生概率，患者在 CAR-T 细胞回输后 36 小时内，具有较高水平的 MCP-1、IL-15、IL-10 和 IL-2，则发生重度 ICANS 的概率增加。同时，上述 Hay 等人关于 CRS 模型中，即利用患者发热情况

与 MCP-1 细胞因子的水平的模型,自此基础上结合 IL-6≥16pg/ml,这个模型用于预测≥4级神经毒性的灵敏度为 100%,特异度为 94%。除此之外,研究报道了患者的某些基线特征可以作为严重神经毒性的预测生物标志物,其灵敏度为 95%,特异度为 70%,具体包括基线血小板水平<60 或平均红细胞血红蛋白浓度>33.2%伴随形态学疾病(>5%原始细胞)。

三、检测方法

细胞因子均为蛋白或多肽,具有较强的免疫原性,可刺激机体产生相应的抗体。制备针对某一细胞因子的特异性抗体,利用抗原抗体特异性结合的特性,就可以采用免疫测定技术定量或定性检测细胞因子。临床最常用免疫测定法包括酶联免疫吸附试验(ELISA)、流式细胞术。

(一)酶联免疫吸附

ELISA 是广泛应用的非均相酶标免疫分析技术,其中双抗夹心法是细胞因子测定最常用的方法。ELISA 分析的标本主要是血清、关节液等体液。将针对两个不对表位的单克隆抗体,分别包被于微孔板和制备酶标抗体,在固相微孔板中,标本与酶标抗体同时加入反应后检测。ELISA 法简便快速,被广泛使用。

(二)流式细胞术

流式细胞术主要用于细胞内的细胞因子检测,通过细胞破膜剂在细胞膜上打孔后,荧光标记抗体便可进入细胞内与胞内细胞因子结合。可以多参数分析细胞中细胞因子的表达情况是流式细胞术的优势之一。

(王艺芸　萧平难　胡永仙　黄河)

参考文献

1. TEACHEY DT, LACEY SF, SHAW PA, et al. Identification of predictive biomarkers for cytokine release syndrome after Chimeric antigen receptor T-cell therapy for acute lymphoblastic leukemia[J]. Cancer Discov, 2016, 6:664-679.

2. HAY KA, HANAFI LA, LI D, et al. Kinetics and biomarkers of severe cytokine release syndrome after CD19 Chimeric antigen receptor-modified T cell therapy[J]. Blood, 2017, 130(21):2295-2306.

3. ZHANG Y, ZHANG W, DAI H, et al. An analytical biomarker for treatment of patients with recurrent B-ALL after remission induced by infusion of anti-CD19 chimeric antigen receptor T (CAR-T) cells[J]. Sci China Life Sci, 2016, 59(4):379-385.

4. GUST J, HAY KA, HANAFI L-A, et al. Endothelial activation and blood-brain barrier disruption in neurotoxicity after adoptive immunotherapy with CD19 CAR-T cells[J]. Cancer Discov, 2017, 7(12):1404-1419.

5. SANTOMASSO BD, PARK JH, SALLOUM D, et al. Clinical and biologic correlates of neurotoxicity associated with CAR-T-cell therapy in patients with B-cell acute lymphoblastic leukemia[J]. Cancer Discov, 2018, 8(8):958-971.

6. PARK JH, SANTOMASSO B, RIVIERE I, et al. Baseline and early post-treatment clinical and laboratory factors associated with severe neurotoxicity following 19-28z CAR-T cells in adult patients with relapsed B-ALL[J]. J Clin Oncol, 2017, 35:7024.

7. WANG Z, HAN W. Biomarkers of cytokine release syndrome and neurotoxicity related to CAR-T cell therapy[J]. Biomark Res, 2018, 6:4.

第三节　治疗预后相关生物标志物检测

CAR-T 细胞免疫疗法是近几年发展较快的一种治疗肿瘤(尤其是血液恶性肿瘤)的方法。多个 CAR-T 细胞临床试验均取得了较高的完全缓解率。然而,仍然存在部分缓解或对 CAR-T 细胞治疗没有应答的患者。获得缓解的患者中,有的能获得长期生存,有些则短期内复发。究竟有哪些因素影响了患者对 CAR-T 细胞的应答,哪些因素与患者的预后相关? 本章节将探讨 T 细胞亚群,细胞因子,CAR 转基因拷贝数,B 细胞发育不全,抗 CAR-T 细胞抗体和微小残留病灶这几种生物学标志物对 CAR-T 细胞免疫疗法预后和分层的影响。

一、T 细胞亚群

CAR-T 细胞免疫疗法是对患者 T 淋巴细胞进行分离和改造,将针对肿瘤细胞来源的抗原的单链抗体和 T 细胞共刺激因子整合到患者 T 细胞中,并回输至患者体内以达到抗肿瘤效果的一种免疫疗法。

人体 T 细胞是一个复杂群体。简单来分有三大类,分别是:$CD4^+$辅助性 T 细胞,$CD8^+$杀伤性 T 细胞,以及调节性 T 细胞(Treg)。这三群细胞又可以根据不同的表面分子标记进行进一步亚群的细分。未被抗原致敏的称为初始 T 细胞(naïve T cell),初始 T 细胞的标志为 $CD45RA^+CD95^-CD28^+CD27^+$,除此之外还表达 CD62L,CCR7 帮助其归巢到淋巴结。初始 T 细胞接受抗原刺激并发生免疫反应后,会有一部分分化为长程记忆 T 细胞(long-living memory T cell)。当再次接受抗原刺激时,长程记忆 T 细胞能迅速增殖并对抗原产生应答。长程记忆 T 细胞的标志为 $CD45RO^+CD95^+$。长程记忆 T 细胞又包括中央记忆 T 细胞(central memory T cell)和效应记忆 T 细胞(effector memory T cell),两者都具有自我更新(self-renew)的能力。不过,中央记忆 T 细胞除了自我更新之外,还有一定的分化潜能,可以部分分化为效应记忆 T 细胞,而效应记忆 T 细胞则不能逆向分化。两者表面标志物的区别是,中央记忆 T 细胞为 $CD45RO^+ CD95^+ CD62L^+ CCR7^+$,效应记忆 T 细胞为 $CD45RO^+ CD95^+ CD62L^- CCR7^-$。

福瑞德·哈金森癌症研究中心的一项研究表明,$CD4^+$或 $CD8^+$的初始 T 细胞,中央记忆 T 细胞和效应记忆 T 细胞,分别转入 CD19 CAR 之后,它们的肿瘤杀伤效力和体内外增殖能力均有不同。体外实验中,$CD8^+$ CAR-T 细胞的杀瘤效果优于 $CD4^+$ CAR-T 细胞。小鼠实验表明,转入 CD19 CAR 之后,$CD4^+$初始 T 细胞和 $CD4^+$中央记忆 T 细胞的杀瘤效果均优于 $CD4^+$效应记忆 T 细胞;$CD8^+$中央记忆 T 细胞的杀瘤效果则优于 $CD8^+$初始 T 细胞和 $CD8^+$效应记忆 T 细胞。另外,由于 $CD8^+$ CAR-T 细胞的增殖、存活和功能可被 $CD4^+$ CAR-T 细胞增强,研究者将不同类型的 $CD8^+$ CAR-T 细胞和 $CD4^+$ CAR-T 细胞进行组合,最终发现 $CD8^+$中央记忆 T 细胞和 $CD4^+$初始 T 细胞这个组合转入 CD19 CAR 之后具有最好的肿瘤杀伤效果和增殖能力。

随后,该组研究者在临床试验中进行了 1∶1 $CD4^+$/$CD8^+$ anti-CD19 CAR-T 细胞这种特定组合治疗非霍奇金淋巴瘤的探索。2016 年在 *Blood* 上,希望之城国家医疗中心、美国德州大学 MD 安德森癌症中心、福瑞德·哈金森癌症研究中心、西雅图儿童医院等多家癌症研究中心联合报道了一项Ⅰ期临床试验。该临床试验将自体中央记忆 T 细胞生产的 anti-CD19 CAR-T 细胞免疫治疗桥接造血干细胞自体移植,治疗非霍奇金淋巴瘤,以期获得长期疗效。

这个小样本的临床试验是中央记忆 CAR-T 细胞被首次报告,最终 16 名患者中 9 人获得完全缓解。

除少数 CAR-T 细胞临床试验用了特殊组分的 T 细胞之外,其他大部分的研究都是将采集的全部 T 细胞用于制造 CAR-T 细胞,而不去细分其中 CD4$^+$、CD8$^+$、初始 T 细胞,以及记忆 T 细胞的比例。不过越来越多的研究表明,淋巴细胞采集物和 CAR-T 细胞回输物的某些细胞亚群的比例对 CAR-T 细胞治疗的预后和分层有重要影响。

宾夕法尼亚大学 Carl H. June 实验室在一项 CTL019 针对慢性淋巴细胞白血病(chronic lymphocytic leukemia,CLL)的 CAR-T 细胞免疫治疗的临床试验中,研究了与 CAR-T 细胞疗效和预后有关的细胞亚群。他们将患者分成两组,分别是疗效好的一组,包括取得完全缓解(complete remission,CR)和取得部分缓解(partial remission,PR)并具有高度活跃的 T 细胞的患者;另一组是疗效较差的一组,包括对 CAR-T 细胞未响应组(nonresponding,NR)和部分缓解但不具备高度活跃的 T 细胞的患者。研究者比较了这两群患者的初始 T 细胞(naïve T cell)、干性记忆 T 细胞(stem cell memory T cell)、中央记忆 T 细胞(central memory T cell)、效应记忆 T 细胞(effector memory T cell),效应 CD4$^+$ T 细胞和效应 CD8$^+$ T 细胞的组成,以及在淋巴细胞采集物进行体外扩增之前是否存在差异。他们发现,在这两群患者中,疗效较好一组患者的干性记忆 T 细胞的比例的中位数显著高于疗效差的一组。“干性”是指单个细胞同时具有自我更新和多向分化的能力。多种分析方法均提示,CD45RO$^-$CD27$^+$CD8$^+$T 细胞在疗效好的一组患者的淋巴细胞采集物中有较高比例,而在 CD4$^+$ T 细胞中,则未发现能将不同疗效患者区分的亚群。CD45RO$^-$CD27$^+$CD8$^+$T 细胞群体是由非初始的(non-naïve),抗原致敏过的(antigen-experienced),处于静息期的长程记忆 T 细胞构成,当再次暴露于抗原中,将会快速扩增并具备杀伤功能。研究者认为这是一群早期记忆 T 细胞(early memory T cell)。这群早期记忆 T 细胞有很高的增殖与分化潜能,与初始 T 细胞以及中央记忆 T 细胞的区别在于,它们 CCR7 的表达更低;而与效应记忆 T 细胞相比,它们 CCR7 的表达水平更高。

Carl H. June 团队同样发现,与 T 细胞耗竭相关的免疫检查点 PD-1、TIM-3 和 LAG-3 在 CD8$^+$ CAR-T 细胞回输物中高表达与疗效差相关,最明显的是 PD-1 的表达。而这些免疫检查点在淋巴细胞采集物中的表达与疗效分层无关。与此同时,T 细胞经过体外扩增之后,大部分为 CD45RO$^+$。因此,与淋巴细胞采集物有所不同,CAR-T 细胞回输物中与预后相关的 T 细胞亚群是 CD27$^+$PD1$^-$CD8$^+$T 细胞群体。

二、细胞因子及相关信号通路

转入抗原嵌合受体的 T 细胞产物,作为一种“活药物”,用传统检测技术比较难以评估和预测其在人体内行为特征。一旦其回输至患者体内,有可能引发严重的乃至危及生命的 CRS 及神经毒性。研究人员和临床工作者在研发 CAR-T 细胞产品时,迫切需要了解 CAR-T 细胞的各项性能特征,以取得 CAR-T 细胞在制造工艺上的一致性,以及预测哪些患者能取得更好的疗效,并规避危及生命的副反应。在临床前找到一种度量 CAR-T 细胞产品在体内应答,并能预测临床结局的方法,具有非常重要的意义。

2018 年 *Blood* 报道了 Kite Pharma 公司与耶鲁大学、加州理工大学等多家研究机构共同发表的研究:他们用一种全新的检测单细胞释放的细胞因子的 IsoPlexis 方法,能检测出 CAR-T 细胞产品含有的多功能 CAR-T 细胞。他们认为,能分泌出两种及以上细胞因子的多功能 CAR-T 细胞,是回输后发挥主要杀瘤作用的细胞。IsoPlexis 检测的 32 个细胞因子如下,效应因子:颗粒酶 B(granzyme B),干扰素 γ(IFN-γ),巨噬细胞炎症蛋白 1α(MIP-1α),穿孔素(perforin),肿瘤坏死因子 α/β(TNF-α/β)。还包括刺激免疫的因子:巨噬细胞集落刺激因子(G-CSF),IL-2,IL-5,IL-7,IL-8,IL-9,IL-12,IL-15,IL-21;调节免疫的因子:IL-4,IL-10,IL-13,IL-22,TGF-β1,sCD137,sCD40L;单核细胞趋化因子:CCL-11,IP-10,MIP-1b,CCL-5;炎症因子:IL-1B,IL-6,IL-17A,IL-17F,MCP-1,MCP-4。研究者发现,对 CAR-T 细胞治疗有应答患者,其回输物中的多功能 CAR-T 细胞数目显著高于无应答患者。CRS 大于 3 级的患者,他们回输物中的多功能 CAR-T 细胞数目显著高于 CRS 小于等于 3 级的患者。

另一项涉及细胞因子与 CAR-T 细胞免疫治疗预后的文章,是上文中提到过的 Carl H. June 团队在 CLL 中的研究。他们发现高效力的 CAR-T 细胞与 STAT3 通路的细胞因子释放相关,这些细胞因子包括 IL-6、IL-17、IL-22、IL-31 和 CCL-20。CAR-T 细胞治疗取得完全应答的患者,他们血清中 IL-6/STAT3 通路的细胞因子浓度明显高于应答不良的患者。血清 IL-6 浓度峰值与患者回输 CAR-T 细胞治疗之后的 CAR 转基因拷贝数最高值 C_{max} 呈显著正相关。基因富集分析的结果也显示,IL-6/STAT3 信号通路的基因富集程度与 CAR 转基因拷贝数最高值 C_{max} 呈显著正相关。

另外,2019 年 *Nature* 上发表的一项研究表明:c-*Jun* 基因的过表达可以增强 CAR-T 细胞的扩增潜能,减少终末分化,从而抵抗 CAR-T 细胞耗竭。

三、CAR 转基因拷贝数

CAR-T 细胞作为一种"活药物",能在体内进行快速扩增,并持续存在数月甚至数年之久。CAR-T 细胞扩增的动力学常数,以及影响动力学的因素的总结,能帮助我们更好地了解 CAR-T 细胞免疫疗法的效力、安全性和推荐的剂量范围。诺华公司报道,全球首个获批的 CAR-T 细胞产品 Tisagenlecleucel 在患者体内的扩增情况与应答反应相关。在有应答的患者体内,Tisagenlecleucel 细胞的 CAR 转基因拷贝数最高值 C_{max} 与拷贝数曲线下面积(area under curve,AUC)高于无应答患者。

CAR-T 细胞免疫治疗之后的复发有几种机制:一种机制是肿瘤细胞 CD19 表面抗原的丢失,可能由于 *CD19* 基因突变或者转录本可变剪切导致。另一种机制,是由于 CAR-T 细胞消失或者失去功能导致。

由于 CAR-T 细胞消失是引起疾病复发的机制之一,因此 CAR-T 细胞在患者体内的长期持续性存在,也被认为是预后好的指标。在 Tisagenlecleucel 治疗急性 B 淋巴细胞白血病(B-cell acute lymphoblastic leukemia,B-ALL)的一项研究中,取得完全缓解的患者(包括外周血血常规未完全恢复患者),CAR 转基因拷贝数在体内能检测到的最长时间的中位数为 102 天;而对 Tisagenlecleucel 无反应的患者,中位数为 27.8 天。

四、B 细胞发育不全

针对 B 淋巴细胞的 CAR-T 细胞,如抗 CD19、CD20、CD22 和 BCMA CAR-T 细胞等,不仅清除恶性 CD19$^+$ B 细胞,同时能清除正常 B 细胞。因此,B 细胞发育不全是一种针对 B 细胞表面抗原的 CAR-T 细胞免疫治疗的靶内效应(on-target effect)。据诺华公司报道,所有对 Tisagenlecleucel 治疗有应答的 ALL 患者,发生 B 细胞发育不全的比例为 100%。回输后 6 个月无复发患者,B 细胞发育不全(B-cell aplasia)的比例仍高达 73%,最长时间能持续到 CAR-T

细胞流式监测为阴性一年以后。而在接受 Tisagenlecleucel 治疗慢性淋巴细胞白血病患者中,已报道的 B 细胞发育不全最长可持续 4 年。

研究表明,anti-CD19 CAR-T 细胞回输后 B 细胞发育不全持续时间超过 6 个月的患者,相比持续时间小于 6 个月的患者,他们的 CAR 转基因拷贝数持续时间更长。B 细胞水平可以看作是针对 B 细胞表面抗原的 CAR-T 细胞治疗药效动力学的一个指标,同时也是衡量 CAR-T 细胞治疗持续性的一个指标。B 细胞发育不良会造成低丙种球蛋白血症,需要静脉注射人免疫球蛋白。外周血免疫球蛋白的正常合成可看作 B 细胞恢复的指标之一。

五、抗 CAR-T 细胞抗体

CAR-T 细胞免疫治疗给癌症患者带来了新的机遇,同时这种新药的生物分析也面临着新的挑战。与抗体药类似,CAR-T 细胞免疫治疗面临的难题之一,就是它的免疫原性(immunogenicity)。CAR-T 细胞的免疫原性是由 CAR 结构中非人源或部分人源的单链抗体(single-chain variable fragment,scFv)序列导致,也有可能是由残留的病毒蛋白或者基因编辑过程中产生的非人源蛋白导致。CAR-T 细胞诱导的宿主免疫反应分为体液免疫和细胞免疫。体液免疫会产生抗 CAR-T 细胞抗体(anti-drug antibody,ADA)。

鼠源的 CAR-T 细胞会诱导产生 HAMA 抗体(human anti-mouse antibody)。2008 年,福瑞德·哈金森癌症研究中心一项用鼠源抗 CD20 的 CAR-T 细胞治疗复发/难治惰性非霍奇金淋巴瘤和套细胞淋巴瘤的研究中,对 CAR-T 细胞产生的 HAMA 抗体进行了报道。该研究中,鼠 Leu-16 序列被认为是该 CAR 结构的主要免疫原。因此,该研究组 ELISA 的方法,监测接受该 CAR-T 细胞治疗的患者血清中抗鼠源 Leu-16 特异的 HAMA 抗体。他们发现,在患者回输 CAR-T 细胞之前无法检测到该 HAMA 抗体,而一些患者回输了 CAR-T 细胞数月之后则产生了 HAMA 抗体。

对于 ADA 的预后意义仍有一定的争议,两个已经在美国批准上市的抗 CD19 CAR-T 细胞产品,Axicabtagene ciloleucel 和 Tisagenlecleucel 的相关研究提示,ADA 的存在并不显著影响 CAR-T 细胞在体内的扩增和持续存在。Axicabtagene ciloleucel 的 ADA 的检测方法,是用 ELISA 方法检测针对 FMC63 蛋白的特异的抗体。研究者发现,有三名患者在回输前、回输后数月均能检测到抗 FMC63 抗体。他们的观点是,CAR-T 细胞的扩增和持续性存在并没有显著地受到 ADA 的影响。类似的,Tisagenlecleucel 进行过回输前和回输后抗鼠源 CAR19 特异的 ADA 的监测。研究者用流式细胞术监测 ADA,结果表明大约 90% 患者在回输前有阳性 HAMA 检出,只有 5% 患者在回输后诱导产生了 HAMA 抗体。Tisagenlecleucel 的研发者也认为回输前与回输后 HAMA 抗体的存在并不显著影响 Tisagenlecleucel 细胞在体内的扩增和持续存在。

另一个针对不同疾病不同靶点的 CAR-T 细胞研究提示,ADA 是接受 CAR-T 细胞治疗后复发或疾病进展的独立高危因素。上海交通大学医学院附属瑞金医院和南京传奇生物科技有限公司牵头的一项针对复发/难治型多发性骨髓瘤的双表位 anti-BCMA CAR-T 细胞临床研究的数据表明,接受 CAR-T 细胞治疗后复发的 7 名患者中,有 6 名外周血中 CAR-T 细胞发生了急剧下降。同时,这 6 名患者复发前或复发时均能检测到 ADA24。然而,在未复发的 10 位患者中,仅一位检测到 ADA 阳性。因此,研究者认为 ADA 与 CAR-T 细胞的快速消退相关,是复发或疾病进展的独立高危因素。该研究小组检测 ADA 的方法也是用流式细胞术。

此外,非靶抗原丢失的复发患者,二次回输相同的 CAR-T 细胞或具有相同免疫原的 CAR-T 细胞后,CAR-T 细胞会很快被清除,ADA 可能在其中发挥重要作用。

六、微小残留病灶

2018 年美国血液学学会年会上首次报道了接受 Tisagenlecleucel 治疗的 B-ALL 患者,微小残留病灶(minimal residual disease,MRD)与预后关系的研究。Tisagenlecleucel 回输 28 天时,患者骨髓细胞的二代测序结果与预后相关。二代测序结果显示 MRD 为阴性的患者,其总缓解期和总生存期都显著优于 MRD 为阳性的患者。

2019 年 *Blood* 报道了福瑞德·哈金森癌症研究中心的一项关于 anti-CD19 CAR-T 细胞治疗 B-ALL 的回顾性研究结果。该研究 53 名患者中有 45 人(85%)取得了 MRD 阴性完全缓解,中位随访时间为 30.9 个月。该研究 MRD 阴性的判定标准为流式细胞术和 IGH 深度测序均检测不到恶性克隆。MRD 阴性完全缓解患者的中位无事件生存期(event-free survival,EFS)和总生存期(overall survival,OS)分别是 7.6 个月和 20.0 个月,而没有应答的患者的中位 EFS 和 OS 分别为 0.8 个月和 5.0 个月,前者预后显著优于后者。该研究更进一步表明,在清淋之前有更低的乳酸脱氢酶(lactate dehydrogenase,LDH)水平,更高的血小板计数,在清淋预处理的时候加入氟达拉滨,以及 CAR-T 细胞治疗之后桥接都能使患者更易获得 MRD 阴性完全缓解。

这两项研究均表明,CAR-T 细胞治疗之后取得 MRD 阴性完全缓解的患者预后更好。因此,MRD 也可作为 CAR-T 细胞免疫治疗预后和分层生物学标志之一。

此外,患者 CAR-T 细胞治疗之前的疾病负荷也与 CAR-T 细胞的扩增效率有关。在 2019 年底,来自纪念斯隆-凯特琳癌症中心的团队报道了一项利用 anti-CD19 CAR-T 细胞治疗儿童和年轻(小于 22.5 岁)难治复发型 B-ALL 患者的研究。他们发现用更高剂量的环磷酰胺($3g/m^2$)进行预处理比低剂量的环磷酰胺($\leqslant 1.5g/m^2$)等取得更好的应答和 CAR-T 细胞扩增;在 CAR-T 细胞治疗前骨髓中为微小病灶患者(肿瘤细胞小于 5%),他们的 CAR-T 细胞扩增优于骨髓中肿瘤细胞大于等于 5% 的患者。

(陈丽婷　周剑峰)

参考文献

1. SPITS H. Development of alphabeta T cells in the human thymus[J]. Nat Rev Immunol,2002,2(10):760-772.
2. RIDDELL SR,SOMMERMEYER D,BERGER C,et al. Adoptive therapy with chimeric antigen receptor-modified T cells of defined subset composition[J]. Cancer J,2014,20(2):141-144.
3. KAECH SM,CUI W. Transcriptional control of effector and memory CD8+T cell differentiation[J]. Nat Rev Immunol,2012,12(11):749-761.
4. SALLUSTO F,LENIG D,FORSTER R,et al. Two subsets of memory T lymphocytes with distinct homing potentials and effector functions[J]. Nature,1999,401(6754):708-712.
5. TURTLE CJ,HANAFI LA,BERGER C,et al. CD19 CAR-T cells of defined CD4+:CD8+composition in adult B cell ALL patients[J]. J Clin Invest,2016,126(6):2123-2138.
6. WANG X,POPPLEWELL LL,WAGNER JR,et al. Phase 1 studies of central memory-derived CD19 CAR-T-cell therapy following autologous HSCT in patients with B-cell NHL[J]. Blood,2016,127(24):2980-2990.
7. FRAIETTA JA,LACEY SF,ORLANDO EJ,et al. Determinants of response and resistance to CD19 chimeric antigen receptor (CAR) T cell therapy of chronic lymphocytic leukemia[J]. Nat Med,2018,24(5):563-571.

8. LECUROUX C,GIRAULT I,URRUTIA A,et al. Identification of a particular HIV-specific CD8+T-cell subset with a CD27+CD45RO−/RA+phenotype and memory characteristics after initiation of HAART during acute primary HIV infection[J]. Blood,2009,113(14):3209-3217.

9. DUNNE PJ,FAINT JM,GUDGEON NH,et al. Epstein-Barr virus-specific CD8(+) T cells that re-express CD45RA are apoptosis-resistant memory cells that retain replicative potential[J]. Blood,2002,100(3):933-940.

10. RUFER N,ZIPPELIUS A,BATARD P,et al. Ex vivo characterization of human CD8+T subsets with distinct replicative history and partial effector functions[J]. Blood,2003,102(5):1779-1787.

11. ROSSI J,PACZKOWSKI P,SHEN YW,et al. Preinfusion polyfunctional anti-CD19 chimeric antigen receptor T cells are associated with clinical outcomes in NHL[J]. Blood,2018,132(8):804-814.

12. SIEGEL ANDREA M,HEIMALL J,FREEMAN ALEXANDRA F,et al. A Critical Role for STAT3 Transcription Factor Signaling in the Development and Maintenance of Human T Cell Memory[J]. Immunity,2011,35(5):806-818.

13. LYNN RC,WEBER EW,SOTILLO E,et al. c-Jun overexpression in CAR-T cells induces exhaustion resistance[J]. Nature,2019,576(7786):293-300.

14. MUELLER KT,MAUDE SL,PORTER DL,et al. Cellular kinetics of CTL019 in relapsed/refractory B-cell acute lymphoblastic leukemia and chronic lymphocytic leukemia[J]. Blood,2017,130(21):2317-2325.

15. SOTILLO E,BARRETT DM,BLACK KL,et al. Convergence of acquired mutations and alternative splicing of CD19 enables resistance to CART-19 immunotherapy[J]. Cancer Discovery,2015,5(12):1282-1295.

16. QIN H,DONG Z,WANG X,et al. CAR-T cells targeting BAFF-R can overcome CD19 antigen loss in B cell malignancies[J]. Sci Transl Med,2019,11(511):eaaw9414.

17. MUELLER KT,WALDRON E,GRUPP SA,et al. Clinical pharmacology of tisagenlecleucel in B-cell acute lymphoblastic leukemia[J]. Clin Cancer Res,2018,24(24):6175-6184.

18. GRIGOR EJM,FERGUSSON D,KEKRE N,et al. Risks and benefits of chimeric antigen receptor T-cell(CAR-T) therapy in cancer:a systematic review and meta-analysis[J]. Transfusion Medicine Reviews,2019,33(2):98-110.

19. MAUDE SL,FREY N,SHAW PA,et al. Chimeric Antigen Receptor T cells for sustained remissions in leukemia[J]. New England Journal of Medicine,2014,371(16):1507-1517.

20. PORTER DL,HWANG WT,FREY NV,et al. Chimeric antigen receptor T cells persist and induce sustained remissions in relapsed refractory chronic lymphocytic leukemia[J]. Sci Transl Med,2015,7(303):303ra139.

21. ZAHID U,SHAUKAT AA,HASSAN N,et al. Coccidioidomycosis,immunoglobulin deficiency:safety challenges with CAR-T cells therapy for relapsed lymphoma[J]. Immunotherapy,2017,9(13):1061-1066.

22. GOROVITS B,KOREN E. Immunogenicity of chimeric antigen receptor T-Cell therapeutics[J]. BioDrugs,2019,33(3):275-284.

23. TILL BG,JENSEN MC,WANG J,et al. Adoptive immunotherapy for indolent non-Hodgkin lymphoma and mantle cell lymphoma using genetically modified autologous CD20-specific T cells[J]. Blood,2008,112(6):2261-2271.

24. XU J,CHEN L-J,YANG S-S,et al. Exploratory trial of a biepitopic CAR-T-targeting B cell maturation antigen in relapsed/refractory multiple myeloma[J]. Proceedings of the National Academy of Sciences,2019,116(19):9543-9551.

25. HAY KA,GAUTHIER J,HIRAYAMA AV,et al. Factors associated with durable EFS in adult B-cell ALL patients achieving MRD-negative CR after CD19 CAR-T-cell therapy[J]. Blood,2019,133(15):1652-1663.

26. CURRAN KJ,MARGOSSIAN SP,KERNAN NA,et al. Toxicity and response after CD19-specific CAR-T-cell therapy in pediatric/young adult relapsed/refractory B-ALL[J]. Blood,2019,134(26):2361-2368.

第四节　微小残留病灶检测

一、微小残留病灶的概念

微小残留病灶(minimal residual disease,MRD)是指治疗中和治疗后患者体内存在的最终会导致疾病复发的亚微观病灶。微小残留病灶的变化可以体现疾病负荷的改变,从而用来评价治疗反应。微小残留病灶由阴性转变为阳性,可以早期识别即将发生的疾病复发。因此,微小残留病灶是一个很有价值的预后和危险分层指标。

针对不同的疾病,微小残留病灶的检测部位会有所区别。对于 T-ALL,不论是成人还是儿童,外周血和骨髓的 MRD 都没有明显差异,因此 T-ALL 患者的外周血可作为 MRD 的检测材料。而 B-ALL 的外周血中 MRD 水平比骨髓中低 1~3 个 log 值,因此 B-ALL 的 MRD 需用骨髓检测而不能用外周血替代。对于未侵犯骨髓的淋巴瘤患者,外周血和骨髓均不能反映 MRD 情况,需要用已侵犯淋巴结的组织活检。

二、微小残留病灶的主要检测方法

MRD 的检测,就是用细胞遗传学、流式细胞学、基于 PCR 的分子学检测,以及高通量测序等方法将肿瘤细胞与正常细胞区分和鉴别出来并进行定量。细胞形态学的检测下限为 5%。与传统的显微镜观察相比,使用更加敏感的流式细胞学和分子学方法检测 MRD,可以提供更加精确的疾病动态监测。

(一) 流式及二代流式

基于流式细胞术的 MRD 检测,在定义异常亚群时至少需要检测到 10 至 40 个阳性细胞,比基于 PCR 的检测方法需要收集更多的细胞。传统的多色流式细胞术检测 MRD 与分子学方法相比,其敏感度要低 1 个数量级。6~8 色流式细胞仪的敏感度为 10^{-4}。流式细胞术检测的敏感度和特异度受到肿瘤细胞与正常祖细胞的相似性的影响。在治疗过程中,MRD 细胞与正常细胞一样,有可能发生免疫表型的变化。当使用抗体治疗(例如靶向 CD19、CD20 或者 CD22),传统的圈门策略可能无法捕捉到 MRD 细胞。

近几年流式细胞仪硬件不断革新,从 4 色到 10 色,甚至发展出几十色的质谱流式,单个细胞可检测的参数不断增加。另外,抗体和荧光染料也不断发展完善。这些技术的进步均有利于提高流式细胞术进行 MRD 检测的敏感度和特异性。

欧洲流式组织联盟(EuroFlow Consortium)是一个致力于流式细胞术的发展和标准化的组织,他们近年将高通量流式细胞术的概念引入 MRD 的检测。EuroFlow 联盟开发了一项二代流式(next generation flow,NGF)的技术用于检测 MRD,标准化的实验方法、仪器的设定、分析流程和数据处理极大地提高了检测的敏感度。二代流式的敏感度接近 10^{-6},它能准确地将肿瘤细胞从正常祖细胞中区分出来。该方法通过将同一标本多个检测管的结果联合分析的方法,增加了可检测参数,同时减少了细胞用量,增强了检测的可重复性。

(二) 分子学检测

1. *IG/TCR* 基因重排　在 B 和 T 淋巴细胞发育的过程中,免疫球蛋白(immunoglobulin,*IG*)和 T 细胞受体(T-cell receptor,*TCR*)基因发生体细胞重排。*IG* 和 *TCR* 基因的 V、D、J 编码区发生组合形成一个新的外显子。在这个过程中,连接处的一些碱基发生随机插入缺失,所以会造成每一个 B 或 T 细胞都有独特的 *IG/TCR* 序列。如果一个淋巴细胞发生肿瘤转化,则所有的白血病或者淋巴瘤细胞会共有相同的 *IG/TCR* 重排基因序列。因此,检测 *IG/TCR* 基因重排能敏感地发现克隆性扩增的淋巴细胞。

用定量 PCR 的方法检测克隆性的免疫球蛋白和 T 细胞受体基因重排,敏感度能达到 $10^{-4} \sim 10^{-5}$,即当白血病细胞比例低至万分之一甚至十万分之一的时候,都能检测到。该方法需要初诊时对 *IG/TCR* 基因进行筛查,发现患者特异的克隆性基因重排位点,后期再针对特异性的重排位点进行追踪。

由于肿瘤细胞的克隆演变,初诊时克隆性的 *IG/TCR* 基因重排可能会发生丢失,产生新的克隆性的 *IG/TCR* 基因重排。高通量测序技术的出现则可以解决这一难题。靶向 *IG/TCR* 基因重排的二代测序,不仅针对初诊时克隆性位点追踪,而是检测所有的 *IG/TCR* 基因重排位点,不仅可以有效降低假阴性率,在细胞量足够的情况下还能增强检测的敏感度,达到 10^{-6}。

2. 融合基因　大约 40% 的 ALL 患者和 50% 的 AML 患者携带有融合基因,这些融合基因通常是白血病发生的驱动事件,存在于所有的白血病细胞中,在疾病的过程中也是极度稳定的,因此可以作为监测 MRD 的理想靶标。在 B-ALL 中,最常见的融合基因是 *BCR-ABL*,比例达到 25% ~ 30%。儿童 ALL 中,最常见的是 *ETV6-RUNX1*,比例大约为 25% ~ 30%。其他常见的还有 *MLL* 和 *PBX1* 相关的融合基因。T-ALL 中,*TAL1* 的缺失的比例约为 20%。除此之外,*ABL1* 相关的融合基因也很常见。只有在初诊的时候检测到阳性融合基因,才可以用它进行后续的 MRD 监测。由于染色体易位的时候,染色体断裂点会发生大片段 DNA 的改变,不能做到患者基因特异性的 MRD 追踪,RNA 因此取代 DNA 成为融合基因 MRD 的检测对象,敏感度可达到 $10^{-4} \sim 10^{-6}$。

微滴式数字 PCR(droplet digital PCR,ddPCR)是一种不依赖标准曲线的绝对定量 PCR 方法。它的原理是将 PCR 扩增体系分成大约 20 000 个微滴,使每个模板分子分配在一个微滴中,读取阳性微滴后根据泊松分布的原理算出模板数量。数字 PCR 的敏感度能达到 10^{-6},比传统 PCR 更加敏感、精确,已有研究将其用于检测血液恶性肿瘤中的 MRD。

3. 液体活检　液体活检是对血液、胸水、腹水、脑脊液、唾液、尿液等体液检查,不仅具有微创、快速、敏感和准确等优点,还能反映肿瘤的基因组全貌,在实体瘤以及包括淋巴瘤和多发性骨髓瘤在内的血液肿瘤中都有用液体活检监测 MRD 的报道。目前,液体活检主要有 3 个检测对象:循环肿瘤细胞(circulating tumor cell,CTC)、循环肿瘤 DNA(circulating tumor DNA,ctDNA)和外泌体(exosome)。ctDNA 由肿瘤细胞通过分泌、凋亡和坏死释放至血液中,由于易于提取和扩增,更具有临床应用价值。利用 ctDNA 进行 MRD 检测,具有微创、实时、特异的优势。要实现 ctDNA 进行 MRD 检测,需先在初诊时通过对肿瘤活检组织深度测序找到与疾病发生相关的驱动性突变,然后用数字 PCR 特异性地追踪该突变。此外,还可以直接对血浆 ctDNA 进行深度测序,此方法可以避免漏掉由于肿瘤细胞克隆演变新产生的突变。

（三）影像学 PET-CT 检测

对于具有髓外病灶的淋巴瘤和髓外多发性骨髓瘤患者,影像学正电子发射计算机断层显像(positron emission tomography computed tomography scan,PET-CT)技术也是临床进行 MRD 检测的常规方法,是一种独立预后指标。PET-CT 用一种放射性元素标记的葡萄糖作为示踪剂,显示异常代谢的肿瘤细胞。有些验证组织也会发生代谢异常,这种情况下 PET-CT 有可能产生假阳性误判。另外,影像学的检查必须在肿瘤细胞累及到一定量的时候才会呈阳性,因此一些 PET-CT 阴性的患者用分子学方法也可能检测出阳性结果。

三、CAR-T 细胞免疫治疗的微小残留病灶研究

上述 MRD 的主要检测方法都可以用于 CAR-T 细胞免疫治疗中和治疗之后的 MRD 监测。来自美国斯坦福大学的研究者们报道了用 ctDNA 为检测对象进行免疫球蛋白编码基因深度测序的方法,评估弥漫大 B 淋巴瘤患者接受 CD19 CAR-T 细胞产品 Axicabtagene ciloleucel 治疗之后的 MRD 的研究。该方法的 MRD 检测敏感度能达到 10^{-6},并且他们认为与 PET-CT 相比,ctDNA 更能够反应 CAR-T 细胞免疫治疗的长期应答。所有 PET-CT 发现疾病进展的患者,都提前检测到了 ctDNA 的上升。

CAR-T 细胞治疗之后用流式细胞术进行 MRD 检测,需要警惕发生抗原阴性复发。CD19 CAR-T 细胞在 B-ALL 中有高达 70% 的应答率,但是会有一些肿瘤逃逸机制引起的复发。自 2015 年以来,陆续有研究报道,经 CD19 CAR-T 细胞治疗的患者复发时,存在肿瘤细胞表面 CD19 抗原丢失的现象,比例高达 20% ~ 30%。CD19 抗原的丢失,可以是由于肿瘤细胞 *CD19* 基因突变导致,也可以是 *CD19* 基因编码的 mRNA 发生选择性剪切导致。接受 CAR-T 细胞免疫疗法的患者,不能用单一方法监测 MRD,需要结合多种方法进行监测。CD19 阴性复发的患者,重新回输相同靶点的 CAR-T 细胞不会产生应答。为避免肿瘤抗原阴性复发,可在同一个 CAR-T 细胞嵌合两种或多种抗原受体,或者续贯输注两种不同靶点 CAR-T 细胞。

(陈丽婷　周剑峰)

参考文献

1. VAN DONGEN JJ,SERIU T,PANZER-GRUMAYER ER,et al. Prognostic value of minimal residual disease in acute lymphoblastic leukaemia in childhood[J]. Lancet,1998,352(9142):1731-1738.

2. VAN DONGEN JJ,VAN DER VELDEN VH,BRÜGGEMANN M,et al. Minimal residual disease diagnostics in acute lymphoblastic leukemia:need for sensitive,fast,and standardized technologies[J]. Blood,2015,125(26):3996-4009.

3. COUSTAN-SMITH E,SANCHO J,HANCOCK ML,et al. Use of peripheral blood instead of bone marrow to monitor residual disease in children with acute lymphoblastic leukemia[J]. Blood,2002,100(7):2399-2402.

4. GAIPA G,CAZZANIGA G,VALSECCHI MG,et al. Time point-dependent concordance of flow cytometry and real-time quantitative polymerase chain reaction for minimal residual disease detection in childhood acute lymphoblastic leukemia[J]. Haematologica,2012,97(10):1582-1593.

5. THEUNISSEN P,MEJSTRIKOVA E,SEDEK L,et al. Standardized flow cytometry for highly sensitive MRD measurements in B-cell acute lymphoblastic leukemia[J]. Blood,2017,129(3):347-357.

6. VAN DONGEN JJ,LHERMITTE L,BOTTCHER S,et al. EuroFlow antibody panels for standardized n-dimensional flow cytometric immunophenotyping of normal,reactive and malignant leukocytes[J]. Leukemia,2012,26(9):1908-1975.

7. FLORES-MONTERO J,SANOJA-FLORES L,PAIVA B,et al. Next generation flow for highly sensitive and standardized detection of minimal residual disease in multiple myeloma[J]. Leukemia,2017,31(10):2094-2103.

8. CAZZANIGA G,BIONDI A. Molecular monitoring of childhood acute lymphoblastic leukemia using antigen receptor gene rearrangements and quantitative polymerase chain reaction technology[J]. Haematologica,2005,90(3):382-390.

9. VAN DONGEN JJ, MACINTYRE EA, GABERT JA, et al. Standardized RT-PCR analysis of fusion gene transcripts from chromosome aberrations in acute leukemia for detection of minimal residual disease. Report of the BIOMED-1 Concerted Action: investigation of minimal residual disease in acute leukemia[J]. Leukemia, 1999, 13(12): 1901-1928.

10. ZAGARIA A, ANELLI L, COCCARO N, et al. BCR-ABL1 e6a2 transcript in chronic myeloid leukemia: biological features and molecular monitoring by droplet digital PCR[J]. Virchows Arch, 2015, 467(3): 357-363.

11. COCCARO N, ANELLI L, ZAGARIA A, et al. Droplet digital PCR is a robust tool for monitoring minimal residual disease in adult philadelphia-positive acute lymphoblastic leukemia[J]. J Mol Diagn, 2018, 20(4): 474-482.

12. DRANDI D, KUBICZKOVA-BESSE L, FERRERO S, et al. Minimal residual disease detection by droplet digital PCR in multiple myeloma, mantle cell lymphoma, and follicular lymphoma: a comparison with real-time PCR [J]. J Mol Diagn, 2015, 17(6): 652-660.

13. SCHERER F, KURTZ DM, NEWMAN AM, et al. Distinct biological subtypes and patterns of genome evolution in lymphoma revealed by circulating tumor DNA[J]. Sci Transl Med, 2016, 8(364): 364ra155.

14. ROSCHEWSKI M, STAUDT LM, WILSON WH. Dynamic monitoring of circulating tumor DNA in non-Hodgkin lymphoma[J]. Blood, 2016, 127(25): 3127-3132.

15. KIS O, KAEDBEY R, CHOW S, et al. Circulating tumour DNA sequence analysis as an alternative to multiple myeloma bone marrow aspirates[J]. Nat Commun, 2017, 8: 15086.

16. DAWSON SJ, TSUI DW, MURTAZA M, et al. Analysis of circulating tumor DNA to monitor metastatic breast cancer[J]. N Engl J Med, 2013, 368(13): 1199-1209.

17. LIM HS, YOON W, CHUNG TW, et al. FDG PET/CT for the detection and evaluation of breast diseases: usefulness and limitations[J]. Radiographics, 2007, 27 Suppl 1: S197-213.

18. GALIMBERTI S, GENUARDI E, MAZZIOTTA F, et al. The minimal residual disease in non-Hodgkin's lymphomas: from the laboratory to the clinical practice[J]. Front Oncol, 2019, 9: 528.

19. HOSSAIN NM, DAHIYA S, LE R, et al. Circulating tumor DNA assessment in patients with diffuse large B-cell lymphoma following CAR-T-cell therapy[J]. Leuk Lymphoma, 2019, 60(2): 503-506.

20. SOTILLO E, BARRETT DM, BLACK KL, et al. Convergence of acquired mutations and alternative splicing of CD19 enables resistance to CART-19 immunotherapy[J]. Cancer Discovery, 2015, 5(12): 1282-1295.

21. RUELLA M, BARRETT DM, KENDERIAN SS, et al. Dual CD19 and CD123 targeting prevents antigen-loss relapses after CD19-directed immunotherapies[J]. J Clin Invest, 2016, 126(10): 3814-3826.

22. QIN H, DONG Z, WANG X, et al. CAR-T cells targeting BAFF-R can overcome CD19 antigen loss in B cell malignancies[J]. Sci Transl Med, 2019, 11(511): eaaw9414.

23. WANG N, HU X, CAO W, et al. Efficacy and safety of CAR19/22 T-cell cocktail therapy in patients with refractory/relapsed B-cell malignancies[J]. Blood, 2020, 135(1): 17-27.

24. PAN J, ZUO S, DENG B, et al. Sequential CD19-22 CAR-T therapy induces sustained remission in children with r/r B-ALL[J]. Blood, 2020, 135(5): 387-391.

CAR-T 细胞杀伤肿瘤的机制研究策略

第一节　CAR-T 细胞杀伤肿瘤的主要研究策略

一、CAR-T 细胞杀伤过程中的表面抗原检测

流式细胞术是一项基本的实验技术,基于细胞大小,表面抗原等不同参数,可对不同类型细胞进行分群。流式细胞术已经被广泛用于各种研究,诸如细胞分选、表面抗原检测。由于在 CAR-T 细胞杀伤肿瘤细胞过程中表面抗原会随着 CAR-T 细胞功能状态的不同而改变,并且不同嵌合抗原受体的表达水平与其杀伤效率关联紧密,因此流式细胞术也是用于 CAR-T 细胞杀伤、活化、分化、耗竭等状态评估的必要方法。同时,为了最大化 CAR-T 细胞的治疗效果,需要关注许多因素环节,比如培养条件、CAR-T 细胞活化,以及细胞筛选。精准控制这些因素则需要流式细胞术尽可能针对 T 细胞特定的靶抗原进行分析。因此,流式细胞术的表面抗原检测应用对于 CAR-T 细胞免疫疗法的整个流程都非常关键。

表 5-4-1-1　CAR-T 细胞分型标志物

细胞种类	CD3	CD4	CD8	CD45RA	CD45RO	CCR7	CD27	CD95
初始 T 细胞(CAR-T 细胞)	+	+		+	−		+	
	+		+	+	−		+	
中枢记忆 T 细胞(CAR-T 细胞)	+	+		−	+		+	
	+		+	−	+		+	
效应记忆 T 细胞(CAR-T 细胞)	+	+		−	+		−	
	+		+	−	+		−	
效应 T 细胞(CAR-T 细胞)	+	+					−	
	+		+				−	
干细胞样 T 细胞(CAR-T 细胞)	+	+			−	+	+	+
	+		+		−	+	+	+

作为一种工程化的 T 细胞,CAR-T 细胞拥有跟 T 细胞一样的表面抗原,例如 CD3(表5-4-1-1)。T 细胞根据其功能不同可分为 CD4[+]辅助性 T 细胞和 CD8[+]杀伤性 T 细胞,但对于 CAR-T 细胞而言,由于过表达了肿瘤表面抗原识别域和 TCR 活化信号,CD4[+]和 CD8[+]都能起到很强的杀伤肿瘤作用(图 5-4-1-1A)。CAR-T 细胞本身的比例和数目可以通过嵌合抗原受

体 CAR 分子的特异性抗体进行检测,在体外实验或动物实验中也可以通过 CAR-T 细胞载体上携带的 GFP 进行检测(图 5-4-1-1B)。此外,CAR-T 细胞在杀伤肿瘤过程中可分为多个不同亚群,这些亚群的比例被认为在决定 CAR-T 细胞疗法的疗效中起作用。一般而言,初始 T 细胞和 CAR-T 细胞可以表达 CD45RA,干细胞记忆样 T 细胞和 CAR-T 细胞表达 CCR7 和 CD95 标记,而记忆 T 细胞和 CAR-T 细胞(包括中枢和效应记忆细胞)表达 CD45RO。因此,可以根据 CD62L 和 CD45RO 的表达,把 CAR-T 细胞分为初始(naïve)、中枢记忆(central memory)、效应记忆(effector memory)和效应(effector)四种状态(图 5-4-1-1C)。同时,除效应细胞外的所有细胞均表达 CD27 标记物。

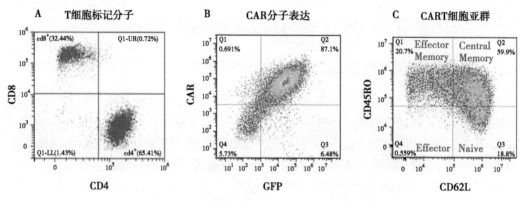

图 5-4-1-1　流式细胞仪检测 CAR-T 细胞表面抗原

流式细胞术还能够在 CAR-T 细胞治疗的不同阶段以标记 T 细胞活化、分化、耗竭等功能的特定标记物为靶抗原(表 5-4-1-2)。这项功能很重要,因为嵌合抗原受体有时可以诱导 tonic 信号传导,从而促进 T 细胞分化和耗竭,对 CAR-T 细胞疗法产生负面影响。T 细胞活化具有特定标记,例如 CD25、Ki67 和 CD69(图 5-4-1-2)。T 细胞分化(如干性 T 细胞可以分化为记忆细胞或效应细胞)的特异性抗原有 CD45RO、CD28、CCR7、CD62L 和 CD27(图 5-4-1-1C)。在 CAR-T 细胞疗法的后期,T 细胞会被逐渐抑制,它们将逐渐耗尽,而这个过程可以用 LAG3、TIM3、PD1 等抗原标记(图 5-4-1-3)。

表 5-4-1-2　CAR-T 细胞功能流式检测的特定标记物

CAR-T 细胞状态	特异性标志物
CAR-T 细胞活化	CD25,Ki67,CD69
CAR-T 细胞分化	CD45RO,CD28,CCR7,CD27,CD62L
CAR-T 细胞衰竭	LAG3,TIM3,PD1

二、CAR-T 细胞体外杀伤实验

在 CAR-T 细胞临床前研究中,首先需要利用动物模型或体外实验来验证 CAR-T 细胞疗法具有足够的疗效和安全性。与下一节将介绍的动物模型相比,体外实验通常更为便捷和经济,以下这部分将介绍几种典型的体外实验方法。

共培养实验法是评估 CAR-T 细胞杀伤效率的常用体外实验技术。在共培养肿瘤细胞

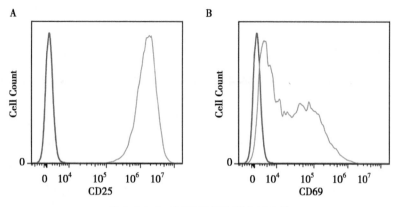

图 5-4-1-2 CAR-T 细胞活化标志物

流式细胞术检测 CAR-T 细胞活化标记物 CD25 和 CD69，CAR-T 细胞活化
CD25 和 CD69 表达升高，其表达峰图（蓝色）右移。

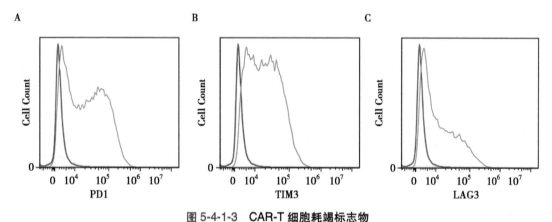

图 5-4-1-3 CAR-T 细胞耗竭标志物

流式细胞术检测 CAR-T 细胞耗竭标记物 PD1、TIM3 和 LAG3，其表达峰图（蓝色）右移。PD1、TIM3
和 LAG3 表达升高，CAR-T 细胞出现耗竭。

和 CAR-T 细胞之前，应先对目标肿瘤细胞染色。这是因为在细胞凋亡期间可能发生许多细胞和分子层面的变化，其中一种典型的变化是细胞膜的组成改变。因此，某些化合物可以作为标记凋亡活动不同状态的标志物。研究人员通过使用可以与某些标记物结合的化学物质，如羧基荧光素二乙酸盐琥珀酰亚胺酯（carboxyfluorescein diacetate succinimidyl ester，CFSE），来标记肿瘤细胞就能够计算出凋亡或死亡细胞的比例。染色后，这些细胞将与CAR-T 细胞和对照组细胞（未修饰的 T 细胞和没有特异性抗原的 CAR-T 细胞）按照不同的比例（effector cell：target cell，也称效靶比）共培养。流式细胞术可以根据靶细胞的特定标记和其他参数对细胞数进行计数。凋亡细胞百分比的测量将在 0 小时和 24 小时两个时间点计算杀伤效率。

另一种共培养方式称为乳酸脱氢酶（LDH）试验。当 L-乳酸存在时，LDH 可以催化 NAD^+ 的还原反应。几乎所有类型的细胞都表达 LDH，当细胞膜被破坏而裂解时，这种酶就会流入细胞外。因此，如果添加一些反应试剂与 LDH 反应，溶液会由于 LDH 浓度的不同而发生不同程度的颜色变化，可以通过分光光度计对其进行测量。与基于流式细胞术的实验不同，在 LDH 实验中对照组的设置更为复杂。研究人员需要得到从 CAR-T 细胞和肿瘤细胞中自发释放的和最大释放的 LDH 量。此外,体积变化和培养基所带来的误差也应被纠正补偿以得到准确的计算结果。需要注意的是,在短时间培育后只能进行一次测量。

除了检测肿瘤细胞凋亡和死亡比例,测定细胞因子释放水平也是评估 CAR-T 细胞治疗效果的有效方法。细胞因子对 CAR-T 细胞毒性至关重要,因为许多细胞因子在 T 细胞的各种代谢活动中发挥作用,例如 T 细胞的扩增或耗竭,这些都可能影响 T 细胞的数量(如 IL-2)。而有些细胞因子则直接与细胞毒性有关,例如细胞凋亡的诱导(如 IFN-γ 和 TNF-α)。细胞因子释放试验基本上是测量不同 CAR-T 细胞与靶肿瘤细胞的比率所对应的细胞因子的浓度。这可以帮助研究人员确定 CAR-T 细胞疗法的最适剂量。一般通过酶联免疫吸附测定法(ELISA)来测量上清液中的细胞因子浓度,或者直接通过流式细胞仪检测胞内细胞因子的表达水平。

除了这些传统的检测方法外,一些新颖的检测方法在 CAR-T 细胞杀伤效果评估中也显示出广阔的前景。CAR-T 细胞研究的一大问题是使用动物模型进行的体内试验与体外试验结果的不一致。造成这种情况的主要原因是体外试验缺乏体内真实的肿瘤微环境。幸运的是,球状细胞杀伤实验已利用 3D 培养帮助缩小了这种差距。3D 培养更接近真实的动物模型,因为许多环境因素可能会导致肿瘤细胞的遗传概貌发生变化,并导致 CAR-T 细胞疗效的不确定性,可能削弱 CAR-T 细胞的疗效。该试验的第一步是将转导了绿色荧光蛋白的肿瘤细胞构建成球状体,体外培养一定时间生长到合适大小。随后球状体将与 CAR-T 细胞共培养,标记 Annexin V,检测细胞凋亡。

另一种前沿的研究是自杀伤实验,在 CAR-T 细胞中插入自杀基因,通常是诱导型胱天蛋白酶 9(iCasp9)基因,从而实现体外给药控制 CAR-T 细胞自杀。这种设计可以确保 CAR-T 细胞治疗的安全性,当发生严重细胞因子释放综合征时,可以由研究人员启动 CAR-T 细胞自杀程序。

三、CAR-T 细胞杀伤肿瘤的分子机制研究

虽然流式细胞术和体外实验主要用于评估 CAR-T 细胞治疗的效果,但还需要其他基本实验手段来研究 CAR-T 细胞杀伤肿瘤细胞的分子机制。这部分要讨论的方法可以分为低通量分析和高通量测序两类(表 5-4-1-3)。

表 5-4-1-3　CAR-T 细胞杀伤的分子机制研究常用手段

分类	实验技术	主要功能与优势
低通量分析	流式细胞术	针对特异性抗原,细胞筛选计数
	PCR & qPCR	扩增基因片段,定量测定核酸
	Western blotting	定性或半定量测定蛋白质
	ELISA	高敏感度定量测定蛋白质
	免疫组化	定量测定并定位蛋白质,成像
	荧光原位杂交	定量测定并定位核酸片段,成像
高通量测序	转录组测序	转录图谱,细胞分型,基因表达水平
	蛋白质组测序	直接识别并量化蛋白质
	表观组学测序	识别表观遗传因子,表观修饰作用

（一）低通量分析手段

1. 核酸分子水平检测　低通量分析通常用于定量测量。PCR，尤其是实时定量 PCR（quantitative real-time PCR，qRT-PCR），可以在循环过程中扩增目标 DNA 的序列。使用荧光染料或带有荧光标记的探针，实时扩增过程可以被精确测量。PCR 可以反映特定基因的表达水平，这在 CAR-T 细胞疗法的转基因模型中尤为重要。另一种能够成像的常用实验技术是荧光原位杂交（FISH）。FISH 使用准备好的荧光标记探针标记核酸，即 DNA 和 RNA 序列以便检测细胞中是否存在特定的基因突变或某些调控元件（如 miRNA）。FISH 也可以定量分析目标核酸的表达水平。研究人员也可以使用 FISH 检查某些致癌基因的突变情况，以更精确地诊断肿瘤的类型和亚型，从而构建更精确地针对靶向肿瘤细胞并减少潜在副作用的 CAR-T 细胞。

2. 蛋白分子水平检测　蛋白质印迹（Western blotting）可以检测特定抗原是否存在，同时通过与内参相比，可以估计其相对表达水平。研究人员可以使制备的样品中的蛋白质在电泳过程中变性和分离，将其转移到膜载体上，然后将膜与一抗和二抗依次孵育。孵育后，通过多种检测方法（例如放射线、化学发光等）可以检测二抗并将其成像。同样是基于抗原-抗体相互作用，ELISA 可以以敏感度更高的方式定量测量蛋白质表达。与 Western blotting 不同的是，ELISA 采用被固定的反应物，该反应物会结合分析物（通常是目标蛋白），然后添加其他试剂来产生酶反应，从而生成可以通过分光光度法检测到的信号，测得的光密度可以计算出蛋白质的浓度。ELISA 通常用于检测 CAR-T 细胞释放的细胞因子水平，例如 IL-21。免疫组化（immunohistochemistry staining，IHC）也是针对靶抗原的技术，同样依赖于抗原-抗体相互作用原理。该方法不仅可以使用荧光来生成图像并定位抗原，而且还可以对所测抗原进行定量分析。由于肿瘤细胞中存在某些生物活动（例如细胞增殖或凋亡）的标志物，因此免疫组化经常被用于肿瘤研究。

（二）高通量测序

1. 转录组测序　高通量测序已成为一项强大的研究技术，许多测序方法（尤其是转录组和表观基因组测序）都基于下一代测序（next generation sequencing）技术。随着测序技术迅猛发展，测序的分辨率越来越高，单细胞测序在当今的实验中得到了广泛的应用。目前转录组测序中被广泛使用的是单细胞 RNA 测序（single-cell RNA sequencing）。首先，用微流控等分离手段筛选目标单细胞；随后裂解细胞提取 RNA 并被反转录为 cDNA 序列。通常研究人员将通过 PCR 扩增 cDNA 序列以构建 cDNA 文库。经过测序和聚类分析后建立单细胞转录谱。单细胞测序对揭示体内多种免疫细胞相互作用及其动态变化具有较大价值。

2. 表观遗传组测序　与此同时，表观遗传学在 CAR-T 细胞疗法研究中的重要性已得到越来越多的肯定，而表观基因组测序在其中的作用则不可小觑。通过测序，包括非编码 RNA 在内的表观因子，以及表观遗传的关键过程可以被深入研究，例如 DNA 甲基化、组蛋白修饰、染色质重塑。甲基化测序有多种方法，但是传统方法一般需要用亚硫酸氢盐（bisulfite）处理 DNA 序列，将被甲基化修饰的胞嘧啶 C 转化为尿嘧啶 U，以便将它们与参考序列进行比较。通过比较，研究人员可以计算出高甲基化的 CpG 岛的百分比以反映目标 DNA 的甲基化水平。另一种典型的测序方法是结合位点分析测序（ChIP），它是一种结合 DNA 测序和染色质免疫共沉淀的测序手段。它的研究重点是 DNA 和蛋白质之间的相互作用，这些相互作用主要是 DNA 与转录因子的结合，例如染色质重塑子、组蛋白修饰因子。由于这种相互作用通常比较短暂,因此固定剂需要被用来固定 DNA-蛋白质复合物,该复合物会被抗体珠粒片段化处理并富集。洗脱剂将从 DNA-蛋白质复合物中分离出 DNA,以便之后的测序。由于 T 细胞活化、分化和耗竭等许多过程与基因表达的变化紧密相关,因此结合位点分析测序在研究 CAR-T 细胞杀伤分子机制方面具有巨大潜力。

3. 蛋白质组学测序　尽管蛋白质组测序的发展尚不如核苷酸测序那样成熟,但它的优势在于可以直接对蛋白质进行测序并计算其表达水平,而不必依靠间接测量 mRNA 的方法,因为 mRNA 不一定准确地反映蛋白质的表达水平。蛋白质组测序的主要手段是质谱流式细胞术(也称为 CyTOF),它与流式细胞术的相似之处在于它们都用抗体结合细胞内或细胞表面的靶蛋白。然而,质谱流式技术采用金属元素标记的特异抗体或者染料,识别细胞表面和内部的信号分子,然后用流式细胞原理分离单个细胞,再用感应耦合等离子质谱(ICP-MS)观察单个细胞的原子质量谱,最后将原子质量谱的数据转换为细胞表面和内部的信号分子数据,因此获得更高的检测分辨率,提供高通量、多参数检测结果。

(郑嘉宸　张召茹　韩颖丽　钱鹏旭)

第二节　CAR-T 细胞杀伤肿瘤的动物模型

一、CAR-T 细胞体内杀伤的动物模型

动物模型是评估 CAR-T 细胞杀伤肿瘤细胞功效的基本实验手段。小鼠模型是最常见的动物模型,可用于不同 CAR-T 细胞研究目的,这将是本部分的重点。非人类灵长类动物模型也已逐渐成为实用的动物模型,因为它们与人类在生理学和免疫学等方面高度相似。尽管研究 CAR-T 细胞对肿瘤细胞的杀伤效果是主要目的,但其他因素如细胞因子释放综合征(CRS)和肿瘤复发等情况也可以通过构建动物模型来模拟,以更全面地进行对 CAR-T 细胞疗法的评估。

同系小鼠模型(也称为同种异体移植小鼠模型)是用来观察小鼠 CAR-T 细胞与自身肿瘤相互作用的常用动物模型。它的特点是包括肿瘤细胞,CAR-T 细胞和其他免疫细胞在内的所有细胞都来自小鼠,因此它们可以更好地模拟在 CAR-T 细胞与肿瘤细胞之间发生相互作用的免疫环境。此外,同系模型有助于研究人员研究 CAR-T 细胞杀伤表达某些和肿瘤细胞具有相同抗原的健康细胞的现象。B 细胞淋巴瘤的同系模型已经有力地证明了其在评估 CD19 CAR-T 细胞疗法中的潜力。尽管同系模型的应用非常广泛,但和人体临床研究结果仍存在较大差异。

与同系小鼠模型相反,人源化小鼠模型主要采用人类来源的细胞,即人源肿瘤,人源免疫细胞和人源 CAR-T 细胞。基于对这些细胞的不同选择和组合,许多类型的人源化模型已经成为现实。患者来源的异种移植肿瘤模型(patient-derived xenograft,PDX)是指植入了人源肿瘤的小鼠模型。因为小鼠免疫功能低下而不会受到其他免疫细胞的干扰,所以异种移植模型使研究人员可以集中研究 CAR-T 细胞对人类肿瘤的直接作用。一种通常被称为 NOD-SCID-IL-2Rγ(NSG)的具有完全免疫缺陷的小鼠品系常被用于建立异种移植模型。但从某种意义上讲,异种移植模型的优点也是它们的缺点所在,因为人类免疫细胞或微环境的相互作用并不能被此模型研究,因此 CAR-T 细胞疗法的安全性以及临床的适用性无法明确。除了异种移植,人类造血干细胞(human hematopoietic stem cell,HSC)在人源模型的构建

中也显示出巨大潜力。研究人员使用人类造血干细胞在免疫缺陷小鼠中模拟出人类的免疫系统。一种方法是将实体瘤细胞和人类造血干细胞共同转移到 NSC 小鼠中，另一种方法是将用转导过的癌基因人类造血干细胞转移进小鼠以诱导新生白血病。由于模拟了人类免疫系统，异种移植模型所存在的缺陷就可以解决。

由于基因编辑的进步，转基因或基因修饰的小鼠模型是当今的主流实验方法之一。一种典型的方法是敲除与肿瘤特异性抗原相关的小鼠基因，然后敲入相应的人类基因，以研究这种人类特异性抗原与 CAR-T 细胞之间的相互作用。例如，癌胚抗原（carcinoembryonic antigen，CEA）是一种在肠癌、肺癌及正常组织中均高表达的抗原，因此插入人源 CEA 基因的转基因小鼠模型可以用于评估靶向 CEA 的 CAR-T 细胞的脱靶效应。结果表明，靶向 CEA 的 CAR-T 细胞具有良好的肿瘤靶向性及较低的脱靶效应，适合用于开展临床研究。

此外，研究人员还可以调控特定基因的表达水平，从而观察特定基因对 CAR-T 细胞疗效的影响，加深对人类遗传背景与 CAR-T 疗效关联的理解，有助于个体化 CAR-T 治疗的发展。同时，对于免疫系统功能严重异常或缺失的患者，研究人员也可以通过基因编辑构建相应免疫功能缺失的模型，个体化研究其细胞治疗的安全性和有效性。

基于荧光素酶肿瘤构建的小鼠模型是常用的动物模型。通过皮下或静脉注射一定剂量的荧光素酶基因的肿瘤细胞。注射荧光素酶的底物后，研究人员可以利用成像仪检测模型体内的荧光素并转化成定量数据，反映肿瘤大小。该模型的优势是活体成像，可以即时观察肿瘤的进展，灵敏度高。

非人类灵长类动物（NHP）模型的最大特征在于非人类灵长类动物与人类在许多生理方面（尤其是免疫系统）之间具有高度相似性。因此，与一般的小鼠模型相比，非人类灵长类动物模型在杀伤评估实验（例如神经毒性和细胞因子释放综合征）中尤其实用。能够提供更为准确的临床前研究数据。但是，非人类灵长类动物模型由于成本昂贵，存在一定的伦理问题，因此并不是目前的主流研究手段。

二、CAR-T 细胞体内杀伤评估的其他模型应用

细胞因子释放综合征（CRS）是 CAR-T 细胞治疗的典型副作用，因此建立 CRS 动物模型具有重要意义。通常使用人源化免疫缺陷小鼠（移植了人脐血来源的造血干细胞及祖细胞的 NSG 小鼠）。或使用插入了人干细胞因子、IL3、粒细胞-巨噬细胞集落刺激因子（GM-CSF）三种基因的小鼠，这种小鼠模型重建造血的速度更快，具有更高比例的人 B 细胞、单核细胞、T 细胞等。将肿瘤与 CAR-T 细胞植入这种模型小鼠，研究者观察到小鼠产生与人类 CRS 相似的症状，出现了轻度的体重减轻、体温、IFN-γ 及 IL-2 升高及持续的 B 细胞和单核细胞降低，但并未见 TNF-α、IL-10、IL-6 的升高。在 CRS 动物模型中，研究者可以进一步研究 CRS 发生机制，从而预测及治疗 CAR-T 治疗相关副作用。

再接种（re-challenge）模型是 CAR-T 细胞耗竭研究常用的模型。CAR-T 细胞在杀伤肿瘤的后期，耗竭标志物会升高，杀伤功能减弱。为了测试 CAR-T 细胞的二次或多次连续杀伤肿瘤的功能，再接种模型是将相同的肿瘤再次植入该动物模型，验证 CAR-T 细胞的功能。

（郑嘉宸　张召茹　韩颖丽　钱鹏旭）

参考文献

1. SCHWAB RD, BEDOYA DM, KING TR, et al. Approaches of T Cell activation and differentiation for CAR-T cell therapies[J]. Methods Mol Biol, 2020, 2086: 203-211.

2. DE AZEVEDO, J T C, MIZUKAMI A, et al. Approaches of T Cell immunophenotypic analysis of CAR-T cells// SWIECH K, MALMEGRIM KCR, PICANÇO-CASTRO V. Chimeric antigen receptor T cells[M]. New York: Humana, 2020: 195-201.

3. CALDERON H, MAMONKIN M, GUEDAN S. Analysis of CAR-mediated tonic signaling[J]. Methods Mol Biol, 2020, 2086: 223-236.

4. NACASAKI SILVESTRE R, MOÇO PD, PICANÇO-CASTRO V. Determination of cytotoxic potential of CAR-T cells in co-cultivation assays[J]. Methods Mol Biol, 2020, 2086: 213-222.

5. XU Q, HARTO H, BERAHOVICH R, et al. Generation of CAR-T cells for cancer immunotherapy[J]. Methods Mol Biol, 2019, 1884: 349-360.

6. DILLARD P, KÖKSAL H, INDERBERG EM, et al. A spheroid killing assay by CAR-T cells[J]. J Vis Exp, 2018 (142). doi: 10. 3791/58785.

7. MINAGAWA K, AL-OBAIDI M, DI STASI A. Generation of suicide gene-modified chimeric antigen receptor-redirected T-cells for cancer immunotherapy[J]. Methods Mol Biol, 2019, 1895: 57-73.

8. KUEBERUWA G, ZHENG W, KALAITSIDOU M, et al. A syngeneic mouse B-cell lymphoma model for pre-clinical evaluation of CD19 CAR-T cells[J]. J Vis Exp, 2018, 140: 58492.

9. SIEGLER E L, WANG P. Preclinical models in chimeric antigen receptor-engineered T-cell therapy[J]. Human Gene Therapy, 2018, 29(5): 534-546.

10. WEGNER A. Chimeric antigen receptor T cells for the treatment of cancer and the future of preclinical models for predicting their toxicities[J]. Immunotherapy, 2017, 9(8): 669-680.

11. DE SOUZA FERNANDES PEREIRA M, FANTACINI DMC, PICANÇO-CASTRO V. Generation of tumor cells expressing firefly luciferase (fluc) to evaluate the effectiveness of CAR in a murine model[J]. Methods Mol Biol, 2020, 2086: 237-250.

12. TARASEVICIUTE A, TKACHEV V, PONCE R, et al. Chimeric antigen receptor T cell-mediated neurotoxicity in nonhuman primates[J]. Cancer Discov, 2018, 8(6): 750-763.

13. LIU D, ZHAO J. Cytokine release syndrome: grading, modeling, and new therapy[J]. Journal of Hematology & Oncology, 2018, 11(1): 121.

14. KALOS M. Biomarkers in T cell therapy clinical trials[J]. Journal of Translational Medicine, 2011, 9(1): 138.

第五章

针对新靶点 CAR-T 细胞的设计和研发

第一节　CAR-T 细胞设计的关键问题

CAR-T 细胞疗法在临床上显示了巨大的应用潜能。经嵌合抗原受体(chimeric antigen receptor,CAR)修饰的 CAR-T 细胞在被特定抗原刺激后,能够活化为具有细胞杀伤能力的效应 T 细胞从而杀伤肿瘤细胞。由于 CAR-T 细胞的抗原识别、激活不依赖 MHC 分子,因而避免了肿瘤细胞由于 MHC 分子表达下调导致的免疫逃逸,可以实现高效的抗肿瘤效果。当前的临床实践提示,CAR-T 细胞疗法成功的关键不仅取决于 CAR-T 细胞对肿瘤细胞的彻底清除能力,还取决于如何避免细胞因子释放综合征、神经毒性等严重副反应。在针对新型抗原靶点设计 CAR-T 细胞时,我们需要对涉及治疗有效性和安全性的问题进行深入评估。

一、新抗原靶点的选择

抗原靶点的选择是 CAR-T 细胞设计的首要问题,其直接决定了 CAR-T 细胞的疗效和安全性。寻找特异性的肿瘤抗原靶点一直是 CAR-T 细胞治疗研究的重要挑战。理想的抗原靶点应特异性表达在所有肿瘤细胞表面。然而一方面,由于肿瘤细胞具有高度的异质性,特定抗原在肿瘤组织不同细胞亚群中的表达可能有较大差异;在肿瘤发展过程中,部分肿瘤细胞出现抗原丢失的现象。这些都使得 CAR-T 细胞针对携带特定抗原肿瘤细胞的杀伤难以彻底,造成较高的肿瘤复发风险。另一方面,对于大多数实体瘤而言,我们仅能发现肿瘤相关抗原(tumor associated antigen,TAA),即这些抗原在肿瘤细胞中有较高表达,但在部分正常组织细胞中亦可能有低水平表达。这使得针对实体瘤的 CAR-T 细胞治疗容易发生对携带抗原靶点的正常组织细胞的攻击,即所谓的靶点毒性(on-target/off-tumor effect)。例如,在一项针对 HER2 阳性结直肠癌患者的治疗中,由于正常肺组织上皮细胞亦表达低水平的 HER2,使得靶向 HER2 的 CAR-T 细胞输注造成患者肺组织的严重损伤并最终导致患者死亡。因此,新抗原靶点的选择应仔细评估 CAR-T 细胞在识别、清除肿瘤细胞的同时,是否可能对正常组织细胞产生较大细胞毒性,引发严重的不良反应。

二、CAR-T 细胞的抗肿瘤活性

CAR-T 细胞的抗肿瘤活性主要体现在其靶点依赖的细胞杀伤,以及在体内的持续抗肿瘤能力。尽管具体的作用机制仍不完全清楚,但一般认为 CAR-T 细胞在体内的肿瘤杀伤过程类似于内源 T 细胞的免疫应答。一方面,T 细胞被携带特定抗原的细胞刺激后会迅速活化,增殖、分化形成具有高度多样性的 T 细胞亚群。其中 CAR-T 细胞的细胞杀伤效应主要依赖于效应 T 细胞的作用,通过分泌细胞因子、穿孔素和颗粒酶 B 等细胞毒性分子,效应

T 细胞可以直接杀伤靶细胞,实现对肿瘤细胞的快速清除。CAR-T 细胞在体内的快速增殖是其被肿瘤细胞表面抗原活化的重要特征,也是 CAR-T 细胞实现抗肿瘤效果的前提。通过监测 CAR-T 细胞在患者体内的增殖能力,可以反映 CAR-T 细胞疗法在患者体内的响应情况,预测 CAR-T 细胞的疗效。另一方面,大部分活化的效应 T 细胞在清除肿瘤抗原后会发生凋亡,而一部分记忆 T 细胞亚群则长期存在于体内。当再次面对相同抗原刺激,这些记忆 T 细胞能够快速响应产生大量效应 T 细胞,从而彻底清除肿瘤细胞。因此,被抗原活化后 CAR-T 细胞向效应 T 细胞和记忆 T 细胞的分化特征很大程度决定了 CAR-T 细胞的抗肿瘤功能。尽管较强的细胞杀伤效应有助于 CAR-T 细胞快速清除肿瘤细胞,但是过度的杀伤能力不仅可能引起 CRS 和神经毒性,还会使 CAR-T 细胞快速耗竭,影响 CAR-T 细胞持续的抗肿瘤效果。因此,CAR-T 细胞在设计时需要仔细平衡抗原依赖的细胞杀伤效应和长期的存活和抗肿瘤能力。

(孟宪会 荆瑞瑞 孙洁)

第二节 CAR-T 细胞设计的基本策略

作为 CAR-T 细胞的核心元件,嵌合抗原受体(CAR)的基本结构包括:源于 scFv 单链抗体的胞外抗原识别区、胞外的铰链区(hinge)、跨膜区(transmembrane domain),以及胞内信号激活结构域(图 5-5-2-1)。本部分将详细阐述 CAR 的设计,探讨 CAR 的不同结构单元的特征和作用。

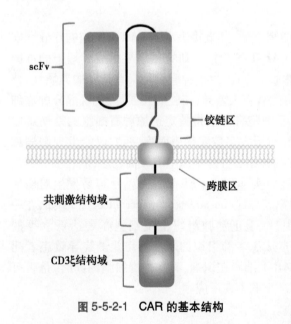

图 5-5-2-1 CAR 的基本结构

一、scFv

CAR-T 细胞对特异性抗原的识别主要依赖于胞外的 scFv 结构域。scFv 通常是将来自于免疫球蛋白抗体的重链可变区(variable heavy chain,VH)和轻链可变区(variable light chain,VL)通过多肽连接序列(linker)连接构成。其中,重链和轻链的顺序既可能是 VH-linker-VL,也可能是 VL-linker-VH。这种不同的顺序模式对 CAR 分子的抗原识别、信号传递,以及在 T 细胞膜表面的表达都可能产生影响。负责连接 VH 和 VL 的连接序列通常由富含甘氨酸(glycin,G)和丝氨酸(serine,S)的柔性多肽组成,以避免影响 VH 和 VL 的空间组装。对于已知的 VH 和 VL 序列,需要通过实验比较 VH-linker-VL 和 VL-linker-VH,从而决定哪一种顺序对抗原的识别更有效。

目前,大部分 CAR 的 scFv 序列来自于鼠源的单克隆抗体,如靶向 CD19 的 FMC63 抗体。为了获得靶向特定抗原的 scFv 序列,一般需要以下过程:①使用特定抗原对小鼠进行免疫;②分离免疫小鼠的浆细胞,制备、筛选能够分泌高亲和力抗体的杂交瘤细胞;③利用 VH 和 VL 框架区特异性引物,通过反转录 PCR 由杂交瘤细胞的 cDNA 中扩增得到 VH 和 VL 序列;

④将 VH 和 VL 序列通过连接肽构建 scFv。

值得注意的是,来自非人源的 scFv 序列在人体中可能会产生免疫原性,影响 CAR-T 细胞在体内的持久性。针对这一问题,一种策略是对非人源的 scFv 序列进行人源化改造,即在保留 scFv 抗原特异性和亲和力的同时,将其中的部分异源氨基酸序列替换为人源氨基酸序列,以降低 scFv 序列的免疫原性。另一种策略则是采用全人源的 scFv 序列。全人源 scFv 可以通过人源化小鼠的制备或者人源 scFv 文库的建立来获得。人源化小鼠可以是:①通过敲除小鼠胚胎内源性的 IgH 和 Igκ 位点,并插入人免疫球蛋白重链和轻链基因片段,使获得的转基因小鼠分泌人源抗体;②在重度免疫缺陷小鼠(NSG 小鼠)内移植人造血干细胞,重建小鼠的免疫系统,使获得的小鼠能够针对肿瘤抗原刺激做出免疫应答并分泌人源抗体。人源 scFv 文库的构建主要是:①通过采集肿瘤患者的外周血淋巴细胞,建立 cDNA 文库;②通过 PCR 扩增获得 VH 和 VL 序列,构建 scFv;③将 scFv 序列插入到特定载体中并转导入酵母或噬菌体中,通过酵母或噬菌体展示技术即可获得针对肿瘤抗原的、具有高度多样性的全人源 scFv 抗体库。另外,最近一些研究指出,来自骆驼科的抗体由于仅具有重链和 CH1 结构域,且与人源序列具有高度同源性,显示了良好的抗体稳定性、可溶性,以及极低的免疫原性,可以是 CAR-T 细胞 scFv 抗体的潜在来源,其有效性还需要进一步的实验室和临床研究。

评价 scFv 的重要指标是其针对靶点的特异性和亲和力,直接影响了 CAR-T 细胞的抗肿瘤功能。scFv 特异性不足可以引起脱靶效应,在体内产生较大的细胞毒性。scFv 的亲和力与 CAR-T 细胞功能的关系则较为复杂。虽然 scFv 针对抗原的亲和力过低将影响 CAR-T 细胞的抗原识别和活化,减弱其抗肿瘤功能,但亲和力过高也可能会引起较高的靶点毒性,影响 CAR-T 细胞的疗效。例如,在针对 HER2 阳性乳腺癌的一项研究中,Liu 等通过降低 scFv 的亲和力可以使 CAR-T 细胞仅靶向杀伤 HER2 高表达的肿瘤细胞,而对 HER2 低表达的正常组织细胞不做出免疫应答,显著降低了 CAR-T 细胞的靶点毒性。Ghorashian 等通过将原有靶向 CD19 CAR 的 scFv 替换为更低亲和力(低于 40 倍)的版本,动物实验和临床试验都显示,这不但增强了 CAR-T 细胞的抗肿瘤功能,而且显著降低了 CAR-T 细胞的毒副作用。因此,针对特定抗原靶点的 scFv 需要进行仔细筛选、设计和评估以提高 CAR-T 细胞的抗肿瘤活性,减少毒副作用。对于一个新的靶点,在有选择并且亲和力等性质相似的情况下,建议首选人源 scFv,其次是人源化,最后再考虑异源的 scFv,以增强 CAR-T 细胞在体内的持久性(图 5-5-2-2)。

二、胞外铰链区

胞外铰链区指连接抗原识别区和跨膜区的氨基酸序列,其作用一方面是促进 CAR 分子在 T 细胞膜表面的稳定表达,另一方面是为抗原识别提供一定的灵活性,避免空间位阻影响 scFv 与抗原的结合。有证据表明:较长的铰链区序列有助于 scFv 与细胞膜远端的抗原表位结合,而较短的铰链区序列可以使 scFv 更有效地与靠近细胞膜的抗原表位结合。铰链区序列可以来源于免疫球蛋白 IgG 的 CH2 和 CH3 序列。然而,IgG 来源的铰链区序列虽然能够支持 CAR 的抗原识别,但由于其可以通过 CH2 结构域结合 Fcγ 受体(FcγR),可能会使得 CAR-T 细胞结合表达 FcγR 的细胞。针对这一问题相关研究显示,通过敲除 CH2 的 FcγR 结合位点或者仅保留 CH3 序列可以改善 CAR-T 细胞的抗肿瘤疗效。另一方面,来源于 CD28、CD8α 等分子胞外结构域的铰链区序列不具有 FcγR 结合位点,已被证明可以有效支持 CAR 的抗原识别和活化,可以作为胞外铰链区的首选(图 5-5-2-3)。

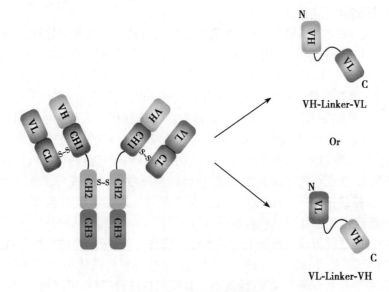

图 5-5-2-2 scFv 的结构设计

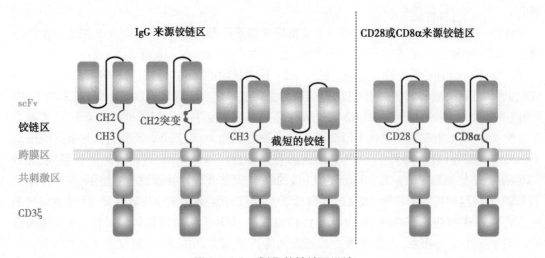

图 5-5-2-3 CAR 的铰链区设计

三、跨膜区

跨膜区主要负责维持 CAR 分子在 T 细胞膜上的稳定性,其序列通常来源于 CD4、CD8α、CD3ζ 或者 CD28 等 T 细胞跨膜分子。尽管主要作为结构支持元件,但相关研究显示跨膜区序列也可以通过促进 CAR 分子间的相互作用影响 CAR 下游信号强度和 CAR-T 细胞的活化。例如,CD3ζ 来源的跨膜区序列可以促进 CAR 分子之间或者 CAR 与内源的 TCR-CD3 复合物之间形成二聚体,增强 CAR-T 细胞的活化、细胞因子分泌以及肿瘤杀伤能力。CD28 来源的跨膜区序列也可以通过促进 CAR 分子之间形成二聚体增强 CAR-T 细胞的活化水平。目前 CAR 的跨膜区多来源于 CD28 或 CD8α。

四、胞内信号激活结构域

CAR-T 细胞需要通过胞内结构域将抗原刺激转化为 T 细胞活化信号。在 TCR 介导的内源 T 细胞活化过程中,T 细胞的完全活化不仅需要来自 TCR-CD3 复合物分子的"第一信号",还需要来自 CD28 等共刺激分子的"第二信号"。因此,为了能够在识别抗原后充分活化,CAR 的胞内结构域通常包含 CD3 分子的 ζ 链(CD3ζ),以及共刺激分子。

（一）CD3ζ

CAR 的胞内结构域通常以 CD3ζ 分子介导产生 CAR-T 细胞活化的"第一信号"。CD3ζ 中包含三个免疫受体酪氨酸活化基序(ITAM)结构域,是 T 细胞活化信号激活的关键。ITAM 结构域存在于多种免疫受体中,其中,Fc 受体的 γ 链(FcRγ)包含一个 ITAM 结构域,也曾被用作 CAR 的胞内信号激活分子。与使用 FcRγ 的 CAR-T 细胞相比,使用 CD3ζ 的 CAR-T 细胞显示了更强的细胞毒性和抗肿瘤效果。因此当前 CAR 的设计主要以 CD3ζ 作为胞内信号激活分子。研究显示,通过突变 ITAM 结构域中的酪氨酸位点调整 ITAM 在 CD3ζ 链的数量和距细胞膜的位置可以显著影响 CAR-T 细胞的功能。以靶向 CD19、基于 CD28 的 CAR-T 细胞为例,突变 CD3ζ 链靠近细胞膜的两个 ITAM 后 CAR-T 细胞的抗肿瘤活性显著受到了显著抑制。然而,突变远离细胞膜的两个 ITAM 而仅保留靠近细胞膜的 ITAM 不仅没有降低 CAR-T 细胞的肿瘤杀伤能力,还显著改善了其在体内抗肿瘤的持久性,降低了肿瘤复发风险。对于一个新靶点的 CAR 的设计,首选野生型 CD3ζ 的胞内区,但是在有条件的情况下,建议同时比较野生型以及不同的 ITAM 突变的 CD3ζ 的胞内区,找出疗效最好的设计。

（二）共刺激分子

共刺激分子为 CAR-T 细胞的活化提供了重要的"第二信号"。实际上,第一代 CAR-T 细胞由于缺少共刺激结构域而不能被肿瘤抗原充分活化,难以实现有效的肿瘤杀伤效果。第二代 CAR-T 细胞通过在胞内结构域中引入 CD28、ICOS、4-1BB、OX40、CD27 等共刺激分子,才赋予 CAR-T 细胞有效的抗肿瘤能力,实现了癌症治疗的突破。

CD28 和 4-1BB 是当前应用最为广泛的两个共刺激分子。CD28 作为 CD28 家族的成员之一,已知主要通过 PI3K-Akt 信号通路参与下游信号传递。4-1BB 属于肿瘤坏死因子受体超家族(tumor necrosis factor receptor super family,TNFRSF)中的成员,其主要通过招募 TNF 受体相关因子(包括 TRAF1、TRAF2、TRAF3 等)调节下游信号。对应于这种不同的信号调控模式,基于这两类共刺激分子的 CAR-T 细胞显示了明显的功能差异。体外和体内实验显示,经肿瘤抗原刺激后基于 CD28 的 CAR-T 细胞分泌 IL-2、IFNγ 等细胞因子的能力,以及细胞杀伤效应明显高于基于 4-1BB 的 CAR-T 细胞;基于 CD28 的 CAR-T 细胞倾向于向效应记忆 T 细胞分化,而基于 4-1BB 的 CAR-T 细胞更倾向于向中央记忆 T 细胞分化。临床试验显示,针对 ALL 的治疗中,基于 CD28 和 4-1BB 的 CAR-T 细胞表现出相似的疗效;而在针对 CLL、非霍奇金淋巴瘤的治疗中,基于 4-1BB 的 CAR-T 细胞显示了更好的疗效。基于 CD28 的 CAR-T 细胞在体内可以存活约 30 天,而基于 4-1BB 的 CAR-T 细胞在体内可以存在超过 4 年。因此,尽管基于 CD28 的 CAR-T 细胞肿瘤杀伤能力更强,但基于 4-1BB 的 CAR-T 细胞表现出了更为持久的抗肿瘤效应。

基于其他共刺激分子的 CAR-T 细胞也显示了不同的功能特征。例如,Guedan 等报道,与 CD28 和 4-1BB 相比,ICOS 作为 CAR-T 细胞的共刺激分子可以促进 CD4$^+$T 细胞向 Th1/Th17 亚群分化,增强其在体内的存活能力。这一结果提示了共刺激分子对不同的 T 细胞亚群可能有不同的影响。近年来发展的第三代 CAR-T 细胞旨在通过引入 2 个或多个共刺激分子,以实现对 CAR-T 细胞功能的协同促进作用,相关问题仍需进一步研究。在针对新靶点 CAR 的设计中,CD28 和 4-1BB 的胞内区可以作为首选的共刺激分子。在有条件的情况下,建议同时比较 ICOS 等其他共刺激分子,甚至同时具有 CD28 和 4-1BB 胞内区的第三代 CAR,找出疗效最好的设计。

(孟宪会　荆瑞瑞　孙洁)

第三节　CAR-T 细胞功能的调控与优化

目前 CAR-T 细胞疗法在临床应用中仍然面临很大挑战。许多研究致力于在 CAR 的基本结构基础上设计新的结构单元,以进一步提高 CAR-T 细胞疗法的安全性和抗肿瘤能力。这些改造和优化策略在体外和动物实验中表现出了引人注目的效果,显示出潜在的临床应用前景。

一、安全开关控制的 CAR-T 细胞

CAR-T 细胞在肿瘤杀伤过程中可能诱发强烈的免疫反应,引起 CRS 等严重副反应。为了控制 CAR-T 细胞的活化,近年来,研究者开发了一系列开关型 CAR-T 细胞(switchable CAR-T cell,sCAR-T cell),即在 CAR 的设计中引入开关分子,使 CAR-T 细胞的活化受到开关分子的精确控制。这一设计可以避免或降低 CAR-T 细胞过度活化引起的不良反应,增加 CAR-T 细胞治疗的安全性。

根据设计策略,我们可以将开关型 CAR-T 细胞分为以下几类。

(一) Switch-On 型 CAR-T 细胞

Switch-On 型 CAR-T 细胞设计旨在使 CAR-T 细胞仅在抗体或小分子药物存在的条件下才能被活化(图 5-5-3-1)。通过接头分子介导 CAR-T 细胞靶向肿瘤细胞是其中最常见的设计。为了能够实现对 CAR-T 细胞活性的精确控制,一种设计策略是使 CAR-T 细胞不直接靶向肿瘤抗原,而是靶向可以结合肿瘤抗原的接头分子,只有在接头分子存在情况下 CAR-T 细胞才能被表达表面抗原的肿瘤细胞活化。例如,在 Cartellieri 等设计的 CAR-T 细胞中,CAR 的 scFv 识别的不是肿瘤抗原,而是由 10 个氨基酸组成,来自人细胞核自身抗原 La/SS-B

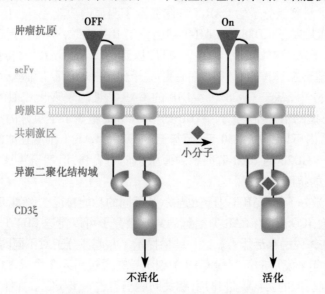

图 5-5-3-1　Switch-On 型 CAR-T 细胞

的无免疫原性的短肽(5B9 Tag)。为了靶向肿瘤细胞,他们同时还设计融合了 5B9 Tag 能够靶向肿瘤抗原的接头抗体。在生理状态下 5B9 Tag 不会暴露在正常细胞表面,因此单独注射的 CAR-T 细胞不会被活化,只有在接头抗体注射后 CAR-T 细胞才能间接地靶向肿瘤细胞而发挥作用。此外,Cao 等将异硫氰酸荧光素(FITC)或来自 GCN4 多肽的 PNE 标签短肽偶联到曲妥珠单抗的 Fab 结构域。由于曲妥珠单抗可以特异性地靶向 HER2 阳性的乳腺癌细胞,因此通过使 scFv 靶向 FITC 或 PNE 标签,CAR-T 细胞可以间接靶向并杀伤 HER2 阳性的乳腺癌细胞。在体外和体内实验中,CAR-T 细胞的细胞毒效应显示出与标签修饰的曲妥珠单抗剂量的高度相关性。

另外一种设计策略,是将 CAR 的结构元件分为两个部分,使其只有在接头分子存在的条件下才能结合、组装成有功能的 CAR 分子。例如在 Wu 等的设计中,CAR 分子的两个结构单元被分为两个单元分开表达。其中,单元 1 包括了胞外的 scFv 抗原结合域、胞内的共刺激分子,以及来源于 FK506 结合蛋白(FKBP)的药物结合位点。单元 2 包括了共刺激分子、CD3ζ 结构域,以及突变型的 FKBP-西罗莫司结合结构域(FRB*)。在西罗莫司类似物 AP21967 存在的条件下,FKBP 与 FRB* 可以相互结合,从而诱导单元 1 和单元 2 形成二聚体,进而组成具有完整结构功能的 CAR 分子。体外和体内实验都表明,基于这一设计的 CAR-T 细胞具有与传统 CAR-T 细胞相似的抗原识别、信号响应和肿瘤杀伤能力。

(二) Switch-Off 型 CAR-T 细胞

Switch-Off 型 CAR-T 细胞旨在通过抗体或小分子药物抑制 CAR-T 细胞的活化,避免 CAR-T 细胞过度活化引起的严重副作用(图 5-5-3-2)。引入诱导型自杀基因是设计 Switch-Off 型 CAR 的常用策略。例如,对于携带单纯疱疹病毒胸苷激酶(HSV-TK)自杀基因系统的 CAR-T 细胞,更昔洛韦给药可以激活 HSV-TK 表达,从而诱导 CAR-T 细胞快速凋亡。来源于病毒的 HSV-TK 本身具有免疫原性,在人体中可能引起不良的免疫反应。由于更昔洛韦常用于治疗造血干细胞移植患者的巨细胞病毒感染,这可能也会与 CAR-T 细胞治疗相冲突。

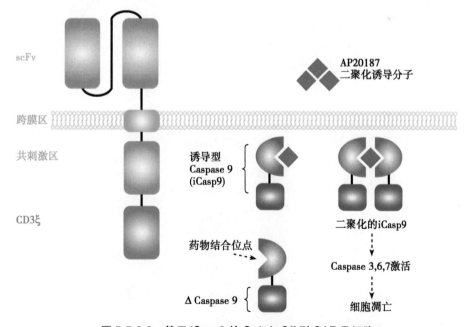

图 5-5-3-2　基于 iCasp9 的 Switch-Off 型 CAR-T 细胞

鉴于此,基于诱导型 caspase9(iCasp9)的自杀基因系统也常被应用于 Switch-Off 型 CAR 的设计。iCasp9 是将来源于 FK506 结合蛋白(FKBP)的药物结合位点融合在了人的促凋亡分子 *caspase9* 基因中。小分子药物 AP20187 或 AP1903 能够靶向 iCasp9 的 FKBP 位点并介导 caspase9 二聚化,能够激活 caspase9 的活性并诱导 CAR-T 细胞凋亡。在体内实验中,单次给药即可快速诱导细胞凋亡并可以在 3 天内清除循环系统里超过 99% 的供体细胞。

二、CAR 与新的功能分子联合表达

经静脉注射的 CAR-T 细胞高效迁移并浸润到肿瘤部位是其发挥抗肿瘤作用的重要前提,然而实体瘤组织复杂的肿瘤微环境往往阻碍了免疫细胞向肿瘤组织的迁移和浸润。考虑到趋化因子对淋巴细胞的迁移和归巢有重要作用,一些研究尝试利用趋化因子促进 CAR-T 细胞向肿瘤组织的浸润。Adachi 等设计了同时过表达 IL-7 和 CCL19 的 CAR-T 细胞(图 5-5-3-3)。IL-7 已知能够促进 T 细胞的增殖和存活,CCL19 作为趋化因子能诱导 T 细胞和树突状细胞的迁移。有研究表明在淋巴组织中,由成纤维网状细胞分泌的这两种细胞因子对 T 细胞区域(T-zone)的形成和维持有重要作用。体外和体内实验显示,IL-7 和 CCL19 过表达显著促进了 CAR-T 细胞的扩增能力和向肿瘤组织的浸润水平。在相同输注剂量下,IL-7 和 CCL19 过表达的 CAR-T 细胞抗肿瘤效果明显优于传统 CAR-T 细胞,能够完全清除肿瘤细胞并显著延长小鼠的生存期。值得注意的是,单个细胞因子在 CAR-T 细胞内表达并不会产生明显的效果,其增强的抗肿瘤效果依赖 IL-7 和 CCL19 的共同作用。

IL-12 是由树突状细胞、巨噬细胞、中性粒细胞等分泌的一种促炎因子,能够诱导 CD8$^+$T 细胞向 Th1 亚型的分化,促进 IFN-γ、TNF-α 等促炎因子的分泌,增强 CD8$^+$T 细胞的细胞毒效应。研究显示,联合表达 IL-12 可以显著增强 CAR-T 细胞的细胞毒性,抵抗免疫抑制性的

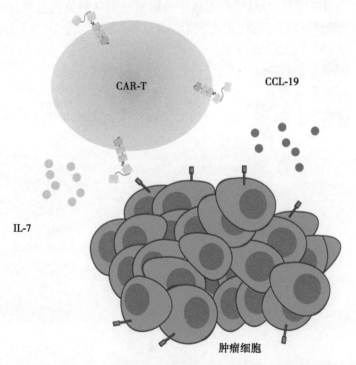

图 5-5-3-3　IL-7 与 CCL-19 过表达促进 CAR-T 细胞增殖和向肿瘤组织浸润

肿瘤微环境。在针对 mucin-16、CEA、VEGFR2 等抗原的多个实体瘤动物模型中,IL-12 分泌均促进了 CAR-T 细胞在体内的增殖、存活和抗肿瘤效果。

　　除此之外,在 CAR-T 细胞中表达 PD-1 的阻断抗体,IL-15、IL-18 等细胞因子也被证明有助于克服肿瘤微环境引起的免疫抑制,改善 CAR-T 细胞的抗肿瘤疗效。

三、新的细胞因子激活信号

　　内源 T 细胞的活化增殖涉及复杂的信号调控过程,不仅需要来自 TCR-CD3 复合物的"第一信号"以及来自共刺激分子的"第二信号",还需要其他信号刺激的协同作用。其中,细胞因子激活信号被认为是 T 细胞活化的"第三信号",对 T 细胞充分活化有重要作用。研究者猜测将这一"第三信号"引入 CAR 的设计中可能会有利于提高 CAR-T 细胞的活化增殖能力。在最新的研究中,Kagoya 等在 CAR 胞内结构域中增加了新的细胞因子激活结构域。他们将来自 IL-2 和 IL-15 的 IL-2Rβ 链胞内结构域插入到 CAR 的下游共刺激分子和 CD3ζ 序列之间,将来自 IL-21 受体的酪氨酸-X-X-谷氨酰胺(YXXQ)基序插入到 CD3ζ 分子的末端。经改造的 CAR 能够在抗原刺激下招募 JAK、STAT3 和 STAT5,激活 JAK-STAT 信号通路(图 5-5-3-4)。与传统的 CAR-T 细胞相比,这一设计促进了 CAR-T 细胞的增殖和向记忆 T 细胞的分化水平。在多个血液瘤和实体瘤的动物模型中,改造后的 CAR-T 细胞都能有效清除肿瘤细胞,显著延长小鼠存活期,显示出较传统 CAR-T 细胞更优异的抗肿瘤能力。

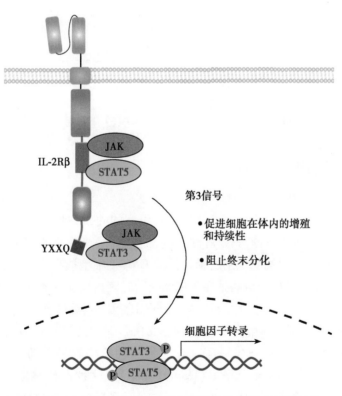

图 5-5-3-4　激活 JAK-STAT 信号通路促进 CAR-T 细胞活化

四、转录因子调控

最近,Lyn 等利用 CAR-T 细胞耗竭的实验模型发现,*JunB*、*BATF* 和 *IRF4* 等 *bZIP-IRF* 家族转录因子在耗竭 T 细胞中的异常表达抑制了 AP-1 和 c-Jun 的结合,是诱导 T 细胞耗竭相关基因表达的重要原因。进一步实验显示过表达 c-Jun 不影响正常 CAR-T 细胞功能,但可以显著促进耗竭 CAR-T 细胞 IL-2、IFNγ 等细胞因子的分泌和向记忆 T 细胞分化。这显示 c-Jun 过表达是一种改善耗竭 CAR-T 细胞抗肿瘤功能的有效策略(图 5-5-3-5)。

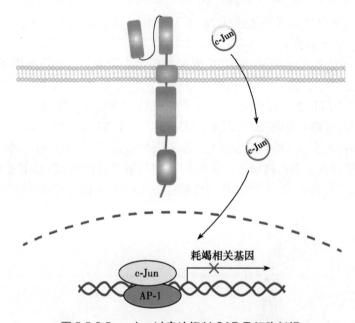

图 5-5-3-5　c-Jun 过表达抑制 CAR-T 细胞耗竭

五、多靶点识别 CAR-T 细胞

(一) OR-gate CAR-T 细胞

为了克服由于肿瘤细胞异质性或者抗原丢失引起的肿瘤细胞逃逸,CAR-T 细胞可以被设计靶向两个或以上的肿瘤抗原,只要肿瘤细胞表达其中一个抗原,CAR-T 细胞就能被活化并介导肿瘤杀伤。基于这种抗原识别逻辑设计的 CAR-T 细胞被称为 OR-gate CAR-T 细胞。为了实现这一目的,一种简单的策略是在 T 细胞中同时表达识别不同抗原的 CAR 分子(dual CAR)。然而,在 T 细胞中同时表达两种 CAR 分子对基因转导带来较大挑战。另外,将两种 CAR 分子整合在同一载体上时,为了避免由于 CD3ζ 等相同序列的存在而引起 DNA 重组,可能需要对氨基酸序列进行密码子优化。另一种策略则是将两个识别不同抗原的 scFv 分子串联融合在同一 CAR 分子上(tandem CAR)。这种设计避免了基因转导问题。为了实现有效的抗原识别和 T 细胞活化,两个 scFv 分子的连接、相对位置,以及方向都需要进行优化。近期的一些研究表明,相比于传统的单靶点 CAR-T 细胞,基于串联式 scFv 设计的双特异性 CAR-T 细胞对减少肿瘤复发有显著的优势。在针对多发性骨髓瘤的治疗中,同时靶向 BCMA 和 CS1 的双特异性 CAR-T 细胞可以很好地降低肿瘤复发风险。针对 B 细胞恶性肿瘤,通过双特异性 CAR-T 细胞靶向 CD19 和 CD20 两种抗原,也能够很好地克服 CD19 抗原丢失引起的肿瘤复发,相关临床试验显示出积极的疗效。需要注意的是,串联式抗原识别 CAR-T 细胞在提高肿瘤细胞识别覆盖度的同时,可能会增加 CAR-T 细胞的靶点毒性。

（二） AND-gate CAR-T 细胞

为了降低靶点毒性,增强肿瘤识别的特异性,CAR-T 细胞可以被设计识别多个抗原,而只有这些抗原在肿瘤细胞同时表达时 CAR-T 细胞才能被活化并发挥肿瘤杀伤能力。基于这种抗原识别逻辑设计的 CAR-T 细胞也被称为 AND-gate CAR-T 细胞。比如,为了使 CAR-T 细胞仅杀伤同时表达两种抗原的肿瘤细胞,一种可行的策略是在 T 细胞中同时表达具有不同 scFv、可以识别两种不同抗原的表面受体,并使它们的胞内区分别携带共刺激分子和 CD3ζ 结构域。由此,只有肿瘤细胞同时表达两种抗原时,CAR-T 细胞才能被充分活化,实现肿瘤杀伤。

（三） 基于合成生物学的新抗原识别模式

近年来研究者基于合成生物学原理设计了具有不同抗原识别模式的 CAR-T 细胞受体结构,比如合成型 Notch 受体(synNotch)、抑制型嵌合抗原受体(inhibitory CAR,iCAR)、基于亮氨酸拉链结构的通用型受体(zipCAR)等。针对多种抗原刺激,这些受体结构可以介导不同的激活或抑制信号,从而增强工程化的 CAR-T 细胞特异性识别肿瘤细胞的能力。①SynNotch:将人工改造合成的 Notch 受体与 CAR 相结合以实现 CAR-T 细胞对双靶点抗原的识别。其中 synNotch 与特异性抗原 A 的结合将诱导该受体下游的转录激活因子从受体分离进而转运到细胞核并诱导 CAR 的表达,从而使细胞能够被肿瘤细胞抗原 B 激活。②iCAR:基于该策略设计的 CAR 识别正常细胞的表面抗原,而其胞内结构域是来自 CTLA4 或 PD-1 的信号抑制结构域。CAR-T 细胞一旦识别抗原就会传递抑制信号抑制 T 细胞的活化,因此只有在肿瘤特异性抗原存在,且正常组织细胞抗原不存在的条件下 CAR-T 细胞才能被活化,可有效避免 CAR-T 细胞攻击正常细胞。③zipCAR:该策略设计了具有亮氨酸拉链接头的通用型 CAR 受体。当遇到携带亮氨酸拉链接头的 scFv 分子时,CAR 受体可以通过亮氨酸拉链匹配与之结合从而形成完整的 CAR 分子。这一设计可以使 CAR 分子获得多种不同的抗原识别模式。比如,通过与携带亮氨酸拉链接头的不同 scFv 分子结合,CAR 可以识别多个抗原靶点;通过改变不同 scFv 亮氨酸拉链接头的亲和力,可以调节 CAR-T 细胞的活化水平;通过设计亮氨酸拉链接头使 scFv 与 CAR 或其他 scFv 竞争性结合,可以使 CAR-T 细胞选择性杀伤肿瘤(图 5-5-3-6)。

在设计 CAR-T 细胞时,可以根据具体的需求采取以上各种改造和优化策略,并先在体外和动物实验中检验其有效性和安全性。通过动物实验验证之后,才有可能进一步在临床试验中验证各种改造过的 CAR-T 细胞的抗肿瘤作用。

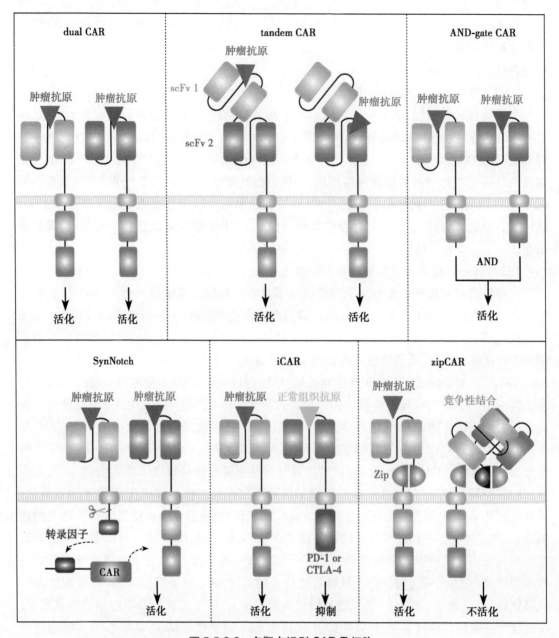

图 5-5-3-6 多靶点识别 CAR-T 细胞

（孟宪会 荆瑞瑞 孙洁）

参考文献

1. NEWICK K,O'BRIEN S,MOON E,et al. CAR-T cell therapy for solid tumors[J]. Annu Rev Med,2017,68: 139-152.

2. MORGAN RA,YANG JC,KITANO M,et al. Case report of a serious adverse event following the administration of T cells transduced with a chimeric antigen receptor recognizing ERBB2[J]. Mol Ther,2010,18(4):843-851.

3. XU X,LI H,XU C. Structural understanding of T cell receptor triggering[J]. Cell Mol Immunol,2020,17(3):

193-202.

4. MCLANE LM, ABDEL-HAKEEM MS, WHERRY EJ. CD8 T cell exhaustion during chronic viral infection and cancer[J]. Annu Rev Immunol, 2019, 37:457-495.

5. JAMESON SC, MASOPUST D. Understanding subset diversity in T cell memory[J]. Immunity, 2018, 48(2): 214-226.

6. MENG X, JING R, QIAN L, et al. Engineering cytoplasmic signaling of CD28ζ CARs for improved therapeutic functions[J]. Front Immunol, 2020, 11:1046.

7. XIE Y J, DOUGAN M, JAILKHANI N, et al. Nanobody-based CAR-T cells that target the tumor microenvironment inhibit the growth of solid tumors in immunocompetent mice[J]. Proc Natl Acad Sci USA, 2019, 16(16): 7624-7631.

8. DOTTI G, GOTTSCHALK S, SAVOLDO B, et al. Design and development of therapies using chimeric antigen receptor-expressing T cells[J]. Immunol Rev, 2014, 257(1):107-126.

9. LIU X, JIANG S, FANG C, et al. Affinity-tuned ErbB2 or EGFR chimeric antigen receptor T cells exhibit an increased therapeutic index against tumors in mice[J]. Cancer Res, 2015, 75(17):3596-3607.

10. GHORASHIAN S, KRAMER AM, ONUOHA S, et al. Enhanced CAR-T cell expansion and prolonged persistence in pediatric patients with ALL treated with a low-affinity CD19 CAR[J]. Nat Med, 2019. 25(9): 1408-1414.

11. GUEDAN S, CALDERON H, POSEY AD, et al. Engineering and design of chimeric antigen receptors[J]. Mol Ther Methods Clin Dev, 2019, 12:145-156.

12. WATANABE N, BAJGAIN P, SUKUMARAN S, et al. Fine-tuning the CAR spacer improves T-cell potency[J]. Oncoimmunology, 2016, 5(12):e1253656.

13. ALMÅSBAK H, WALSENG E, KRISTIAN A, et al. Inclusion of an IgG1-Fc spacer abrogates efficacy of CD19 CAR-T cells in a xenograft mouse model[J]. Gene Ther, 2015, 22(5):391-403.

14. JONNALAGADDA M, MARDIROS A, URAK R, et al. Chimeric antigen receptors with mutated IgG4 Fc spacer avoid fc receptor binding and improve T cell persistence and antitumor efficacy[J]. Mol Ther, 2015, 23(4): 757-768.

15. BRIDGEMAN JS, HAWKINS RE, BAGLEY S, et al. The optimal antigen response of chimeric antigen receptors harboring the CD3zeta transmembrane domain is dependent upon incorporation of the receptor into the endogenous TCR/CD3 complex[J]. J Immunol, 2010, 184(12):6938-6949.

16. HAYNES NM, SNOOK MB, TRAPANI JA, et al. Redirecting mouse CTL against colon carcinoma: superior signaling efficacy of single-chain variable domain chimeras containing TCR-zeta vs Fc epsilon RI-γ[J]. J Immunol, 2001, 166(1):182-187.

17. FEUCHT J, SUN J, EYQUEM J, et al. Calibration of CAR activation potential directs alternative T cell fates and therapeutic potency[J]. Nat Med, 2019. 25(1):82-88.

18. KAWALEKAR OU, O'CONNOR RS, FRAIETTA JA, et al. Distinct signaling of coreceptors regulates specific metabolism pathways and impacts memory development in CAR-T cells[J]. Immunity, 2016. 44(2):380-390.

19. YING Z, HE T, WANG X, et al. Parallel comparison of 4-1BB or CD28 co-stimulated CD19-targeted CAR-T cells for B cell non-hodgkin's lymphoma[J]. Mol Ther Oncolytics, 2019, 15:60-68.

20. GUEDAN S, POSEY AD JR, SHAW C, et al. Enhancing CAR-T cell persistence through ICOS and 4-1BB costimulation[J]. JCI Insight, 2018, 3(1):e96976.

21. CARTELLIERI M, FELDMANN A, KORISTKA S, et al. Switching CAR-T cells on and off: a novel modular platform for retargeting of T cells to AML blasts[J]. Blood Cancer J, 2016, 6(8):e458.

22. CAO Y, RODGERS DT, DU J, et al. Design of switchable chimeric antigen receptor T cells targeting breast cancer[J]. Angew Chem Int Ed Engl, 2016, 55(26):7520-7524.

23. WU CY,ROYBAL KT,PUCHNER EM,et al. Remote control of therapeutic T cells through a small molecule-gated chimeric receptor[J]. Science,2015,350(6258):aab4077.

24. GARGETT T,BROWN M P. The inducible caspase-9 suicide gene system as a 'safety switch' to limit on-target,off-tumor toxicities of chimeric antigen receptor T cells[J]. Frontiers in pharmacology,2014,5:235.

25. MARIN V,CRIBIOLI E,PHILIP B,et al. Comparison of different suicide-gene strategies for the safety improvement of genetically manipulated T cells[J]. Hum Gene Ther Methods,2012,23(6):376-386.

26. ADACHI K,KANO Y,NAGAI T,et al. IL-7 and CCL19 expression in CAR-T cells improves immune cell infiltration and CAR-T cell survival in the tumor[J]. Nat Biotechnol,2018,36(4):346-351.

27. RAFIQ S,HACKETT CS,BRENTJENS RJ. Engineering strategies to overcome the current roadblocks in CAR-T cell therapy[J]. Nat Rev Clin Oncol,2020,17(3):147-167.

28. KAGOYA Y,TANAKA S,GUO T,et al. A novel chimeric antigen receptor containing a JAK-STAT signaling domain mediates superior antitumor effects[J]. Nat Med,2018,24(3):352-359.

29. LYNN RC,WEBER EW,SOTILLO E,et al. c-Jun overexpression in CAR-T cells induces exhaustion resistance [J]. Nature,2019,576(7786):293-300.

30. KLOSS CC,CONDOMINES M,CARTELLIERI M,et al. Combinatorial antigen recognition with balanced signalling promotes selective tumor eradication by engineered T cells[J]. Nat Biotechnol,2013,31(1):71-75.

31. ROYBAL KT,RUPP LJ,MORSUT L,et al. Precision Tumor Recognition by T cells with combinatorial antigen-sensing circuits[J]. Cell,2016,164(4):770-779.

32. HEGDE M,MUKHERJEE M,GRADA Z,et al. Tandem CAR-T cells targeting HER2 and IL13Rα2 mitigate tumor antigen escape[J]. J Clin Invest,2019,129(8):3464.

33. FEDOROV VD,THEMELI M,SADELAIN M. PD-1-and CTLA-4-based inhibitory chimeric antigen receptors (iCARs) divert off-target immunotherapy responses[J]. Sci Transl Med,2013,5(215):215ra172.

34. CHO JH,COLLINS JJ,WONG WW. Universal chimeric antigen receptors for multiplexed and logical control of T cell responses[J]. Cell,2018,173(6):1426-1438.

35. ZAH E,NAM E,BHUVAN V,et al. Systematically optimized BCMA/CS1 bispecific CAR-T cells robustly control heterogeneous multiple myeloma[J]. Nat Commun,2020,11(1):2283.

36. SHAH N N,JOHNSON B D,SCHNEIDER D,et al. Bispecific anti-CD20,anti-CD19 CAR T cells for relapsed B cell malignancies:a phase 1 dose escalation and expansion trial[J]. Nat Med,2020,26(10):1569-1575.

37. WEI J,HAN X,BO J,et al. Target selection for CAR-T therapy[J]. J Hematol Oncol,2019,12(1):62.

第六章

CAR-T 细胞技术的相关研究方法

第一节　单细胞技术在 CAR-T 细胞研究中的应用

近年来,CAR-T 细胞疗法在肿瘤治疗中的应用得到了广泛的关注,其疗效也获得了广泛的肯定。尽管其作为新型精准靶向疗法在肿瘤治疗中具有广泛前景,但在患者反应和毒性方面却存在很大差异,因此临床医生和研究人员仍为实现更高的患者获益和最小的治疗副作用而努力。这种差异是由 CAR-T 细胞输液产品的患者间和群体内异质性造成的。随着科技发展,单细胞技术的问世为解决这一难题提供了新思路。

一、单细胞技术的发展

随着对肿瘤疾病的研究不断深入,人们对肿瘤的认识也在不断加深。在过去,人们普遍认为细胞个体特征和群体特征是一致的,这一概念同样适用于肿瘤疾病,因此学者们对肿瘤的研究一直停留在肿瘤宏观水平而非具体到单个的肿瘤细胞。然而,近年的研究逐步揭示出细胞间的差异性,对于整体特征的研究也并不能很好地代表单个细胞的特征,随即于 1957 年提出了细胞异质性这一概念。肿瘤是由单个肿瘤细胞的自体扩增、随机突变和自我筛选形成的相对独立的肿瘤亚群构成的,肿瘤细胞在扩增过程中发生的随机突变和自我筛选,使得不同亚群的肿瘤细胞遗传信息出现适应性修饰改变,导致组成肿瘤整体的各个相对独立的亚群间呈现出不同程度的异质性。这些具有不同生物学特征的亚群相互影响、相互作用形成一个肿瘤整体,影响着肿瘤的发生和发展,最终导致不同患者对相同治疗出现不同应答,治疗效果千差万别。然而,传统的 DNA 测序、RNA 测序等研究方法是基于肿瘤整体开展的,所得的分析结果反映肿瘤所有细胞特征的平均水平,无法进一步揭示重要的肿瘤细胞亚群的异质性。因此,在单细胞水平上进行细胞的基因表达及细胞的功能活动相关研究,对揭示肿瘤细胞间的异质性和解释某些生理行为具有重大意义。将研究深入到单细胞水平,极大地提高了人们对肿瘤细胞异质性和患者个体性差异的认识,逐步揭示肿瘤细胞在肿瘤微环境中是如何感知、应答并做出适应性改变的,从而进一步反映出肿瘤细胞亚群的异质性是如何产生并最终影响肿瘤的发展及患者预后。总体而言,单细胞技术相对于研究肿瘤整体的传统方法而言,能提供丰富而准确的细节信息,有助于了解患者个体差异,从而在肿瘤治疗中指导临床决策和个体化用药,最终通过精准治疗使患者获益。

单细胞技术的发展加深了人们对细胞异质性的理解,进一步揭示了疾病发生发展的机制。目前,单细胞技术主要用途为揭示不同细胞间在基因组、表观基因组学、转录组学或蛋白组学等不同水平上的异质性,可用于绘制细胞图谱,鉴定细胞亚群,研究发病机制并深入挖掘治疗靶点。单细胞分析已被用于鉴定用传统技术无法检测到的稀有细胞群或生理情况下具有高度异质性的细胞,例如:在看似同质的细胞群中识别出高反应性的免疫细胞,或研究早期胚胎细胞。单细胞分析也可用于研究细胞谱系和发育的关系,追踪细胞群体分化轨迹,例如研究胚胎的发育、淋巴细胞的分化等问题。

随着分子生物学、微流体技术和纳米技术的迅猛发展,多种单细胞测序技术应运而生,现已开发出多种单细胞技术用于检测多种细胞参数,包括单细胞基因组学、转录组学和蛋白组学等的研究。基于基因组学的单细胞技术多种多样,可用于单个细胞基因组的异质性研究,比如单细胞基因组测序技术、单细胞全基因组 DNA 甲基化检测技术、单细胞 Hi-C(scHi-C)技术、单细胞蛋白质和 DNA 相互作用的染色质免疫共沉淀(scChIP-seq)技术、单细胞 ATAC-seq(scATAC-seq)技术等。单细胞基因组测序技术的原理是在单细胞水平上对微量的全基因组 DNA 进行扩增并获得高覆盖率的完整的基因组后进行高通量测序,这一技术可用于揭示细胞群体基因组的差异和研究细胞间进化的关系。scChIP-seq 技术的原理是在单细胞水平上针对全基因组识别顺式调控元件和反式作用因子的互作信息,并构建基因表达调控网络,从而加深我们对生命过程调控机制的理解,这是研究表观遗传调控的一种重要手段。转录组学的单细胞技术包括单细胞 RNA 测序(scRNA-seq)、大规模平行 RNA 单细胞测序技术(MARS-seq)等。单细胞 RNA 测序是应用最广泛的单细胞技术之一,其在单细胞水平上对微量的全转录组 RNA 进行扩增后并进行高通量测序,能够提供更加详细和准确的转录信息,尤其可对未知基因的转录进行检测。蛋白组学的单细胞技术包括单细胞蛋白质印迹技术(scWestern blotting)、荧光激活细胞分选(FACS)技术等。scWestern 技术可用于分析单细胞功能蛋白质组,其原理是将单细胞加载到芯片上的微孔中进行连续原位裂解、凝胶电泳和光引发印迹以分离并固定条带中的蛋白质,并将固定的蛋白质和抗体进行杂交。

单细胞技术加深了人们对肿瘤细胞及其功能的认识,但是对于肿瘤这一高异质性的疾病来说,在基因组、表观基因组和转录组水平上均可观察到异质性,因此单独对一个水平进行分析不能提供对肿瘤细胞完整的异质性分析并有可能导致偏差。学者们进一步提出单细胞多组学分析,将单细胞水平的基因组学和转录组学、表观基因组学和转录组学、转录组学和蛋白组学等整合起来进行单细胞多组学分析。单细胞基因组学和转录组学分析允许同时对来自相同肿瘤细胞的 DNA 和 RNA 进行测序,从而揭示单个细胞之间的基因组变异和转录组水平的变化,并可更准确地检测 DNA 突变。单细胞基因组学和转录组学分析的技术包括 DR-seq(DNA-mRNA sequencing)和 G&T-seq(genome and transcriptome sequencing)等。单细胞表观基因组学和转录组学的整合分析可用于进一步了解表观遗传学改变对基因表达的调控作用。学者们认为即使基因相同的肿瘤细胞仍可能具有不同的基因表达方式,这种基因表达模式差异的来源可能为 DNA 甲基化、组蛋白修饰等表观遗传学改变,因此整合表观基因组学的单细胞分析将有助于肿瘤细胞亚群的明确分类。单细胞表观基因组学和转录组学分析的技术包括 scM&T-seq(simultaneous single-cell methylome and transcriptome sequencing)、scNMT-seq(single-cell nucleosome, methylation, and transcription sequencing)和 scMT-seq(another method of simultaneously sequencing single cells' methylomes and transcriptomes)等。单细胞转录组学和蛋白组学的整合分析可用于了解单细胞水平上转录组学和蛋白组学是否表达一致,现有的技术包括 CITE-seq(cellular indexing of transcriptomes and epitopes by sequencing)和 REAP-seq(RNA expression and protein sequencing assay)等。单细胞多组学分析揭示肿瘤异质性仍是目前的研究热点,有多种不同的技术作为支撑,我们可以根据具体的生物学问题采用相应的技术制定不同的研究策略,以攻克肿瘤的治疗难题。

二、单细胞技术在肿瘤研究的应用

肿瘤因其高发病率和高致死率是当今影响人类寿命和生活质量的主要疾病之一。尽管肿瘤筛查、早期诊断方法不断改进,免疫疗法、化学疗法等治疗方法不断优化,肿瘤治疗仍是目前难以攻克的难题。因此,深入探索肿瘤发病机制、优化诊治方案是目前亟待解决的问题之一。肿瘤的疗效、预后和复发与其本身的肿瘤细胞组成和异质性相关,因此应用单细胞技术研究肿瘤的异质性,深入研究肿瘤发生发展机制,寻找有效的作用靶点,监视肿瘤进展及用于肿瘤的危险分层,对肿瘤的精准治疗、个性化治疗方案具有指导意义。

目前,单细胞技术可以运用于鉴定细胞亚群或找到传统技术难以识别的稀少细胞,并可进一步研究肿瘤的发生发展机制。为了进一步研究骨髓中 niche 细胞的表征和肿瘤细胞对基质细胞作用,应用单细胞技术分析小鼠骨髓基质细胞,确定了 17 个表达不同造血调节基因的基质细胞亚群,这些基因涉及了新的成纤维细胞和成骨细胞亚群的形成过程。同时,该研究发现急性髓系白血病(acute myeloid leukemia,AML)干扰了间充质干细胞的成骨分化并降低了正常造血所必需的调节分子的表达,这表明在局部形成对正常实质细胞不利的肿瘤微环境,从而促进肿瘤的发展。在不同细胞亚群的基础上,深入研究细胞不同程度的基因表达及其功能,有助于全面了解肿瘤的发生发展机制。

单细胞技术也可作为监测肿瘤进展和转化的有力手段,指导调整临床治疗策略。为了评估循环肿瘤细胞(CTC)对患者病情反映的能力,以及 CTC 对基因组异质性反映的能力,研究人员用 scRNA-seq 分析了多发性骨髓瘤(multiple myeloma,MM)患者的来源骨髓和外周血的多发性骨髓瘤细胞,结果表明可以用血浆中的 CD45、CD27 和 CD56 标记区分循环肿瘤细胞,并客观、无偏倚地反映了多发性骨髓瘤细胞的转录本情况,即基因表达情况。scRNA-seq 分析表明两名患者之间的多发性骨髓瘤细胞特征存在显著差异,反映了多发性骨髓瘤的异质性。因此,循环肿瘤细胞结合单细胞技术的应用可实现对多发性骨髓瘤病情变化的监测,并可对与预后和治疗相关的基因表达进行定量评估。

在肿瘤研究中,单细胞技术是新兴的、可靠的技术手段,其在肿瘤研究中的应用方式多样,可回答肿瘤研究中的不同问题,应用潜力巨大。针对肿瘤发病机制、诊治难点,应用不同的单细胞技术,从单细胞水平上分析肿瘤细胞固有的异质性,并发现由肿瘤细胞异质性引起的功能变化在肿瘤发生发展中的机制,探讨影响肿瘤难治、复发的影响因素,全面加深对肿瘤的认识,寻找新的作用靶点,对临床的治疗尤其是优化精准治疗具有指导意义。

三、单细胞技术在 CAR-T 细胞研究的应用

CAR-T 细胞疗法在复发/难治大 B 细胞淋巴瘤(large B cell lymphoma,LBCL)、B 细胞急性淋巴细胞白血病(B cell acute lymphoblastic leukemia,B-ALL)、慢性淋巴细胞白血病(chronic lymphocytic leukemia,CLL)等肿瘤治疗中疗效获得肯定。但 CAR-T 细胞疗法的疗效和持久性会受到不同的因素影响,主要因素包括:输注后 T 细胞的增殖度、病理类型和肿瘤耐药性相关的抗原下调或丢失等。同时,接受 CAR-T 细胞治疗的患者在治疗反应和毒性方面也存在很大差异,有人提出这是由 CAR-T 细胞输液产品的患者间和群体内的异质性造成的。因此,应用单细胞技术在单细胞水平上研究 CAR-T 细胞治疗存在的异质性问题,有望于推动 CAR-T 细胞治疗的发展,从而提高 CAR-T 细胞的疗效。

与第一代 CAR-T 细胞相比,第二代 CAR-T 细胞和第三代 CAR-T 细胞的胞内信号转导

区分别引入了单共刺激分子(主要是 CD28 或者 4-1BB 分子)和双共刺激分子(联合 CD134 或者 CD137 等分子),共刺激分子进一步加强了 T 细胞的细胞毒性、增殖能力,并可延长存活时间和作用时间。因此,人们提出 CAR-T 细胞的激活机制可能和携带天然 T 细胞受体的 T 细胞不同,但是对这种差异及其产生的机制尚不清楚。

为了解 CAR-T 细胞的激活机制和激活状态,Rong Fan 等研究人员通过单细胞转录组测序、单细胞复合细胞因子分泌试验,以及细胞毒性活细胞成像技术检测人 B 细胞淋巴瘤 Raji 细胞系特异性刺激后的第三代 CD19/4-1BB/CD28/CD3ζ CAR-T 细胞,首次在单细胞水平上描述了 CAR-T 细胞在抗原特异性激活下的状态。研究人员发现 CAR-T 细胞和 Raji 细胞共培养后表现出高度的细胞毒性,并用细胞毒性与蛋白质芯片证实细胞毒性与 IFN γ、TNF α、GM-CSF、IL4、IL5、IL8 和 IL13 等细胞因子分泌相关。通过单细胞 RNA 测序,根据不同程度细胞因子基因表达可将激活 CAR-T 细胞分为 4 个不同的细胞亚群,与未刺激的对照组(C4)相比,C0 和 C1 亚群高表达上述细胞因子,而 C2 和 C3 亚群中度表达上述细胞因子,并证实了一系列细胞因子的水平均有升高,且细胞因子水平升高直接与细胞毒性活性相关。接下来,研究人员从单细胞转录组学和蛋白组学水平上证实了 CD4$^+$CAR-T 细胞和 CD8$^+$ CAR-T 细胞均具有高度的细胞毒性,可产生类似的细胞因子组合。研究人员进一步分析发现 CAR-T 细胞的活化似乎和经典 T 细胞的活化有本质上的不同,主要表现为高度混合的 Th1/Th2 表型,其中一部分细胞进一步表现出调节性 T 细胞(Treg)的特性,可能是为了抑制 T 细胞的过度活化。为了进一步研究 CAR-T 细胞的激活状态是否和分化状态有关,研究人员基于单细胞转录组学数据中标记基因 CD45RA 和 CCR7 的表达将 CAR-T 细胞分为初始 T 细胞(TN)、中央记忆 T 细胞(TCM)、效应记忆 T 细胞(TEM)和效应 T 细胞(TEFF),CD4$^+$ 和 CD8$^+$ 细胞则主要由 TN 和 TEFF 细胞组成,同时也存在 TCM 和 TEM 表型的 CD4$^+$ 和 CD8$^+$ 细胞。通过分析发现 CAR-T 细胞激活后产生的细胞因子与分化状态相关性很小。在该项研究中,单细胞转录组学结合蛋白组学分析很好地揭示了 CAR-T 细胞特异性抗原激活后的不同细胞亚群,以及不同亚型的 CAR-T 细胞针对特异性抗原反应的一些共同机制,同时也表明了发展单细胞技术对保障 CAR-T 细胞输注产品的质量和监测患者治疗的反应很有意义。

最新临床研究表明,靶向 CD19 的 CAR-T 细胞或双特异性 T 细胞衔接(BiTE)抗体治疗的患者神经毒性的发生率远高于靶向其他 B 细胞蛋白(如 CD20)的疗法。Kevin R 等研究者应用单细胞测序技术分析 2 364 个人类前额皮质细胞的单细胞 RNA 测序数据,并鉴定出了 CD19 在壁细胞(调节血脑屏障的完整性)中的表达。进一步研究观察到人脑壁细胞中具有跨多个数据集、大脑区域和发育时间点的 CD19 表达。重要的是,脑中表达的 CD19 异构体含有临床上 CAR-T 细胞和 BiTE 抗体可靶向的抗原表位,科学地回答了 CAR-T 细胞回输后出现 ICANS 的具体机制,有助于人类临床试验中进行壁细胞靶向的相关研究,并为开发具有改良安全性的下一代疗法提供了可能的策略。

单细胞技术作为当前的研究热点,在 CAR-T 细胞治疗中的应用能很好地揭示 CAR-T 细胞的异质性及其在患者肿瘤微环境内与宿主细胞间的相互作用关系。单细胞多组学技术的联合运用有助于全面了解单细胞水平上 CAR-T 细胞激活状态,推动下一代 CAR-T 细胞治疗的发展。

(闫子勋　赵维莅)

参考文献

1. 石蒙,宋志花,耿旭辉,等.单细胞分析研究进展[J].色谱,2017,35(1):105-109.

2. 戴曦,宋琦,梁丽娴. 单细胞分析技术在肿瘤研究中的应用进展[J]. 实用医学杂志,2019,35(2):322-324.

3. HAQUE A,ENGEL J,TEICHMANN SA,et al. A practical guide to single-cell RNA-sequencing for biomedical research and clinical applications[J]. Genome Med,2017,9(1):75.

4. STUART T,SATIJA R. Integrative single-cell analysis[J]. Nat Rev Genet,2019,20(5):257-272.

5. BARYAWNO N,PRZYBYLSKI D,KOWALCZYK M S,et al. A cellular taxonomy of the bone marrow stroma in homeostasis and leukemia[J]. Cell,2019,177(7):1915-1932.

6. LOHR JG,KIM S,GOULD J,et al. Genetic interrogation of circulating multiple myeloma cells at single-cell resolution[J]. Science translational medicine,2016,8(363):363ra147.

7. MAJZNER RG,MACKALL CL. Clinical lessons learned from the first leg of the CAR T cell journey[J]. Nat Med,2019,25(9):1341-1355.

8. XHANGOLLI I,DURA B,LEE G,et al. Single-cell analysis of CAR-T cell activation reveals a mixed TH1/TH2 response independent of differentiation[J]. Genomics Proteomics Bioinformatics,2019,17(2):129-139.

第二节　CyTOF 技术在 CAR-T 细胞研究中的应用

一、CyTOF 简介

Mass Cytometry 质谱流式简单来说,就是利用质谱的原理对单细胞进行多参数检测的流式细胞技术。它不但继承了传统流式细胞仪高速分析的特点,又具有质谱检测的高分辨能力,是流式细胞技术一个新的里程碑式的进展。

传统流式细胞技术的检测原理主要基于对荧光发射光谱的检测,然而荧光基团的发射光谱一般较宽,相互之间往往会发生重叠。因此其有两大限制因素:第一,检测通道的数量限制在 20 个以内,势必影响了研究的广度;第二,光谱重叠带来严重的串色问题,需要复杂的补偿计算。2009 年,多伦多大学 TANNER 及其团队首次提出了质谱流式细胞仪的概念,且由斯坦福大学 NOLAN 与加州 DVS Sciences 公司研发人员共同设计开发,这一新技术结合了传统流式细胞技术的优势,以及质谱的精确度和高分辨率,实现了多参数的单细胞蛋白分析。在 2012 年,国际流式细胞学促进会(International Society for Advancement of Cytometry,ISAC)上,NOLAN 的一篇关于应用质谱流式细胞仪测量细胞周期的文章获得了 2012 Cytometry A 最佳论文奖,质谱流式细胞仪从此走进了人们的视线,被誉为"流式细胞技术的一次革命"。2013 年,DVS Sciences 推出了 CyTOF2(Cytometer Time of flight)细胞计数仪和新型 MaxPar 套盒。2014 年 2 月,美国 Fluidigm 公司收购了 DVS Sciences 公司,以及 CyTOF 技术及生产质谱流式细胞技术中所用的流式仪和所有相关试剂,这也标志着流式细胞技术进入了一个崭新的高通量时代。

质谱流式细胞仪(CyTOF)基本工作原理主要由四部分组成:流动室和液流系统、电感耦合等离子体质谱(inductively coupled plasma mass spectrometry,ICP-MS)分析系统、信号收集与信号转换系统、计算机与分析系统。它采用金属元素标记物(抗体)识别或标记细胞表面或细胞内部的信号分子,然后采用流式细胞术的方法分离单个细胞,再用 ICP-MS 读取单个细胞的原子质量谱,随后将原子质量谱的数据转换为细胞表面或细胞内部的信号分子数据,最后应用计算机分析软件对所获得的数据进行分析,将多维数据进行降维变成二维,实现对细胞的表型和细胞内部信号网络的精细观察。与传统流式细胞技术相比,质谱流式细胞技术主要有两点不同：第一，不同的标签系统。传统流式主要使用各种荧光基团作为抗体标签，质谱法则使用各种罕见的金属元素作为标签。第二，不同的检测系统。前者以激光器和光电倍增管作为检测手段，而后者则使用 ICP-MS 技术作为检测手段。这一新技术的应用，极大优化了传统流式细胞技术的检测方法，一方面避免了通道间信号的串色干扰，避免了繁杂的补偿计算，简化了实验设计，提升了数据的可靠性。另一方面大幅提高了检测通道的数量，使其可达到上百个，极大地提升了从单个样品获得的信息量。在 ICP-MS 中，ICP 为质谱的高温离子源（8 000K），样品在该通道中进行蒸发、解离、原子化、电离等过程。离子通过样品锥接口和离子传输系统进入高真空的 MS 部分，通过高速顺序扫描分离测定所有离子，并通过高速双通道分离后的离子进行检测。与传统分析技术如火焰法、石墨炉法、电感耦合等离子体发射光谱（ICP-AES）相比，ICP-MS 技术提供了最低的检出限、最宽的动态线性范围（大至每升数十毫克甚至数百毫克，小至纳克级）、干扰最少、分析精密度高、分析速度快（每样本 1~3 分钟）、多种元素同时测定，以及可提供精确的同位素信息等分析特性。

　　质谱流式细胞技术有许多突出的优点：①采用开创性的金属标签、上百个独立的检测通道。金属标签需满足两个条件：无放射性同时该标签在生物样品中含量极低。金属标签与细胞的非特异结合弱，且用来标记的金属元素在细胞中含量极低，进而背景噪音低。目前已发现的符合要求的金属元素种类近百种，仅镧系金属就可以提 32 种标记物，可大幅度提高检测通道数目。目前已商业化的用来标记抗体的金属标签有 30 多种，如钯、铽、钬等，随着技术不断进步，未来将有更多的金属元素用来作为标签，通道数也会进一步增加；②通道间无干扰，无需计算补偿。传统荧光流式细胞仪因使用各种荧光基团作为标签，因此发射光谱重叠严重，需要各通道进行单染对照，并增设补偿样本管，样品消耗量大，而且如果样本的染色含有超过 5 个荧光通道，则需要非常复杂的补偿计算。ICP-MS 则具有超高的分辨能力，可以清晰地区分标记的各种金属元素，相邻通道间的干扰<0.3%，可忽略不计，因此无需各通道单染对照，并节约样品，同时亦无需补偿计算。不仅使实验流程得到简化，也节约了标本和试剂，更大大提高了实验结果的可靠性；③高稳定性和高灵敏度，质谱流式细胞仪稳定性高，在不同时间对同一样品进行检测，发现不同时间对同一样品检测结果变异系数（coefficient of variation，CV）值<3%。流式细胞仪各通道间灵敏度差异大，而 CyTOF 各通道间均具有相似的灵敏度；④多样化的数据处理方式，实现对样品的深入分析。质谱流式细胞仪由于通道数量的激增带来了信息量成指数倍的增长。传统的流式分析方法已经不能满足对大数据分析的需要，因此需对数据进行各种降维处理，提取出其中有用的生物学信息。常用的分析方法有：SPADE（spanning-tree progression analysis of density normalized events）、主成分分析（principal component analysis，PCA）、viSNE，以及 Gemstone 等，研究者可以根据各自的实验目的灵活地选择不同的数据分析方法以呈现不同的数据表述方式。

　　质谱流式细胞技术在对细胞群体免疫分型方面作用较大，而且可以对细胞内信号传导网络进行全面的探索，还可以进一步分析细胞亚群之间的功能联系，以及对于大量样品的高通量多参数检测。在免疫、造血、癌症、干细胞，以及药物筛选等多个领域有着广泛的应用前景。目前，大多数应用质谱流式细胞仪所进行的研究是关于人类造血和免疫系统，以及在健康或者病理（癌变、过敏和自身免疫性疾病）条件下的信号调控机制。总结来看有以下几个方面：①对骨髓细胞进行精细分群，质谱流式细胞技术可系统地分析群体内部信号通路，对于研究复杂的造血生成过程具有不可替代的功效。Bendall 博士和 Nolan 实验室研究人员应用单细胞质谱流式细胞仪对健康人的骨髓样品进行分析，首次实现了 31 个通道的同时检测,在这项全新技术的帮助下,全面展示了骨髓造血系统在不同分化阶段的具体细胞组成;②探索具有预测疾病治疗效果功能的标志物。近期,美国斯坦福小儿移植专家 LAU 及其团队应用质谱流式细胞技术,分析免疫耐受及不耐受的移植患者之间外周血免疫表型的差异。结果表明,免疫抑制剂耐受患者具有较为特殊的外周血免疫细胞表型,为 $CD4^+TOT$($CD4^+$ $CD5^+CD25^+CD38^-/loCD45RA$)表型,这类细胞数量相比免疫不耐受患者显著增多。因此,应用质谱流式细胞技术对移植患者外周血免疫细胞表型进行检测及分析,可以推测出患者是否有必要长期使用免疫抑制剂治疗;③用质谱流式细胞技术研究基因在分化、发育过程中的表达变化,BENDALL 等结合多维数据分析方法——主成分分析法(principal component analysis,PCA)揭示了在前体 B 细胞向成熟 B 细胞分化发育过程中,细胞表面多个抗原(CD45RA、CD38、CD19、CD20、CD123、Ki67)的表达变化,以及胞内关键信号蛋白(ERK1/2、SLP-76、PLCγ2、SHP2、CREB)磷酸化的变化情况;④通过高通量处理大数据样本,可以实现药物筛选结合细胞标记技术(mass-tag cell barcoding,MCB),CyTOF 可以一次性检测 96 个不同的样品,通过对其 20 多个表面标志和信号分子的检测,细致分析各亚群细胞对每个药物的不同反应,实现高通量的药物筛选。适用于药物筛选、临床前诊断及人类疾病的机制研究。

二、CyTOF 在 CAR-T 细胞治疗中的研究

然而 CAR-T 细胞治疗并非完美,目前依然存在一些问题,如部分患者由于需要等待较长的 CAR-T 细胞培养时间而失去治疗时机,一些危及生命的不良反应,对实体瘤的疗效不尽人意等。因此深入探索 CAR-T 细胞疗效的方法成为目前的研究热点。对 CAR-T 细胞的研究和对 T 淋巴细胞的研究一样复杂,因为 T 淋巴细胞是一个极为复杂的、不均一的细胞群体,在体内又不断地更新,因此在同一时间内存在着不同发育阶段或免疫功能的亚群。按分化程度 T 细胞可分为 5 个亚群 T1~T5。按免疫功能分为 7 个亚群:①辅助性 T 细胞;②抑制性 T 细胞;③细胞毒性 T 细胞;④效应性 T 细胞;⑤迟发型超敏反应 T 细胞;⑥放大性 T 细胞;⑦记忆性 T 细胞。

效应性 $CD4^+T$ 细胞被命名为辅助性 T 细胞(Th),根据其分泌的细胞因子又分为 Th1 和 Th2 细胞等。Th1 细胞特征性转录因子为 T-bet,所分泌的特征性细胞因子主要是 IFN-γ,细胞表面相对选择性表达趋化因子受体 CXCR3 和 CCR5。Th1 细胞的生物学功能为:①抵御细胞内病原微生物感染;②分泌 IFN-γ、淋巴毒素-α(LTα)和 IL-2,通过促进巨噬细胞活化介导迟发型超敏反应和杀伤胞内菌;③产生 IL-2,对记忆性 $CD4^+T$ 细胞的形成发挥作用。Th2 细胞特征性转录因子为 GATA3,所产生的特征细胞因子主要是 IL-4、IL-13,细胞表面相对选择性表达趋化因子受体为 CCR2、CCR3、CCR4 和 CCR8。Th2 细胞主要在抵御胞外持续存在的蠕虫、线虫等感染中发挥作用,肺黏膜免疫系统的重要组分,且参与哮喘等 Ⅰ 型超敏反应。除此之外,Th17 细胞以 RORgt 为特征性转录因子,可分泌 IL-17A、IL-17F、IL-21 和 IL-22,其表面高表达 IL-23R 和趋化因子受体 CCR4、CCR6。Th17 细胞是最早参与抗感染免疫的效应性 T 细胞。Tfh 细胞于 1999 年最先由 Ansel 报道,其高表达的 CXCR5 促使 Tfh 细胞归巢至次级淋巴器官的淋巴滤泡并辅助 B 细胞发生体细胞高频突变、抗体类别转换和亲和力成熟。近些年 Th9 和 Th22 也相继被报道,且因可分泌 IL-9 和 IL-22 而被相应命名,都与某些炎症性疾病的发生或发展相关。效应性 $CD8^+T$ 细胞最主要的亚群是 $CD8^+$ 细胞毒性 T 细胞(CTL)。其通过 TCR 识别靶细胞表面抗原肽 MHC1 类分子复合物而发挥特异性杀伤效应。

对于调节性 T 细胞(regulatory T cell,Treg),CD4⁺Treg 细胞可对免疫应答进行精细的负调节,按其起源可分为天然型(natural Treg,nTreg)和诱导性 Treg 细胞(induced/inducible Treg,iTreg)。nTreg 细胞可在胸腺发育,分化为具有抑制功能的成熟 T 细胞,其表型为 $CD4^+$ $CD25^+$,表达 CTLA4、GITR 等,不表达 CD69,不表达或仅低表达 CD127(IL-7R)。特征性转录因子为 FoxP3。可抑制 CD4⁺T、CD8⁺T 细胞增殖和分泌细胞因子,并抑制 DC 和单核细胞功能。iTreg 由初始 T 细胞在特定微环境和某些细胞因子诱导下分化而成,其表型与 nTreg 相同($CD4^+CD25^+FoxP3^+$)。CD8⁺Treg 于 1970 年报道,但始终未能分离、克隆出具有特征性表面标志和转录因子的抑制性 T 细胞。另有重要的一类 T 细胞是记忆性 T 细胞(memory T cell,Tm),根据表型、组织分布及功能的差别,Tm 分为 CD4⁺Tm 和 CD8⁺Tm,根据细胞表面趋化因子受体 7 和 L-选择素(CD62L)表达的不同,Tm 又可分为功能明显不同的两类细胞,即中枢记忆性 T 细胞(central memory T cell,Tcm),表型为 $CD62L^{lo}CCR7^{lo}IL\text{-}7R^{hi}CD122^{hi}KLRG1^{lo}$ 和效应记忆性 T 细胞(effector memory T cell,Tem)其表型为 $CD62L^{hi}CCR7^{hi}IL\text{-}7R^{hi}CD122^{hi}KLRG1^{lo}$。

　　CAR-T 细胞治疗作为一项重要的免疫治疗,离不开肿瘤的"种子与土壤"学说及肿瘤微环境对于治疗效果的影响。例如,肿瘤相关性巨噬细胞是肿瘤相关慢性炎症中的关键细胞,可在肿瘤的缺氧环境下聚集,被激活后释放细胞因子、生长因子和蛋白酶从而阻止免疫细胞发挥功能。肿瘤相关成纤维细胞是另一个在肿瘤微环境中扮演重要角色的细胞,其产生的促血管生成因子有助于肿瘤新生血管的形成。因此对 CAR-T 细胞的研究离不开其发挥作用的环境。

　　CyTOF 作为一项新技术虽受到普遍的关注,但在 CAR-T 细胞的研究中尚未见大量报道。Avanzi MP 等通过分析 CyTOF 结果证明可分泌 IL-18 的 CD19 CAR-T 细胞能够迁移到骨髓,并且在骨髓中存活至少 18 天;不仅如此,此种优化过 CD19 CAR-T 细胞不仅可使骨髓中的 B 细胞数量减少,而且还能够诱导骨髓内源性免疫效应细胞明显扩增,如自然杀伤细胞(NK)、NKT、树突状细胞(DC)和内源性 CD8 T 细胞。更有趣的是,具有 IL-18 分泌功能的 CD19 CAR-T 细胞相对于没有 IL-18 分泌功能的 CD19 CAR-T 细胞,其还可调节和激活骨髓中的内源性免疫细胞,具有中心记忆表型($CD44^+$ $Ly6C^+$)的内源性 CD8 T 细胞和具有 M1 表型($MHC\text{-}II^+$)的巨噬细胞数量明显升高,树突状细胞则更加成熟及活性更强($CD86^+$ $MHC\text{-}II^+$)。外源性的 CD8⁺ CAR-T 细胞同样表现出中心记忆的表型,从而证明了 IL-18 可以增强 CAR-T 细胞的抗肿瘤活性及细胞的存活率,而且可以改变骨髓的微环境,激活免疫细胞发挥清除肿瘤细胞的功能,特别是当肿瘤细胞丢失 CD19 而逃避 CAR-T 细胞攻击时对肿瘤细胞进行攻击。

　　另一项研究从 CAR 的信号转导入手,利用 CyTOF 对 CAR-T 细胞内的信号网络中的磷酸化蛋白丰度和共依赖性的变化进行量化,从而评估 CAR-T 细胞的活性。该研究者发现 CD3zeta 是第二代 CAR 的信号来源用以激活 T 细胞,然而 CD3zeta 所引起的强直性信号转导可引起 CAR-T 细胞衰竭而损害其功能。因此,研究者将 CyTOF 与 DREMI 结合设计出一种分析方法,首先用 CyTOF 测量典型的 T 细胞信号转导磷酸蛋白:磷脂酰肌醇 3-激酶(PI3K),促分裂原激活蛋白激酶(MAPK)/细胞外信号调节激酶(ERK)和 p38,用所测量的结果进行 DREMI 的评分计算,其得分用于评估信号传导的信号强度。实验结果显示,体外扩增后的 CD8⁺ T 细胞比未扩增的新鲜 CD8⁺ T 细胞对刺激的反应具有更强烈的信号转导,不仅如此,CAR-T 细胞表现出比 CAR 转导前更强的信号流,且与 TIM-3 和 PD-1 的表达量成高度相关性。为解决这一临床问题,研究人员设计出一种新型的基因编辑 T 细胞,用 γδT 细胞作为效应细胞,用基因编辑技术使其表达嵌合共刺激受体并用 DAP10 片段代替 CD3zeta 以消除强直性信号,从而解除了 T 细胞衰竭的问题。因此通过 CyTOF 的单细胞信号分析,得以从机制方面对 CAR 的设计提供详细而有价值的信息,为临床治疗提供新的思路。

因此 CyTOF 作为一个在单细胞水平分析蛋白表达水平的一项新技术,在 CAR-T 细胞的研究方面具有不可替代的优势,独特而全局性的分析视角不仅可以详细地揭示 CAR-T 细胞的工作机制,同时可以展示 CAR-T 细胞与肿瘤细胞,以及周围环境的相互关系。

（闫子勋　赵维莅）

参考文献

1. BEHBEHANI GK,BENDALL SC,CLUTTER MR,et al. Single-cell mass cytometry adapted to measurements of the cell cycle[J]. Cytometry A,2012,81(7):552-566.

2. BENDALL SC,NOLAN GP. From single cells to deep phenotypes in cancer[J]. Nat Biotechnol,2012,30(7):639-647.

3. BENDALL SC,SIMONDS EF,QIU P,et al. Single-cell mass cytometry of differential immune and drug responses across a human hematopoietic continuum[J]. Science,2011,332(6030):687-696.

4. LAU AH,VITALONE MJ,HAAS K,et al. Mass cytometry reveals a distinct immunoprofile of operational tolerance in pediatric liver transplantation[J]. Pediatr Transplant,2016,20(8):1072-1080.

5. CHEADLE EJ,GORNALL H,BALDAN V,et al. CAR T cells:driving the road from the laboratory to the clinic [J]. Immunol Rev,2014,257(1):91-106.

6. ANSEL KM,MCHEYZER-WILLIAMS LJ,NGO VN,et al. In vivo-activated CD4 T cells upregulate CXC chemokine receptor 5 and reprogram their response to lymphoid chemokines[J]. J Exp Med, 1999, 190(8):1123-1134.

7. GERSHON RK,KONDO K. Cell interactions in the induction of tolerance:the role of thymic lymphocytes[J]. Immunology,1970,18(5):723-737.

8. AVANZI MP,YEKU O,LI X,et al. Engineered tumor-targeted T cells mediate enhanced anti-tumor efficacy both directly and through activation of the endogenous immune system[J]. Cell Rep,2018,23(7):2130-2141.

9. FISHER J,SHARMA R,DON DW,et al. Engineering γδT cells limits tonic signaling associated with chimeric antigen receptors[J]. Sci Signal,2019,12(598):eaax1872.

第三节　表观遗传学在 CAR-T 细胞研究中的应用

一、表观遗传学概述

不同于经典遗传现象,表观遗传学指 DNA 序列不发生变化,而基因表达发生可遗传改变的现象。本部分总结了 DNA 甲基化、组蛋白修饰、染色体重塑,以及非编码 RNA 在基因表达调控及胚胎发育、基因组印记、X 染色体失活等生理活动中所起的重要作用(图 5-6-3-1)。

（一）DNA 甲基化

1969 年,Griffith 和 Mahler 提出 DNA 碱基的共价修饰可以调控基因表达。经过长达半个世纪的研究,科学家发现 DNA 甲基化在许多生化及细胞活动中扮演着重要角色,包括印记基因、转座子抑制乃至生命体发育。作为最早被发现的基因表达相关表观遗传调控机制,DNA 甲基化是指 DNA 序列中的胞嘧啶(C)在甲基化转移酶的催化下与甲基以共价键结合,

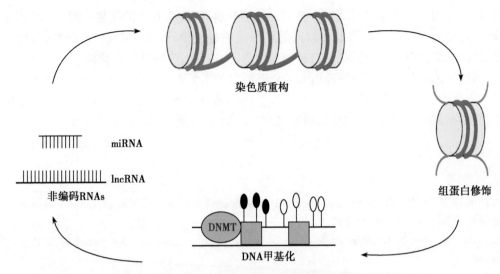

图 5-6-3-1 表观遗传学调控的模式图

表观遗传学主要通过 DNA 甲基化、组蛋白修饰、染色质重构，以及非编码 RNA 调控四个方面调控基因表达，是一种影响基因转录活性而不涉及 DNA 序列改变的基因表达调控方式。表观遗传学的四种方式并不完全独立，而是相互作用、交叉重叠进而形成一个基因调控网络。

并在细胞分裂的过程中传递给子代的生物现象。DNA 甲基化通常在 CpG 岛处高发，也有很多研究揭示了非 CpG 岛处的甲基化现象。DNA 甲基转移酶参与了 DNA 甲基化的主要过程。在哺乳动物中，DNA 甲基转移酶有 4 种，主要分为两个家族——Dnmt1 和 Dnmt3（Dnmt2只有微弱的 DNA 甲基酶活性，它主要负责 tRNA 的甲基化）。Dnmt3 家族负责催化从头甲基化（de novo methylation），包括 2 个从头甲基转移酶 Dnmt3a、Dnmt3b，以及一个甲基化调节蛋白 Dnmt3L，它们负责在不同发育阶段对不同 DNA 位点进行甲基化修饰；而 Dnmt1 家族则在DNA 复制和修复过程中负责甲基化的维持。同时，虽然 DNA 甲基化十分稳定且可遗传，它仍然包括去甲基化的过程，现有研究将其分为特异性去甲基化和非特异性去甲基化。非特异性去甲基化主要由 DNA 复制过程中甲基化程度逐渐降低引起的，而特异性去甲基化则是由去甲基化酶 Tet 家族（包括 Tet1、Tet2、Tet3）介导的。

DNA 甲基化对于选择性基因表达的调控机制十分复杂。总的来说，DNA 甲基化直接或间接作用于基因表达调控。启动子区的 CpG 岛甲基化通过组织特异转录因子的结合抑制基因表达，但有些转录因子可以与甲基化位点结合并征募其他正向转录因子进而促进基因表达。与之相较，DNA 甲基化可以被一些蛋白质识别并间接征募其他染色质重塑相关蛋白质（chromatin-modifying enzymes）以调控基因表达。例如，组蛋白去乙酰酶创造了一个负向染色质环境进而抑制基因表达；某些组蛋白甲基化转移酶创造了一个正向染色质环境进而促进基因表达。在哺乳动物中，大部分单独 CpG 处于甲基化状态，而许多处于启动子或增强子附近的 CpG 富集区域处于非甲基化状态。值得注意的是，有研究发现一些高表达基因的编码区也处于甲基化状态，这可能跟促进外显子识别和可变剪切调控有关。

（二）组蛋白修饰

组蛋白包括 H1、H2A、H2B、H3 和 H4，各两个分子的 H2A、H2B、H3 和 H4 蛋白分子形成一个八聚体，DNA 链缠绕其上形成核小体，而组蛋白 H1 将不同核小体连接在一起。H2A、H2B、H3 和 H4 的 N 端富含碱性氨基酸（例如赖氨酸），具有高度精细的可变区，可同其他蛋白和 DNA 作用;而 C 端富含疏水氨基酸,不同组蛋白分子间 C 端折叠基序相互作用,与 DNA 缠绕有关。组蛋白 N 端尾部的氨基酸残基为翻译后修饰的主要位点,包括乙酰化、甲基化、磷酸化、泛素化等。染色质免疫沉淀反应在组蛋白修饰的描述分析过程中扮演着重要角色,成功揭示了基因调控和组蛋白修饰间的重要作用。总体来说,组蛋白修饰代表着染色质的相对开关状态及基因区域的可及性。值得注意的是,组蛋白修饰是可逆的,并且与 DNA 甲基化共同在基因表达调控机制中起着重要作用。

组蛋白乙酰化(例如 H3K27ac)与基因活化和 DNA 复制相关,而去乙酰化与基因表达抑制有关。组蛋白乙酰化主要通过乙酰化转移酶(例如 CBP、EP300)在组蛋白 H3、H4 的 N 端尾加上乙酰基,这些酶可作为辅激活因子调控转录进而参与细胞分裂和机体发育。组蛋白甲基化是另一种广泛研究的组蛋白修饰方式,其对基因表达的效果因残基位置和甲基组数量而异。研究表明,H3K4me(K 代表赖氨酸)、H3K36me 和 H3K79me 意味着转录激活,而 H3K9me 和 H3K27me 表示转录抑制。此外,在组蛋白泛素化过程中,组蛋白 H2A 的残基 119 位赖氨酸被认为是主要靶点,意味着基因沉默。泛素化主要由核心蛋白抑制复合体 PRC1 复合体(poly-comb repressive complex 1)建立,并由泛素化清除酶(ubiquitin erasing enzyme)调控。

(三) 染色体重塑

细胞核内染色质是由 DNA、组蛋白、非组蛋白构成的一类物质,而染色质重塑是基因表达调控时出现的染色质变化的总称。研究表明,染色体并不是简单的线性结构,而是高度动态的 3D 结构,复杂的三维空间结构可以使 DNA 相对转录因子的可及性大大提高,确保转录的顺利进行。由于各种复合体的修饰,染色质结构随之改变,进而影响转录表达、DNA 复制等生物过程。染色质重组模式包括核小体移动、核小体构象改变、组蛋白置换等现象。具体来说,组织特异性的基因表达总是需要启动子和增强子之间大范围(总是横跨数千碱基的距离)的细胞特异交互作用。这一过程以拓扑相关结构域的形成(topologically associated domain,TAD)为标志,黏连蛋白(cohesin)和 CCCTC 结合因子 CTCF 参与其中。这种启动子和增强子的长程交互作用在 TAD 内发生的概率相较 TAD 外更为频繁。因此,增强子只会在同一拓扑相关结构域中与靶位启动子交互作用,避免了错误的基因激活。

(四) 非编码 RNA

非编码 RNA 是不参与蛋白质编码的 RNA 的总称。相对而言,非编码 RNA 包括相对分子量较小的 RNA(例如 miRNA、siRNA 等),以及相对分子量较大的长非编码 RNA(lncRNA)。大部分表观遗传学行为,如 DNA 甲基化、基因印迹等,都受到反式作用 RNA 介导。作为 20~25bp 的内源单链非编码 RNA,miRNA 通过与靶标 mRNA 分子 3' 端非翻译区的特异性结合从而达到 mRNA 分子降解或者抑制核糖体翻译的目的。而在表观遗传调控方面,研究认为 miRNA 可通过调控组蛋白修饰或 DNA 甲基化酶的表达水平影响基因沉默的效果。

与之相较,长链非编码 RNA 的长度大于 200 个核苷酸,在细胞分裂、分化、表观遗传调控中扮演着重要角色。基因组印记和 X 染色体失活与 lncRNA 紧密相联,而 H19 和 Xist RNA 分别与两个基因现象密切相关。此外,lncRNA 在组蛋白修饰中扮演重要角色。通过与 PRC2 复合体结合,lncRNA 间接促进组蛋白甲基化 H3K27me。lncRNA 也可介导组蛋白去修饰。例如,lncRNA-HOTAIR 可以发挥分子支架的作用,5' 端与 PRC2 复合体结合,3' 端与 LSD1(lysine-specific demethylase)结合,进而调控组蛋白去甲基化的修饰过程。并且,通过改变细胞核丝氨酸富含行剪切因子的核内分布,lncRNA 也参与基因选择性剪切。

二、T 细胞中的表观遗传学

作为一种典型的白细胞,T 细胞在适应性免疫系统中起着至关重要的作用。基本上,它们被分为两个亚型:可以分化成 T 辅助细胞的 CD4+ T 细胞,可以分化成细胞毒性 T 淋巴细胞的 CD8+ T 细胞。一旦识别 MHC-peptide 复合物,初始态 CD4+ 和 CD8+ 细胞分化为效应细胞,负责介导细胞免疫。此外,一旦再次遇到抗原,记忆 T 细胞能够快速响应进而形成了一种持久的保护机制。所有这些 T 细胞表型改变的生物过程都经过表观遗传程序,以高度受控的方式建立、维持或消除不同的 T 细胞状态。在这一部分,我们将重点讨论 T 细胞活化、分化、耗竭和记忆形成过程中的关键表观遗传程序(图 5-6-3-2)。

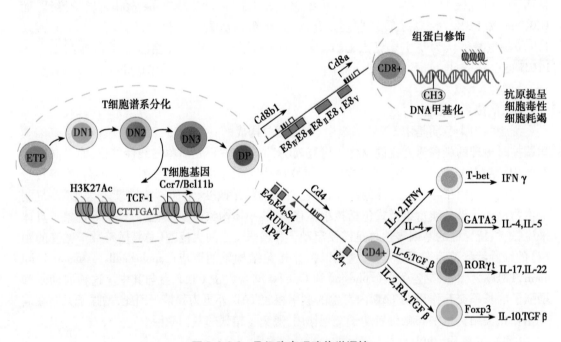

图 5-6-3-2　T 细胞表观遗传学调控

T 细胞发育早期谱系决定转录因子 *TCF-1* 富集于 DN2 至 DN3 的染色质可及性区域,调控 T 细胞基因 Ccr7/BCL11b 的表达。CD4CD8 双阴性 T 细胞(又称 DN 细胞)向成熟 CD4+ 或 CD8+T 细胞转变过程中受到 CD4/CD8 增强子、启动子和沉默子的严格调控。通过编程性分化,细胞极化可以使 CD4+ T 细胞分化成功能不同的 Th 亚型。同时,DNA 甲基化、组蛋白修饰等表观遗传因素参与 CD8+T 细胞的分化、耗竭及抗原提呈过程。

(一) CD4+ 和 CD8+ T 细胞发育的表观遗传学

CD4+ 和 CD8+ T 细胞均来源于造血干细胞(hematopoietic stem cell)和祖细胞(progenitor cell),其精确的发育过程发生在胸腺。总的来说,T 细胞发育可分为 2 个步骤:早期 T 细胞的谱系定向(lineage commitment)和 CD4/CD8 谱系确定(lineage determination)。在这两个步骤中,表观遗传机制,如 DNA 甲基化和组蛋白修饰,在确定正确的 T 细胞谱系以及抑制另一细胞谱系命运出现等生物现象中扮演着重要角色。

综合分析早期 T 细胞定向过程中双阴性 2 期(DN2)至 DN3 的染色质可及性、拓扑关联域和基因表达,研究者发现染色质组织结构的整体变化,以及调控体(regulome)的全基因组改变。机制上,这些变化是由 Bcl-2 样蛋白 11(BCL211b)介导的,其缺失导致靶点基因染色质相互作用的减弱。此外,利用染色质可及性谱(chromatin accessibility profiling)和 DN 细胞进行 ATAC 测序,研究者发现,在 T 细胞发育早期谱系决定转录因子 *TCF-1* 富集于可及性基因组区域。通过靶点定位沉默染色质,*TCF-1* 能够在 T 细胞早期谱系定向时启动 T 细胞的表观遗传调控机制进而产生新的染色质可及性(de novo chromatin accessibility)。

在 CD4 与 CD8 谱系确定过程中,DN 胸腺细胞向成熟的单阳性(SP)CD4 或 CD8 T 细胞的转变受到 CD4/CD8 增强子、启动子和沉默子的表观遗传学调控的严格控制。CD4 表达受1 个 CD4 启动子、3 个增强子(近端增强子 *E4P*、胸腺细胞增强子 *E4T* 和远端增强子 *E4D*)和1 个沉默子(*S4*)调控。而 *E8I-E8V* 和 *E8II-E8V* 两个增强子位点负责 CD8 的表达。例如,*E4P* 引发的组蛋白正向修饰在辅助 CD4$^+$谱系的表观遗传水平上起着关键作用,因为失去 *E4P* 会导致成熟 Th 细胞系中 CD4 的表达降低。与之相较,研究者发现 *S4* 可以抑制 CD4 表达。一个与之相关的表观遗传机制是,Runx 家族蛋白作为 CD4 沉默位点的结合因子,并促进 CD4 位点的表观遗传沉默。另一种转录因子 *AP4* 也被报道与 Runx 家族蛋白合作,调节CD4 基因的可逆和表观沉默。总的来说,转录因子(transcription factor,TF)和表观遗传调控因子以调控这些谱系相关的基因元件的方式共同参与了表观遗传调控。

（二）CD4$^+$T 细胞分化和极化的表观遗传学

TCR 激活后,初始态 T 细胞进行内部重新编程,从静止状态转变为激活的增殖状态。记忆 T 细胞的免疫记忆功能是通过多种分子机制建立和维持的。由于 CD4$^+$T 细胞的不同亚型使用相同的基因组,因此产生不同 CD4$^+$Th 表型的能力部分源于表观遗传调控。通过启动初级和初级 CD4$^+$T 细胞中的染色质可及性模式,Bevington 等研究者发现 CD4$^+$T 细胞诱导活化的转录因子 *NFAT* 和 *AP-1* 生成数以千计的新 DNase I-hypersensitive 位点(DHS),随后招募稳定表达的 *ETS-1* 和 Runt-related 转录因子(*RUNX*),进而产生许多可及的染色质位点。值得注意的是,这些 DHS 在抗原信号消失后被保存在记忆 T 细胞中,因为这些启动位点仍然处于活跃的染色质状态,在空间上与适应性免疫相关的诱导基因和增强子相近。与之相反,Allison 等人认为 CD4$^+$T 细胞增强子模式可能是预先建立的,因为在抗原刺激下,研究者只观察到有限增加的新活性 H3K4me2 标记增强子。有趣的是,TCR 信号的激活强度与增强子和基因的激活成正比,这对 T 细胞功能至关重要。

虽然 TCR 刺激和共刺激足以激活初始态 T 细胞和记忆 T 细胞,但记忆 T 细胞也能通过抗原信号比初始态 T 细胞更快地产生谱系特异性细胞因子。为了研究其潜在的分子机制,科学家研究了不同 Th 记忆细胞亚群记忆相关基因的组蛋白修饰情况。通过 ChIP-Seq 比较静息期初始型(naïve)、中枢型(central)和效应性(effector)记忆 T 细胞,研究人员发现,活跃的组蛋白修饰状态(如 H3K4me、H3K27ac)标记了关键的细胞因子基因,如 IL-4 和 IL-17A,以及其他在次级免疫应答过程中显著上调表达的基因。在初级免疫应答从初始态 T 细胞向效应 T 细胞过渡的过程中,细胞因子基因附近建立了活跃的组蛋白修饰模式。即使在抗原清除后抗原信号消失,在效应 T 细胞向记忆 T 细胞转化的过程中,活性组蛋白修饰仍然标记这些基因,使染色质处于可及状态。因此,这种表观遗传调控机制在记忆细胞中建立并维持效应体功能,以保证对二次抗原的快速免疫应答。

如前所述,Th 细胞可分为几种亚型,如 Th1、Th2、Th17 等。通过编程性分化,T 细胞极化可以使初始态 CD4$^+$T 细胞分化成 2 个功能不同的子集,产生 IFN-γ 或 TNF 的 Th1 细胞和产生 IL-4 或 IL-5 的 Th2 细胞,表观遗传机制参与这一过程。谱系特异性增强子有家族特异性

TFs 和信号依赖性 TFs,信号转导子和转录激活子(STAT)蛋白在建立家族特异性增强子的动态模式中起着关键作用。例如,T-box 转录因子 21(TBX21)和 STAT1 负责 Th1 细胞极化,而 GATA3 和 STAT6 负责 Th2 细胞的极化。研究者需要进一步的研究来鉴别参与各个 CD4$^+$ Th 细胞亚群极化的 TFs。值得注意的是,在 T 细胞激活前以活性 H3K4me1 标记的启动增强子对系特异性 TFs 的依赖性较低(如 GATA3),这表明极化信号依赖性 TFs 在谱系特异性之前就已经预先建立了启动染色质结构模式。一般来说,极化的 Th-1、Th-2 和 Th-17 细胞的增强子模式是完全不同的,因为细胞因子和其他外部刺激能够诱导特定的发展相关的 TFs,而这些 TFs 参与了染色质可及性的全局模式改变。

(三) CD8$^+$T 细胞分化和耗竭的表观遗传学

CD8$^+$T 细胞的激活诱导蛋白质表达的整体变化,并产生具有不同表型、细胞周期和代谢状态的各种细胞亚型。基本上,有两种 CD8$^+$ 分化模型:循环模型(circular model)和线性模型(linear model)。在循环模型中,初始态 CD8$^+$T 细胞分化为细胞毒性效应 T 细胞。病原体清除后,效应 T 细胞要么凋亡,要么分化为记忆 T 细胞,等待二级抗原的相遇。因此,在不同的分化阶段,这种循环导致相应的表观遗传和转录变化的循环模式。与之相对,线性模型的一个主要特征是依赖遇到的抗原强度和持续时间,其中记忆 T 细胞是 CD8$^+$ 细胞分化的中间产物。该模型导致记忆相关基因的逐渐丢失和效应相关基因的获得,同时伴随着类似的激活和抑制表观遗传标记(如组蛋白修饰)的得与失。

如上所述,表观遗传改变不仅诱导 CD8$^+$T 细胞分化的抗原信号驱动转录改变,而且能在没有外界刺激的情况下维持这些表达模式。许多研究表明,在记忆细胞相关转录因子的基因位点,例如 FOXO1 和 TCL7,会出现活跃的表观遗传标记的丢失(如 H3K4me3 和 H3K9ac),以及抑制性表观遗传标记的获得(如 H3K27me3 和 DNA 甲基化)。相比之下,效应细胞相关转录因子(例如 TBX21)和功能基因(例如 PRF1)在其基因位点上显示出增加的阳性表观遗传标记。此外,Abdelsamed 等人证明了表观遗传模式也使分化的 CD8$^+$T 细胞在停止抗原信号转导后保持一定的转录谱系模式。在无抗原环境中离体培养的记忆细胞在效应相关基因位点显示出稳定的甲基化模式,但在记忆相关基因位点甲基化升高。

表观遗传修饰影响转录的机制分为直接和间接两种。从 DNA 甲基化的角度来看,效应 T 细胞中的去甲基化区域聚集在效应相关转录因子的基因位点周围,这是 DNA 甲基化的直接机制。与之相对,编码甲基 CpG 结合域蛋白 2(MBD2)的基因敲除将会导致 CD8$^+$T 细胞分化缺陷,这表明 MBD2 介导的 DNA 甲基化的间接调节作用。此外,组蛋白乙酰化还通过直接和间接的方式控制染色质的致密性来调节转录。一方面,组蛋白乙酰化通过降低 DNA-核小体结合亲和力直接导致染色质失活和增加可及性。另一方面,特定的阅读蛋白可以识别组蛋白乙酰化并以各种方式间接调节转录,例如招募染色质重塑蛋白。

在慢性感染(如病毒)或癌症持续激活免疫系统后,T 细胞不可避免地进入一种称为衰竭的低反应状态,其特征是效应器功能受损,持续抑制性受体表达(如 PD-1、CTLA-4、TIM-3、LAG-3、CD24 等)和完全不同的转录状态。在低反应性 T 细胞中发现编码 PD-1 的 Pdcd1 启动子处的持续去甲基化,这允许在抗原再遇到时重新表达共同抑制信号。抗 PD-1 抗体的治疗只会导致短暂的 T 细胞再生和轻微的染色质重塑,表明 T 细胞衰竭中表观基因组固定在一定的水平,不再轻易改变。

相似的是,在阻断 PD-1 后,全基因组衰竭相关的 DNA 甲基化模式依旧被广泛维持,这表明 T 细胞免疫治疗的潜在遗传障碍。此外,对衰竭细胞的转录组分析显示,DNA 和组蛋白修饰酶(如 Ezh2)的表达相对较高,有助于基因抑制,表明表观遗传学在 T 细胞衰竭中的关键作用。例如,DNMT3A 被确定为建立一个耗竭相关的 DNA 甲基化模式,因为 DNMT3A 的缺失改变了 CD8⁺效应 T 细胞的表型,尽管它并没有完全消除衰竭的进展。

三、CAR-T 细胞中的表观遗传学

嵌合抗原受体 T(CAR-T)细胞作为一种过继性细胞移植疗法(adoptive cell transfer),在治疗癌症(如急性淋巴细胞白血病)或病毒感染(如 HIV)方面取得了巨大成功。它将特异识别肿瘤表面抗原(如 CD19)的抗体与 T 细胞受体(TCR)连接,以及将共刺激信号蛋白(如 CD28)与 TCR 的细胞内结构域连接。然而,CAR-T 细胞治疗在临床上的广泛应用还存在着一些缺陷。例如,肿瘤细胞的抗原丢失使 CAR-T 细胞失去靶点。此外,类似于自体免疫疾病,由于一些分子靶点(如 HER2)也存在于正常细胞膜上,CAR-T 细胞疗法严重破坏正常组织。因此,为了提高治疗效果,最近发表的两篇文章初步阐明了 CAR-T 细胞治疗的表观遗传机制(图 5-6-3-3)。

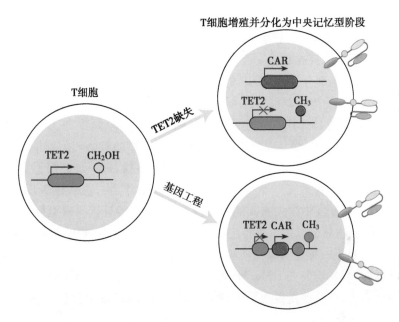

图 5-6-3-3　DNA 去甲基化酶 TET2 对 CAR-T 细胞的表观遗传学调控
DNA 去甲基化酶 TET2 功能缺失突变使 CAR-T 细胞表现出与改变的 T 细胞分化相一致的表观遗传学特征,并在扩增的高峰显示中央记忆表型,这有助于产生短效记忆细胞用于细胞扩增和免疫反应诱导。TET2 功能障碍改变表观遗传环境,改变 CAR-T 细胞的分化状态和增殖能力,改善免疫疗法。

在一篇病案报告中,Fraietta 等人揭示了靶向 CD19 的 CAR-T 细胞在慢性淋巴细胞白血病(CLL)患者中显示抗肿瘤特性,其中通过随机插入破坏表观遗传基因 *TET2* 可能有助于提高治疗效果。值得注意的是,在 2 轮 CAR-T 细胞输注后 2 个月,患者 CAR-T 细胞的扩增才达到高峰,这表示治疗反应延迟。随后的分析显示,在扩增高峰时,94% 的 CD8⁺CAR-T 细胞是由一个单克隆组成的,而这个单克隆在 CAR-T 转染时仍未被检测到。同时,该单克隆细胞群扩张的衰退速率与 CAR-T 细胞衰变动力学一致。综上所述,这可能意味着该患者治疗

后获得缓解主要是由于这一 CAR-T 细胞单克隆。这与大多数 CAR-T 细胞治疗不同,因为 CAR-T 细胞的积聚大多是由于多克隆基因库的扩大。ATAC-seq 已经揭示了与 CAR-T 细胞相比,一些与细胞周期和 TCR 信号有关的基因在 CAR-T 细胞中的染色质可及性更高。此外,通过对血液样本的纵向分析,研究人员发现了一个丰富的细胞克隆,在编码甲基胞嘧啶双加氧酶的 *TET2* 内含子 9 处有一个整合位点,这是破坏 *TET2* 的潜在位点。TET2 作为一种介导 DNA 去甲基化的酶,在大多数情况下被认为能激活基因表达。研究人员发现 TET2 功能缺失突变可能有助于从有效的 CAR-T 细胞中产生短效记忆细胞用于细胞扩增和免疫反应诱导,以及 CAR-T 细胞持久性的长寿记忆细胞。TET2 功能障碍突变通过改变表观遗传环境,改变 CAR-T 细胞的分化状态和增殖能力,以达到更好的治疗效果。此外,*TET2* 的敲除使 CAR-T 细胞不断扩增,这一结果再现了 TET2 亚型突变对该患者 CAR-T 细胞的影响。值得注意的是,TET2 插入后需要监测肿瘤的发生,因为作为肿瘤抑制基因,*TET2* 的敲除可能会带来不可预知的结果。

在长期持续的 CAR-T 细胞治疗中,对抗原的持续选择压力可以通过独特的表观遗传机制诱导 CAR-T 细胞治疗抗性。在急性淋巴细胞白血病(ALL)患者中,CD19 CAR-T 能够驱动多种类型的白血病表型改变,使患者对 CD19 CAR-T 治疗产生耐药性。例如,一名患者在 CD19 CAR-T 细胞治疗后完全缓解,随后在 CD19 CAR-T 治疗 6 个月后复发,而检测不到 CAR-T。有趣的是,一小部分没有 CD19 的细胞被鉴定出来,表明抗原丢失是造成治疗抵抗的可能原因。此外,另一个 *MLL* 重排的 ALL 婴儿显示缺乏大多数 B 细胞标记物,并且存在其他谱系标记物(如 CD11b、CD33),提示 ALL 的髓系转换。总而言之,CD19 CAR-T 耐药不仅是单纯 CD19 缺失的结果,而且是淋巴母细胞向髓样表型的整体转化。Jacoby 等人利用小鼠模型,揭示了 CD19 CAR-T 会导致小鼠 ALL 的骨髓系转换,进一步证明了上述结论。早期复发中,在没有 B 细胞表型改变的情况下,CAR-T 细胞治疗后白血病仅表现为 CD19 丢失,而在 CAR 治疗后晚期复发中则失去其他 B 细胞标记,并获得替代的表型标记,如 CD11b,这与 Pax5 和 Ebf1 的表达减少有关。值得注意的是,Pax5 没有遗传缺失,表明表观遗传调控的可能性。H3K27ac 组蛋白标记的染色质免疫沉淀测序显示,在 B 细胞相关转录因子启动子处,所有患者的髓系复发均失去 H3K27ac 标记,提示 B 细胞标记(如 *Cd19*、*Pax5* 和 *Ebf1*)的基因沉默。相比之下,在这些复发患者中,髓系标记的 H3K27ac 增强已经被确认,这与转录组特征一致。

四、结论与总结

本节综述了 T 细胞和 CAR-T 细胞的表观遗传学机制,包括 DNA 甲基化、组蛋白修饰、染色质重塑和非编码 RNA。表观基因组图谱和其他遗传工具揭示了 T 细胞在不同抗原信号刺激下经历了广泛的表观遗传重塑。在 CAR-T 细胞治疗方面,最新的研究提示改变 CAR-T 细胞的表观遗传学状态可以显著提高其疗效,具体的分子机制和临床应用亟待未来更深入的研究。

(孙翔　张召茹　韩颖丽　钱鹏旭)

参考文献

1. SKVORTSOVA K,IOVINO N,BOGDANOVIC O. Functions and mechanisms of epigenetic inheritance in animals

[J]. Nat Rev Mol Cell Biol,2018,19:774-790.

2. SCHUBELER D. Function and information content of DNA methylation[J]. Nature,2015,517:321-326.

3. ALLIS CD, JENUWEIN T. The molecular hallmarks of epigenetic control[J]. Nat Rev Genet, 2016, 17: 487-500.

4. OKANO M,BELL DW,HABER DA,et al. DNA methyltransferases Dnmt3a and Dnmt3b are essential for de novo methylation and mammalian development[J]. Cell,1999,99:247-257.

5. LUO C,HAJKOVA P,ECKER JR. Dynamic DNA methylation:in the right place at the right time[J]. Science, 2018,361:1336-1340.

6. TAHILIANI M,KOH KP,SHEN Y,et al. Conversion of 5-methylcytosine to 5-hydroxymethylcytosine in mammalian DNA by MLL partner TET1[J]. Science,2009,324:930-935.

7. SCHMIDL C,RENDEIRO AF,SHEFIELD NC,et al. ChIPmentation:fast,robust,low-input ChIP-seq for histones and transcription factors[J]. Nat Methods,2015,12:963-965.

8. ZHU H,WANG G,QIAN J. Transcription factors as readers and effectors of DNA methylation[J]. Nat Rev Genet,2016,17:551-565.

9. YIN Y,MORGUNOVA E,JOLMA A,et al. Impact of cytosine methylation on DNA binding specificities of human transcription factors[J]. Science,2017,356(6337):eaaj2239.

10. THOMSON JP,SKENE PJ,SELFRIDGE J,et al. CpG islands influence chromatin structure via the CpG-binding protein Cfp1[J]. Nature,2010,464:1082-1086.

11. JONES PL,VEENSTRA GJ,WADE PA,et al. Methylated DNA and MeCP2 recruit histone deacetylase to repress transcription[J]. Nat Genet,1998,19:187-191.

12. DU Q,LUU PL,STIRZAKER C,et al. Methyl-CpG-binding domain proteins:readers of the epigenome[J]. Epigenomics,2015,7:1051-1073.

13. MAUNAKEA AK,CHEPELEV I,CUI K,et al. Intragenic DNA methylation modulates alternative splicing by recruiting MeCP2 to promote exon recognition[J]. Cell Res,2013,23:1256-1269.

14. KORF BR,IRONS MB. Human Genetics and Genomics [M]. 4th ed. Oxford:John Wiley & Sons,Ltd,2013.

15. BANNISTER AJ,KOUZARIDES T. Regulation of chromatin by histone modifications[J]. Cell Res,2011,21: 381-395.

16. BARSKI A,CUDDAPAH S,CUI K,et al. High-resolution profiling of histone methylations in the human genome [J]. Cell,2007,129:823-837.

17. CREYGHTON MP,CHENG AW,WELSTEAD GG,et al. Histone H3K27ac separates active from poised enhancers and predicts developmental state[J]. Proc Natl Acad Sci U. S. A,2010,107:21931-21936.

18. LARA-ASTIASO D,WEINER A,LORENZO-VIVAS E,et al. Immunogenetics:chromatin state dynamics during blood formation[J]. Science,2014,345:943-949.

19. ZHANG T,COOPER S,BROCKDORFF N. The interplay of histone modifications—writers that read[J]. EMBO Rep,2015,16:1467-1481.

20. HEINZ S,ROMANOSKI CE,BENNER C,et al. The selection and function of cell type-specific enhancers[J]. Nat Rev Mol Cell Biol,2015,16:144-154.

21. LAWRENCE M,DAUJAT S,SCHNEIDER R. Lateral thinking:how histone modifications regulate gene expression[J]. Trends in Genetics,2016,32(1):42-56.

22. LIEBERMAN-AIDEN E,VAN-BERKUM NL,WILLIAMS L,et al. Comprehensive mapping of long-range interactions reveals folding principles of the human genome[J]. Science,2009,326:289-293.

23. DEKKER J,RIPPE K,DEKKER M,et al. Capturing chromosome conformation[J]. Science, 2002, 295: 1306-1311.

24. STADHOUDERS R,FILION GJ,GRAF T. Transcription factors and 3D genome conformation in cell-fate deci-

sions[J]. Nature,2019,569:345-354.

25. BEERMANN J,PICCOLI MT,VIERECK J,et al. Non-coding RNAs in development and disease:background, mechanisms,and therapeutic approaches[J]. Physiological Reviews,2016,96(4):1297-1325.

26. LU YW,WANG DZ. Non-coding RNA in ischemic and non-ischemic cardiomyopathy[J]. Current Cardiology Reports,2018,20(11):115.

27. MATTICK JS,MAKUNIN IV. Non-coding RNA[J]. Human molecular genetics,2006,15(S1):R17-29.

28. SANCHEZ-CALLE A,KAWAMURA Y,YAMAMOTO Y,et al. Emerging roles of long non-coding RNA in cancer[J]. Cancer Science,2018,109(7):2093-2100.

29. DYKES IM,EMANUELI C. Transcriptional and post-transcriptional gene regulation by long non-coding RNA [J]. Genomics,Proteomics & Bioinformatics,2017,15(3):177-186.

30. QUINN JJ,CHANG HY. Unique features of long non-coding RNA biogenesis and function[J]. Nature Reviews Genetics,2016,17(1):47-62.

31. BONILLA FA,OETTGEN HC. Adaptive immunity[J]. Journal of Allergy and Clinical Immunology,2010,125 (2):S33-S40.

32. VESELY MD,KERSHAW MH,SCHREIBER R D,et al. Natural innate and adaptive immunity to cancer[J]. Annual Review of Immunology,2011,29(1):235-271.

33. SCHMIDL C,DELACHER M,HUEHN J,et al. Epigenetic mechanisms regulating T-cell responses[J]. J. Allergy Clin Immunol,2018,142(3):728-743.

34. HU G,CUI K,FANG D,et al. Transformation of accessible chromatin and 3D nucleome underlies lineage commitment of early T cells[J]. Immunity,2018,48(2):227-242.

35. JOHNSON JL,GEORGAKILAS G,PETROVIC J,et al. Lineage-determining transcription factor TCF-1 initiates the epigenetic identity of T cells[J]. Immunity,2018,48(2):243-257.

36. TANIUCHI I,OSATO M,EGAWA T,et al. Differential requirements for Runx proteins in CD4 repression and epigenetic silencing during T lymphocyte development[J]. Cell,2002,111:621-633.

37. CHONG MM,SIMPSON N,CIOFANI M,et al. Epigenetic propagation of CD4 expression is established by the Cd4 proximal enhancer in helper T cells[J]. Genes Dev,2010,24:659-669.

38. TANIUCHI I,SUNSHINE MJ,FESTENSTEIN R,et al. Evidence for distinct CD4 silencer functions at different stages of thymocyte differentiation[J]. Mol Cell,2002,10:1083-1096.

39. TANIUCHI I,LITTMAN D. Epigenetic gene silencing by Runx proteins[J]. Oncogene,2004,23:4341-4345.

40. EGAWA T,LITTMAN DR. Transcription factor AP4 modulates reversible and epigenetic silencing of the Cd4 gene[J]. Proc Natl Acad Sci U. S. A,2011,108:14873-14878.

41. BEVINGTON SL,CAUCHY P,PIPER J,et al. Inducible chromatin priming is associated with the establishment of immunological memory in T cells[J]. EMBO J,2016,35:515-535.

42. ALLISON KA,SAJTI E,COLLIER JG,et al. Affinity and dose of TCR engagement yield proportional enhancer and gene activity in CD4+T cells[J]. Elife,2016,5:e10134.

43. BARSKI A,CUDDAPAH S,KARTASHOV AV,et al. Rapid recall ability of memory T cells is encoded in their epigenome[J]. Sci Rep,2017,7:39785.

44. SWAIN SL. T-Cell Subsets:Who does the polarizing? [J]. Current Biology,1995,5(8):849-851.

45. VAHEDI G,KANNO Y,FURUMOTO Y,et al. Super-enhancers delineate disease-associated regulatory nodes in T cells[J]. Nature,2015,520:558-562.

46. VAHEDI G,TAKAHASHI H,NAKAYAMADA S,et al. STATs shape the active enhancer landscape of T cell populations[J]. Cell,2012,151:981-993.

47. HENNING AN,ROYCHOUDHURI R,RESTIFO NP. Epigenetic control of CD8+T cell differentiation[J]. Nature Reviews Immunology,2018,18(5):340-356.

48. YOUNGBLOOD B, HALE JS, AHMED R. T-cell memory differentiation: insights from transcriptional signatures and epigenetics[J]. Immunology, 2013, 139: 277-284.

49. RESTIFO N P, GATTINONI L. Lineage relationship of effector and memory T cells[J]. Curr. Opin. Immunol, 2013, 25: 556-563.

50. SCHARER CD, BARWICK BG, YOUNGBLOOD BA, et al. Global DNA methylation remodeling accompanies CD8 T cell effector function[J]. Journal of Immunology, 2013, 191: 3419-3429.

51. CROMPTON JG. Lineage relationship of CD8$^+$ T cell subsets is revealed by progressive changes in the epigenetic landscape[J]. Cell Molecular Immunology, 2016, 13: 502-513.

52. NGUYEN, M. L. Dynamic regulation of permissive histone modifications and GATA3 binding underpin acquisition of granzyme A expression by virus specific CD8$^+$ T cells. Eur. J. Immunol, 2016, 46: 307-318.

53. DENTON AE, RUSS BE, DOHERTY PC, et al. Differentiation dependent functional and epigenetic landscapes for cytokine genes in virus specific CD8$^+$ T cells[J]. Proc Natl Acad Sci U S A., 2011, 108: 15306-15311.

54. ABDELSAMED HA. Human memory CD8 T cell effector potential is epigenetically preserved during in vivo homeostasis[J]. J. Exp. Med, 2017, 214: 1593-1606.

55. KERSH EN. Impaired memory CD8 T cell development in the absence of methyl CpG binding domain protein 2[J]. Journal of Immunology, 2006, 177: 3821-3826.

56. MUSSELMAN CA, LALONDE ME, COTE J, et al. Perceiving the epigenetic landscape through histone readers [J]. Nat. Struct. Mol. Biol, 2012, 19: 1218-1227.

57. ANGELOSANTO JM, BLACKBURN SD, CRAWFORD A, et al. Progressive loss of memory T cell potential and commitment to exhaustion during chronic viral infection[J]. Journal of Virology, 2012, 86: 8161-8170.

58. YOUNGBLOOD B, OESTREICH KJ, HA SJ, et al. Chronic virus infection enforces demethylation of the locus that encodes PD-1 in antigen-specific CD8(1) T cells[J]. Immunity, 2011, 35: 400-412.

59. MOGNOL GP, SPREAICO R, WONG V, et al. Exhaustion-associated regulatory regions in CD8(1) tumor-infiltrating T cells[J]. Proc. Natl. Acad. Sci. U. S. A, 2017, 114: E2776-2785.

60. GHONEIM HE. De novo epigenetic programs inhibit PD-1 blockade mediated T cell rejuvenation[J]. Cell, 2017, 170: 142-157.

61. SCHIETINGER A. Tumor specific T cell dysfunction is a dynamic antigen driven differentiation program initiated early during tumorigenesis[J]. Immunity, 2016, 45: 389-401.

62. WANG Z, WU Z, LIU Y, et al. New development in CAR-T cell therapy[J]. Journal of Hematology & Oncology, 2017, 10(1): 53.

63. MAJZNER RG, MACKALL CL. Tumor antigen escape from CAR-T-cell therapy[J]. Cancer Discovery, 2018, 8(10): 1219-1226.

64. NEWICK K, O'BRIEN S, MOON E, et al. CAR-T cell therapy for solid tumors[J]. Annual Review of Medicine, 2017, 68(1): 139-152.

65. FRAIETTA JA, NOBLES CL, SAMMONS MA, et al. Disruption of TET2 promotes the therapeutic efficacy of CD19-targeted T cells[J]. Nature, 2018, 558(7709): 307-312.

66. JACOBY E, NGUYEN SM, FOUNTAINE TJ, et al. CD19 CAR immune pressure induces B-precursor acute lymphoblastic leukaemia lineage switch exposing inherent leukaemic plasticity[J]. Nature Communications, 2016, 7: 12320.

第四节　骨髓微环境在 CAR-T 细胞治疗中的应用

一、概述

骨髓微环境是指由造血细胞、骨髓中的基质细胞(成纤维细胞、巨噬细胞、脂肪细胞、网状细胞和内皮细胞)、细胞外基质(extracellular matrix,ECM)(胶原、蛋白多糖和纤维连接蛋白、层粘连蛋白、血细胞黏结蛋白等糖蛋白)、氧浓度和液体环境(细胞因子、生长因子和趋化因子)组成的复杂结构。

骨髓微环境是容纳干细胞、调控其行为的细胞微环境,也称龛或生态位。成骨细胞和内皮细胞分别参与构成成骨龛和血管龛。骨髓微环境即是由这两种龛构成的复杂系统,不仅提供造血细胞赖以生存、发育及分化的场所,同时为血液系统恶性肿瘤提供了一个合适的生存空间。因此,深入研究骨髓微环境,揭示调控机制,将极大地推动免疫治疗的发展。

嵌合抗原受体(CAR)-T 细胞技术是通过基因修饰 T 细胞,特异识别肿瘤特异性或相关性抗原,对肿瘤细胞发挥毒性效应,从而发挥抗肿瘤作用的免疫治疗技术。CAR-T 细胞免疫治疗概念最早由 Dotti 等提出,到目前临床试验治疗血液系统疾病取得突破性进展。然而,只有部分患者能够从中获益,而且很多患者对于免疫治疗的反应和持续时间均有限,其主要原因是骨髓微环境中存在肿瘤诱导的免疫抑制,T 细胞无法发挥抗肿瘤作用。认识骨髓相关免疫抑制的发生机制,对于提高免疫治疗的疗效具有重要的意义。

二、骨髓微环境对血液系统疾病的影响

在正常的骨髓微环境中基质细胞通过表达多种黏附分子和分泌细胞外基质将造血细胞固定于局部使之很容易接受局部高浓度细胞因子的作用而活化、增殖、分化和凋亡。造血微环境不仅能控制 HSC(造血干细胞)的迁移和归巢,还可为细胞间相互沟通提供场所,从而保证了机体造血的稳定状态。

(一) 巨噬细胞

巨噬细胞具有较强的可塑性和异质性,它的分化取决于所处微环境的变化。M1 型巨噬细胞又称为经典活化的巨噬细胞,主要参与机体炎症反应、病原体清除和抗肿瘤免疫反应。M2 型巨噬细胞主要参与抗炎反应、组织损伤和促肿瘤生成,对组织重构、肿瘤血管生成、肿瘤细胞的增殖和迁移具有重要贡献。Chow 等发现去除 CD169[+]巨噬细胞促进骨髓 niche 中干细胞/祖细胞进入外周血,高浓度肿瘤来源的 CCL-2 募集单核细胞触发其向 M2 型肿瘤相关巨噬细胞(tumor-associated macrophage,TAM)分化。FL(滤泡型淋巴瘤)受累骨髓中 TAM 来源于单核细胞,骨髓中的 TAM 具有杀伤肿瘤细胞和促进肿瘤细胞生长的双重作用,且 TAM 是 FL 的独立预后因素,提示 FL 进展和预后不良。

和健康人相比,MM 患者骨髓中的巨噬细胞显著增加,且与预后不良有关。微环境中表达上调的巨噬细胞迁移抑制因子(MIF)与巨噬细胞上的趋化因子受体 CXCR7、CD74 结合能使其向 M2 型巨噬细胞分化。另外,微环境中的趋化因子 CCL2、CCL3、CCL14 除吸引单核细胞向 MM 肿瘤部位迁移外,能通过 PI3K/Akt、MAPK/Erk 信号通路和表达 c-myc 等促使其向 M2 型巨噬细胞分化、增殖,其他细胞因子如白细胞介素(IL)-10 等也能促使 M2 型巨噬细胞形成。

　　MM 微环境中的巨噬细胞与 T 细胞共培养后,T 细胞的增殖明显减弱,干扰素(IFN)-γ的分泌也显著减少,这说明巨噬细胞抑制了 T 细胞的增殖和功能。此外,MM 骨髓中的 M2 型巨噬细胞高表达 IL-10、IL-6,低表达 IL-12 和肿瘤坏死因子(TNF)-α,这些均促使免疫抑制微环境的形成。

　　Yan 等在 CD19 CAR-T 细胞治疗复发/难治的 B-NHL 临床研究中也发现,疗效评估 PR 组和 CR 组相比,M2 型巨噬细胞的表达明显升高,提示 M2 型巨噬细胞在 CAR-T 细胞治疗中也抑制免疫治疗疗效。

　　因此,应用"促 M1"[如粒细胞-巨噬细胞集落刺激因子(GM-CSF)]联合"阻断 M2"(如MIF 抑制剂)药物可以将 MM 中的 M2 型巨噬细胞逆转为 M1 型巨噬细胞,或许可以与 CAR-T 细胞免疫治疗联合进而提高 MM/B-NHL 治疗疗效。

　　(二) 树突状细胞(Dendritic cell,DC)

　　DC 根据其起源、细胞表型和功能分为两大类:髓样 DC(mDC)在抗原的摄取、提呈中起主要作用。浆细胞样 DC(pDC),其最突出的功能特点是在病毒、CPG ODN 的刺激下产生大量 I 型 IFN。研究显示,MM 患者的 mDC 和 pDC 均较健康人的高,且骨髓中的 DC 数量约为外周血的 2 倍,MM 患者骨髓中的 DC 具有双重作用,一方面 mDC 和 pDC 均能作为抗原提呈细胞促使肿瘤特异性的 CD8$^+$ T 细胞成熟和激活,另一方面骨髓中聚集的 DC 也会产生免疫抑制。

　　研究显示,MM 患者 DC 细胞上的 HLA、CCR5、CCR7 和 DEC-205 的表达比健康人的低,提示此细胞的迁移能力减弱,且 DC 普遍处于不成熟的状态。DEC-205 是 DC 上介导内吞作用的多凝集素受体,其低表达提示来自 MM 微环境中的 mDC 吞噬抗原的能力减弱。此外,来源于 MM 患者的 DC 刺激 T 细胞增殖的能力较健康人弱,它们分泌 IFN-γ、IL-2、IL-4、IL-5、IL-10 和 IFN-α 的能力也减弱。除此之外,研究发现,向 MM 患者体内注射成熟的 DC 可以引起 FOXP3$^+$ Treg 细胞迅速扩增,增强 Treg 细胞表面 FOXP3 的表达,促使 CD25$^-$ T 细胞向 Treg 细胞转化,这些 Treg 细胞同样具有免疫抑制的作用。进一步研究发现,通过抑制 DC 细胞上的 p38 MAPK 可以使 DC 细胞上的 OX40L 表达上调,而 OX40L/OX40 共刺激信号通路可增强 T 细胞的活性,最终促进抗肿瘤免疫反应。因此,应用 p38 MAPK 抑制剂可以活化效应 T 细胞,抑制 T 细胞向 Treg 细胞转化,减弱 Treg 细胞对效应 T 细胞的抑制作用。骨髓中的 mDC 也能直接和存活的肿瘤细胞相互作用,使得它们逃逸 CD8$^+$ T 细胞的杀伤。这可能是由 MM 表达上调的 CD28 与表达 mDC 上的 CD80/CD86 结合产生的,两者结合会触发 MM 中的 PI3K/Akt 信号转导,导致肿瘤表观遗传表达下调,最终肿瘤抗原的产生减少,从而产生免疫逃逸。在体内实验中,应用 CD28/ CD80 /CD86 的拮抗剂可以增加 MM 肿瘤细胞对化疗药物的敏感性,显著地减少肿瘤负荷。

　　另外,MM 骨髓中的 pDC 还高表达程序性死亡配体 1(PD-L1),通过 PD-L1、PD-1 共抑制性信号通路抑制了 T 细胞和自然杀伤(NK)细胞的活性,应用 PD-L1 抑制剂后可以增强肿瘤特异性 T 细胞及 NK 细胞的杀伤肿瘤细胞的功能,这也是 PD-L1 单抗应用于 MM 的研究基础之一,开发携带 PD-L1 抑制剂的 CAR-T 细胞也是增加免疫疗效的方法。

　　(三) 髓源性抑制细胞

　　髓源性抑制细胞(myeloid-derived suppressor cell,MDSC)是一群处于不同分化阶段的异质表型、未成熟髓样细胞,包括尚未完全成熟的粒细胞、单核细胞及 DC。研究表明,MM 患者外周血和骨髓中的 MDSC 均较健康人高,且骨髓中分布的主要是 G-MDSC(中性粒细胞型

MDSC），MM 细胞与 MDSC 双向相互作用，一方面 MDSC 促进 MM 细胞的生长，诱导免疫抑制；另一方面，MM 细胞也促进 MDSC 发展和生存，对 MM 免疫抑制微环境的形成起着重要的作用。

研究显示，MM 骨髓中的 MDSC 能够抑制 T 细胞的功能，尤其是 CD8$^+$ T 细胞和 NK/T 细胞。MM 骨髓中的 MDSC 通过产生 ARG1、iNOS、ROS、免疫抑制因子（IL-6、IL-10）来参与免疫抑制微环境的形成。MDSC 可通过消耗微环境中的 T 细胞必不可少的代谢原料如胱氨酸，促进 Treg 细胞的发展和影响幼稚 T 细胞的归巢而抑制效应 T 细胞的功能，除促进 MM 细胞免疫逃逸外，MDSC 还促进肿瘤血管形成、MM 耐药和转移。

来那度胺和硼替佐米可以克服 MDSC 引起的免疫抑制因子（如 IL-6、IL-10、ARG1、iNOS 和 ROS）的增加。通过对 MDSC 的深入了解，新型改善肿瘤免疫抑制微环境的策略被提出，例如利用维 A 酸促进 MDSC 的分化成熟，STAT3 抑制剂用于影响 MDSC 的聚集和活性（*STAT3* 的激活是 MDSC 活化的关键转录因子之一），利用磷酸二酯酶抑制剂下调 *ARG1*、*NOS* 的表达等，这启发我们可以联合使用抑制 MDSC 活性的药物来提高 MM 患者的疗效。

（四）破骨细胞

破骨细胞是单核/巨噬细胞系中终末分化细胞之一，其分化需要两种必不可少的因子，即 M-CSF 和 RANKL。与健康人相比，MM 患者骨髓中的破骨细胞数量增加，它除了溶骨作用外，还和很多单核细胞来源的细胞一样，也参与了骨髓免疫抑制微环境的形成。研究发现，MM 患者中，很多用于免疫逃逸、表达于 MM 细胞上的检查点分子如 PD-L1、IDO、HVEM、Galectin-9、CD200 在破骨细胞上也表达升高，且比 MM 细胞表达还要高。破骨细胞通过 PD-L1 和 IDO 等使得细胞毒性 T 细胞杀伤 MM 细胞的能力减弱。此外，破骨细胞高表达 CD38，与其配体结合后会使得破骨细胞分泌免疫抑制分子增加，进而产生免疫抑制。

随着对破骨细胞的深入研究，针对破骨细胞的治疗也在研发中。RANKL-RANK 是破骨细胞分化过程中必不可少的细胞因子，抗 RANKL 中和抗体能抑制破骨细胞分化，减少破骨细胞骨破坏和促肿瘤作用。此外，抗 CD38 单克隆抗体在 MM 初期试验中取得不错的疗效，除直接与 MM 细胞上 CD38 结合产生抗肿瘤作用外，它也可以与破骨细胞上高表达的 CD38 相结合，减少免疫抑制分子的产生。减少破骨细胞在骨髓中的聚集、分化成熟，减弱破骨细胞的功能，不仅可以缓解 MM 的骨破坏，更可以改善骨髓微环境，增强抗肿瘤免疫反应，因此针对破骨细胞的治疗十分有意义。

（五）骨髓液体环境

在 ALL 中，骨髓基质细胞分泌的基质细胞衍生因子 1（SDF-1）与 CXC 趋化因子受体 4（CXCR4）结合启动多条信号通路介导趋化作用使白血病细胞迁移至骨髓微环境壁龛中，促进白血病细胞的增殖，增加骨髓基质对白血病的保护作用。在体内试验中，ALL 细胞表达的 CXCR4 对其归巢至骨髓起关键作用。

（六）低氧及缺氧诱导因子-1α/VEGF 途径

骨髓的低氧微环境也是一种干祖细胞龛，在这里转录因子缺氧诱导因子-1（hypoxia-inducible factor-1，HIF-1）诱导 CXCL12-CXCR4 信号有助于白血病祖细胞的补充和维持。

HIF 对肿瘤的进展和肿瘤基质形成非常重要，白血病微环境在缺氧条件下增加 HIF-1α/VEGF 途径调节 VEGF 的表达，可增加白血病微环境中血管生成。

（七）信号通路

白血病中 Notch 信号通路介导细胞间通信以及影响细胞增殖、分化和凋亡。正常造血得益于造血干细胞表达 Notch 受体和 BMSCs 表达 Notch 配体,Weng 等和 Brei 等研究发现至少 50%～60% 的 T-ALL 患者存在 Notch1 信号通路的活化。

三、CAR-T 细胞治疗疗效与骨髓微环境的关系

CAR-T 细胞治疗的疗效与骨髓微环境中的免疫抑制功能有关,免疫抑制相关的细胞类型(例如 Treg 细胞)和骨髓来源的抑制性细胞或者支持性细胞类型抑制性细胞因子产生的免疫抑制不同程度的影响 CAR-T 细胞功能,使 T 细胞无法发挥抗肿瘤作用。

对于 CAR-T 细胞治疗后复发患者的研究是进一步探索疗效和骨髓微环境关系的重要方式。在 2013 年美国血液学会(ASH)年会上,费城儿童医院(CHOP)报道 17 例 CD19 CAR-T 细胞治疗患者,14 例(82%)在 1 个月内实现 CR,其中 CR 患者中有 3 个复发:2 例 CD19 阳性,1 例 CD19 阴性;诸多临床试验均已经证实 CD19 CAR-T 细胞治疗的安全性及有效性,但是 CD19 CAR-T 细胞治疗后复发仍是 CD19 CAR-T 细胞临床治疗中一大挑战。

目前认为复发可归因于白血病细胞免疫原性丧失、CAR-T 细胞功能和数量减弱,以及骨髓微环境抑制。

骨髓微环境中可以保护白血病起始细胞(LICs),通过抑制性细胞因子如 IL-10 或 TGF-β,抑制性受体如 PD-1 或 CTLA-4 或抑制性细胞如 MDSCs、树突状细胞(DC)或 Treg 抑制 CAR-T 细胞功能。

BM 微环境为白血病起始细胞提供了一个保护性的环境,称为龛(niches),事实上,龛可能作为免疫豁免部位,因为在无免疫抑制的龛中观察到同种异体移植物生存期延长。然而,尚不清楚任何独特的龛因素是否会导致白血病逃避 CAR-T 细胞治疗。BM 微环境可以抑制效应 T 细胞的攻击,然而,关于 BM 微环境与 CAR-T 细胞相互作用的研究仍然有限。大多数知识是从 CAR-T 细胞治疗实体恶性肿瘤推断的。例如:MDSCs 可以抑制 CTLs 的增殖和功能。肝脏 MDSCs 在肝肿瘤细胞诱导下抑制靶向 CEA 的 CAR-T 细胞时,可上调 PD-L1 的表达。也有研究表明 Treg 对 CD19 靶向治疗具有不良影响。值得注意的是,所有研究均为初步研究,未基于 BM 微环境。需要进一步研究阐明不同免疫细胞对 CAR-T 细胞的影响。

四、提升 CAR-T 细胞疗效的策略

(一) 针对 CD19 表达逃逸

针对肿瘤抗原丢失或者突变引起免疫逃逸所导致的疾病复发,可以用靶向 CD19 和其他 B 细胞表面抗原串联的 CAR-T 细胞来克服,例如 CD20、CD22、CD123 等;免疫抑制可以通过阻断 PD-1/PD-L1 或者 IDO 信号通路来实现。一些学者进行了复合 CAR-T 细胞的研究,即 CAR-T 细胞同时靶向两种或多种抗原。伦敦大学血液学系 Lee 等设计了同时抗 BCMA 和 TACI(transmembrane activator and calcium-modulator and cyclophilin ligand)两种抗原的 APRIL-CAR(a proliferation-inducing ligand-CAR,简称 ACAR),ACAR 在免疫逃逸活体试验中也展现出了对包含 BCMA$^+$TACI$^-$ 及 BCMA$^-$TACI$^+$ 细胞在内的完整的肿瘤细胞清除能力。Chen 等则设计了同时抗 BCMA 及 SLAMF7 的复合 CAR-T 细胞,且在体内外试验中均表现出针对两种抗原的潜在的、特异的抗肿瘤效应。为了防止 CD19 CAR-T 细胞治疗后 CD19 阴性复发,双特异性抗原靶点的 CAR-T 细胞也许是一个治疗选择。同时采用 2 个 B 细胞特异性抗原的 CAR,或者一个 CAR 具有 2 个特异性的靶点,如 CD19/CD20 双特异性的 CAR,亦或采用 2 群不同的 T 细胞分别制备表达不同特异性的 CAR。CD22 CAR-T 细胞可以作为一个替代靶

向目标,不过这些结果需要在临床研究中得到进一步验证。

（二） 针对 CAR-T 细胞功能性失活

为了防止 CAR-T 细胞功能丧失,减少 T 细胞的耗竭,增加其持久性,可通过基因编辑实现 PD-1 敲除以避免 T 细胞耗竭。在 2016 年美国临床肿瘤学会会议上,Maude 等人报道使用帕博利珠单抗（Pembrolizumab）和 CD19 CAR-T 联合治疗 4 例对 CD19 CAR-T 疗法有部分/无反应的 ALL 儿童,其中 2 名儿童达到了客观反应（OR）。定向的将 CAR 基因整合到 TRAC 位点也是以保证 CAR 的功能性表达的方式。

（三） 增强 CAR-T 细胞的增殖与存续能力

包括伊布替尼的运用,CAR 的构建使用人源化 scFv,三代与四代 CAR 的设计,以及特定 T 细胞表型等都在探索中。

（四） 针对免疫抑制的肿瘤微环境

将 PD-L1 或 IL-4 转化为免疫激活的信号;维 A 酸、清淋、移植等可以进一步降低肿瘤内的免疫抑制性;利用 CAR-T 细胞表达 CD40L 来激活肿瘤内树突状细胞的抗原提呈功能以增强 CAR-T 细胞的肿瘤杀伤效应。

（闫子勋 赵维莅）

参考文献

1. PERKINS S, FLEISCHMAN RA. Hematopoietic microenvironment. Origin, lineage, and transplantability of the stromal cells in long-term bone marrow cultures from chimeric mice[J]. 1988,81(4):1072.

2. LITTMANDR. Releasing the brakes on cancer immunotherapy[J]. Cell,2015,162(6):1186-1190.

3. LEE L,DRAPER B,CHAPLIN N,et al. An APRIL-based chimeric antigen receptor for dual targeting of BCMA and TACI in multiple myeloma[J]. Blood,2018,131(7):746-758.

4. CHOW A,LUCAS D,HIDALGO A,et al. Bone marrow CD169+macrophages promote the retention of hematopoietic stem and progenitor cells in the mesenchymal stem cell niche[J]. J Exp Med,2011,208(2):261-271.

5. GUTIERREZ-GONZALEZ A,MARTINEZ-MORENO M,SAMANIEGO R,et al. Evaluation of the potential therapeutic benefits of macrophage reprogramming in multiple myeloma[J]. Blood,2016,128(18):2241-2252.

6. LI Y,ZHENG Y,LI T,et al. Chemokines CCL2,3,14 stimulate macrophage bone marrow homing,proliferation, and polarization in multiple myeloma[J]. Oncotarget,2015,6(27):24218-24229.

7. BEIDER K,BITNER H,LEIBA M,et al. Multiple myeloma cells recruit tumor-supportive macrophages through the CXCR4/CXCL12 axis and promote their polarization toward the M2 phenotype [J]. Oncotarget, 2014, 5(22):11283-11296.

8. YAN ZX,LI L,WANG W,et al. Clinical efficacy and tumor microenvironment influence in a dose-escalation study of anti-CD19 chimeric antigen receptor T cells in refractory B-cell non-hodgkin's lymphoma[J]. Clin Cancer Res. 2019,25(23):6995-7003.

9. GUTIERREZ-GONZALEZ A,MARTINEZ-MORENO M,SAMANIEGO R,et al. Evaluation of the potential therapeutic benefits of macrophage reprogramming in multiple myeloma[J]. Blood,2016,128(18):2241-2252.

10. LEONE P,BERARDI S,FRASSANITO MA,et al. Dendritic cells accumulate in the bone marrow of myeloma patients where they protect tumor plasma cells from CD8 + T-cell killing [J]. Blood, 2015, 126 (12): 1443-1451.

11. 王志红,冯凯,陈虎. 树突状细胞在肿瘤免疫中的研究进展[J]. 白血病·淋巴瘤,2005,14(2):119-121.

12. BRIMNES MK,SVANE IM,JOHNSEN HE. Impaired functionality and phenotypic profile of dendritic cells from patients with multiple myeloma[J]. Clin Exp Immunol,2006,144(1):76-84.

13. LU Y,ZHANG M,WANG S,et al. p38 MAPK-inhibited dendritic cells induce superior antitumour immune responses and overcome regulatory T-cell-mediated immunosuppression[J]. Nat Commun,2014,5:4229.

14. MURRAY ME,GAVILE CM,NAIR JR,et al. CD28-mediated pro-survival signaling induces chemotherapeutic resistance in multiple myeloma[J]. Blood,2014,123(24):3770-3779.

15. RAY A,DAS DS,SONG Y,et al. Targeting PD1-PDL1 immune checkpoint in plasmacytoid dendritic cell interactions with T cells,natural killer cells and multiple myeloma cells[J]. Leukemia,2015,29(6):1441-1444.

16. GÖRGÜN GT,WHITEHILL G,ANDERSON JL,et al. Tumor-promoting immune-suppressive myeloid-derived suppressor cells in the multiple myeloma microenvironment in humans[J]. Blood,2013,121(15):2975-2987.

17. MALEK E,DE LIMA M,LETTERIO JJ,et al. Myeloid-derived suppressor cells:the green light for myeloma immune escape[J]. Blood Rev,2016,30(5):341-348.

18. AN G,ACHARYA C,FENG X,et al. Osteoclasts promote immune suppressive microenvironment in multiple myeloma:therapeutic implication[J]. Blood,2016,128(12):1590-1603.

19. BRADSTOCK KF,MAKRYNIKOLA V,BIANCHI A,et al. Effects of the chemokine stromal cell-derived factor-1 on the migration and localization of precursor-B acute lymphoblastic leukemia cells within bone marrow stromal layers[J]. Leukemia,2000,14(5):882-888.

20. TOPP MS,STELLJES M,ZUGMAIER G,et al. Re-exposure to blinatumomab after CD19-positive relapse:experience from three trials in patients (pts) with relapsed/refractory B-precursor acute lymphoblastic leukemia (R/R ALL) [J]. J Clin Oncol,2015,33:7051.

21. BURGA RA. ,THORN M,POINT G R,et al. Liver myeloid-derived suppressor cells expand in response to liver metastases in mice and inhibit the anti-tumor efficacy of anti-CEA CAR-T[J]. Cancer Immunol. Immunother,2015,64:817-829.

22. DUELL J,DITTRICH M,BEDKE T,et al. Frequency of regulatory T cells determines the outcome of the T-cell-engaging antibody blinatumomab in patients with B-precursor ALL[J]. Leukemia,2017,31:2181-2190.

第五节　生物信息学在 CAR-T 细胞治疗中的应用

近年来,随着分子生物学的各种检测技术不断发展,分子检测的通量不断提高,相应实验成本不断降低,分子水平变异的量化不断完善。生物信息学(bioinformatics)作为一门交叉学科,随着生命科学和计算机科学的发展而得到了高速发展。高通量检测技术往往会生成大量嘈杂的组学(omics)数据,生物信息学分析能够通过一系列数学、统计学及计算机工具,相对高效且精确地对组学产生的大量复杂数据进行处理,从中提取出有用的生物学信息,并运用这些信息解决生物学问题,促进生物学理论的发展。

一、组学数据分析的主要功能

已有的组学大数据已经在肿瘤的生物学标志物、分子分型、发病机制及靶向治疗等方面获得了大量的研究成果,并为临床实践提供了线索和方向。人们对疾病与治疗的理解,已经从传统的临床系统、器官、组织层次,拓展到了细胞及分子生物学的多层次立体化理解。

(一) 基因序列数据分析

全外显子及全基因组测序所获得的基因序列,是基因发挥功能的基础。在基因序列中出现的异常包括单个或多个核苷酸的替换、插入和缺失,以及一些涉及较长片段插入、缺失或重复等的结构体变异等。通过对全外显子或全基因组测序获得的序列进行生物信息学技术处理,人们能够识别这些异常,并与已有数据库进行比对,识别出这些异常对蛋白质的序列及结构的影响。此外,一些发生在 DNA 非编码区域的异常,可能会对 DNA 与 RNA 或蛋白质间的相互作用产生影响,将这些异常识别出来,并预测其于分子水平及细胞水平的影响,也属于生物信息学研究的范畴。生物信息学通过对不同序列间相似性分析,对其同源性进行判断,并依此推断序列的演化过程,可能用于解释肿瘤细胞的演化,可能提示肿瘤复发及耐药的机制。此外,借用一些可视化工具,生物信息学能够将冗杂的基因数据以可交互的图等方式展现出来,能够更加充分地对遗传数据进行挖掘,并便于相关领域的人们理解。

尽管传统的基因组检测方法可以靶向捕获外显子区段,但细胞中 DNA 是否能够进行转录还取决于其染色质开放状态。近年来技术的发展使得染色质可及性检测成为可能。ATAC-seq、MNase-seq、NOMe-seq 等分别从不同的角度提示了不同基因片段染色质的开放状态,对这些数据的解读,能够对传统基因组检测数据进行很好地补充。

(二) 基因表达数据分析

基因表达数据分析一直是生物信息学研究的热点。目前的基因表达分析的对象主要包括传统的基因表达谱芯片、组织转录组测序,及较新兴的单细胞转录组测序。针对基因表达数据,传统的生物信息学分析主要以表达量为主,通过把表达规律相近的基因或者个体聚成一类,找出其中可能存在相关性的基因,并进行基因功能的分析,观察基因表达模式在不同环境、药物或者疾病亚型间的改变。针对单细胞的表达水平分析,能够将所检测到的单个细胞表达水平进行聚类分析,通过对一些标志性分子的表达水平检测,识别出所检测组织中各种类型细胞的组成比例情况,进而反映出复杂组织中的肿瘤细胞、体细胞及免疫细胞等相互作用的关系。转录组数据的分析,能够提示基因间的线性或非线性关系,得到了广大研究者的认可。近年来,针对转录组数据,人们已经开始关注 RNA 水平的核苷酸改变及结构变异,或者通过对 RNA 成熟过程中的选择性剪切进行分析,进一步挖掘已有数据中所包含的信息。

(三) 蛋白质结构与功能预测

蛋白质的氨基酸序列与空间结构决定了蛋白质的生物学功能。生物信息学在研究蛋白质时,能够解析结晶蛋白质结构衍射数据,针对蛋白质一级结构的序列改变,通过计算机算法,判断氨基酸残基形式,预测变异后蛋白质的可能空间结构,进一步研究其功能性的改变。此外,通过计算机算法模拟,人们也能获得蛋白质与蛋白质、RNA、DNA,酶与其作用底物间的相互结合可能模式,不仅能够预测蛋白质功能,也能够预测药物与蛋白质相互作用的位点,以及发挥功能的机制。此外,通过生物信息学手段研究某些氨基酸的替换,能够在保留蛋白质功能的情况下增强蛋白质结构的稳定性,可能为蛋白质编辑提供新思路。

(四) 多组学数据的整合分析

近年来,生物信息学研究不再局限于单一组学数据的深度挖掘,多组学数据的整合分析已经成为了研究的热点与方向。基因组的异常能够影响转录水平的表达量,同时也决定了蛋白质组中出现的异常,进而反映在代谢组的异常,而蛋白质水平及代谢水平的异常又能够调节基因在转录水平的表达。肿瘤的发生、发展、治疗等,都是整体、复杂的生物学过程;将多组学数据整合分析,能够更加清楚地解释这些生物学过程中异常的起源和调控网络,从而指导相应的实验研究方向。机器学习,作为从多维度数据中建立模型的技术,正在被整合入现代生物信息学研究中。结合临床数据及组学数据,通过对大数据的学习生成模型,并对可能的结局进行预测,将机器学习应用于研究复杂的肿瘤生物学研究和预后研究,将有利于基础理论向临床应用转化。

二、生物信息学在 CAR-T 细胞治疗中的应用

(一) CAR 的设计与优化

肿瘤细胞的基因组具备着不稳定性的特征,这与肿瘤细胞的免疫逃逸相关。同时,肿瘤细胞的突变可能产生一些能够被机体识别为异己的肿瘤相关抗原(tumor associated antigen,TAA),激活免疫系统的抗肿瘤反应。识别这些个体化 TAA 的治疗策略已随着技术的不断发展成为了可能。常用的生物信息学方法是对个体的肿瘤和配对的正常组织进行外显子测序,首先识别出肿瘤中的体细胞突变。突变的 DNA 序列被翻译成氨基酸序列,选择错义突变。用多种筛选步骤,包括转录组数据来识别表达的基因,蛋白酶体加工,肽运输及 MHC 结合预测算法,可以获得被识别的抗原并进行优化。TSA 谱存在高度异质性,若能够针对 TSA 进行 CAR-T 细胞识别的优化,可以用于实现个体化,精准肿瘤免疫治疗的目标。CAR-T 细胞为基础的肿瘤免疫治疗依赖于特异性及相关连续单链可变区(single-chain variable fragments,scFv)。已有研究者通过计算机蛋白质设计,运用基因突变编辑,提高了 scFv 和靶标相互作用的稳定性,从而提高了 scFv 的作用效率。基于白细胞及干细胞的糖组学研究数据,研究者指出细胞表面的糖蛋白促进 E-选择素配体的表达,为 CAR-T 细胞进入骨髓和肿瘤内部提供了可能的策略。

(二) 毒性控制与评价

CAR-T 细胞治疗灵敏度高,可能会对较低表达其靶抗原的组织细胞产生免疫反应,从而产生严重的肿瘤外毒性。为了尽量减小治疗相关的毒副作用,需选择安全有效的靶抗原用于 CAR-T 细胞设计,已有研究者进行了生物信息学流程开发,在大量的正常组织中进行过表达基因的检测,并结合肿瘤细胞的表达情况,选择潜在的 CAR-T 细胞治疗靶点。此外,为进一步精准挖掘 CAR-T 细胞相关信息,研究者们收集了回输前 CAR-T 细胞的多组学数据,对其进行了全景式分析,筛选了一系列分子标志物,并对其检测和评价进行了设计,用于提示 CAR-T 细胞治疗的疗效及安全性。

(三) CAR-T 细胞作用机制

CAR-T 细胞激活的机制仍然有很多没有被充分解释的地方。一些单细胞测序研究提示,CAR-T 细胞可能通过经典途径激活,并导致了 1 类和 2 类细胞因子、GM-CSF 共同作用的复杂效应,不仅具有杀伤 T 细胞的作用,也会有少量细胞表现出辅助 T 细胞的作用。已有研究指出,CAR-T 细胞治疗在实体瘤中的效果较差,可能有部分情况是由于慢性抗原刺激,抑制性受体上调导致的 CAR-T 细胞的耗竭。传统的检测方法难以全面揭示其中的动态变化,一些研究应用组织及单细胞转录组学测序,研究了在不同共刺激因子的作用下,CAR-T 细胞表现出的抗肿瘤活性与其基因表达谱的特征,发现了一些 microRNA 参与的共刺激调节网络,并指出除外 CAR 本身的识别效用外,CAR 复合物对下游信号传导的强弱也对 T 细胞的命运具有重大的影响。

三、展望

CAR-T 细胞治疗涉及人体全身的复杂过程,人们对其认识仍在不断的完善过程中,获取更多数量及角度的数据,并进行生物信息学挖掘与处理,是加深这一认识的重要途径。

组学涵盖了一个正在不断拓宽的领域,已经从传统的基因组学(genomics)、转录组学(transcriptomics)、蛋白组学(proteomics)及代谢组学(metabolomics)等发展出了新的研究方

向,如生物医药领域的药物基因组学(pharmacogenomics,定量研究基因对药物的影响)、生理组学(physiomics,研究整体器官生理学功能)及属于其他领域的营养基因组学(nutrigenomics,研究基因与食谱之间的相互影响)、系统发育基因组学(phylogenomics,研究基因组的进化重组和演化)和交互组学(interactomics,研究分子交互网络)等。计算机算法的发展和应用,为这组学数据的生物信息学分析发展提供了更大的平台。相应地,配合这些随着人们对相应领域的不断探索,生物信息学在 CAR-T 细胞治疗中的应用将会更加紧密深入。

(闫子勋　赵维莅)

参考文献

1. 张学工,江瑞,汪小我,等. 从生物大数据到知识大发现:十年进展与未来展望[J]. 科学通报,2016,36:3869-3877.

2. 刘奇付,李静静. 计算机算法在生物信息学中的应用综述[J]. 软件导刊,2017,16(9):213-215.

3. KLEMM SL,SHIPONY Z,GREENLEAF WJ. Chromatin accessibility and the regulatory epigenome[J]. Nature reviews Genetics,2019,20(4):207-220.

4. KOO SL,WANG WW,TOH HC. Cancer Immunotherapy-The Target is Precisely on The Cancer and Also Not[J]. Ann Acad Med Singapore,2018,47(9):381-387.

5. KROKHOTIN A,DU H,HIRABAYASHI K,et al. Computationally Guided Design of Single-Chain Variable Fragment Improves Specificity of Chimeric Antigen Receptors[J]. Mol Ther Oncolytics,2019,15:30-37.

6. SACKSTEIN R. The First Step in Adoptive Cell Immunotherapeutics:Assuring Cell Delivery via Glycoengineering[J]. Front Immunol,2019,9:3084.

7. SOTOUDEH M,SHIRVANI SI,MERAT S,et al. MSLN (Mesothelin),ANTXR1 (TEM8),and MUC3A are the potent antigenic targets for CAR T cell therapy of gastric adenocarcinoma[J]. J Cell Biochem,2019,120(4):5010-5017.

8. XUE Q,BETTINI E,PACZKOWSKI P,et al. Single-cell multiplexed cytokine profiling of CD19 CAR-T cells reveals a diverse landscape of polyfunctional antigen-specific response[J]. J Immunother Cancer,2017,5(1):85.

9. XHANGOLLI I,DURA B,LEE G,et al. Single-cell Analysis of CAR-T Cell Activation Reveals A Mixed T(H)1/T(H)2 Response Independent of Differentiation[J]. Genomics Proteomics Bioinformatics,2019,17(2):129-139.

10. CHEN J,LÒPEZ-MOYADO IF,SEO H,et al. NR4A transcription factors limit CAR T cell function in solid tumours[J]. Nature,2019,567(7749):530-534.

11. ZHONG Q,ZHU Y-M,ZHENG L-L,et al. Chimeric Antigen Receptor-T Cells with 41BB Co-Stimulatory Domain Present a Superior Treatment Outcome than Those with CD28 Domain Based on Bioinformatics[J]. Acta Haematol,2018,140(3):131-140.

12. ZHANG Q,HU H,CHEN S-Y,et al. Transcriptome and Regulatory Network Analyses of CD19-CAR-T Immunotherapy for B-ALL[J]. Genomics Proteomics Bioinformatics,2019,17(2):190-200.

13. SALTER AI,IVEY RG,KENNEDY JJ,et al. Phosphoproteomic analysis of chimeric antigen receptor signaling reveals kinetic and quantitative differences that affect cell function[J]. Sci Signal,2018,11(544):eaat6753.

14. SCHNEIDER MV,ORCHARD S. Omics technologies,data and bioinformatics principles[J]. Methods Mol Biol,2011,719:3-30.

第六节　代谢组学在 CAR-T 细胞治疗中的应用

多组学研究的日益成熟极大地促进了免疫细胞领域的发展。代谢组学作为一种独特的功能分析方法,可用于检测许多代谢产物,以及代谢通路的活性,这些代谢产物和代谢途径可直接指示细胞的能量状态、细胞增殖和适应性,以及决定 T 细胞命运。在本章节中,我们主要介绍一些代谢组学的应用方法,包括利用^{13}C 标记的葡萄糖和谷氨酰胺对细胞代谢进行示踪,利用质谱工具对代谢物进行分析,以及随后的统计和计算模型分析。这些方法与常用的基因表达和表观遗传学分析工具联用,将有助于我们更系统、更深入地解析细胞在分子水平的状态。

当前免疫细胞的研究趋势倾向于利用计算工具对细胞高维度、高通量的基因组、表观基因组、转录组和蛋白质组的数据集进行分析来推动新的发现。这些系统生物学方法使研究人员能够全面表征免疫细胞,了解细胞状态和细胞命运的选择,以及免疫细胞如何对某些遗传因素或环境损伤做出反应。但是,表观基因组、转录组和蛋白质组的信息只能间接指示细胞表型,因为某个基因或一组基因在通路中的表达只能暗示功能性结果,并不能确定该通路是否真正被激活。此外,细胞对某些环境的应激反应往往发生在数分钟内,这类反应很难通过分析基因表达捕捉到。这些情况在研究细胞内代谢途径或环境损伤所引起的代谢变化时更为明显。相反,代谢组学研究可以将代谢物的定量特征与细胞的功能联系起来,是检测细胞表型的直接方法。事实上,越来越多的研究表明,几乎所有的细胞功能都与代谢有关并受代谢调节,如细胞的能量代谢、细胞增殖、细胞死亡等,都受到合成代谢和分解代谢、细胞内信号转导、关键代谢物介导的细胞通信等影响。因此,应用代谢组学方法来研究免疫细胞生物学是非常有必要的。

代谢组学大体上可分为靶向和非靶向两类。靶向代谢组学一般应用于研究目标明确和重点集中的通路中,如 TCA 循环。而非靶向性代谢组学是先无偏好地筛选出有意义的通路,再采用更有针对性的方法进行研究。根据研究兴趣,细胞内信号通路可以通过收集细胞材料来检测,而细胞外代谢物可以通过收集细胞培养基来检测,而后者有时被称为外代谢组学或代谢指纹。如果只对活细胞中的代谢产物进行分析,只能得到对代谢网络的粗浅认识。因此利用同位素标记营养物质来示踪代谢通路就显得格外重要,其不仅有利于我们了解代谢流的动态变化,同时更能反映代谢功能。本章节主要介绍同位素示踪在免疫细胞研究的应用。

一、同位素示踪技术

同位素示踪技术是利用同位素标记的化合物跟踪研究生物学过程的研究方法,是研究代谢途径非常重要的手段之一。同位素是同一元素的不同原子,其原子具有相同数目的质子,只是中子数不同,因此元素的同位素及其组成的化合物之间具有相同的化学和生物性质,只是质量存在差异,包括稳定性同位素和放射性同位素。其中,稳定同位素的原子核是稳定的,不会自发的放出射线而使核结构发生改变,相对于放射性同位素更加安全。因此,可以用稳定性同位素标记的化合物作为示踪剂,利用其与相应非标记元素的不同核物理性质,通过质谱仪、核磁共振仪等分析仪器来测定稳定同位素反应后的位置、数量及其转变量等,从而了解胞内信号通路的状态,以及代谢途径。例如可将^{13}C 标记的 D-葡萄糖加入免疫细胞的培养基中,通过检查分析中间代谢产物的同位素示踪情况,来揭示和了解免疫细胞中的代谢调控,进而理解免疫细胞的代谢变化规律(图 5-6-6-1)。需要注意的是,不同的代谢途径有不同的动力学,^{13}C 标记达到稳态的时间需要根据不同的实验条件进行摸索。

此外,某些代谢物是不稳定的,为了能够提取到高质量的代谢物,处理不同类型的细胞

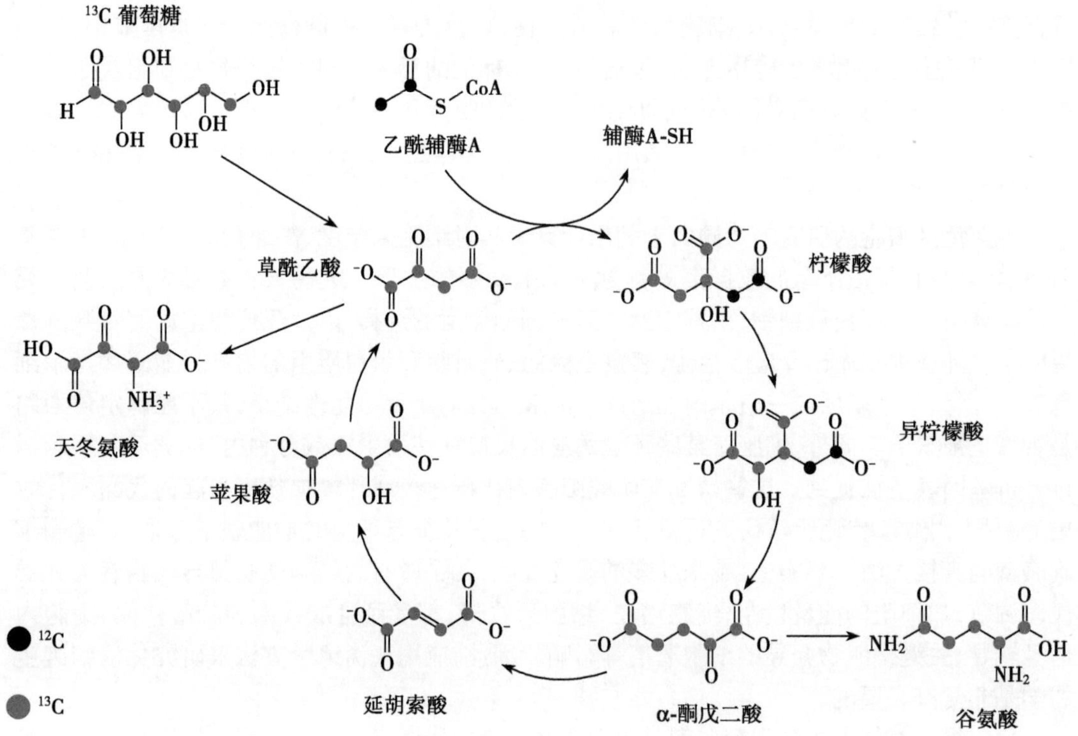

图 5-6-6-1 ^{13}C 标记的 D-葡萄糖示踪 TCA 循环

或组织时应使用标准操作规程(standard operating protocols, SOP)。在提取免疫细胞的代谢产物过程中,收集细胞沉淀并向沉淀中加入-80℃预冷的质谱级 80% 甲醇溶液,放置于-80℃孵育 15 分钟或过夜。之后,通过高速离心的方法将代谢产物与细胞碎片分离开,并将含有代谢产物的上清溶液置于真空抽干机里干燥。所得到的干燥沉淀可直接送去质谱检测或暂时存放于-80℃。

二、质谱检测与数据收集

代谢产物提取后,即可进行质谱分析。由于每种仪器的分离检测方法在化学性质、互补能力等方面存在显著差异,因此选择最佳的分析平台是保障检测出小分子的数量最大,以及效率和质量最高的关键。到目前为止,由于质谱(mass spectrometry, MS)技术的超高灵敏度和快速更新,色谱技术与高分辨质谱联用已成为非靶向代谢组学研究的一个重要手段。而在靶向代谢组学研究中,三重四极串联质谱因其对代谢产物靶标的准确定量而成为研究的重点。尽管现在还不能确定某一生物样本中的代谢产物的总数,在一次基于质谱的高分辨率的实验中,通常只能从数万个 MS 特征曲线中检测到数百种代谢产物。这使得峰的检测和丰富代谢物特征的提取不容易实现,尤其是样本间的峰的匹配与保留时间的比对。

在过去的几十年里,研究者们开发出一系列的化学计量学方法和编程平台,包括 XCMS、mzMine、mzMatch、apLCMS、Maven、MetaboAnalyst,以及仪器制造商提供的 SIEVE (www. thermo. com)、MassHunter (www. agilent. com)、MarkerLynx (www. waters. com)等软件。化学计量的目的是得到一个峰值表,包括所有分析样本 MS 特征的全部信息。以 XCMS 为例,它可以用于同时检测数百种内源性代谢物的峰,通过峰匹配来纠正不同样本的变异,通过非线性保留时间对齐来匹配样本间的时间偏移。然后得到以 MS 特征为行、以样本为列的表作为统计数据处理的输入。由于每个样品的化学复杂性和高分辨率质谱所获得的代谢物特征的丰富性,使得上述不同方法的所得到的峰值表可能不完全准确。将检测到的峰转化为代谢组学研究中的代谢物特征仍是一个挑战。

三、数据处理

数据收集后是进行统计分析,其中用到的一些方法是代谢组学数据所独有的。代谢组学数据处理的整体流程如图 5-6-6-2 所示。数据预处理是提高数据质量和可用性的第一步,也是至关重要的一步,包括标准化,分别对样本和特征进行缩放,丢失数据的填充,数据转换,以及其他处理。应当注意,使用不同的数据预处理策略,可能会导致下一步中用于建模的方法完全不同。例如,将七种不同的数据预处理方法与所得结果进行了全面比较,包括范围缩放、帕累托缩放、自动缩放、大规模缩放、中心化、对数变换和幂变换,发现前两种方法更适合用于代谢组学数据的分析。此后,可以应用探索性分析来研究样本之间的异同。以广泛使用的主成分分析(principal component analysis,PCA)为例,可以将高维空间中的原始数据缩减为有限的维度,而不会造成数据信息的重大损失。这是通过将原始变量沿方差最大的方向重构为主成分(principal component,PC)来实现的。PCA 分析的分数和负荷可用于刻画数据的特征,即具有观测信息和代谢物特征的峰表。

另外,利用 PCA 分析的结果及关联性分析等其他分析方法,可以部分获得数据质量的评估。通常,PCA 结果分数图中的质量控制(quality control,QC)样本分布和内部标准品(internal standards,IS)的变化可应用于评估合理性和潜在的实验偏差。此外,许多研究人员为

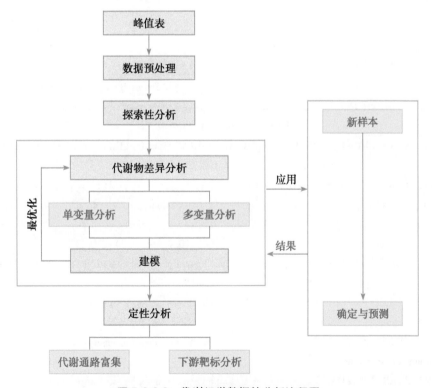

图 5-6-6-2　代谢组学数据的分析流程图

校准非生物效应做出了贡献，包括批次效应、采样顺序等。这些方法包括中心化、缩放、分位数、基于比率的、线性归一化、线性回归、IS 校准和批次归一化。最近，Xu 等人开发了一种校准总体误差和系统误差的方法，应用良好。

探索性统计分析（exploratory statistical analysis）包括代谢物的差异分析、生物标志物的发现，以及单变量分析和多变量统计建模。单变量分析包括许多用于假设检验的方法，即寻找样本类别之间具有统计学差异的特征，例如配对和非配对 t 检验、Wilcoxon 秩和检验，Mann-Whitney 检验和方差分析。统计可视化对于发现具有统计意义的特征特别重要，包括火山图、热图、Z 分数图、云图、双线图和 S 线图。多变量分析包括 PCA、偏最小二乘线性判别分析（partial least squares-linear discriminant analysis，PLS-DA）、正交 PLS-DA（OPLS-DA）、支持向量机（support vector machine，SVM）、随机森林（random forest）和人工神经网络（artificial neural network，ANN）等。以 PLS-DA 为例，原始数据被转换为一系列潜在变量以进行线性判别分析，但不会损失结构化信息。PLS-DA 和 PCA 之间的区别是使用或不使用类别变量。

经过统计分析后，为了进一步解释数据，可以通过代谢特征的光谱峰识别出代谢物，并借助在线代谢网络数据库（例如人类代谢组数据库 http://www.hmdb.com）进行代谢通路富集分析。此外，还可以通过整合其他类型的"组学"数据（例如基因表达和表观基因组数据）来深入解析代谢组学数据，这将有助于产生更完整的图谱并增进我们对生物学问题的理解。

基于上述介绍，我们可以对 CAR-T 细胞进行代谢组学的研究，从而更深刻的理解 CAR-T 细胞在不同阶段的代谢表型。由于近期对 T 细胞代谢的研究揭示，代谢与 T 细胞的激活与命运息息相关，因此对 CAR-T 细胞代谢的研究将有助于我们开发基于改造代谢通路的新型 CAR-T 细胞产品。

（张进　孙振）

参考文献

1. BIAN Q, CAHAN P. Computational tools for stem cell biology [J]. Trends Biotechnol, 2016, 34(12):993-1009.

2. ZHANG J, KHVOROSTOV I, HONG J S, et al. UCP2 regulates energy metabolism and differentiation potential of human pluripotent stem cells [J]. EMBO J, 2011, 30(24):4860-4873.

3. ZHANG J, RATANASIRINTRAWOOT S, CHANDRASEKARAN S, et al. LIN28 regulates stem cell metabolism and conversion to primed pluripotency [J]. Cell Stem Cell, 2016, 19(1):66-80.

4. FOLMES C D, NELSON T J, MARTINEZ-FERNANDEZ A, et al. Somatic oxidative bioenergetics transitions into pluripotency-dependent glycolysis to facilitate nuclear reprogramming [J]. Cell Metab, 2011, 14(2):264-271.

5. NAGARAJ R, SHARPLEY M S, CHI F, et al. Nuclear localization of mitochondrial TCA cycle enzymes as a critical step in mammalian zygotic genome activation [J]. Cell, 2017, 168(1/2):210-223.

6. CAREY B W, FINLEY L W, CROSS J R, et al. Intracellular alpha-ketoglutarate maintains the pluripotency of embryonic stem cells [J]. Nature, 2015, 518(7539):413-416.

7. PANOPOULOS A D, YANES O, RUIZ S, et al. The metabolome of induced pluripotent stem cells reveals metabolic changes occurring in somatic cell reprogramming [J]. Cell Res, 2012, 22(1):168-177.

8. SPERBER H, MATHIEU J, WANG Y, et al. The metabolome regulates the epigenetic landscape during naive-to-primed human embryonic stem cell transition [J]. Nat Cell Biol, 2015, 17(12):1523-1535.

9. CHANDRASEKARAN S, ZHANG J, SUN Z, et al. Comprehensive mapping of pluripotent stem cell metabolism using dynamic genome-scale network modeling [J]. Cell Rep, 2017, 21(10):2965-2977.

10. YUAN M, BREITKOPF S B, YANG X, et al. A positive/negative ion-switching, targeted mass spectrometry-based metabolomics platform for bodily fluids, cells, and fresh and fixed tissue [J]. Nat Protoc, 2012, 7(5): 872-881.

11. ZHANG T, WATSON D G. A short review of applications of liquid chromatography mass spectrometry based metabolomics techniques to the analysis of human urine [J]. Analyst, 2015, 140(9): 2907-2915.

12. SISKOS A P, JAIN P, ROMISCH-MARGL W, et al. Interlaboratory reproducibility of a targeted metabolomics platform for analysis of human serum and plasma [J]. Anal Chem, 2017, 89(1): 656-665.

13. ZHANG J, GONZALEZ E, HESTILOW T, et al. Review of peak detection algorithms in liquid-chromatography-mass spectrometry [J]. Curr Genomics, 2009, 10(6): 388-401.

14. VAN DEN BERG R A, HOEFSLOOT H C, WESTERHUIS J A, et al. Centering, scaling, and transformations: improving the biological information content of metabolomics data [J]. BMC Genomics, 2006, 7: 142.

15. ZHAO Y, HAO Z, ZHAO C, et al. A Novel strategy for large-scale metabolomics study by calibrating gross and systematic errors in gas chromatography-mass spectrometry [J]. Anal Chem, 2016, 88(4): 2234-2242.

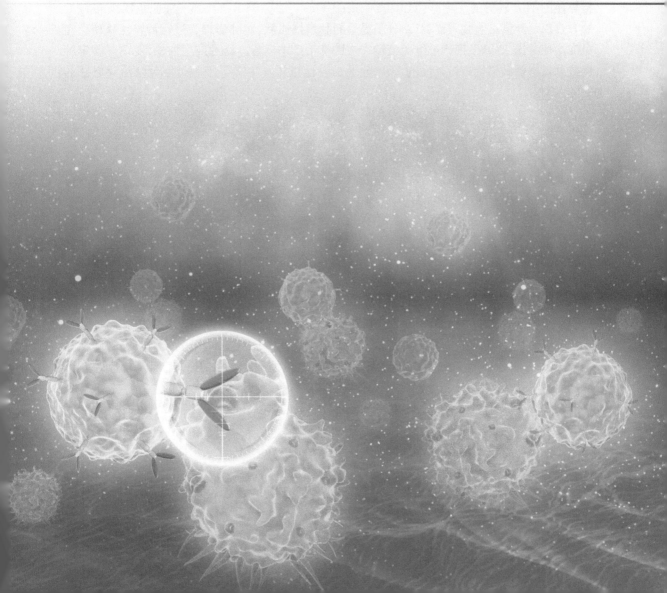

第六篇

其他免疫细胞

第一章

TCR-T 细胞在肿瘤治疗中的应用

一、概述

T 细胞通过 TCR 识别被 HLA 分子提呈的肿瘤抗原肽,从而启动特异性抗肿瘤免疫反应。然而,肿瘤细胞可以通过一系列的免疫逃逸机制,逃避 T 细胞的免疫杀伤。因此,重新改造 T 细胞使其具备识别肿瘤细胞的能力,从而实现特异性杀伤肿瘤细胞的目的。相比较而言,CAR-T 细胞通过 HLA 非依赖性的方式识别肿瘤细胞膜表面的蛋白分子,而肿瘤抗原特异性的 TCR 转导的 T 细胞(TCR-transduced T cell,简称 TCR-T 细胞)则通过 HLA 依赖性的方式识别肿瘤细胞膜表面 HLA 分子提呈的肿瘤抗原肽,对肿瘤细胞进行特异性杀伤。在免疫治疗时代,TCR-T 细胞过继免疫治疗在肿瘤治疗中有着广泛的应用前景,发现并鉴定肿瘤抗原及解析肿瘤抗原特异性的 TCR 分子是设计与开发 TCR-T 细胞过继免疫治疗方法的关键环节。

二、肿瘤抗原

(一) 肿瘤抗原

肿瘤抗原(tumor antigen)分为肿瘤特异性抗原(tumor specific antigen,TSA)、肿瘤相关性抗原(tumor associated antigen,TAA)及非传统肿瘤抗原(unconventional tumor antigens,UCA)三大类,其均可以诱导抗肿瘤的 T 细胞免疫应答。

1. **肿瘤特异性抗原(TSA)** TSA 又称肿瘤新生抗原(neoantigen),是一类只存在于肿瘤细胞而不存在于正常细胞中的抗原分子,主要由肿瘤细胞中发生的多种遗传变异如错义单核苷酸变异(missense single-nucleotide-variant,mSNV)、插入及缺失突变(insertion and deletion mutation,INDEL)、基因融合(gene fusion)及携带病毒癌蛋白(viral oncoprotein)等引起。肿瘤新生抗原的产生可诱导特异性的 T 细胞免疫应答,达到选择性杀伤肿瘤细胞而不杀伤正常细胞的目的。当前,利用下一代基因测序技术及质谱分析技术,可高效的鉴定肿瘤细胞膜表面 HLA-肿瘤抗原肽复合物,进而解析肿瘤新生抗原的身份信息,并鉴定及合成肿瘤新生抗原反应性 TCR,为开发个性化 TCR-T 细胞过继免疫治疗方法奠定基础。

2. **肿瘤相关抗原(TAA)** 肿瘤相关抗原为一类同时存在于正常细胞及肿瘤细胞中,但在肿瘤细胞中表达量异常增高的抗原分子,例如癌-生殖抗原(cancer germline antigen,CGA)、人类内源性逆转录病毒(human endogenous retrovirus,HERVs)、组织分化抗原(tissue differentiation antigen)及过表达的肿瘤抗原等,其均能诱发特异性 T 细胞应答。鉴于肿瘤相关抗原在正常细胞中亦存在,故存在如下两种情况:第一,某些表达高亲和力 TCR 的 T 淋巴细胞,有可能靶向 TAA 表达量较低的正常细胞,从而诱发严重的毒性反应;第二,TAA 特异性的 TCR 作用于正常细胞表达的与 TAA 结构类似的蛋白分子,从而导致"脱靶效应",引起一系列毒性反应。当前,TAA 如 MART-1、gp100、NY-ESO-1、MAGE-A3、MAGE-A4 等特异性的 T 细胞过继免疫治疗在黑色素瘤、乳腺癌及多发性骨髓瘤等多种肿瘤治疗的临床试验中显示出一定治疗效果。

3. 非传统肿瘤抗原(UCA)　UCA 是来源于基因组非编码区序列及编码区序列的异常 mRNA 剪接、异常 RNA 翻译及翻译后修饰所产生的肿瘤抗原;其既包括 TAA,又包括肿瘤新生抗原。例如,黑色素瘤患者的循环 CD4 阳性 T 细胞能识别来源于磷酸化 MART1 的抗原肽,而不能识别来源于非磷酸化 MART1 的抗原肽,翻译后修饰的 MART1 蛋白有可能成为黑色素瘤细胞免疫治疗的潜在靶标。因此,UCA 亦可能为 TCR-T 细胞治疗的潜在靶标。

（二）肿瘤抗原鉴定方法

通过发现及鉴定肿瘤抗原,为开发 TCR-T 细胞过继免疫治疗奠定重要基础。当前,发现与鉴定肿瘤抗原有主要有如下三种基本方法,即基于 cDNA 表达文库的抗原筛选、基于下一代基因测序技术(next generation sequencing,NGS)的抗原筛选及基于 HLA-多肽组学(HLA peptidome)技术的抗原筛选。具体来讲:①基于 cDNA 表达文库的肿瘤抗原筛选是将肿瘤细胞的总 RNA 逆转录为 cDNA 文库,并将 cDNA 文库及能编码特异性 HLA 分子的质粒载体一起转染 293-HEK 或 COS-7 等细胞,然后将转染后的细胞与从患者分离得到的肿瘤特异性 T 细胞进行共培养,筛选得到能激活 T 细胞的单个 cDNA 质粒,遂对该 cDNA 序列信息进行解析,将抗原肽转染至 HLA-转染的细胞中进行表达,使 HLA-抗原肽复合物表达于细胞膜表面,通过与肿瘤特异性 T 细胞进行共培养,进一步验证该抗原肽的功能。该方法能鉴定大多数肿瘤抗原,但具有费时、费力及灵敏度较低等缺点,不适合进行高通量肿瘤抗原的筛选;②基于下一代基因测序技术的抗原筛选方法,一方面可以通过计算机算法(如 NetMHCpan 算法等)根据体外结合数据,对与 HLA 结合肽段序列进行合理预测,然后将候选抗原肽序列转染抗原提呈细胞(antigen presenting cell,APC),使 APC 与肿瘤反应性 T 细胞进行共培养,并检测 T 细胞的激活程度,以确定具有可激活 T 细胞免疫功能的肿瘤抗原身份信息;另一方面,可以通过比较肿瘤细胞与正常细胞的基因序列差异,解析肿瘤细胞存在的多种体细胞突变(如 *mSNV*、*INDEL* 等),进而通过计算机算法确定候选抗原肽,再转染 APC 细胞,并与 T 细胞进行共培养,利用 T 细胞激活程度来评价该抗原肽的功能;一般来讲,该方法仅可以对基因序列变异导致的抗原肽进行解析,但不能解析由异常转录或翻译后修饰过程所产生的肿瘤抗原;③基于 HLA-多肽组学技术的抗原筛选,鉴于肿瘤抗原肽由 HLA 分子提呈于细胞膜表面,遂通过 HLA 抗体将 HLA-抗原肽复合物进行分离纯化,再用蛋白质谱技术解析抗原肽的氨基酸序列,结合相关计算机算法,预测肿瘤抗原身份,并进行激活 T 细胞免疫功能验证。该方法不仅能解析基因变异产生的抗原肽序列,而且亦可以对转录异常及翻译后修饰产生的肿瘤抗原肽序列进行解析,从而较为有效地解决了抗原肽序列筛选的问题。

然而,基于 NGS 或 HLA-多肽组学的肿瘤抗原筛选方法,均存在肿瘤抗原肽筛选准确偏低等问题。为了更加有效的鉴定肿瘤新生抗原,遂将 NGS 及 HLA-多肽组学技术进行结合,一方面解析肿瘤细胞存在的多种体细胞突变,另一方面通过蛋白质谱技术解析与 HLA 结合的抗原肽序列信息,将两种方法得到的数据进行综合分析,即可鉴定能被 HLA 分子提呈的突变基因来源的抗原肽信息,从而更加精准的鉴定候选肿瘤抗原身份。然后,将候选肿瘤抗原表达于 APC 内并被 HLA 分子提呈于细胞膜表面,以评价自体 T 细胞的激活程度,从而从功能上验证该肿瘤新生抗原是否具备成为潜在靶标的可能。例如,利用全外显子测序技术及 HLA I-peptidome 技术发现黑色素瘤细胞中 *MED15* 基因存在 P677S 点突变及 *TPD52L2* 基因存在 S123L 突变,其均为候选肿瘤新生抗原,然后通过体外试验进一步验证提示 *MED15*(P677S)而非 *TD52L2*(S123L)所编码的突变蛋白为肿瘤新生抗原。

三、肿瘤抗原特异性 TCR 功能鉴定与克隆

肿瘤抗原被 APC 细胞提呈后,通过 HLA-Ⅱ类分子提呈至细胞膜表面,从而进一步激活 T 细胞,而促进 T 细胞增殖及分泌相关细胞因子(如 IL-2、IFN-γ 等)。因此,通过检测 T 细胞的数量及细胞因子水平,可判定 T 细胞是否识别由 APC 提呈的 HLA-抗原肽复合物。与此同时,亦可将肿瘤抗原特异性的 T 细胞进行分离。一方面,可以直接将该肿瘤抗原特异性 T 细胞进行回输,用于 TCR-T 细胞过继免疫治疗;另一方面,可以利用分子克隆的方法,对该特异性 TCR 的 α 链及 β 链基因序列进行解析与克隆,从而构建工程化 TCR-T 细胞,用于抗肿瘤的过继免疫治疗。

免疫组库测序技术是通过对 TCR 分子的基因序列变异程度最大的互补决定区 3(complementarity determining region 3,CDR3)进行测序,可解析 V(D)J 重排区域的基因序列结构,对发现与鉴定特异性的 TCR 分子具有潜在的优势(图 6-1-1-1)。该技术不仅可以高灵敏度、高分辨率检测反应性 T 细胞克隆的扩增,而且可以对肿瘤抗原特异性的 TCR 分子的 α 及 β

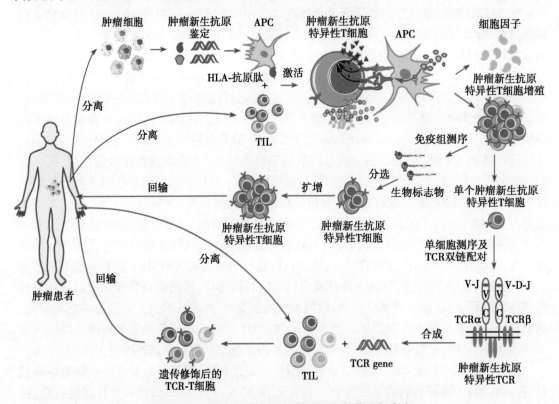

图 6-1-1-1　肿瘤新生抗原特异性 TCR 的鉴定与克隆

利用 NGS 技术及蛋白质谱技术,分别解析肿瘤体细胞突变及与 HLA 结合的抗原肽序列信息,鉴定候选肿瘤新生抗原。然后,将肿瘤新生抗原转导的 APC 与 TIL 细胞进行共培养,通过检测细胞数量的变化及细胞因子分泌等指标,鉴定活化 T 细胞及肿瘤新生抗原特异性 TCR 分子。利用免疫组库测序等技术能精细的解析 TCR 的互补决定区的基因序列结构,从而鉴定分离特异性 T 细胞的生物学标记及合成 *TCR* 基因,为构建肿瘤抗原特异性 TCR-T 细胞奠定技术基础。

链基因序列进行解析。因此,利用免疫组库测序技术,一方面可以鉴定出标记特异性 T 细胞的生物标志物,可用于肿瘤特异性 T 细胞的分选;另一方面可以利用单细胞测序技术,对肿瘤抗原特异性 TCR α 及 β 链的 V(D)J 重排基因序列分别进行解析,以利于体外合成能识别肿瘤抗原的 TCR 分子。将特异性 *TCR* 基因序列转染自体 T 细胞后,即可建立具有识别肿瘤抗原的工程化 TCR-T 细胞,为一种潜在的肿瘤个体化过继免疫治疗方法。此外,利用新的 TCR 分析算法,对肿瘤浸润淋巴细胞(tumor infiltrating lymphocyte,TIL)的 RNA-seq 测序数据进行挖掘,既可以鉴定肿瘤新生抗原,亦可以解析反应性 TCR 的基因序列及类型,促进肿瘤新生抗原特异性的 TCR-T 细胞过继免疫治疗。例如,B Li 等通过对 TIL 的 RNA-seq 数据进行分析发现,CDR3 区域携带“GESEQY”氨基酸序列的 TCR β 链可识别肿瘤新生抗原 PRAMEF4 突变(Phe300Val),从而诱导 T 细胞免疫。

四、TCR-T 细胞过继免疫治疗在肿瘤治疗中的应用

　　TCR-T 细胞过继免疫治疗在肿瘤治疗中有着广阔的应用前景。早在 2006 年,R. A. Morgan 等将能识别肿瘤相关抗原 MART-1 的 *TCR* 基因转染黑色素瘤患者的外周血淋巴细胞,制备工程化 MART-1 特异性的 TCR-T 细胞并回输给患者本人。该团队发现,15 例黑色素瘤患者接受 TCR-T 细胞过继免疫治疗后,至少有 10% 以上的外周血淋巴细胞获得 2 个月的持久性植入,其中有两位患者外周血循环 TCR-T 细胞维持较高水平持续了 1 年,且转移性黑色素瘤病灶均明显消退。此外,在多发性骨髓瘤的患者中,肿瘤相关抗原 NY-ESO-1 及 LAGE-1 特异性的 TCR-T 细胞可以向骨髓迁移,细胞数量可维持较长的时间,不仅表现出较好的耐受性,而且对于肿瘤抗原阳性的多发性骨髓瘤具有一定的治疗作用。又如,WT1(Wilms' tumor 1)是一类常高表达于急性白血病细胞及 MDS 的恶性细胞中的定位于细胞内蛋白,研究发现来自 WT1 分子的抗原肽 WT1$_{235-243}$ 可被细胞膜表面的 HLA-A*24:02 分子进行提呈,并于细胞膜表面形成 WT$_{235-243}$/HLA-A*24:02 复合物,可以被一种类型的 TCR 分子识别,从而实现肿瘤细胞的特异性杀伤。Isao Tawara 等对 WT1$_{235-243}$/HLA-A*24:02 特异性 TCR 的 α 链及 β 链进行了克隆,并转染患者外周血 T 淋巴细胞,从而制备成肿瘤新生抗原特异性的 TCR-T 细胞。将 WT1$_{235-243}$/HLA-A*24:02 特异性 TCR-T 细胞回输给 8 名患者后,均未出现明显的副反应。有 5 名患者的外周血在整个研究过程中,均可持续检测到具有良好免疫反应性的 TCR-T 细胞,其中 4 名患者存活了 12 个月以上的时间。该研究证实了 WT1 特异性的 TCR-T 细胞不仅可以在体内长期存活,而且保留了启动 WT1 抗原特异性的免疫反应的能力。由此可见,肿瘤相关抗原特异性的 TCR-T 细胞过继免疫治疗是治疗肿瘤的潜在方法。

　　然而,TAA 特异性的 TCR-T 细胞具有“脱靶”效应,存在攻击正常细胞的可能。相比较而言,肿瘤新生抗原特异性的 TCR-T 细胞过继免疫治疗靶向性更强,更适合个性化免疫治疗。2014 年,Tran 等首次开展肿瘤新生抗原特异性的 T 细胞过继免疫治疗的临床试验。在该项研究中,利用全外显子测序技术发现,一名转移性胆管癌患者的 TIL 中存在肿瘤组织来源的肿瘤新生抗原 ERBB2IP(erbb2 interacting protein)突变特异性的 CD4$^+$T 辅助细胞,将这群细胞回输给患者后,患者的肿瘤变小且疾病稳定期延长。此临床试验结果提示肿瘤新生抗原特异性的 CD4$^+$ T 细胞能有效地促进转移上皮癌的消退。*KRAS* 基因突变存在于多种人类肿瘤细胞中,具有促进肿瘤发生与发展的功能。其中,在人类胃肠道肿瘤中 *KRAS* 基因的第 12 位密码子常发生突变,从而使所编码的氨基酸由“甘氨酸(G)”突变为“天冬氨酸(D)”,即

"*KRAS* G12D"突变,一直以来尚无针对该突变的治疗药物。2016 年,Rosenberg 研究组发现一位转移性结肠癌患者的 TIL 中包含对肿瘤新生抗原 *KRAS* G12D 突变反应性的 CD8 阳性 T 细胞,遂利用 *KRAS* G12D 抗原肽刺激自体 TIL,并将有大量反应性扩增的 CD8 阳性 T 细胞回输给该患者,该患者的大部分转移灶均明显消退,但少数病灶体积继续增大。体外进一步研究发现,HLA-C*08:02 分子在肿瘤细胞中的存在是 *KRAS* G12D 抗原激活 CD8 阳性 T 细胞的关键因素,将反应性 TCR 的 α 链及 β 链同时转染 T 细胞得到的 TCR-T 细胞具有杀伤 *KRAS* G12D-HLA-C*08:02 阳性的肿瘤细胞。对患者的多处转移灶的肿瘤组织进一步测序发现,在这位转移性结肠癌患者的多处病灶的肿瘤细胞中均能检测到 HLA-C*08:02 分子,并均在 *KRAS* G12D 抗原反应性的 CD8 阳性 T 细胞输注后肿瘤体积明显变小,而在体积持续增大的转移灶的肿瘤细胞中却无法检测到 HLA-C*08:02 分子。该结果说明肿瘤新生抗原被特定的 HLA 分子提呈后,以 HLA-抗原肽复合物的形式表达在肿瘤细胞表面,供特异性的 T 细胞杀伤,当 HLA 分子丢失后,可能导致肿瘤复发。由此可见,肿瘤新生抗原反应性的 TCR-T 细胞过继免疫治疗具有当前药物治疗无法达到的效果,其将在未来个性化肿瘤免疫治疗中具有广阔的发展前景。

五、小结与展望

当前,TCR-T 细胞免疫治疗仍处于起步阶段。鉴于 CAR-T 细胞仅能识别表达在肿瘤细胞膜表面的肿瘤抗原分子,故可能导致不表达该表面抗原的肿瘤细胞逃逸 CAR-T 细胞的杀伤,从而造成肿瘤复发。而对于 TCR-T 细胞来说,其识别由 HLA 分子提呈的细胞内肿瘤抗原肽,扩大了可被 T 细胞识别的肿瘤抗原的选择范围。当前,针对肿瘤相关抗原的 TCR-T 细胞治疗在临床试验中已显示出较好的治疗价值,但仍面临着鉴定更多的合适肿瘤相关抗原靶标的挑战。肿瘤新生抗原是一类仅存在于肿瘤细胞而不存在于正常细胞的抗原分子,其多由肿瘤细胞自身的体细胞突变、异常转录及翻译后修饰等过程导致。由于肿瘤本身的异质性,故不同的患者可能拥有不同的肿瘤新生抗原,成为实现个性化细胞免疫治疗的靶标。因此,鉴定理想的肿瘤新生抗原及构建肿瘤特异性的 TCR-T 细胞制备平台是决定未来 TCR-T 细胞的临床应用的重要因素。TCR-T 细胞治疗与 CAR-T 细胞治疗通过不同的作用机制分别对细胞内及细胞膜表面肿瘤抗原进行识别,因此,二者在启动 T 细胞识别方面形成了较好的互补,联合治疗有可能更进一步降低肿瘤的复发率。随着基因编辑及基因治疗等生物学技术的飞速发展,TCR-T 细胞本身亦可以进行遗传学修饰,从多个层面上克服肿瘤细胞逃逸免疫杀伤成为可能,为 TCR-T 细胞治疗在临床应用过程中的安全性、有效性及可及性等问题提供更多的解决方案。总之,TCR-T 细胞过继免疫治疗是未来肿瘤治疗中值得重视的研究领域。

(叶柏新)

参考文献

1. BO L,TAIWEN L,PIGNON JC,et al. Landscape of tumor-infiltrating T cell repertoire of human cancers[J]. Nat Genet,2016,48(7):725-732.

2. LEKO V,ROSENBERG SA. Identifying and targeting human tumor antigens for T cell-based immunotherapy of solid tumors[J]. Cancer Cell,2020,38(4):454-472.

3. MORGAN RA,DUDLEY ME,WUNDERLICH JR,et al. Cancer regression in patients after transfer of genetically

engineered lymphocytes[J]. Science,2006,314(5796):126-129.

4. TAWARA I,KAGEYAMA S,MIYAHARA Y,et al. Safety and persistence of WT1-specific T-cell receptor gene-transduced lymphocytes in patients with AML and MDS[J]. Blood,2017,130(18):1985-1994.

5. TRAN E,ROBBINS PF,LU YC,et al. T-cell transfer therapy targeting mutant KRAS in cancer[J]. N Engl J Med,2016,375(23):2255-2262.

6. TRAN E,TURCOTTE S,GROS A,et al. Cancer immunotherapy based on mutation-specific CD4+T cells in a patient with epithelial cancer[J]. Science,2014,344(6184):641-645.

7. BAIXIN Y,DANIEL S,QINGPING G,et al. High-throughput sequencing of the immune repertoire in oncology: Applications for clinical diagnosis,monitoring,and immunotherapies[J]. Cancer Lett,2018,416:42-56.

8. BAIXIN Y,CREED M S,QINGPING G,et al. Genetically modified T-cell-based adoptive immunotherapy in hematological malignancies[J]. J Immunol Res,2017,2017:5210459.

9. BAIXIN Y,CREED M S,XUEJUN L,et al. Engineering chimeric antigen receptor-T cells for cancer treatment [J]. Mol Cancer,2018,17(1):32.

第二章

嵌合抗原受体巨噬细胞

近几年,嵌合抗原受体(chimeric antigen receptor,CAR)T 细胞疗法在血液恶性肿瘤治疗方面取得了很好的疗效,但该疗法在实体恶性肿瘤中却面临许多挑战。最近,宾夕法尼亚大学的研究人员采用了一种基于巨噬细胞的免疫治疗方法,将人原代巨噬细胞进行基因工程改造以替代 T 细胞在实体肿瘤中的治疗。与针对肿瘤相关巨噬细胞(tumor-associated macrophage,TAM)作为恶性肿瘤的治疗靶点的策略不同,巨噬细胞本身作为天然免疫系统的效应细胞具有吞噬、细胞毒性、分泌促炎因子和抗原提呈的能力。研究者选用一种腺病毒载体Ad5f35,其可以提高人原代巨噬细胞的基因编辑效率,并使巨噬细胞具有持续性的促炎(M1)表型。通过将 anti-HER2 CAR 转入该载体中,然后把该病毒载体插入到巨噬细胞,构建表达 CAR 的巨噬细胞体系。体外实验结果证明 CAR-巨噬细胞(CAR-Ms)具有抗原特异性吞噬功能,CAR-Ms 高表达促炎因子和趋化因子,可诱导 M2 型巨噬细胞向 M1 型巨噬细胞转化,激活杀伤性 T 细胞活性。同时,在异种移植小鼠模型中证明 CAR-Ms 可以显著降低肿瘤负荷,延长小鼠生存期。以上结果表明利用巨噬细胞作为治疗细胞可能是开发有效针对实体肿瘤的细胞疗法的关键途径。

通过基因工程改造原代免疫细胞,如 T 淋巴细胞、NK 细胞和巨噬细胞等可极大增强免疫细胞的特异性抗肿瘤功能。然而,外周血单核细胞来源的巨噬细胞因其不具备自我更新能力,经常需要从供者体内采取大量血液,且因供者的生理状态和基因等不同,导致试验结果不具代表性。并且对原代巨噬细胞的基因改造效率往往很低,导致基因改造后巨噬细胞特异性吞噬能力不强。因此,原代免疫细胞系统不适用于临床研究和治疗,诱导多能干细胞(induced pluripotent stem cells,iPSC)衍生得到的免疫细胞成为细胞免疫治疗的巨大来源。iPSC 由人成体细胞经过重编程产生,其具有胚胎干细胞的特点,具有分化为任意一种体细胞的潜能,并且具有多能干细胞无限增殖的能力。该方法既解决了巨噬细胞作为治疗性细胞数量的来源问题同时提高了基因编辑效率。利用 iPSC 分化得到的 CAR-T 细胞和 CAR-NK细胞被证明可有效治疗 B 细胞淋巴瘤和卵巢癌。CAR 修饰的 iPSC 来源的巨噬细胞(CAR-iMac)同样为提供抗原特异性吞噬提供了新方向,iPSC 源性的 CAR 巨噬细胞不仅具有高效的细胞产率和纯度,而且具有成熟巨噬细胞的基因表达谱,以及成熟巨噬细胞的功能。当与表达 CD19 抗原的淋巴瘤细胞或表达间皮素(mesothelin)抗原的卵巢癌细胞共培养时,CAR-iMac 细胞展现出抗原依赖性的吞噬和杀伤肿瘤细胞的功能,以及抗原依赖性的分泌促炎、抑肿瘤细胞因子和向 M1 型巨噬细胞极化的功能。CAR-iMac 细胞在小鼠的血液肿瘤和实体肿瘤模型中也展现出抑制肿瘤细胞生长的能力。

(田琳 张进)

参考文献

1. KLICHINSKY M,RUELLA M,SHESTOVA O,et al. Human chimeric antigen receptor macrophages for cancer immunotherapy [J]. Nature Biotechnology,2020,38:947-953.

2. THEMELI M,KLOSS C,CIRIELLO G,et al. Generation of tumor-targeted human T lymphocytes from induced pluripotent stem cells for cancer therapy [J]. Nat Biotechnol,2013,31:928-933.

3. LI Y,HERMANSON DL,MORIARITY BS,et al. Human iPSC-derived natural killer cells engineered with chimeric antigen receptors enhance anti-tumor activity [J]. Cell Stem Cell,2018,23:181-192.

4. ZHANG L,TIAN L,DAI XY,et al. Pluripotent stem cell-derived CAR-macrophage cells with antigen-dependent anti-cancer cell functions [J]. Journal of Hematology & Oncology,2020,13:153.

第三章

自然杀伤细胞免疫治疗

一、NK 细胞的生物学特征

自然杀伤细胞（NK）主要在骨髓中从造血干细胞（HSC）依次分化为普通淋巴祖细胞（common lymphoid progenitor, CLP）、NK 祖细胞、未成熟的 NK 细胞、成熟的 NK 细胞。这一发育过程也可发生在髓外部位，如扁桃体、子宫和肝脏。NK 细胞根据 CD16 和 CD56 的表达水平分为 $CD16^+CD56^{dim}$ 和 $CD16^-CD56^{bright}$ 两个亚群，$CD16^+CD56^{dim}$ 主要存在于外周血，高水平表达杀伤细胞免疫球蛋白样受体（KIR），以发挥杀伤功能为主，产生细胞因子的水平较低；$CD16^-CD56^{bright}$ 主要在次级淋巴组织中聚集，细胞毒活性较低但更具免疫调节性。

NK 细胞占人体循环淋巴细胞的 5%~20%，其无需预先致敏人类白细胞抗原（HLA），即可识别并清除病毒、异基因细胞和恶性转化的异常细胞。因此，NK 细胞是人体抵抗肿瘤形成的第一道防线，它们天生就有杀伤肿瘤细胞的能力。NK 细胞主要通过以下四种不同的机制识别靶细胞：①释放含有穿孔素和颗粒酶的细胞毒颗粒溶解靶细胞；②通过 CD16 介导的抗体依赖性细胞毒性（antibody-dependent cell cytotoxicity, ADCC）杀死癌细胞；③NK 细胞能产生粒细胞-巨噬细胞集落刺激因子（GM-CSF）和干扰素-γ（IFN-γ）等细胞因子和趋化因子，调节其他细胞的免疫反应；④释放肿瘤坏死因子（TNF）家族成员，上调其表面的死亡配体，诱导靶细胞的凋亡。

二、CAR-NK 概述

CAR-T 细胞的过继性细胞治疗在恶性血液病患者中已显示了良好的临床效果。然而，CAR-T 细胞治疗仍存在几个明显的缺陷亟待解决：①CRS、ICANS 和靶点毒性等副反应；②大多数的 CAR-T 细胞疗法需要自体过继细胞移植，否则异基因 T 细胞可能导致移植物抗宿主病（GVHD）；③CAR-T 细胞治疗实体肿瘤的效果欠佳。最新的研究表明，CAR-NK 细胞可能会克服 CAR-T 细胞的上述缺陷，并显示出显著的抗肿瘤作用。目前，CAR-NK 细胞不仅能在慢性淋巴细胞性白血病、非霍奇金淋巴瘤、急性淋巴细胞白血病等多种血液系统肿瘤中起作用，而且还在实体瘤中显示了良好的治疗潜能。与 CAR-T 细胞相比，同种异体的 CAR-NK 细胞不会引起 GVHD 和严重的不良反应，如 CRS 和 ICANS。除了安全性外，CAR-NK 细胞疗法往往更节省成本。CAR-NK 细胞治疗的迅速发展在肿瘤的免疫治疗中展现出广阔的前景，因为它更容易获得、更便宜、更安全。

三、CAR-NK 临床研究现状

2018 年 6 月，在一项使用 CD28 和 4-1BB 共刺激靶向 CD33 的 CAR-NK-92 细胞 I 期研

究中,吴德沛团队报道了 3 名复发或难治性 AML 患者的治疗结果。他们报告了这种方法的安全性,但没有持久的应答。

2020 年 2 月,Katayoun Rezvani 团队在《新英格兰医学杂志》发表了一项 Ⅰ/Ⅱ 期的 CAR-NK 的临床试验(NCT03056339)。他们采用来源于脐带血的 HLA 不匹配的抗 CD19 CAR-NK 细胞用于 11 例复发/难治的 CD19⁺ NHL 和 CLL。使用表达 CD19 CAR、IL-15 和可诱导型半胱天冬酶 9(inducible caspase 9,作为安全开关)编码基因的反转录病毒载体转导 NK 细胞。对细胞进行体外扩增,并在淋巴细胞清除性化疗之后给患者单次输入以下三种剂量之一(1×10^5/kg、1×10^6/kg 或 1×10^7/kg)CAR-NK 细胞。结果表明在接受治疗的 11 例患者中,8 例(73%)出现治疗反应,其中 7 例(4 例 NHL 患者和 3 例 CLL 患者)达到完全缓解。所有剂量水平均在回输后 30 日内观察到不同程度的疗效。输入的 CAR-NK 细胞可见扩增,并以低水平持续至少 12 个月。同时,回输 CAR-NK 细胞后未观察到 CRS、ICANS 或 GVHD,炎性细胞因子水平也未显著增加。这些结果表明,CAR-NK 细胞可能是 CAR-T 细胞更安全有效的替代品。表 6-3-1-1 总结了已注册 CAR-NK 细胞的临床试验。

表 6-3-1-1　已注册的 CAR-NK 细胞的临床试验

注册号	适应证	靶点	研究例数/例	临床试验阶段	机构
NCT04639739	NHL	CD19	9	Ⅰ期早期阶段	陆军军医大学第二附属医院
NCT03692767	难治性 B 细胞淋巴瘤	CD22	9	Ⅰ期早期阶段	呈诺医学
NCT03690310	难治性 B 细胞淋巴瘤	CD19	9	Ⅰ期早期阶段	呈诺医学
NCT03824964	难治性 B 细胞淋巴瘤	CD19/CD22	10	Ⅰ期早期阶段	呈诺医学,北京大学肿瘤医院
NCT03692663	耐去势的前列腺癌	PSMA	9	Ⅰ期早期阶段	呈诺医学
NCT04623944	复发/难治 AML,MDS	NKG2D ligands	27	Ⅰ期	Nkarta Inc.
NCT03774654	复发/难治 NHL,复发 ALL/CLL	CD19	48	Ⅰ期	贝勒医学院
NCT03940833	多发性骨髓瘤	BCMA	20	Ⅰ/Ⅱ期	阿思科力(苏州)生物科技有限公司
NCT02944162	AML	CD33	10	Ⅰ/Ⅱ期	博生吉医药科技(苏州)有限公司,合肥市第一人民集团医院滨湖医院
NCT02742727	复发/难治白血病,复发/难治淋巴瘤	CD7	10	Ⅰ/Ⅱ期	博生吉医药科技(苏州)有限公司,合肥市第一人民集团医院滨湖医院
NCT02892695	ALL,CLL,NHL	CD19	10	Ⅰ/Ⅱ期	博生吉医药科技(苏州)有限公司,合肥市第一人民集团医院滨湖医院

注册号	适应证	靶点	研究例数/例	临床试验阶段	机构
NCT03056339	ALL,CLL,NHL	CD19	36	I／II 期	美国德州大学 MD 安德森癌症中心
NCT03940820	实体瘤	ROBO1	20	I／II 期	阿思科力（苏州）生物科技有限公司
NCT03941457	胰腺癌	ROBO1	9	I／II 期	阿思科力（苏州）生物科技有限公司
NCT03931720	恶性肿瘤	ROBO1	20	I／II 期	阿思科力（苏州）生物科技有限公司
NCT02839954	实体瘤	MUC1	10	I／II 期	博生吉医药科技（苏州）有限公司,合肥市第一人民集团医院滨湖医院
NCT03692637	上皮性卵巢癌	Mesothelin	30	I 期早期阶段	呈诺医学
NCT03383978	胶质母细胞瘤	HER2	30	I 期	法兰克福大学医院
NCT03415100	实体瘤	NKG2D ligands	30	I 期	广州医科大学附属第三医院

四、CAR-NK 细胞治疗的优势

NK 细胞是先天免疫细胞,是免疫治疗的理想候选细胞。与 CAR-T 细胞相比,CAR-NK 细胞具有一些突出的优点。首先,NK 细胞来源丰富,可以从外周血(PB)、脐带血(UCB)、人类胚胎干细胞(HESC)、诱导多能干细胞(iPSC)、NK-92 细胞系中获得。NK-92 细胞群具有均匀且容易扩增的特征。但是由于其属于肿瘤细胞系来源,必须在输注前进行辐照。而活跃的 PB-NK 细胞表达广泛的受体,无需辐射即可利用,这使得它们能够在体内生成。来源于 iPSC 和 HESC 的 NK 细胞结合了 PB-NK 和 NK-92 细胞的优点,表现出与 PB-NK 细胞相似的表型,是一个同质的群体。值得一提的是,HESC 和 iPSC 是容易基因编辑后,实现向 NK 细胞定向分化的细胞平台。

CAR-NK 细胞的安全性已在多个临床前和临床研究中得到证实。相比于 CAR-T 细胞,CAR-NK 细胞是一种更安全的产品,研究表明同种异体 CAR-NK 细胞输注耐受性良好,不会引起 GVHD 和明显的毒性。因此,CAR-NK 细胞是一种适应性更强的 CAR 载体,而不仅仅局限于自体细胞。此外,输注 CAR-NK 细胞产生的细胞因子水平明显低于 CAR-T 细胞所产生的。CAR-T 细胞通常分泌促炎性细胞因子,如 TNF-α、IL-1 和 IL-6 诱导产生 CRS,而 CAR-NK 细胞主要释放 IFN-γ 和 GM-CSF,因此其细胞因子的释放更为安全。其次,CAR-NK 细胞在体内存活周期短,不同于 CAR-T 细胞滞留期较长易产生副作用攻击患者细胞。

另一方面,CAR-NK 细胞对实体肿瘤治疗具有更明显的优势,因为实体肿瘤对非修饰的 NK 细胞会表现出不同程度的耐受性,但对抗原依赖型的 NK 细胞敏感。CAR-NK 细胞具有多种杀伤肿瘤细胞的机制。它们可以通过独立于 CAR 的方式发挥细胞毒性作用,例如释放

毒性颗粒直接杀伤肿瘤细胞,通过 ADCC 和死亡受体通路介导杀伤途径。目前 CAR-T 细胞治疗多倾向于自体细胞输注,但生产患者自体的 CAR-T 细胞产品过程繁琐耗时,限制了广泛的临床应用。而制造 CAR-NK 细胞产品的时间比生产 CAR-T 细胞产品的时间短得多,有效地缩短了患者从决定治疗到首次给药的时间。同时制造 CAR-NK 细胞产品的成本远低于 CAR-T 细胞,这对于 CAR-NK 细胞的普及至关重要。

五、CAR-NK 细胞治疗面临的挑战

目前,CAR-NK 细胞治疗的最大挑战是体外原代 NK 细胞的扩增和激活。CAR-NK 细胞的寿命相对较短,只有 1 到 2 周。过继性输注后,CAR-NK 细胞缺乏持久性,再加上缺乏细胞因子支持,进一步导致体外扩增和激活的细胞数量受限。虽然从安全的角度来看,这一功能可能是有益的,但它也可能会限制 CAR-NK 细胞的疗效。因此,人们采取了各种策略来增强 CAR-NK 细胞的扩增和体内持久性。外源性细胞因子的应用已被证明可以促进过继输注的 NK 细胞的增殖和持久性,然而,它也可以引起不良的毒性反应,以及其他可能具有免疫抑制作用的免疫亚群的扩增,例如调节性 T 细胞。Katayoun Rezvani 团队的一项研究表明将 IL-15 转基因整合到 CAR 结构中可以增强 CAR-NK 细胞的增殖和体内的持久性,并在改善抗肿瘤活性的同时,不会增加 IL-15 的全身水平或对高危淋巴系统恶性肿瘤患者的毒性。

肿瘤微环境是影响 CAR-NK 细胞治疗成功的主要因素之一,包括免疫抑制性可溶性物质、免疫抑制性细胞,以及不利于免疫细胞充分发挥功能的环境。此外,肿瘤细胞对凋亡的抵抗,以及肿瘤细胞与免疫系统之间的复杂相互作用也可能会导致对 CAR-NK 细胞治疗的抵抗。CAR-NK 细胞治疗的另一个限制因素是 NK 细胞产品的储存和运输困难。相比较 CAR-T 细胞,CAR-NK 细胞产品的生产和储存要求更精细。目前,关于 CAR-NK 细胞治疗的临床试验和研究还很有限。虽然临床前研究的结果是乐观的,但临床研究的缺乏可能导致对 CAR-NK 细胞治疗临床并发症和不良副反应的观察尚不足。

六、CAR-NK 细胞治疗展望

自 2012 年第一例 CAR-T 细胞成功挽救终末期白血病患者生命以来,CAR-T 细胞疗法已成为最有前景的细胞免疫疗法之一,为基于 CAR 的细胞免疫疗法的未来发展奠定了基础。尽管取得了这样的成功,CAR-T 细胞治疗仍具有明显的缺点,这些缺点催生了对其他免疫细胞的研究。NK 细胞以其独特的抗肿瘤效应,且不受 MHC 限制的细胞毒性、产生细胞因子和免疫记忆等功能,备受科学家青睐。尽管如此,CAR-NK 细胞仍面临着一些挑战,例如改善细胞增殖和持久性,在保护患者安全的同时增强抗肿瘤活性。相信解决好这些问题后,基于 NK 细胞本身优秀的功能,极有可能在 CAR 修饰的武装下为肿瘤治疗带来新的突破。在不久的将来,我们可能会看到许多将 CAR-NK 细胞治疗与其他方法相结合的策略,例如联合应用细胞因子、异基因造血干细胞移植或基因编辑等技术,以进一步增强疗效。细胞免疫治疗领域的发展日新月异,相信 CAR-NK 细胞治疗的发展会为肿瘤治疗带来新的突破,特别是在实体肿瘤领域取得突破性的发展。

(周凌辉　Elaine Tan Su Yin　魏国庆　黄河)

参考文献

1. ABEL AM,YANG C,THAKAR MS,et al. Natural killer cells:Development,maturation,and clinical utilization [J]. Front Immunol,2018,9:1869.

2. DAHER M,REZVANI K. Outlook for new CAR-based therapies with a focus on CAR NK cells:What lies beyond CAR-engineered T cells in the race against cancer[J]. Cancer Discov,2021,11(1):45-58.

3. TANG X,YANG L,LI Z,et al. First-in-man clinical trial of CAR NK-92 cells:safety test of CD33-CAR NK-92 cells in patients with relapsed and refractory acute myeloid leukemia[J]. Am J Cancer Res,2018,8(6):1083-1089.

4. LIU E,MARIN D,BANERJEE P,et al. Use of CAR-Transduced natural killer cells in CD19-positive lymphoid tumors[J]. N Engl J Med,2020,382(6):545-553.

5. CARUSO S,DE ANGELIS B,CARLOMAGNO S,et al. NK cells as adoptive cellular therapy for hematological malignancies:Advantages and hurdles[J]. Semin Hematol,2020,57(4):175-184.

6. DAHER M,REZVANI K. Next generation natural killer cells for cancer immunotherapy:the promise of genetic engineering[J]. Curr Opin Immunol,2018,51:146-153.

7. PEDROZA-PACHECO I,MADRIGAL A,SAUDEMONT A. Interaction between natural killer cells and regulatory T cells:perspectives for immunotherapy[J]. Cell Mol Immunol,2013,10(3):222-229.

8. LIU E,TONG Y,DOTTI G,et al. Cord blood NK cells engineered to express IL-15 and a CD19-targeted CAR show long-term persistence and potent antitumor activity[J]. Leukemia,2018,32(2):520-531.

9. MORVAN MG,LANIER LL. NK cells and cancer:you can teach innate cells new tricks[J] Nat Rev Cancer,2016,16(1):7-19.

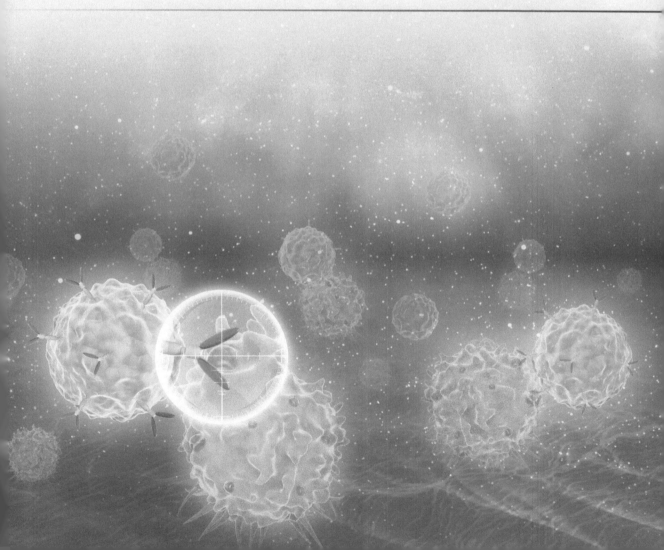

第七篇

细胞免疫治疗相关政策及
信息资源

第一章

细胞免疫治疗的相关政策

细胞免疫治疗作为细胞治疗的一种,表现出了全新的药物开发模式,在诸如恶性肿瘤、感染性疾病,以及自身免疫性疾病的治疗中展现出了巨大的潜力。当前细胞免疫治疗在恶性肿瘤治疗中的开发热度持续增高,特别是在血液恶性肿瘤领域,如急性淋巴细胞白血病、非霍奇金淋巴瘤以及多发性骨髓瘤,表现出了明显的临床应用优势。2017 年两款 CAR-T 细胞治疗产品 Tisagenlecleucel 及 Axicabtagene ciloleucel 获得美国 FDA 批准上市,进一步推动了全球细胞免疫治疗药物的开发热情。各国监管机构亦基于各自监管体系及理念逐步完善这个领域的监管政策。这个领域的新兴性、快速发展,区别于传统药物的特殊性及复杂性,对各国的监管机构及体系建设提出了新的挑战。本篇就细胞免疫治疗的监管体系的发展及构成加以概述,并简要分析各自特点,初步总结分析中国较国外监管政策的差异。

第一节　国际上主要国家细胞免疫治疗的监管体系

细胞免疫治疗在美国和欧盟都由药品监管部门进行管理,而日本的监管模式采用由药品及卫生部门分别监管的"双轨制"。在监管体系建设中各国均颁布了相应的法律、法规、指南与规范等。安全性是任何新的疗法均必须考虑的基本要素,而如何平衡细胞免疫治疗的规范性与引导促进行业健康快速发展亦是各国监管机构法规政策制定时重点考虑的问题。

一、美国

美国的细胞治疗以及监管体系建设起步早,体系相对完善。目前在细胞免疫治疗领域建立了由法律、法规,以及指南与规范组成的三层监管框架(如图 7-1-1-1 所示)。

从法律层面,细胞免疫治疗管理的法律依据来自两个国会法案,即《美国食品、药品和化妆品法案》(FD&C Act)及《公共卫生服务法案》(PHS Act)。《美国联邦法规》(CFR)第 21 篇为关于食品药品的法规;而第 21 篇 1271 部分即为《人体细胞及组织产品的管理规定》。

从法规层面,美国联邦政府于 2001 年发布了《人体细胞及组织产品的管理规定》(21 CFR 1271),并于 2005 年正式实施。这是美国本土针对细胞免疫治疗审批的最主要法规依据,此外该法规将人体细胞组织分为 PHS 351 产品与 PHS 361 产品两大类管理。根据产品的风险程度分别划归于 PHS 351 或 PHS 361 产品管辖范畴,并采取不同的监管模式。低风险的组织或细胞产品划归 PHS 361 类管理,此类产品需满足 4 个基本特征:极小程度的体外操作、同源使用、生产过程中无需使用特殊成分,以及制剂无全身作用且功能不依赖细胞代谢;而其他的组织或细胞产品则视为高风险划归 PHS 351。因此绝大部分的干细胞和/或细胞免疫产品均划归 PHS 351 类管理,如:Tisagenlecleucel 等 CAR-T 细胞产品即划归

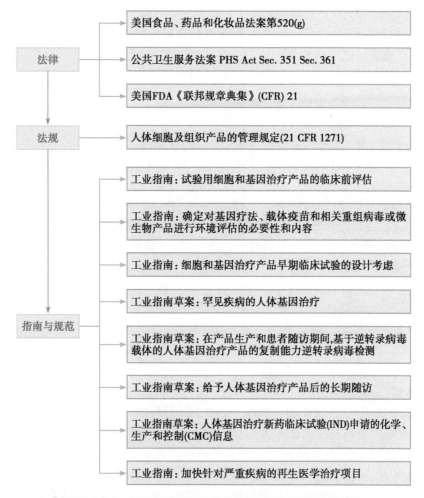

图 7-1-1-1　美国细胞免疫治疗相关法律/法规/指南与规范

PHS 351 类管理。

　　PHS 351 类产品监管要求更加严格,采用药品管理模式进行监管,其生产需符合 GMP 的要求、上市需由 FDA 的生物制品评估研究中心(CBER)统一负责审批;而 PHS 361 类产品不采用药品管理模式监管,只需 FDA 登记则可以进行临床应用,但需接受 FDA 定期的检查。

　　从指南与规范层面,FDA 还与其他细胞免疫治疗领域的管理部门、企业、研究机构之间相互沟通、互相影响,形成了一些关于细胞免疫治疗的指南规范,包括《细胞和基因治疗产品临床前评估指南》(Preclinical Assessment of Investigational Cellularand Gene Therapy Products)、《细胞和基因治疗产品早期临床试验的设计考虑》(Considerations for the Design of Early-Phase Clinical Trials of Cellular and Gene Therapy Products)等。此外,根据行业发展的情况,FDA 亦会根据相应的问题采取制定或修订指南、问与答(Q&A)等形式提供解决路径。如:虽然《人体细胞及组织产品的管理规定》规定了 PHS 351 及 PHS 361 类产品分类标准,但由于理解上的差异存在许多干细胞治疗不参照 PHS 351 分类管理并造成了一定程度的不良影响,FDA 鉴于此在 2017 年先后公布了《人体细胞、组织和细胞组织产品的监管考虑:最小操作和同源性使用》(Regulatory Considerations for Human Cells, Tissues, and Cellular and Tissue-Based Products: Minimal Manipulation and Homologous Use, Guidance for Industry and Food and Drug Administration Staff）等四个指南向利益相关各方阐明监管政策。

为加速细胞和基因治疗的研发,FDA 为促进新药研发的诸多措施亦可适用于细胞免疫治疗领域,如:"快速通道""突破性疗法""优先审评",以及"加速批准"等。此外,根据 2016年《21 世纪治愈法案》（21st Century Cures Act）设置的"再生医学先进疗法（Regenerative Medicine Advanced Therapy）认定"制度,以及 FDA 在 2019 年发布的《针对严重疾病的再生医学疗法的快速审评计划》（Expedited Programs for Regenerative Medicine Therapies for Serious Conditions,Guidance for Industry）等指导原则亦为促进包括细胞免疫、基因疗法等的开发。如:Kymriah™ 研发过程中先后获得"突破性疗法""快速通道""优先审评",以及"再生医学先进疗法"认定。

而作为州与联邦法案的《尝试权法案》（Right to Try Act）明确患者有权利使用未经 FDA批准的药物用于治疗终末期疾病,且可以采取收费模式。截至 2018 年共 41 个州及美国国会通过了该法案。截至 2019 年 6 月仅有 2 名患者基于《尝试权法案》途径成功接受了未经FDA 批准的药物治疗。

二、欧盟

欧盟亦在细胞免疫治疗领域建立了三层监管框架（如图 7-1-1-2 所示）。

从法律层面,2001 年发布的《医药产品法》（2001/83/EC）为欧盟药品问题的基本法。该法案为原有医药产品监管相关法律或法规的整合及修订,为医药产品从研发到生产销售全过程提供法律层面的监管框架。

2007 年又发布了《先进技术治疗医学产品法规》,旨在促进及规范包括细胞免疫治疗、基因治疗,以及组织工程技术的研发及应用。纳入先进技术治疗医学产品（ATMP）的按照药品进行监管,其研发、临床试验及生产由负责欧盟药品管理的欧洲药品管理局（EMA）新成立的先进技术疗法委员会（CAT）负责审批和管理,即仅适用于集中审评。其中第 28 条款,即"医院豁免"条款则规定不以上市为目的的 ATMP 产品无需经过 CAT 集中审评而仅需各成员国监管机构批准即可临床应用。

从指南与规范层面,欧盟针对基因治疗和细胞治疗产品还制定了一系列科学指导原则。这些指导原则提出了对 ATMP 的研发和监管要求,如基于风险的产品开发途径和评价理念、对于细胞和结构组分之间相互作用的特殊要求、对于临床/非临床的灵活性考虑、对于药品临床试验管理规范（GCP）的特殊要求,以及关于上市后安全有效性跟踪和风险管理的特殊考虑等。

为了支持解决"未满足的医疗需求"的新药和新技术开发,EMA 于 2016 年推出了优先药物制度（Priority Medicines,PRIME）。获得"PRIME"资格认定的产品可在研发阶段更早期获得更多来自监管机构的支持,如:建议、沟通等。PRIME 制度的建立基于已有的监管体系,分别为科学建议（scientific advice）及加速审评（accelerated assessment）,其依托的法规则分别为（EC）507/2006 及（EC）726/2004。为了有资格获得 PRIME 认定,早期临床数据必须能够显示对患者的潜在获益。

细胞免疫治疗产品由于其复杂的生产流程、往往较特殊的目标人群等因素使其通过集中审评获批上市的效率非常低;而采用"医院豁免"进入临床应用的产品则存在着规范性、安全性等风险;此外,经集中审评而上市的产品亦会受到通过"医院豁免"途径进入临床应用产品的竞争。

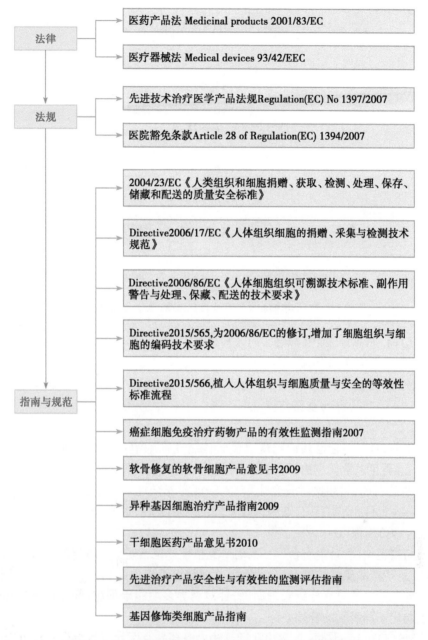

图 7-1-1-2　欧盟细胞免疫治疗相关法律/法规/指南与规范

三、日本

日本对细胞免疫治疗实行双轨制监管。试验用医学产品的临床开发途径有 2 种：注册试验（registration trials）和临床研究（clinical research）。注册试验定义为以上市许可为目的而进行的临床试验，临床研究不以上市许可为目的。注册试验不仅可由公司进行，也可由学术研究者作为"研究者发起的注册试验"进行。在临床研究中，医师对患者使用医学产品进行研究。注册试验和临床研究的监管方式不同。日本亦在细胞免疫治疗领域建立了三层监管框架（如图 7-1-1-3 所示）。

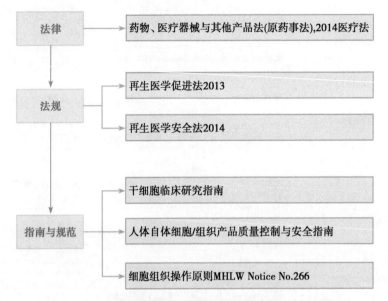

图 7-1-1-3 日本细胞免疫治疗相关法律/法规/指南与规范

从法律层面,日本于 2013 年修订了《药事法》,将其更名为《药物、医疗器械与其他产品法》,于 2014 年 11 月实施,修订增加了再生医学产品监管的部分。根据 2014 年实施的《药物、医疗器械与其他产品法》,基因治疗和细胞治疗归为再生医学产品。在该法律中,再生医学产品得到重新定义,并且建立了一个有条件、有期限的再生医学产品审批制度。

从法规层面,日本国会也认识到现有监管体制在细胞治疗领域的缺失,于 2013—2014 年相继出台了《再生医学促进法》与《再生医学安全法》,从研发与临床应用方面提供了法规依据。2014 年施行的《再生医学安全法》对未经证实安全性和有效性的细胞免疫治疗技术进行监管。日本已经批准的具有细胞治疗资质的研究中心,主要进行临床研究及类似欧盟的"医院豁免"类的细胞治疗应用。

从指南与规范层面,日本出台了一系列研究指南规范,包括《干细胞临床研究指南》《人体自体细胞/组织产品质量控制与安全指南》《细胞组织操作原则》等。日本政府也在考虑对细胞治疗的监管立法建立分级管理制度,针对诱导多功能干细胞、间充质干细胞、细胞免疫治疗分别制定不同级别的管理办法。

关于注册试验和上市许可,日本独立行政法人医药品及医疗器械综合管理机构(PMDA)审查注册试验的 IND 申请和上市许可申请,厚生劳动省(MHLW)批准药品、医疗器械和再生医学产品的上市许可;在临床研究方面,MHLW 主要负责监管,而 PMDA 仅负责细胞处理设施的调查。此外,MHLW 于 2015 年建立了 SAKIGAKE(日语中指:先驱或先行者)认定系统,该 SAKIGAKE 认定类似于美国的突破性疗法认定。

四、中国细胞免疫治疗的相关政策

目前中国关于细胞免疫治疗的监管体系主要为基于规章、指南及规范的监管框架(如图7-1-1-4 所示)。

相对而言,中国当前细胞免疫细胞治疗监管的法律体系建设相对落后,适用法律、法规

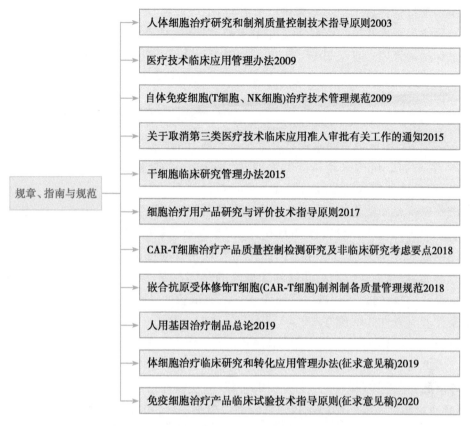

图 7-1-1-4 中国细胞免疫治疗相关法规/指南与规范

尚不健全。在 2019 年 12 月 1 日施行的新版《中华人民共和国药品管理法》,其中第 96 条提及:国家鼓励短缺药品的研制和生产,对临床急需的短缺药品、防治重大传染病和罕见病等疾病的新药予以优先审评审批。

监管方面尚采用了类似日本"双轨制"的监管策略。临床应用分别按照医疗技术接受卫生管理部门监管以及按照药品接受药监部门监管。

2003 年,国家食品药品监督管理局(现为国家药品监督管理局 NMPA)发布了《人体细胞治疗研究和制剂质量控制技术指导原则》,该指南首次将细胞免疫制品列入监管范围。在 2005 年后,国家食品药品监督管理局不再受理生物疗法的审批,而细胞免疫治疗的监管转到了卫生管理部门。

2009 年,卫生部发布了《医疗技术临床应用管理办法》,将自体干细胞和免疫细胞列入第三类医疗技术,允许通过能力审核的医疗机构开展第三类医疗技术的临床应用。根据该法规,国家卫生健康委员会须在批准这一疗法之前组织临床试验和伦理的审查。

2015 年 7 月,国家卫生和计划生育委员会(NHPFC)发布了《关于取消第三类医疗技术临床应用准入审批有关工作的通知》,正式取消了第三类医疗技术临床应用进入审批,由医疗机构(即医院)对本机构医疗技术临床应用和管理承担主体责任,在各省级卫生计生行政部门建立《限制临床应用的医疗技术(2015 版)》在列医疗技术临床应用备案和公示制度;根据上述规定,按照第三类医疗技术进行临床试验的,都称为研究者发起的临床试验。2015 年 8 月,NHPFC 与国家食品药品监管总局(CFDA)共同组织制定了《干细胞临床研究管理办法》,规定医疗机构开展干细胞临床研究前需向 NHPFC 和 CFDA 备案,并可将已获得的临床研究结果作为技术性申报资料提交并用于药品评价;且干细胞治疗相关技术不再按照第三类医疗技术管理。直至 2017 年 12 月,CFDA 发布了《细胞治疗用产品的研究与评价技术指导原则》,正式确立包括 CAR-T 细胞在内的细胞治疗产品作为药品来进行监管,为细胞治疗产品的药学研究、非临床研究和临床研究方面提供了指导原则和基本要求;同时,CFDA 下属的药品评审中心(CDE)也颁布了一系列的适用于细胞治疗产品的临床试验规范。2018 年,国家卫生健康委员会宣布将支持开展医疗机构细胞免疫疗法的临床应用。2019 年 3 月底,经国家药品监督管理局(NMPA)同意,国家卫生健康委员会发布了《体细胞治疗临床研究和转化应用管理办法(试行)》(征求意见稿),旨在规范和促进体细胞治疗的临床研究和转化应用,拟确立体细胞治疗的"双轨制"管理模式,目前这一管理办法尚未正式出台施行。2020 年 7 月 6 日,CDE 发布了《免疫细胞治疗产品临床试验技术指导原则》(征求意见稿),适用于按照药品管理相关法规进行研发和注册申报的细胞免疫治疗产品,旨在为该类产品开展临床试验的总体规划、设计、实施和试验数据分析等方面提供必要的技术指导,以减少受试者参加临床试验的风险,并规范对细胞免疫治疗产品的安全性和有效性的评价方法。

为鼓励研究和创制具有明显临床优势的新药,规范临床急需短缺药品等优先审评审批,2020 年 7 月 8 日,NMPA 发布了《突破性治疗药物审评工作程序(试行)》和《药品上市许可优先审评审批工作程序(试行)》,次日 CDE 上线了"突破性治疗药物程序申请系统"和新版"优先审评审批申请系统",中国正式建立起类似美国、欧盟和日本的"突破性疗法"认定体系和"优先审评"制度。

细胞免疫疗法既有技术的属性,又有药品的属性。目前在中国,对细胞免疫疗法相应的也有两种监管模式并存:一种是作为医疗技术的监管,一种是作为药品的监管。目前两种体系并存的主要原因,是国家相关监管部门长期以来对新兴细胞治疗产品的认识和定位一直在不断发展中,在 2017 年 12 月份之前一直作为技术进行监管,直到 2017 年 12 月份才确立作为药品进行监管。作为医疗技术的临床试验,会给一些新技术、新产品的快速验证提供便利的条件,有利于快速把新的技术、新的产品推向应用,会给一些无药可医、走投无路的患者带来希望,也有利于加快研发的进展。而在新技术和新产品得到初步临床验证后,按照药品向国家药监局进行申报临床试验,也会大大加快进度,最终造福于患者。

从中国药监部门的监管来看,也对研究者发起的临床试验的数据采取非常务实的态度。国家药监局在《细胞治疗产品研究与评价技术指导原则》相关问题解读中,明确表明:为更好满足我国公众用药需求,推进临床急需新药在我国尽早上市,根据《关于深化审评审批制度改革鼓励药品医疗器械创新的意见》等相关规定,结合细胞治疗产品注册监管实际情况,基于科学评价、减少重复研究、有利于患者的原则,可以不同程度接受非注册(即未在国家药监局注册)临床试验数据,用于支持药品在中国的注册上市,以及上市后安全性和有效性信息的更新。非注册临床试验数据的可接受程度取决于临床试验用样品与申报注册产品的一致性及临床研究数据的产生过程,数据的真实性、完整性、准确性和可溯源性,以及国家药监局对临床试验的核查结果等情况综合科学评价。

(李秀菊　刘衍波　韩露　葛文刚)

第二节　思考与讨论

一、国际上主要国家（地区）细胞免疫治疗行业监管体系对我国的启示

由于细胞免疫治疗行业的快速发展，以及细胞免疫治疗产品的生产制备、运输、使用等与传统药物有显著区别，因而对传统的药品监管体系提出了较大挑战，各国都基于自身行业的发展特征和监管理念制定了不同的监管制度。美国、欧盟、日本的监管经验对我国细胞免疫治疗行业的发展有几点启示：第一，加快细胞免疫治疗的临床研究已成为各国的共识。各国监管部门均感受到患者对细胞免疫治疗等新疗法的迫切临床需求，也认识到加快发展细胞免疫治疗这一战略性新兴行业的紧迫性，并制定了多项政策以加快细胞免疫治疗的临床研究，从而巩固自身的竞争优势。第二，监管政策决定行业的资源导向。目前，各国都存在类似于药品和医疗技术的转化路径，在多种转化路径并存的情况下，大多数行业资源会被导向标准要求较低、转化速度较快的路径，以实现临床上的快速转化应用。第三，完善的评价体系对于实现政策预期发挥关键影响作用。细胞免疫治疗产品对监管机构的组织管理、政策解读、技术评价均有较高的要求，完善的技术评价体系对于确保监管政策不走样、不走形，以及实现预期效果有着关键影响。

二、我国细胞免疫治疗行业的政策利好与快速发展

我国 2017 年 12 月发布的《细胞治疗产品研究与评价技术指导原则》提出了细胞治疗产品从早期研发到生产，从药学研究、非临床研究到临床研究阶段应遵循的一般原则和基本要求，初步规范了细胞治疗产品的研究、开发与评价方法，未来仍将逐步完善、细化与修订。该指导原则的框架和内容科学合理，符合细胞治疗产品作为药品研发的规律，促使提高行业门槛和监管力度，一方面让缺乏核心技术、不符合水准的企业自行淘汰，另一方面鼓励合格研发机构的细胞治疗产品申报，从而进一步推动我国细胞治疗产业的发展和壮大。

我国政府对干细胞与再生医学以及细胞免疫治疗也给予了大力支持，国家各部委颁布了多项支持政策。全国各省市也做出积极响应，陆续推出多项政策，北京、上海、广州、深圳、雄安（河北）等地先后发布政策，加速推动细胞治疗的发展。由此可见，政府对以干细胞和免疫细胞为主的细胞治疗重视程度，也可以预见，随着科学水平的提升，国家对细胞治疗的政策会越来越完善。

随着中国细胞免疫治疗政策的不断完善，细胞免疫治疗行业也开始追赶美国等发达国家（地区）。目前，美国与中国是开发细胞免疫治疗产品最为活跃的两个国家。美国专业期刊 *Nature Reviews Drug Discovery* 在 2019 年 5 月发布的报告显示，美国与中国拥有获批与在研的细胞免疫治疗产品数量分别超过了 400 与 300，合计约占总数的 3/4。该报告还指出，中国目前的细胞免疫治疗有 47% 由生物技术公司所开发，这一数字相较去年的 38% 有明显增长，中国的细胞免疫治疗行业基本形成生物企业与科研院所平分秋色的局面。这反映中国细胞免疫治疗行业的快速发展。

三、我国细胞免疫治疗行业存在的不足

当前我国细胞免疫治疗临床研究的规模、年新增临床研究数量仅次于美国，已成为全球

开展细胞免疫治疗临床研究最活跃的地区之一,并在部分疾病领域取得了一定的研究成果。我国现阶段细胞免疫治疗行业发展的主要矛盾为:患者对新疗法的迫切临床需求与质量可控、安全、有效的细胞免疫治疗产品的供给不足之间的矛盾,主要表现为:细胞免疫治疗监管体系建设滞后于行业发展的速度;临床研究的规范性有待提高,转化研究缺少突破性进展;产业链尚存在较多薄弱环节。

四、对完善我国细胞免疫治疗监管体系的建议

我国当前对于细胞免疫治疗产品的监管路径仍然存在一定的争议,无论是按照药品还是按照医疗技术进行监管,都需以满足患者对质量可控、安全、有效的细胞免疫治疗产品的迫切需求作为最重要的评价原则。此外,还应有助于行业的持续健康发展,并降低社会和患者的经济负担。对于如何完善我国细胞免疫治疗监管体系,暂有以下几点建议:建立基于风险水平的分级管理和评价体系,加强沟通交流;建立标准一致的临床疗效评价体系;降低细胞免疫治疗的社会总成本,避免增加患者的经济负担;促进细胞免疫治疗行业持续健康发展,吸引社会资源的支持。

（李秀菊 刘衍波 韩露 葛文刚）

第二章

相关资源及网站链接

第一节 全球细胞免疫治疗产品临床研究情况

数据来源及网站链接

1. ClinicalTrials https：//clinicaltrials.gov/
2. 中国临床试验注册中心 http：//www.chictr.org.cn/index.aspx

（李秀菊　刘衍波　韩露　葛文刚）

第二节 全球细胞免疫治疗产品上市情况

一、数据来源及网站链接

NMPA 官网 https：//www.nmpa.gov.cn/

二、全球已上市的细胞免疫治疗产品

商品名	通用名	上市时间
KYMRIAH	Tisagenlecleucel	美国（2017-08），欧盟（2018-08），加拿大（2018-09），日本（2019-05）
YESCARTA	Axicabtagene ciloleucel	美国（2017-10），欧盟（2018-08）
TECARTUS	Brexucabtagene autoleucel	美国（2020-07）

第三节 细胞免疫治疗相关政策网站链接

1.《医疗技术临床应用管理办法》（卫医政发〔2009〕18 号）

http：//www.nhc.gov.cn/xxgk/pages/viewdocument.jsp？dispatchDate＝&staticUrl＝/zwgkzt/wsbysj/200903/39511.shtml&wenhao＝无 &utitle＝卫生部关于印发《医疗技术临床应用管理办法》的通知 &topictype＝&topic＝&publishedOrg＝医政司 &indexNum＝000013610/2009-00235&manuscriptId＝39511

2.《人体细胞治疗研究和制剂质量控制技术指导原则》

http：//www.ahcec.org.cn/img/spzx_attachments/info/20092231707040.pdf

3.《自体免疫细胞(T 细胞、NK 细胞)治疗技术管理规范》

http://www.doc88.com/p-299295837026.html

4.《关于取消第三类医疗技术临床应用准入审批有关工作的通知》(国卫医发〔2015〕71 号)

http://www.nhc.gov.cn/yzygj/s3585/201507/c529dd6bb8084e09883ae417256b3c49.shtml

5.《干细胞临床研究管理办法(试行)》(国卫科教发〔2015〕48 号)

https://www.nmpa.gov.cn/xxgk/fgwj/bmgzh/20150720120001607.html

6.《细胞治疗用产品研究与评价技术指导原则》(2017 年第 216 号)

https://www.nmpa.gov.cn/ylqx/ylqxggtg/ylqxzhdyz/20171222145101557.html

7.《CAR-T 细胞治疗产品质量控制检测研究及非临床研究考虑要点》

https://www.doc88.com/p-2059102852828.html

8.《嵌合抗原受体修饰 T 细胞(CAR-T 细胞)制剂制备质量管理规范》

http://www.cmba.org.cn/upload/kindeditor/file/20180829/20180829094340_3436.pdf

9.《人用基因治疗制品总论》

https://www.chp.org.cn/ydw/upload/userfiles/20190610/67171560147543847.pdf

10.《体细胞治疗临床研究和转化应用管理办法(征求意见稿)》

http://www.nhc.gov.cn/wjw/yjzj/201903/01134dee9c5a4661a0b5351bd8a04822.shtml

11.《免疫细胞治疗产品临床试验技术指导原则(征求意见稿)》

http://www.cde.org.cn/news.do? method=largeInfo&id=a8cbdcac9a105c3c

（李秀菊　刘衍波　韩露　葛文刚）